中医药
课堂教学设计 ——理论创新与设计实务

主审　张伯礼　匡海学
主编　周桂桐　张志国

中国中医药出版社
·北 京·

图书在版编目（CIP）数据

中医药课堂教学设计：理论创新与设计实务/周桂桐，张志国主编.—北京：中国中医药出版社，2016.8（2017.11 重印）

ISBN 978 – 7 – 5132 – 3542 – 6

Ⅰ．①中…　Ⅱ．①周…②张…　Ⅲ．①中国医药学—课堂教学—教学设计　Ⅳ．① R2 – 42

中国版本图书馆CIP数据核字（2016）第171311号

中国中医药出版社出版

北京市朝阳区北三环东路 28 号易亨大厦 16 层

邮政编码　100013

传真　010 64405750

廊坊市三友印务装订有限公司印刷

各地新华书店经销

*

开本 710×1000　1/16　印张 32.5　字数 524 千字

2016 年 8 月第 1 版　2017 年 11 月第 4 次印刷

书　号　ISBN 978 – 7 – 5132 – 3542 – 6

*

定价　75.00 元

网址　www.cptcm.com

《中医药课堂教学设计——理论创新与设计实务》

编 委 会

内容提要

本书从开展课堂设计的背景依据开始，较为系统地介绍了《本科医学教育标准·中医学专业（暂行）》对人才培养的目标与要求、课堂正在发生的变化、存在的问题，课堂设计的意义、指导思想、原则、方式、方法与要素；形成性评价与期末考试的设计；学生学习理念更新与主动投入学习的重要性；国外进展与趋势等，基本涉及了课堂（包括第二课堂）教与学的主要环节，对于更新教师教育教学观念、落实以学生为中心的理念，普及推广课堂设计工作具有较重要的指导意义和参考价值。

序

　　2012 年 6 月，教育部颁布了《全面提高高等教育质量的若干意见》（教高 2012〔4 号〕），这一文件即是影响深远的"高教质量 30 条"。文件开宗明义第一条即提出："牢固确立人才培养的中心地位，树立科学的高等教育发展观，坚持稳定规模、优化结构、强化特色、注重创新，走以质量提升为核心的内涵式发展道路。"这是国家在总结新世纪以来高等教育跨越式发展的成就、经验与问题的基础上，促进高等教育转型发展的科学规划与方向性要求。结合中医药高等教育发展的实际情况，我在《中医药高等教育发展战略研究》[①]一书中，将中医药高等教育历程分为初创时期（1950～1965 年）、曲折发展时期（1966～1976 年）、恢复发展时期（1977～1998 年）和跨越式发展时期（1999～2011 年），并认为 2012 年之后，中医药高等教育应该进入内涵式发展时期。

　　跨越式发展时期的特征主要是校园硬件环境的建设、学科与专业数量的增加、学院更名为大学、招生规模的扩大，总之是环境与规模的改变。而内涵式发展时期的核心特征是教育教学的质量的提升，是基于内涵式发展的质量，是基于先进教育理念、科学的人才培养质量观的质量的提升。

　　走以质量提升为核心的内涵式发展道路已经成为中医药高等教育工作者的共识。2012 年，尤其是教育部、国家中医药管理局正式颁布《本科医学教育标准·中医学专业（暂行）》（以下简称《中医教育标准》）以来，各院校以落实《中医教育标准》与中医学专业认证工作为契机，在教育观念更新、专业与课程建设、课堂质量提升等方面取得了长足的进步，也取得了很多标志性的成果。但是，从内涵发展的真谛及以人为本的理念落实上，还存在着明显不足和较多的问题，尤其是在事关内涵质量的最关键、最基础的课堂环节，问题更是突出。

---

　　① 张伯礼，石鹏建，洪净.中医药高等教育发展战略研究［M］.北京：中国中医药出版社，2013：1–35.

　　课堂上教师以教为中心，滔滔不绝，一讲到底，较少互动或缺乏高水平的互动；以教材为中心，较少拓展学生视野或很少为学生提供拓展学习资源；考试一张试卷定"终身"，较少关注学生学习过程与学习态度；评价以学生单纯复述知识的多寡定优劣，高分低能；学生习惯于被动接受与复述知识，较少深度思考或缺乏解决问题与举一反三的能力等。这些问题不同程度地存在于所有院校，但是鉴于课堂教学的关键性与基础性，仍然需要引起高度重视并着力予以解决。前年教育部对基础教育开展了"一师一优课、一课一名师"的活动，通过磨课、研课、晒课等教研活动，显著提升了教学水平。这对高等教育也应有启迪，中小学进步了，大学怎么办？学习普教的经验，深化教育教学改革，加强对课堂教与学的设计就是一种很好的途径与方式。

　　随着内涵式发展的要求和以学生为中心理念的贯彻与实施，很多传统的教育观念已经不再适应时代的要求。例如，教师必须更多地关注学生情感与学习态度，必须鼓励学生发表自己的观点，必须与学生开展有质量的互动等。又如，过去的"要给学生一碗水，教师自己必须要有一桶水"这种经典的教学观，现在就不再认为是完全正确的了，而是"教师不仅自己要有一桶水，还要告诉学生这桶水是怎么来的"，这就要求教师在传授知识的同时，还必须培养学生的自主学习能力，立足于终生获取知识能力的培养。

　　课堂教学是教育的基本形式，但传统的模式必须变革。从上述新旧观念的对比来看，传统意义上的"教案"已经难以满足新时期的需要，必须与时俱进，必须在更新观念的基础上对课堂进行科学、系统地设计，否则，基于先进理念、科学人才培养质量观的内涵质量也就成了一句空话。

　　课堂是一个复杂的系统，从涉及的主体来看，既涉及教师，又涉及学生；从占用的时间来看，学生绝大部分学习时间是在课堂中度过的；从对教师的要求来看，教师既要传授知识，还要教会学生获取知识的方法；从对学生的要求来看，学生既要学会知识，又要学会方法并具备自主学习的能力。这样一个复杂的系统，预先不进行系统设计很难达到理想的教学效果。毫无疑问，缺乏设计的课堂往往是随意的、不系统的、难以保障质量的，甚或说对学生是不负责任的。因此，课堂设计势在必行。

　　课堂设计的最大意义是引入了科学研究中的科学思维与问疑理念，其价值在于通过设计强化课堂教师"教"与学生"学"的科学性、系统性与规范性，赋予了课堂更多的创新思维与学生主动学习的兴趣，从而有效提高课堂教师授课的质量与学生学习的效果，培养学生科学素养并拓展学生发展的空间，只有这样，以人为本才落到了实处。

　　课堂设计的意义，还在于加强了教学与科研的紧密结合，强化了教师的科研意识，激活了学生的思维。学生往往会提出一些意想不到或是匪夷所思的问题，这些问题可能是课程中被忽视的隐性问题，其中不乏创新思想的火花，这既是教学相长的契合点，也对教师驾驭课堂的能力提出了更高要求。同时，本书还在设计框架中，明确要求教师要将自己或他人的研究成果写入设计，或者将教学中发现的未知而值得探索的问题作为学生的探究性学习任务，也可以作为教师自己的研究课堂，这样，既可以培养学生的创新精神，又可以培养教师的科学研究能力，真正做到教研相长。

　　课堂设计是一项非常严肃的教研活动。有人认为，熟悉的课程内容提升水平和再创新的空间有限，实际上并非如此。同课异构，不同的授课模式，不同的设计方案往往会取得不同的效果，恰有"横看成岭侧成峰，远近高低各不同"之别。因此，课堂设计方案须集思广益，需要教研室甚至院系教师集体磨课、研课，才能提高设计水平，并不断优化更新设计方案。此外，课堂设计虽然应当突出学科特点，但设计的背景依据、指导思想、目标要求、设计原则、方法策略、互动问题，以及场景要求等也是必要的内容。

　　在周桂桐教授的组织下，在本校完成第一轮524门课程的课堂设计工作之后，在听取各方意见和建议的基础上，撰写了《中医药课堂教学设计——理论创新与设计实务》一书，本书从开展课堂设计的背景依据开始，较为系统地介绍了《中医教育标准》对人才培养的目标与要求、课堂正在发生的变化、课堂存在的问题，课堂设计的意义、指导思想、原则、方式、方法与要素；形成性评价与期末考试的设计；学生学习理念更新与主动投入学习的重要性；国外进展与趋势等，可以说基本上涉及了课堂（包括第二课堂）教与学的主要环节，对于普及推广课堂设计工作具有较重要的参考和指导价值。

需要说明的是，内涵质量包括多个层面的内容，课堂设计仅是其中一个环节。且设计需要一个逐步建设与提高的过程，而对于设计本身的研究也需要与时俱进。因此，衷心希望广大教师在参考本书开展设计工作时，集思广益，提出宝贵意见，相信来自教学一线教师的建议和意见会对这项研究工作起到有益的促进作用。

中国工程院院士

中国中医科学院院长　　张伯礼

天津中医药大学校长

2016 年 5 月

前　言

　　教学设计是教师在一定的教育教学理念的指导下，基于先进的学习理论和教学理论，以及恰当的教学技术与方法，根据专业和课程目标，以解决教学问题、提高教学效果、实现专业和课程目标最优化为目的而制定的指导自身与学生教与学的一种教学规划。教学设计作为教师实施课程教学的一个重要环节，对于提高教学工作的科学性和系统性，培养教师科学思维，提高教师教与学生学的能力具有重要的意义。

　　2014年1月6日，在与黑龙江中医药大学杨天仁教授一起去哈尔滨的飞机上，谈到了推动教学设计问题，得到了天仁教授的支持和认可。因为当时教育部高等学校中药学类专业教学指导委员会正准备在天津召开教学工作会议，经主任委员、黑龙江中医药大学校长匡海学教授同意，在李永吉秘书长的具体策划下，2014年4月26日，在天津召开了以推动课堂教学设计为主题的"全国中医药院校教学设计研讨会"，来自全国45所院校、270余名教学管理者、教师参加会议。匡海学主任委员做了"基于中药学人才培养目标的教学设计"报告，我受会议委托，做了"关于教学设计的若干思考"的讲座，其他如江西中医药大学龚千锋教授、上海中医药大学徐平教授等也做了有关如何进行课程建设与设计的讲座。

　　天津会议之后，就中医药院校教学设计问题向教育部高等学校中医学类专业教学指导委员会主任委员、天津中医药大学校长张伯礼院士进行了专题汇报，请示以中药学试点认证为契机，在天津先行测试，继而在全国推动课堂教学设计问题。这一建议得到了张伯礼院士的充分肯定，认为这是一项非常有价值的工作，是推动学校内涵式发展，以及课程内涵建设的重要工作，同意在天津中医药大学推动教学设计工作，同时提出了要在科学研究思维的指导下进行课堂设计的指导思想。

　　按照张伯礼校长的指示，我们以中药学专业试点认证为契机，在中药学院先行启动了设计工作。这一工作得到了中药学院主要领导和多数教师的支持，但是也有人对于教学设计的意义认识不足，并以"教无定法"或教学本来就是灵活的、很多著名教授没有设计也照样讲课等理由质疑课堂设计的必要性，也有部分教师对于目标中的情感、态度目标不理解，提出了情感、态度目标难以设计或不会设计等问题。针对这些问题，学校反复说明教学设计的重要性，举办了多次辅导讲座，也多次召开教师座谈会。通过系列的推动措施，统一了大家的认识，完成了中药学专业33门课程的课堂教学设计工作。之后，又在总结经验的基础上，启动全校各院部、全部必修课程的设计工作。截至2015年底，全校共完成了524门课程的第一轮课堂设计工作。

学校推动课堂设计期间，应黑龙江中医药大学程伟副校长、安徽中医药大学彭代银副校长邀请，先后赴哈尔滨和合肥做了"以学生为中心理念下的课堂教学设计"讲座，也在第二届"中医药社杯"全国高等中医药院校教师发展论坛上做了同样的报告，期间也与很多专家做过交流与探讨，这些过程都促进了我的学习与思考；另外，天津中医药大学的课堂设计在实际推动过程中出现的一些问题，如教师问，我们也知道教学需要情感、态度目标，但是如何体现在设计与课堂中；批判性思维很重要，怎么设计，如何教给学生；怎样才能培养学生知识融会贯通的能力；什么才是有价值的互动；高阶能力考试确实重要，但是如何教授；期末试卷如何设计等。由于中医学专业认证工作的推动，很多中医药院校也陆续开展了课堂教学设计工作，各院校在推动过程中也反馈了一些类似问题，如陕西中医药大学王瑞辉副校长说道，一位老教师说："我一辈子都在教学生知识和技能，怎么现在又要我教情感、态度？"诸多的情况和问题促使下，萌发了写这本《中医药课堂教学设计——理论创新与设计实务》的想法。

撰写本书的作者大多为天津中医药大学的一线教师，也有部分是教育学专业的教学管理人员，都是学校课堂教学设计工作的具体设计者和实施者，都对课堂教学设计具有较多的思考，他们的设计方案和经验很多来自于自己的亲身体会，可以供广大教师参考。

本书另一主编张志国副研究员，是中医学专业的硕士、博士，本科的专业为教育管理，一直从事教务管理并承担教育学和教育心理学的授课工作。跨学科的学术背景使得他对教育学、中医学均具有比较深入的认识，是天津中医药大学教学设计工作的具体策划与实施者。

本书还特邀安徽中医药大学陈明副教授撰写了实例。陈明老师是2015年第三届"中医药社杯"全国高等中医药院校青年教师教学基本功竞赛教学设计一等奖获得者，也是综合奖的一等奖获得者。天津中医药大学曾经邀请陈明副教授来我校做过示范教学并获得好评。相信来自兄弟院校优秀青年教师的课堂教学设计方案会给大家带来更多的启发与帮助。

学生参与撰写是基于以学生为中心理念的，因为不论我们如何设计"教"，最终目的都是为了学生的"学"。因此，不听取学生的想法，不与学生呼应，再好的设计也是单向的。所以，我们以天津中医药大学的本科在校生为主，并特邀了两名毕业生，请他们阅读相关章节并结合自己的实际体会，提出自己的观点，供广大在校生参考。来自学生的观点和体会，会从学习者的角度认识相关问题，可能会对教与学的双方有不同的启发与帮助。

本书还特邀了江西中医药大学郑婉同学撰写了"学习设计实例"。2015年11月，我在江西中医药大学进行中医学专业认证时认识了郑婉同学，当时是学校作为学生学习的典型事例推荐给专家观摩的，她和她的团队对于学习的理解和设计给我留下了深刻的印象。相信她的学习设计会对其他院校同学有很好的启发作用。

张伯礼院士非常重视本书的撰写工作，全文审阅书稿，确定风格与书名，并撰写了序，张院士书序中的很多观点不仅仅是对本书的评价，更是对未来整个中医药高等教育发展方向提出的希望与要求。

教育部高等学校中药学类专业教学指导委员会主任委员匡海学教授作为教学设计的倡导者与设计者，对这一工作非常重视，全文审阅本书并对教学设计的外延、内涵、价值与意义进行了全面、科学的界定。

书稿初成之后，曾全文呈递安徽中医药大学校长王键教授、上海中医药大学副校长胡鸿毅教授审阅。王键校长在对本书给予肯定的基础上，从指导思想、书名、全书风格与体例，乃至小标题等诸多细节方面提出了很多关键性与建设性意见，为保证书稿质量付出了很多心血和智慧，胡鸿毅副校长也对本书给予了鼓励和肯定。在此对他们表示衷心的感谢！

  本书在撰写期间，曾先后听取江西中医药大学党委书记刘红宁教授、副校长简辉教授，南京中医药大学副校长黄桂成教授、科学技术处刘跃光副教授、教务处唐德才教授，安徽中医药大学副校长彭代银教授，黑龙江中医药大学副校长程伟教授、高教研究与教学质量评估中心杨天仁教授，辽宁中医药大学副校长石岩教授，北京中医药大学王琦教授，浙江中医药大学来平凡教授，以及山西中医学院李晶教授等中医学专家对教学设计的论述与建议。刘红宁书记还专门赠送了其与江西中医药大学副校长左铮云教授共同主编的《大学课堂教学设计方案》供我学习。这些均对我和编写人员有很多的启发和帮助，在此一并表示衷心的感谢！

  本书正式提笔之前，曾征求中国中医药出版社王国辰社长的意见，得到了国辰社长的肯定和支持，周艳杰主任、王玮编辑也为本书的出版做了大量的编辑工作，在此一并表示衷心的感谢！

  《中医药课堂教学设计——理论创新与设计实务》一书，写作者虽精心努力，但是限于水平，难免有一隅之见与不当之处，且实施到位需要一个较为长期的过程，恳请读者不吝赐教，提出批评意见，以便及时修正。

周桂桐

2016 年 5 月

目　录

第一章　背景依据
——为什么要进行课堂教学设计 ································ 001
第一节　国家高等教育改革需要对课堂进行设计 ················ 001
第二节　医学教育发展需要对课堂进行设计 ···················· 002
第三节　中医教育标准实施与认证推动了课堂设计工作 ·········· 003
第四节　原有"教案"已经不能满足以学生为中心理念的要求 ····· 004

第二章　目标导向
——社会需要培养什么样的中医学人才 ···················· 005
第一节　《中医教育标准》的教育目标与基本要求 ············· 005
第二节　清晰目标与需求是教师设计好课堂的前提 ·············· 039
第三节　知晓目标与需求是学生规划好学业的基础 ·············· 040
第四节　学生的认识 ··· 040
第五节　毕业生的认识 ··· 045

第三章　课堂功能
——我们面临着一个什么样的课堂 ························ 051
第一节　传统的课堂等于教师传授、学生接受知识的教室 ········ 051
第二节　现代课堂已经不完全等同于教室 ······················ 055
第三节　逐步走向智慧、生态的课堂 ·························· 060
第四节　学生的认识 ··· 069

第四章　问题意识
——我们的课堂还存在哪些问题 ························ 071
第一节　教师和学生对专业培养目标和课程目标还不够熟悉 ······ 071
第二节　"以教师为中心，单向知识传递"为主的授课方式
　　　　依然存在 ·· 074

第三节　多媒体技术尚不能做到合理应用 ·················· 075

第四节　自主学习资源尚不能高效使用 ···················· 077

第五节　高阶思维与能力的培养依然有所欠缺 ··············· 078

第六节　以显性知识和低阶能力为主的考试依然存在 ········· 079

第七节　知行合一的教与学依然存在差距 ·················· 081

第八节　学生"功利主义"的学习动机依然存在 ············· 083

第九节　学生以"记忆"为目标的学习方式依然存在 ········· 084

第十节　形成性评价在学习效果评价中的应用还有待改进 ····· 085

第十一节　学生的认识 ·································· 087

第五章　问题求解
——科学设计的课堂才有水平有质量 ······················ 089

第一节　设计的概念与内涵 ······························ 089

第二节　教学设计的概念与内涵 ·························· 091

第三节　课堂设计的价值 ································ 092

第四节　学生的认识 ···································· 096

第六章　首要任务
——从转变教师与学生观念开始 ·························· 099

第一节　教育教学理念发生了变化 ························ 099

第二节　人才观和培养质量观发生了变化 ·················· 104

第三节　教师的角色发生了变化 ·························· 109

第四节　教材不再是获取知识的唯一渠道 ·················· 113

第七章　设计原则
——以学习者发展为中心 ································ 117

第一节　以学习者发展理论为指导 ························ 118

第二节　以科研思维为指导 ······························ 122

第三节　设计不是一劳永逸的 ···························· 125

第四节　设计不是束缚教师"灵感"的 ···················· 126

第五节　设计不是放在抽屉里的 ·························· 127

第六节　学生的认识 ……………………………………………… 130

第八章　内容设计
——由点到线及面的设计 ……………………………………… 135
第一节　教与学内容设计的依据与原则 ………………………… 135

第二节　教与学内容的"点"设计 ……………………………… 137

第三节　教与学内容的"线"设计 ……………………………… 145

第四节　教与学内容的"面"设计 ……………………………… 150

第五节　学生的认识 ……………………………………………… 155

第九章　方法设计
——如何让学生学得更为有效 ………………………………… 159
第一节　课堂导入 ………………………………………………… 160

第二节　传授式教学是引导学生有效学习的基本方法 ………… 162

第三节　启发式教学是培养学生学习能力的主要方法 ………… 167

第四节　情境式教学是培养学生实践能力的重要方法 ………… 170

第五节　体验体悟是培养学生职业素养获取隐性知识的重要途径 … 172

第六节　混合式教学是转变学生学习观念和方法的有效途径 … 175

第七节　不同课程"教法"的选择 ……………………………… 177

第八节　学生的认识 ……………………………………………… 180

第十章　板书设计
——板书应该设计并合理运用 ………………………………… 183
第一节　传统的黑板仍然不能缺少 ……………………………… 183

第二节　电子板书不能是简单的粘贴复制 ……………………… 189

第三节　幻灯片设计制作的一般原则 …………………………… 191

第四节　传统板书与电子板书的有机结合与合理运用 ………… 197

第五节　学生的认识 ……………………………………………… 200

第十一章　唤醒课堂
——让沉闷的课堂和分心的学生变得活跃和思考 …………… 203
第一节　"满堂灌""照本宣科""照片宣科"使课堂变得沉闷 ……… 204

第二节　简单乏味的互动使学生变得不需要多思考 ················ 206

第三节　科学设计好课堂互动每一个环节让学生不再逃课和分心 ··· 207

第四节　学生的认识 ·· 220

第十二章　新型课堂

——翻转课堂与微课的设计 ·················· 225

第一节　翻转课堂 ·· 225

第二节　微课 ··· 232

第三节　学生的认识 ·· 239

第十三章　延伸课堂

——离开教室后的教学也需要设计 ············· 241

第一节　课堂延伸是社会进步的标志 ······························· 241

第二节　课时减少是学生个性发展的需要 ·························· 242

第三节　减少课时释放的空间不是让学生"放羊" ··············· 243

第四节　减少课时释放的时间是为了加强实践促进学生转化式
　　　　学习 ··· 244

第五节　实践是一个大课堂 ··· 245

第六节　第二课堂的设计 ·· 248

第七节　学生的认识 ·· 257

第十四章　模型要素

——课堂设计的框架与实例 ················· 261

第一节　中医课堂教学设计模型的理论依据 ······················ 261

第二节　中医课堂教学设计的特点与要素 ·························· 266

第三节　中医课堂教学设计参考框架与实例 ······················ 273

第四节　学生的认识 ·· 303

第十五章　课堂评价

——注重过程，改进"教"与"学" ············· 305

第一节　课堂评价 ·· 305

第二节　形成性评价 ·· 309

第三节　学生的认识 ·· 326

第十六章　考试设计

——"指挥棒"的作用十分关键 ·························· 329
第一节　期末考试的价值及其指导理论 ··················· 329
第二节　期末考试试卷的设计 ······························ 348
第三节　期末考试的质量评价和试卷分析 ················· 370
第四节　学生的认识 ·· 378

第十七章　学习设计

——学生要更新理念，从"学会"变成"会学" ············ 383
第一节　学的方式不再仅仅是记忆 ························· 383
第二节　从"学会"转变为"会学" ······················ 387
第三节　课堂教学要设计自主学习环节 ··················· 398
第四节　学生的认识 ·· 408

第十八章　学生投入

——学生主动投入学习是达成设计目标的关键 ············ 423
第一节　学生投入理论 ······································ 423
第二节　学生投入现状与影响因素分析 ··················· 428
第三节　如何有效促进学生主动投入 ····················· 459
第四节　学生的认识 ·· 469

第十九章　国外趋势

——了解进展，启示与借鉴 ································· 475
第一节　教学设计发展的历史沿革 ························· 475
第二节　教学设计研究进展及发展趋势 ··················· 484
第三节　国外教学设计对我们的启示 ····················· 493

第一章 背景依据

——为什么要进行课堂教学设计

    教学设计不是一项全新的工作。各个院校（专业）所制定的人才培养方案是教学设计，标准化教研室建设是教学设计，精品课程建设也是教学设计，教师授课的"教案"也是对课堂的教学设计。如此说来，既已有之，再次推动课堂教学设计的意义何在？这就需要我们回答开展课堂教学设计工作的背景依据是什么。

    首先，国家高等教育的改革要求中医学高等教育必须符合新时期发展的需要。其次，世界医学教育发展趋势与我国临床医学教育改革为中医学高等教育提供了很多可资参考的理论与经验。再次，《中医教育标准》实施与专业认证，以及在课堂中发现的问题提示我们必须加强课堂设计工作。最后，原有的"教案"已经不能体现先进的教育理念和科学的人才培养质量观，迫切需要通过设计更新教师与学生的观念，优化设计方案，提高课堂教与学的质量。

第一节　国家高等教育改革需要对课堂进行设计

    2010 年 7 月，国家颁布了《国家中长期教育改革和发展规划纲要（2010—2020 年）》；2012 年 6 月，教育部颁布了《全面提高高等教育质量的若干意见》（〔教高 2012〕4 号），提出了提高高等教育质量，加强高等教育内涵式发展的 30 条意见，要求我国高等教育包括中医药高等教育必须走以质量提升的内涵式发展道路；2013 年 3 月 30 日，教育部杜玉波副部长在 2013 ～ 2017 年教育部高等学校教学指导委员会成立大会上，提出了"四个着力"，即一要着力推动教育理念转变，确立科学的人才培养质量观；二要着力研究制定国家标准，推动建立具有中国特色、世界水平的本科人才培养质量标准体系；三要着力研究改革人才培养模式的重大理论和实际问题，探索形成科学基础、思想品德、实践能力和人文素养融合发展的人才培养新模式；四要着力提高教师教学能力，推动建设一支师德高尚、业务精湛、结构合理、充满活力的师资队伍。2015年5月，国务院办公厅发布了《关于深化高等学校创新创业教育改革的实施意见》（国办发〔2015〕36号），指出一些地方和高校存在着创新创业教育重视不够、教育理念滞后、与专业教育结合不够紧密、与实践脱节，以及教师开展创新创业教育的意识和能力欠缺，教学方式方法单一，针对性、实效性不强等问题，要求加强对大学生的创新创业教育。

2016年1月15日，在全国教育工作会议上，教育部部长袁贵仁说："2016年是'十三五'开局之年，教育工作要紧紧围绕提高教育质量这一战略主题。"袁部长认为"当前最根本、最集中、最迫切的，是要切实增强质量意识"。

2010年至今，是我国高等教育深化改革并步入内涵式转型发展阶段的关键时期，从这一时期国家发布的文件与领导讲话可以看出，国家对人才培养提出了提高教育教学质量、以学生为中心、科学人才培养质量观等很多新要求和新观念，尤其是"提高质量"一词，更是近五年来在高等教育界出现频率最多的词汇，也是社会对高等教育最为期待的一件大事。在这一大背景下，课堂这一教与学的主阵地就毫无疑问地成为保证与提高质量的启动点和关键点，而要启动好这一关键点，就必须加强对课堂教学的设计。

> 经过近10年的发展，我国已在31个工科专业类的18个专业中开展了认证。截止2015年底，已有553个专业点通过认证。10年来的认证工作经验表明：课堂教学已经成为工程教育改革的"最后一公里软肋"。
>
> 中国高等教育将真正走向世界——我国工程教育正式加入《华盛顿协议》的背后［N］.中国教育报，2016-06-03001.

第二节　医学教育发展需要对课堂进行设计

2010年12月，国际医学教育专家委员会以《新世纪医学卫生人才培养：在相互依存的世界为加强卫生系统而改革医学教育》为题，在《柳叶刀》杂志上发表了 21 世纪医学教育的展望报告，提出了医学教育的第三代改革问题；2012年 5 月，教育部卫生部联合颁布了《关于实施临床医学教育综合改革的若干意见》（教改〔2012〕6 号），提出了未来我国医学教育改革的指导思想、原则、目标和主要任务；2013 年，世界医学教育联合会（WFME）颁布了《本科医学教育质量改进全球标准（2012 年修订版）》；2014 年 11 月，教育部、卫计委等六部门联合印发了《关于医教协同深化临床医学人才培养改革的意见》（教研〔2014〕2 号）；2015 年，《中国临床医生岗位胜任能力》正式颁布，提出了临床医生的八大核心能力。

2010 年至今，是世界医学教育与我国临床医学教育改革创新并探索未来发展方向的关键时期。世界医学教育与我国临床医学教育改革与发展的趋势，对中医学高等教育具有很多参考与借鉴意义，尤其在"全人教育"、以学生为中心、以岗位胜任能力为导向、课程整合、PBL 教学、形成性评价等方面，都值得中医学在课堂中学习与借鉴，从而也成为课堂教学设计工作的背景之一。

第三节　中医教育标准实施与认证推动了课堂设计工作

2007 年 3 月，教育部高等学校中医学教学指导委员会正式成立，同年开始制定教育标准并依据此标准于当年 12 月 23 ～ 26 日对黑龙江中医药大学中医学专业进行了试点认证。其后，按照"边试点认证，边完善标准"的思路，在对上海、安徽等中医药院校中医学专业进行试点认证并多次完善标准的情况下，2012年 12 月，教育部、国家中医药管理局联合颁布了《本科医学教育标准·中医学专业（暂行）》教高〔2012〕14 号（以下简称《中医教育标准》）。截至 2015 年12 月，依据《中医教育标准》，共完成了 22 所院校中医学专业的认证工作。在认证过程中，由于课堂是学校实现教育目标的主要渠道，是教师和学生"教"与"学"的主要阵地，因此，教师教育观念、课堂质量、形成性评价、期末试卷质量、第二课堂成为专家组普遍关注的考察环节。可以肯定地说，在国家高等教育改革发展及中医学专业认证工作的推动下，教师在教学观念，学生在学习理念，以及课堂质量等方面均有了长足的进步，但是，与高水平相比，我们的课堂还有不足，部分教师还存在着教学观念滞后、学生学习投入不够、课堂沉闷、师生互动不足、形成性评价与试卷质量不高等问题，这些都促使我们通过加强课堂设计环节提高课堂教与学的质量。

第四节　原有"教案"已经不能满足以学生为中心理念的要求

"教案"是很长一段时间以来教师对课堂的设计方案。以天津中医药大学为例，"教案"始于 20 世纪 80 年代，从"教案"构成框架上看，主要有课时、教学目的和要求、选用教材名称、教学内容重点、难点与疑点、教学方法与形式（实验步骤）、教学时间安排、板书设计、课后发现的问题；从"教案"设计指导思想上看，基本上是以教师为中心、以教材为中心；从"教案"设计水平上看，老教师普遍水平较高，而青年教师普遍水平不高，部分青年教师甚或不知"教案"为何物。其他如不重视"教案"的价值与作用，没有、不拿或拿着不全的"教案"上台授课的情况也时常发生。

以上背景和情况说明，课堂教学设计工作具有必要性和迫切性，积极推动课堂设计工作，一方面可以适应国家和社会对中医高等教育的要求，及时跟进世界医学教育改革的步伐，另一方面可以有效推进《中医教育标准》的实施工作，改进与提高课堂质量，同时还可以通过撰写教学设计的过程提高青年教师的教学能力，促进青年教师的发展，当然，最终目的是为提高中医药高等教育质量、促进学生发展做出贡献。

> 课堂教学质量是大学教学质量最重要的环节之一，直接影响人才培养质量。不断提高课堂教学质量，是每一个学校，每一位教师永恒的主题。
> ——刘红宁，左铮云.大学课堂教学设计方案［M］.南昌：江西高校出版社，2009.

第二章 目标导向

——社会需要培养什么样的中医学人才

任何设计都是为了目标服务，课堂教学设计也不例外。首先，课堂教学设计是基于课程目标，而课程目标又是服务于专业培养目标，这就要求教师在进行课堂设计时，除了了解国家教育方针、政策和法规，还必须熟悉本专业的培养目标，也就是我们要培养什么样的中医学人才。不仅如此，作为教师，也包括学生，还需要了解社会有哪些与本专业相关的岗位（群），这些岗位需要什么样的中医学人才。只有熟悉目标，了解社会需求，做出的设计才能有的放矢，才能成为有质量的课堂教学设计。因此，课堂教学设计必须以目标为导向，并从熟悉《中医教育标准》的教育目标开始。

第一节 《中医教育标准》的教育目标与基本要求

教育部　国家中医药管理局联合颁布的《中医教育标准》，是新中国中医高等教育办学六十年来正式由国家颁布的第一个本科中医学专业的教育标准。《中医教育标准》虽然指向中医学专业，但是由于在其前言中提出了"针灸推拿学、中西医临床医学专业，以及藏医学、蒙医学、维医学等民族医学类专业可以参照本《标准》执行或制订相应的教育标准"，因此，在目前这几个专业还没有正式颁布各自标准的情况下，可以参照《中医教育标准》执行。

《中医教育标准》分为本科毕业生应达到的基本要求与办学标准两个部分。在第一部分中，提出了中医学专业本科毕业生应达到的总体目标，以及诠释总体目标的思想道德与职业素质、知识、临床能力共10个分项目标。这些基本要求也可以理解为是教师"教"与学生"学"的结果。换句话说，学生毕业时达到了这一基本要求，学校与教师就完成了教育教学任务，学生也就完成了院校教育阶段的学习过程，实现了本科阶段的学习目标。

> 大学要将本科教育目标主动融入常规性的课堂教学当中，把课堂作为实现本科教育目标的"主战场"，顶层设计，周密规划，系统实施。
>
> ——秦春华.在课程中实现本科教育目标［J］.中国高等教育，2016（9）：41-44.

> 中医学专业教育的总体目标是培养能够从事中医医疗，以及预防、保健、康复工作的毕业生，并为他们将来在中医教育、科研、对外交流、文化传播，以及中医药事业管理等方面的工作奠定基础。中医学专业毕业生应具备良好的人文、科学与职业素养，以及较为深厚的中国传统文化底蕴、较为系统的中医基础理论与基本知识、较强的中医思维与临床实践能力、较强的传承能力与创新精神；掌握相应的科学方法，具有自主学习和终身学习的能力。最终达到知识、能力、素质协调发展。
>
> ——《本科医学教育标准·中医学专业（暂行）》教高〔2012〕14号

总体目标是《中医教育标准》对中医学人才培养的纲领性要求。从结构上分析，总体目标共分为五个部分：第一部分是毕业生未来可以从事的工作岗位（群），也可以理解为社会对中医学专业毕业生的需求；第二部分是毕业生应具备的素质结构，包括人文（含中国传统文化底蕴）、科学和职业素养；第三部分是知识结构，包括毕业生应该具备的基本知识、基本理论；第四部分是能力结构，包括中医思维能力、学习能力、实践能力、创新能力、传承能力，以及科学方法能力；第五部分是终极目标，即学生最终应该达到知识、能力、素质协调发展。以上各个结构相互联系，互为支撑，形成了需求为导向、素养为根本、知识为基础、能力为关键、协调发展为终极目的的中医学专业培养目标体系。（图2-1）

下面就每一部分予以详细介绍。

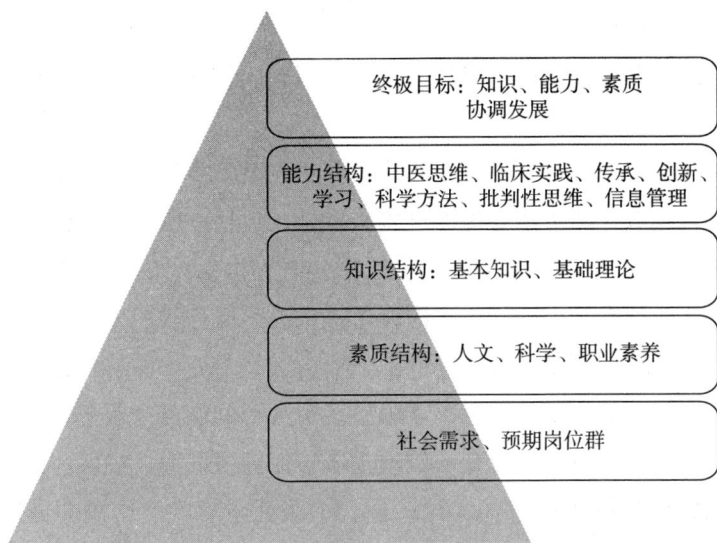

图 2-1　中医学专业培养目标体系

一、中医学专业毕业生未来的社会需求和岗位群

中医学专业毕业生具有较广泛的社会需求。首先，可以在中医类医院工作。根据国务院下发的《中医药发展战略规划（2016—2030 年）》文件，截至 2014 年底，全国共有中医类医院（包括中医、中西医结合、民族医医院）3732 所。除了这些岗位，还包括各省市、县、区综合性医院的中医科（针灸科、推拿科），以及各基层、农村的社区医疗服务中心。毕业生可以在这些岗位从事医疗工作，也可以从事预防、保健和康复工作。

需要说明的是，本部分内容只是说明毕业生可以在这些岗位工作，或者说社会有这些岗位群需要中医学毕业生，但是，本科阶段的学习，只是具备了基本的知识、能力与素质，真正上岗并很好地胜任医疗、预防、保健、康复工作，还需要经过毕业后教育，如目前国家正在推进的住院医师规范化培训等。

从以往就（创）业情况分析，中医学毕业生中，部分毕业生没有进入医疗岗位，而是在中医教育、科研岗位工作，部分毕业生到国（境）外发展，还有部分毕业生从事了与中医学无关的工作。我们认为，不论在哪个岗位，由于接受了大学本科教育，具备了基本的知识、能力与素质，同样可以胜任专业之外的工作。以往不少没有从事中医学及其相关工作的毕业生，在其他岗位同样做出了出色的成绩，这可以认为是素质教育的结果，也可以认为是中医高等教育对国家与社会的贡献，当然也是学生自身努力学习、实践、创新，以及社会适应等能力的体现。

国家在《中医药健康服务发展规划（2015—2020年）》中，提出了中医药健康服务的七大领域，即中医养生保健服务领域，包括中医养生保健服务、中医特色健康管理；中医医疗服务领域，包括在公立中医医疗机构、非公立中医医疗机构，以及社会资本开设的传统中医诊所提供医疗服务等；中医特色康复服务领域，包括在中医特色康复医院、疗养院、社会资本举办中医特色康复服务机构提供规范、便捷、有效的中医特色康复服务；中医药健康养老服务领域，包括在中医药特色养老机构提供上门诊视、健康查体、保健咨询等；中医药文化和健康旅游产业领域，包括提供中医药文化产业、中医孔子学院、中医药健康旅游服务等；中医药健康服务相关支撑产业，包括中医药健康产品研发、制造和应用、中医药电子商务等；中医药服务贸易领域，包括为境外消费者提供高端中医医疗保健服务、海外留学生来华接受学历教育或培训、中医药健康服务走向国际等。

健康服务业是产业链最长且永久的朝阳产业，尤其是在"保健革命"的大背景下。目前，我国的健康服务业仅占GDP的5%左右，而美国在2009年就已达到17.6%。2011年，美国健康产品人均消费达100美元，但我国同期人均消费值仅为7美元。欧美国家的消费者平均用于保健品的花费占其总支出的2%以上，而我国只占0.07%。从这些数据分析，中医药健康服务领域的发展前景非常广阔。中医药健康服务业的发展，必然会为中医学类专业毕业生提供更多、更好的就（创）业岗位群。

刚刚出台的《中医药发展战略规划纲要（2016—2030年）》（以下简称《纲要》），提出了两个阶段性目标：到2020年实现人人基本享有中医服务，中医医疗服务体系进一步完善。《纲要》首次提出："每千人口公立中医院床位达到0.55张，每千人口卫生机构中医职业类（助理）医师达0.4人，中药工业总产值占医药工业总产值达到30%以上，中医药产业成为国民经济重要支柱之一；到2030年，中医药服务领域实现全覆盖，中医药健康服务能力显著增强，对经济社会发展和人民群众健康保障的贡献率更加突出。同时要求每个地市级区域和县级区域原则上设置一个市办中医类医院和一个县办中医类医院；在综合医院、妇幼保健机构等非中医类医疗机构中设置中医科；在乡镇卫生院和社区卫生服务中心建立中医馆、国医堂。"

　　广阔的市场需求，良好的就（创）业前景，不等于就有了一切，学校是否具备了培养条件，教师是否具有了教好的能力，学生是否具备了主动学习的态度，是学校、教师、学生应该共同关注并努力的问题，这其中，课堂教学与课堂质量是一个不可缺少的关键环节，而要提高课堂质量，就需要对课堂教学进行设计。

　　　　2010 年，卡耐基金会为纪念佛莱克斯纳报告发表一百周年，发表
　　报告:《医师培养——呼吁医学院校和住院医师教育改革》，提出未来医
　　学教育的四大新目标:
　　　　1.标准化的学习结果和个性化的学习过程;
　　　　2.正规知识和临床经验的整合;
　　　　3.探究和创新习惯的养成;
　　　　4.注重医学生职业认同形成。
　　　　　　——2010 年，卡耐基金会为纪念佛莱克斯纳报告发表一百周年报
　　告:《医师培养——呼吁医学院校和住院医师教育改革》

二、应具备的人文、科学与职业素养

　　在《中医教育标准》中，首先提到的基本要求是，毕业生应该具备人文、科学、职业素养，由此说明了素养的重要性和根本性。

　　1895 年，心理学家弗洛伊德提出了"冰山理论"。他认为，人的人格中有意识的层面只是冰山的尖角，其实人心理行为中的绝大部分是冰山下面巨大的三角形底部，是看不见的，但正是这看不见的部分决定着人类的行为。

　　1932 年，海明威在他的纪实性作品《午后之死》中，把文学创作比作漂浮在大洋上的冰山，他说:"冰山运动之雄伟壮观，是因为他只有八分之一在水面上"。文学作品中，文字和形象是"八分之一"，而情感和思想是"八分之七"，前两者是具体可见的，后两者是寓于前两者之中的。

　　"冰山理论"，不仅对人文科学、心理学、管理学界认识人、判断人具有重要的价值，对医学界理解素养这一概念也同样具有重要的价值。因为，医学面对的是人，是人的生命与尊严，是为人的生命与健康服务，从而更需要把握

人格特质、内在驱动力、自我准确定位，以及正确的价值取向。（图 2-2）《中医教育标准》把中医学专业毕业生未显露的"冰山"根基表述为人文、科学与职业素养，认为这些根基的深度不仅决定着毕业生运用知识与技能解决问题能力的强弱，也决定了毕业生作为一个人的未来发展的长度和高度。从以往毕业生发展的实际情况分析，不具备较高素养的学生，当发展到一定时期、一定程度时，往往就难以持续或难以达到更高的层次，而具有较高素养的学生发展的可持续性强，往往实现了自己的人生目标并达到了较高的发展层次。

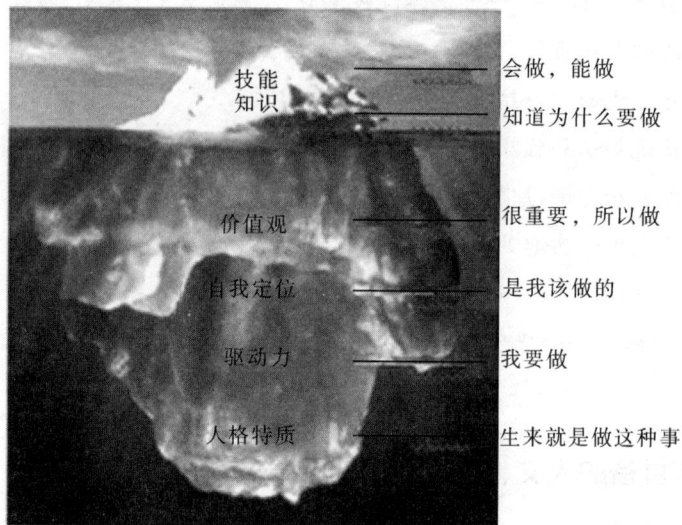

图 2-2　行为原因的分层模型

技能——会做，能做
知识——知道为什么要做
价值观——很重要，所以做
自我定位——是我该做的
驱动力——我要做
人格特质——生来就是做这种事

（一）人文素养

我们一般把人文素养理解为人文科学的研究能力、知识水平，以及人文科学体现出来的以人为对象、以人为中心的精神，也即人的内在品质。对于面向生命、面向人类健康、未来从事中医医疗保健事业的中医学生来说，人文素养显得更为重要，而且也有其特殊的内涵，即还需要中国传统文化底蕴作为人文素养的基础。

中医学生的人文素养包括中国传统文化底蕴，一般被认为较为空洞，难以表述和表象。实际上，素养包括人文素养是能够具象表述、显现和测量的，它时刻影响着学生的言行和价值取向。因此，人文素养的培养必须引起中医高等教育工作者的重视。我们认为，中医学毕业生的人文素养应该包括尊重人并珍视人的整体性与社会性、尊重患者与患者家属、尊重中国传统文化并具有深刻的认知水平、认可文化多元性并包容跨文化、具有他人意识、具有社会与公民责任感6个方面，具体见表2-1。

表2-1　中医学毕业生的人文素养

序号	素养	内涵
1	尊重人并珍视人的整体性与社会性	对人存在的意义、人的尊严、人的本性、人的发展、人的心理、人的需要、人的幸福有着深切的关注；关注疾病发生与人的整体，以及心理、社会的关系，理解并认可人在疾病发生、诊断、治疗，以及预防中的作用
2	尊重患者与患者家属	尊重患者与患者家属人格，包容其不同的性格，具有医患平等意识，无论富贵、贫穷均能够一视同仁
3	尊重中国传统文化并具有深刻的认知水平	对中国传统文化的价值有深刻的认识，对中医认知生命的方式方法有深刻的认识，理解、认可中国传统文化对中医学发展的价值
4	认可文化多元性并包容跨文化	理解文化的多元性，认可跨国、跨民族文化的客观存在并尊重其差异与不同，对文化的多样性具有包容态度
5	具有他人意识	懂得站在他人角度处事的重要性，乐于帮助他人并用审美的眼光看待他人，善于用赞赏的语言和行为认可、鼓励他人
6	具有社会与公民责任感	具有社会责任感，公民意识强，担当意识强。正直诚实，能够主动守护和践行社会公平、公正、信义等核心价值

目前，在进行课堂教学设计时，要求教师在目标中，除了知识、能力目标，还要有情感、态度目标的设计，就是希望通过课堂环节实现人文素养的培养目标。当然，需要说明的是，人文素养不是课堂上说教出来的，在很大程度上是"育"出来的，所谓教书育人的"育人"，指的就是这个意思。目前，所倡导的"全人教育"，也强调是对于学生这一"人"的全部教育。这就要求教师不仅要将知识、能力设计为教学目标，还要通过自己的进取精神、严谨态度、爱心耐心、言谈举止、正确的思维方式与价值取向，以及社会责任感等，传授或潜移默化地影响与激励学生，传递正能量，培养学生良好的人文素养。

（二）科学素养

科学素养至今没有统一的定义。一般认为科学素养是指公民对科学术语和基本概念、科学研究过程和科学方法，科学、技术与社会相互关系的基本理解，以及据此做出决策的能力。也有人认为，科学素养是指在先天遗传素质的基础上，经过后天的教育和实践而不断发展起来的、认识自然和应用自然规律解决日常生活和社会发展中实际问题的内在素质结构。

各个国家对科学素养均非常重视。密歇根大学社会研究所科学素养促进国际中心主任米勒教授（Jon D. Miller），在美国全国教育进展评估（NAEP）的研究项目中提炼出科学素养的两个基本维度，即对科学准则和方法的理解、对重要科学术语和概念的理解；又根据社会现状提出第三个维度，即有科技对社会和政策影响的意识。[①]

美国"2061计划"丛书《面向全体美国人的科学》提出了关于科学素养的清晰思想，反映了科学素养的广泛意义上的定义：熟悉自然界，尊重自然界的统一性；懂得科学、数学和技术相互依赖的一些重要方法；了解科学的一些重大概念和原理；有科学思维的能力；认识到科学、数学和技术是人类共同的事业，并认识到它们的长处和局限性。同时，还应该能够运用科学知识和思维方法处理个人和社会问题。[②]

美国"2061计划"丛书《科学素养的基准》提出：科学素养可以增加人们敏锐观察事件的能力、全面思考的能力，以及领会人们对事物所做出的各种解释的能力。此外，这种内在的理解和思考可以构成人们决策和采取行动的基础。[③]

随着信息时代与学习时代的到来，信息素养显得越来越重要。如1998年，美国学校图书馆协会（American Association of School Librarians，AASL）和教育传播与技术协会（Association for Educational Communications and Technology，AECT）联合编制了《面向学生学习的信息素养标准》（简称《信息标准》）（Information Literacy Standards for Student Learning，ISSL）[④]。《信息标准》包括3个类别、9个标准和29个指标，其中3个标准、13个指标属于"信息素养"；3个标准和7个指标属于"独立学习"；3个标准和9个指标属于"社会责任"。（表2-2）

---

① Jon D. Miller.Scientific Literacy：A Conceptual and Empirical Review［J］.Daedalus，1983，112（2）：29–48.

② 美国科学促进协会.面向全体美国人的科学［M］.中国科学技术协会译.北京：科学普及出版社，2001：5.

③ 美国科学促进协会.科学素养的基准［M］.中国科学技术协会译.北京：科学普及出版社，2001：6.

④ AASL，AECT.Information Literacy Standards for Student Learning［EB/OL］.［2016–03–03］.http://umanitoba.ca/libraries/units/education/media/InformationLiteracyStandards_final.pdf.

表 2-2　面向学生学习的信息素养标准（1998）

信息素养标准
标准 1　能有效地、高效地获取信息
标准 2　能恰当地、批判地评价信息
标准 3　能精确地、创造性地运用信息
独立学习标准
标准 4　能探寻与个人兴趣有关的信息
标准 5　能欣赏文学和信息的其他创造性表达
标准 6　能在信息探索和知识创建中追求卓越
社会责任标准
标准 7　能认识信息对民主社会的重要性
标准 8　能履行与信息和信息技术相关的符合伦理道德的行为规范
标准 9　能积极参与群组活动来探寻和创建信息

　　从信息素养所包括的内容来看，对于科学术语、基本概念，以及对科学研究过程、科学方法的基本理解均离不开信息素养，因此，新时代的科学素养中还应该包括信息素养。

　　科学素养对于中医学专业学生同样非常重要，应该将其贯穿校园文化、科普教育、学术讲座、课外科技活动、课堂教学等教育教学的各个环节，课堂更是主阵地之一。传授知识的科学性、科学概念的准确性，以及教师严谨的科学态度与科学精神等，都是课堂培养学生科学素养的重要途径。

（三）职业素养

　　职业素养是指从事和实施本职业内在规范和要求的基本素养，是在职业过程中表现出来的综合品质，如职业道德、职业责任、职业诚信、敬业精神等。从这个角度来说，职业素养也可以理解为人文素养、科学素养在本专业、本职业中的具体体现。

　　职业素养是一个人职业生涯成败的关键因素。对于医生来说，职业素养应当首先是职业道德。当然，职业素养必须以专业知识、专业技能作为基础，缺乏知识与技能的医生，有再好的"德"也只是庸医，甚或草菅人命。然而有了知识与技能也并非有了全部，精湛的医术缺乏道德的约束，也不会是一个好医生，甚或利用技术为其他目的服务。因此，在课堂设计中，除了教授知识、技能，职业道德的教育也非常重要。

医生的职业道德，我们一般理解为"医德"。《教育部卫生部关于实施临床医学教育综合改革的若干意见》中指出要"着力于医学生职业道德和临床实践能力的显著提升""将医德教育贯穿医学教育全过程"。因此，学生的医德教育是贯穿院校所有教育环节的，课堂也不例外。尤其在新医改对医疗服务提出更高要求、患者知情权意识增强、医学生面对着越来越复杂的社会环境和巨大工作压力的大背景下，医德教育更显得重要而急迫。

> 医学教育，德育为先。这既是高等教育的共性要求，也是医学教育的特殊要求。要把社会主义核心价值体系教育融入医学教育的全过程，教育引导学生树立科学的世界观、人生观、价值观，增强医学生献身中医药卫生事业和保障人民身心健康的使命感和责任感；大力加强以医学生职业道德、职业伦理和职业态度为基本内容的职业素质教育，培养学生高尚的职业道德情操；将预防疾病、解除病痛和维护民众的健康作为自己的神圣使命；要大力加强医学生人文关怀精神和人际沟通能力的培养；使医学生具有关爱病人，尊重他人，尊重生命，团队合作的良好职业素养。
>
> ——《落实教育规划纲要，服务医药卫生体制改革，开创医学教育发展新局面》——教育部部长袁贵仁在全国医学教育改革工作会议上的讲话，2011 年 12 月 6 日

中医学根源于中国传统文化，其中，儒家的仁爱思想对中医医生道德规范的影响最为深远，"医乃仁术""德医并重""以德立医"等是中医学职业道德规范的核心观念。从《黄帝内经》开始，历代医家均对医德问题予以高度重视，其代表性的论述为唐代孙思邈的《大医精诚》。因此，基于中国传统文化的仁爱之心是中医学毕业生必须具备的职业素养。

对中医专业的热爱、对中医药事业的投入也是中医医生特有的职业素养。作为一个中医学专业学生，以及未来的中医医生，只有热爱中医药事业，终身致力于这一事业的发展，视职业发展为自己发展的前提和基础，才能成为一个优秀医

生或这一领域的领军人物。

职业诚信、自信也是职业素养的一部分。缺乏诚信或自信，很难得到患者的信任。曾有学者指出："医患之间最重要的是相互信任。信任如同同情一样，是一种无法通过训导而获得的情感与价值，若没有这种价值，医患之间将无法在临床诊疗中相互交流[1]。"

对工作的责任心、对患者的耐心、医生自己的心理调适能力，追求卓越、团队精神，以及良好的习惯均是医生应该具备的职业素养（表 2-3）。

表 2-3　中医学毕业生的职业素养

序号	素养	内涵
1.	热爱中医事业	认同、热爱自己所从事的专业与职业，中医信念坚定，全身心投入中医药事业，将发展中医药事业作为自己终身的成就追求
2.	具有仁爱之心	关心关爱患者，对患者充满同情心，善于换位思考，善于保护患者隐私与利益，无论患者富贵、贫穷、残疾与否，一视同仁，皆如至亲之想
3.	具有责任心	对工作认真负责，一丝不苟，精益求精，富于敬业精神
4.	具有耐心耐力	对患者耐心细致，情绪稳定，意志坚定，具有耐受挫折与调适情绪、压力的能力
5.	不断追求卓越	不断追求卓越与自我实现，善于学习，具有积极向上的价值取向与对事物进行研究的态度
6.	具有良好习惯	具有守时、守约，以及重视个人卫生、仪态仪表等良好的习惯
7.	具有团队精神	懂得团队协作的重要性，善于与其他医生、护士、医技等团队成员沟通、协作，具有较强的凝聚力或执行力
8.	具有敏锐的洞察力	善于发现患者的病患信息，善于发现诊疗过程中的问题并予以及时纠正
9.	具有自律能力	自觉遵守法律、法规，依法行医，不利用不正当手段获取不当利益
10.	具有正确的价值观念	坚持一切为患者健康服务的宗旨，把运用中医药理论与方法服务人类健康作为自己的终身追求，坚持正确的思维方式，充满正能量

随着数据化时代的到来，人们对于素养的认识更加多样化，提出了数据化时代的八大素养如下[2]：

● **基本素养**　在数据化时代，语言能力和计算能力需要达到能胜任工作或者在社会上实现获取知识和挖掘潜力目的的水平。

---

① 张大庆.中国医学人文评论［M］.北京：北京大学医学出版社，2010：47.

② BURKHARDT G, etal.enGauge 21st Century Skills: Literacy in the Digital Age［EB/OL］.［2016-03-03］.http://pict.sdsu.edu/engauge21st.pdf.

● **科学素养** 对科学概念、科学过程的认识和理解需要满足个人决策、公共和文化事务，以及经济生产的需求。

● **经济素养** 能够辨别经济问题、进行选择、分析成本和收益；分析经济情境下的有益诱因；审视经济状况和公共政策变化的影响结果；收集和组织经济依据；权衡成本与效益。

● **科技素养** 掌握什么是技术，它是如何运作的，它能服务于什么目的，以及如何高效地运用技术实现特定目标。

● **视觉能力** 既能用传统的也能用21世纪数据化媒体来理解、使用、欣赏及创造图像和视频，来促进思考、决策、沟通和学习。

● **信息素养** 能够透过一些媒体鉴定信息；知道何时需要信息；能有效地使用技术、通信网络和电子资源聚焦、综合和利用信息。

● **跨文化素养** 能够理解并欣赏不同文化包括习俗、价值观和信仰之间的相似性和差异性。

● **全球意识** 能够识别和理解全球的国际组织、国家、公共与私人经济组织、社会文化团体，以及个体之间的相互关系。

三、应具备的基本知识与基本理论

《中医教育标准》在知识目标中具体阐述了中医学毕业生应该具备的基本知识与基本理论。

知识目标

（一）掌握相关的人文社会科学、自然科学基本知识和科学方法，尤其是具有中国传统文化特色的哲学、文学、史学等内容，并能用于指导未来的学习和医疗实践。

（二）掌握中医学基础理论与中医诊断、中药、方剂、针灸、推拿等基本知识。

（三）掌握中医经典理论，了解中医学术思想发展历史和主要学术观点。

（四）掌握中医药治疗各种常见、多发病的临床诊疗基本知识。

（五）掌握中医养生、保健、康复等基本知识。

（六）掌握必要的基础医学、临床医学基本知识。

（七）掌握必要的药理学知识与临床合理用药原则。

（八）熟悉必要的心理学与医学伦理学知识，了解减缓病痛、改善病情和残障、心身康复及生命关怀的有关知识。

（九）熟悉预防医学与全科医学知识，了解常见传染病的发生、发展、传播的基本规律和防治原则，以及中医全科医生的工作任务、方式。

（十）熟悉卫生法规，了解国家有关卫生工作的方针、政策。

——《本科医学教育标准·中医学专业（暂行）》（教高〔2012〕14号）

知识目标作为《中医教育标准》最基本的目标要求，自然也是中医学专业教师，尤其是中医基础理论、中医经典课程教师课堂设计的重要参考内容，教师需要在逐一熟悉这些基本要求的基础上，按照学校制定的人才培养方案和教学大纲，结合自己所承担的课程及其目标进行课堂教学内容的设计。

需要指出的是，以往教学内容仅仅涉及重点、难点、疑点的方式，已经难以适应《中医教育标准》的目标要求，应该在上述"三点"的基础上，加入或加强"线"与"面"的设计。具体内容将在第八章中论述。

四、应具备的能力

2005年，教育部在《关于进一步加强高等学校本科教学工作的若干意见》（教高〔2005〕1号）文件中指出，"坚持传授知识、培养能力、提高素质协调发展，更加注重能力培养，着力提高大学生的学习能力、实践能力和创新能力，全面推进素质教育"，提出了大学生应该具备的三种能力。2007年，在《教育部关于进一步深化本科教学改革全面提高教学质量的若干意见》（教高〔2007〕2号）中，提出"要深化教育改革，提高教育质量，着力培养有理想、有道德、有文化、有纪律的大学生，要努力提高大学生的学习能力、创新能力、实践能力、交流能力和社会适应能力"，将交流能力和社会适应能力与学习、实践、创新摆到了同等重要的位置，为我们做好中医高等教育工作指明了方向。

《中医教育标准》在总体目标中，首先提出的是中医思维与临床实践能力，其次是传承能力，这是中医学专业毕业生最基本的专业能力；再次是学习能力、科学方法能力；对于创新能力，是以创新精神的形式提出的；在分项目标中，还提到了批判性思维、沟通交流、团队合作和信息管理等能力。

在《中医教育标准》第一部分本科毕业生应达到的基本要求中，"知识"一词，出现了 15 次，而"能力"则出现了 16 次，是提及次数最多的词汇。由此可以看出，无论从国家高度，还是行业与社会需求的角度，都把能力放在了非常突出的位置，这就要求我们在课堂设计中牢牢把握"能力"培养这个关键要求。以下从基本要求所提出的能力、近年来国家的新要求，以及国际上对能力问题的研究等八个方面予以论述。

（一）中医思维能力

《中医教育标准》总目标中提出了中医思维能力的概念，这是教育部高等学校中医学类专业教学指导委员会主任委员张伯礼院士首次提出并要求将其列入中医学专业毕业生基本要求的。这一要求可以说是针对目前中医教学存在的共性与关键问题提出的。中医学专业毕业生的中医思维弱化、实践能力不足一直被认为是中医高等教育的共性问题，其主要表现为学生中医理论功底薄弱，或临症时不能很好地运用中医理论收集病患信息，或不会运用中医治疗手段解决临床问题，经常出现运用西医理论分析病患信息或指导中医处方用药的问题。可以说，这是个带有中医办学方向和特色的根本性问题。因此，将其列入《中医教育标准》总体目标中予以强调，目的是通过《中医教育标准》总目标的要求，使中医高等教育工作者正视这一问题的重要性和关键性，从而强化学生中医思维能力的培养。

为了培养学生的中医思维能力，《中医教育标准》除了在第一部分的总体目标和知识、临床能力目标中予以强化外，在第二部分办学标准的教育计划中，专门对中医学基础、经典与临床课程进行了规定，提出"开设中医学专业的院系必须在课程计划中安排中医学基础、中医经典、中医临床课程"，认为"中医学基础课程传统意义上是指中医基础理论、中医诊断学、中药学、方剂学，以及包含这些内容的整合课程；中医经典课程传统意义上是指黄帝内经、伤寒论、金匮要略、温病学等，以及包含这些内容的整合课程；中医临床课程传统意义上是指中医内科学、中医外科学、中医妇科学、中医儿科学、针灸学、推拿学、中医骨伤科学等，以及包含这些内容的整合课程"。从而在课程设置的角度为培养学生的中医思维提供了保证。

　　课程设置为培养中医思维提供了平台和保证，而能否达到这一要求，关键是教师，在于从事中医学基础课程、中医经典课程、中医临床课程教学的教师能否有意识地在课堂设计中加强这一环节的设计，只有设计好方案，才能在课堂上实现培养学生中医思维能力的目标，才能使毕业生熟练掌握中医理论并能够在中医理论指导下，善于运用中医四诊的手段与方法收集、分析病患信息，运用中医理法方药（针灸、推拿为理法方穴术）解决临床问题。对于学生来说，必须认识到中医认知生命的独特方式，以及中医思维对于解决临床问题的价值，认真学习好中医理论，掌握中医临床技能。

> 　　中医思维是中医在从事中医医学活动过程中的思维活动，主要包括三方面的含义：一是指中医这个群体的思维活动。中医是我国医疗卫生事业社会分工的一个专业群体，这个群体最早是在中医与巫医分离之后单独形成社会职业时形成的，数千年来，中医群体一直在实践着、思维着和创造着。二是指在从事中医医学活动过程中的思维，如运用中医理论和方法认识自然、社会、疾病和养生问题；运用中医的理、法、方、药诊断和治疗疾病；运用中医学理论指导人们实施保健、养生活动。三是指不包括中医专业人员从事西医医学活动中的思维活动。
> 　　——王庆宪.中医思维学［M］.北京：人民军医出版社，2012：12

　　《中医教育标准》颁布以来，各中医院校在普遍重视并强化学生中医思维能力培养的同时，也提出了如何测量与评价学生的中医思维能力的问题，即通过哪种方式可以判定学生是否具备了中医思维能力。我们认为，可以从以下七个方面、二个层级测量和判断学生的中医思维能力，具体见表2-4。

表2-4　中医思维能力测量表

序号	项目	合格	优秀
1	正确的观念	能够说明天人合一、整体观念、辨证论治、三因制宜的内涵和价值并有效指导、贯穿诊疗的全过程	对中国传统文化、哲学有较为深刻的认识，能够说明传统文化、哲学思想与中医天人合一、整体观念等的渊源关系，对中医学认知生命的方式与价值有充分的认知和独到的见解

续表

序号	项目	合格	优秀
2	正确获取病患信息的能力	能够运用望、闻、问、切四诊手段了解患者基本情况、全面准确采集病史、收集关键病患信息	望、闻、问、切四诊运用规范,病患信息收集全面准确并可引经据典
3	正确甄别需进一步运用理化手段检查病患信息以及准确确定中医适宜病证的能力	能够判定急危重症病患信息,能够正确选择理化检查手段;能够准确判断确定中医适宜病证	准确判读各种理化检查结果,进行初步的诊断与处理,帮助患者求助其他科室或邀请其他医生会诊;准确判断确定中医适宜病证
4	正确运用中医理论辨析判断信息的能力	能够运用八纲辨证、气血津液辨证、脏腑辨证分析病患信息并做出准确的判断	正确运用黄帝内经、伤寒论、金匮要略、温病学,以及其他医家理论辨析、判断病患信息可引经据典
5	正确制定治疗法则、遣方用药、选穴施术的能力	能够依据中医理论确定治法、处方或选择针灸、推拿手段并正确选择穴位和手法,安全用药,操作规范	理、法、方、药、穴、术丝丝入扣,一脉相承且引经据典
6	正确运用中医理论与方法对患者和公众进行健康指导、宣传教育的能力	能够运用天人合一、整体观念、寒热虚实、脏腑气血理论对患者进行健康指导;能够运用中医养生理论和方法对公众进行健康宣教	可结合中国文化、哲学思想或引用黄帝内经等中医经典进行健康教育和健康宣教
7	形成了思维习惯与定式	对任一患者均能够将1～6的内容有序融入诊疗的全过程	对任一患者、任一病证均能够将1～6的内容有序融入诊疗的全过程,并能够结合中国文化与哲学,可引经据典

关于中医学生学习西医知识与技能,以及如何认识中西医课程的问题,张伯礼院士的观点是,只要学生掌握了中医思维,西医懂得越多越好。这一观点很好地回答了上述问题。学西医而不受西医理论干扰,不用西医理论指导中医处方用药,而是运用西医技能为中医服务,这是我们对中医思维问题的核心观点。临床实践证明,在中医理论和方法指导下观察病人,认知疾病,获取病患信息并处方用药,才会获取好的治疗效果。从这个角度说,中医思维能力是中医学生特殊而必须具备的核心能力,因此,中医学教师必须在课堂设计中重视学生中医思维能力的培养。

(二)临床实践能力

实践是将知识转化为能力的重要途径。人认知能力的提高、动手能力的增强、创新能力的培养，以及社会交流、适应等能力都离不开实践活动。随着社会的发展与科学技术的进步，人类社会也正在从重知识积累向重知识转化转变，从学历社会向能力社会转变，这一切都需要实践能力。古人所讲的"知行合一"就是强调必须将知识与行动、行为统一，只有这样，学的知识才有用处，才有价值。中医学作为一门实践性很强的学科，更是如此。

实践能力可以理解为是发现问题、分析问题和解决问题的能力。中医学也是一门应用学科，其目的是治病救人，所以实践能力尤其重要。很多用人单位在招聘毕业生时，除了看学历、经历，更多的是看这个人是否具有解决实际问题的能力，也即实践能力的考察往往是决定是否录取的关键因素。

对于中医学专业毕业生来说，临床能力是核心的实践能力，也可以理解为是毕业生赖以生存、安身立命的基本技能。为此，《中医教育标准》中设置了 10 条临床能力目标，包括运用中医理论和技能全面、系统、正确地进行病情诊察、病史采集、病历书写、语言表达，以及正确运用中医理法方药、针灸、推拿等治疗方法对常见病、多发病进行辨证论治的能力；运用临床医学知识和技能进行系统体格检查、合理选择现代临床诊疗技术、方法和手段对常见病、多发病进行初步诊断、治疗，对常见危急重症进行判断、初步处理的能力，以及沟通交流、团队协作、健康教育、信息管理、阅读能力等。

临床能力目标

（一）具有运用中医理论和技能全面、系统、正确地进行病情诊察、病史采集、病历书写及语言表达的能力。

（二）具有正确运用中医理法方药、针灸、推拿等治疗方法对常见病、多发病进行辨证论治的能力。

（三）具有运用临床医学知识和技能进行系统体格检查的能力。

（四）具有合理选择现代临床诊疗技术、方法和手段对常见病、多发病进行初步诊断、治疗的能力。

（五）具有对常见危急重症进行判断，以及初步处理的能力。

（六）具有与患者及其家属进行有效沟通的能力，具有与同事和其他卫生保健专业人员等交流沟通与团结协作的能力。

（七）具有对患者和公众进行健康生活方式、疾病预防等方面知识宣传教育的能力。

（八）具有信息管理能力，能够利用图书资料和计算机数据库、网络等现代信息技术研究医学问题及获取新知识与相关信息。

（九）具有阅读中医药古典医籍，以及搜集、整理、分析临床医案和医学相关文献的能力。

（十）具有运用一门外语查阅医学文献和进行交流的能力。

——《本科医学教育标准·中医学专业（暂行）》（教高〔2012〕14号）

运用中医理论和技能全面、系统、正确地进行病情诊察、病史采集、病历书写、语言表达，以及正确运用中医理法方药、针灸、推拿等治疗方法对常见病、多发病进行辨证论治是中医学毕业生必须具备的能力，也是看家的本领，当然也是中医学教师尤其是中医临床教师课堂设计的重点。

2010年，21世纪医学教育专家委员在《新世纪医学卫生人才培养：在相互依存的世界为加强卫生系统而改革医学教育》报告中提出了"岗位胜任能力"的概念。认为全球卫生系统虽然面临着世界人口和流行病学形势的巨大变化，新的传染病、环境风险、行为风险威胁着所有人的健康安全等问题，但是医学教育却未能跟上时代的步伐以很好地应对上述挑战。主要表现为医学卫生人才的岗位胜任能力与患者和人群需求不匹配；团队合作不佳；存在职业性的性别差异；狭隘地专注于技术而缺乏全面思维；头痛医头式的诊治而非持续性的医疗服务；以医院为重心而忽视初级保健的作用；专业人才资源中数量与质量失衡；对提高卫生系统的工作绩效缺乏有力的领导等。主张应该进行以卫生系统为基础，借鉴全球经验，有针对性地确立岗位胜任能力要求，从而改进整个卫生系统绩效的第三代医学教育改革，从而提出了岗位胜任能力的概念。

我国的临床医学专业教育专家经过多年的研究，提出了"中国临床医生岗位胜任力"模型，认为我国的临床医生应具备八大核心能力[1]，即临床技能与医疗服务能力、职业精神与素养、医患沟通能力、团队合作能力、疾病预防与健康促进、医学知识与终生学习能力、信息与管理能力、学术研究能力。这些能力又各自通过需要改进、合格、发展目标三级标准进行能力评价。

---

[1] 孙宝志，李建国，王启明.中国临床医生岗位胜任力模型构建与应用［M］.人民卫生出版社，2015：104.

　　对于中医临床医生应该具备哪些核心能力的问题，目前已经引起了中医教育工作者和行业主管部门的重视，国家中医药管理局中医师资格认证中心正在积极组织中医临床医生岗位胜任能力研究项目的申报工作，准备与教育部高等学校中医学类专业教学指导委员会共同开展模型构建等相关研究工作，预计 2 年左右的时间可以推出中医临床医生的岗位胜任能力模型及其评价标准。当然，这一模型与评价标准将会定位于接受住院医师规范化培训合格之后的中医临床医生岗位胜任能力，但是，这一变化必将影响中医学院校教育，导向中医学专业构建基于中医临床医生岗位胜任能力的人才培养方案，届时，课堂设计的指导思想与设计方案也将随着这一变化与时俱进。

　　如上所述，实践能力可以理解为是毕业生赖以生存、安身立命的基本技能。既然是基本的技能，则一定是不可缺少的关键技能，也即意味着缺乏这一基本技能，就失去了起码的生存基础，也就更谈不上发展。实际上，国外对基本技能也是非常重视的，如《对学校的请求》[①]中认为："基本技能是哪怕从事低技术含量的工作都不可或缺的能力，欠缺基本技能就不能保证就业和升入大学教育，机会之门将永远关闭。"

　　随着时代的发展，基本技能的内涵已经有所改变，逐步扩大到了阅读、书写、运算、倾听等范围。《对学校的请求》中提出了学习者应具备的基本技能如下：

　　● 阅读能力——会搜集、理解、解释散文或公文等书面文件如手册、图册和计划表等。

　　● 书写能力——能书写记录思路、想法、信息和消息，能写作书信、指南、说明书、报告、绘制图表和流程图之类的文档。

　　● 运算/数学能力——能从各种数学方法中选择恰当的来执行基本运算，以及解决实际问题。

　　● 倾听能力——能接纳、注意、解释和反馈语言信息和其他提示。

　　● 口语能力——能组织观点并口头交流。

　　从这些基本技能的构成来看，均是一般的、通用性的技能，但毫无疑问，这些技能同样适用于临床实践，同样是临床能力的组成部分，因此，在进行课堂设

---

① What Work Requires of Schools.A SCANS Report for America 2000［EB/OL］.［2016-03-03］.https：//wdr.doleta.gov/opr/FULLTEXT/1999_35.pdf.

计尤其是临床课程课堂设计时，应该重视这些基本技能对于临床能力的补充作用，有意识地将这些一般技能纳入教学设计之中。如倾听是一般人际沟通中的基本技能，运用在《医患沟通技能》课程中就是医患沟通中必需的技能，就需要按照必须具备的能力进行课堂教与学的设计。

（三）中医传承能力

任何一个学科都需要传承，都需要培养学生的传承能力，但是对于中医学毕业生来说，传承能力则具有更多的特殊意义。中医学具有几千年的历史，其历史源远流长，其文字历经多代，其文献汗牛充栋，其理论自成体系，其学说纷繁多彩，其手段各具特色，而且是中华优秀文化的重要组成部分。因此，中医学生担负着比其他学科更为重要的传承责任，从而对中医学生提出了更多、更高、更紧迫的传承能力要求。

传承与创新是中医学发展永恒的主题，传承是基础，没有传承，创新就成了无本之源，无根之木。屠呦呦获得我国第一个诺贝尔医学奖，是传承中医理论的典范，设想一下，如果屠呦呦不知道或不阅读葛洪《肘后备急方》，就无法受到其中"治寒热诸疟药方——青蒿一握，以水二升渍，绞取汁，尽服之"的启发，这个诺奖可能就会与我们无缘。其他如陈可冀、李连达领衔的"血瘀证与活血化瘀研究"获得 2003 年度国家科技进步奖一等奖；张伯礼院士主持完成的《中成药二次开发核心技术体系创研及其产业化》项目获得了国家科技进步一等奖，以及其他多项国家级科技奖励，无一不是在传承基础上的创新性成果。因此，把传承能力放在《中医教育标准》之中，是学生发展的需要，也是学科发展的需要。

《中医教育标准》对学生传承能力的要求，主要体现在总体目标中的"较为深厚的中国传统文化底蕴，较为系统的中医基础理论与基本知识，较强的中医思维与临床实践能力"；知识目标中的"掌握中医学基础理论与中医诊断、中药、方剂、针灸、推拿等基本知识；掌握中医经典理论，了解中医学术思想发展历史和主要学术观点；掌握中医药治疗各种常见、多发病的临床诊疗基本知识；掌握中医养生、保健、康复等基本知识"，以及临床能力目标中的"具有阅读中医药古典医籍，以及搜集、整理、分析临床医案和医学相关文献的能力"等条款中。

目前，中医药已经传播到了 183 个国家和地区，因此，作为中医院校的毕业生，除了必须具备传承中医药学术的能力，还应该具有国际化视野和中医药国际化意识，具有向国外传播中医药学术与文化的能力。安徽中医药大学校长王键教授在 2016 年 3 月 31 日在上海召开的《新中国中医药高等教育 60 年总结研究工作研讨会》上提出的中医药高等教育"教学、科研、社会服务、文化传承、对外交流"五大职能的定位，既是对中医药高等教育办学职能的要求，也是对中医学毕业生应具备能力的要求。

（四）学习能力

学习能力是人当然也是学生的第一能力。身处当今知识经济时代，人类已处于一个学习型社会。会不会学习、能不能自主学习与终身学习成为能否发展的重要标志。在这一大背景下，学会学习，并能不断吸收、更新知识，建构自己的知识体系，以适应社会发展变化的需要，既是人应具有的第一能力，也是构成个人核心竞争力的关键要素。对于医学生来说，更是如此。

需要说明的是，21 世纪学习能力的内涵已经发生了很大的变化，过去的"能记忆能背诵能考试"的学习能力已经难以符合新时期的要求，需要教师与学生更新"教"与"学"的观念，以适应新时期对医学教育的要求。

《国际医学教育专家委员会 21 世纪医学教育展望报告》[1]中，提出了学习层次的概念，即学习的过程有 3 个层次——记忆式学习（informative learning）、形成式学习（formative learning）及转化式学习（transformative learning）。关于这三种学习方式的具体内容，将在第十七章具体论述。

美国 21 世纪技能联盟（The Partnership for 21st Century Skills）在《为了 21 世纪的学习：21 世纪技能报告与展望》中提出了学习者应具备的学习能力[2]，如表 2-5 所示。

需要说明的是，任何一种学习方式，都需要学生的自主学习与终身学习能力。因为，在这个知识不断更新、爆炸的时代，院校教育中所学的知识只是打下了基础，毕业后需要不断地学习，才能跟上社会和行业日益发展的步伐。

---

[1] Julio F. Lincoln C. Health professionals for a new Century: transforming education to strengthen health systems in an Interdependent world [J]. The Lancet, 2010, 376: 1923-1958.

[2] Learning for the 21st Century: A Report and Mile Guide for 21st Century Skills, The Partnership for 21st Century Skills [EB/OL]. [2006-06-12]. http://www.21st century skills.Org/download/p12-report.pdf.

表 2-5　21 世纪学习技能

信息与交流技能	信息和传媒素养技能　以各种方式和媒介分析、存取、处理、整合、评估、创建信息，理解社会媒介的作用 交流技能　在各种情境中能理解、管理和创造有效的口头、书面与多媒体交流
思考与解决问题的技能	批判性和系统思维　在理解的基础上运用合理推理、制定综合决策，理解系统中的互相关联 问题识别、规划和解决　具有设计、分析和解决问题的能力 创造力和求知欲　向他人提出、实施和交流新的想法，理解并响应新的不同观点
人际交往与自我导向技能	人际交往能力和协作技能　表现出协调能力和领导能力，适应不同的角色和责任，有效地与人合作，有移情能力，尊重不同观点 自我导向技能　监控自我的理解程度与学习需求，搜索到适当的资源，能进行领域间知识迁移 责任心和适应能力　在私人、工作和公众情境中能履行个人的义务，能随机应变，能为自己设定更高的标准，能满足他人更高的目标，宽容他人的敷衍 社会责任感　能够从更大团体的利益出发承担责任，在私人、工作、公众情境中表现出符合道德的行为

我们再也不能刻苦地一劳永逸地获取知识了，而需要终身学习如何去建立一个不断演进的知识体系——学会生存。

——联合国教科文组织国际教育发展委员会．学会生存——教育世界的今天和明天［M］．北京：教育科学出版社，1996：196.

中医学理论源远流长、博大精深，历代医家著述汗牛充栋，需要自主学习与终身学习，加之中医学生还需要学习西医学知识，就更需要具备自主学习与终身学习的能力。

高等医学教育连续统一体包括三个阶段，即医学院校本科阶段、毕业后医学教育和继续医学教育阶段。一般认为，医学生在本科教育阶段只获得工作所需医学基本知识的 20%，其余 80% 要通过毕业后医学教育和继续医学教育获得。

——孙宝志，李建国，王启明主编．中国临床医生岗位胜任力模型构建与应用［M］．北京：人民卫生出版社，2015：149.

（五）创新能力

创新是指人类为了满足自身及自然环境与社会发展的需要，不断拓展对自身以及自然界和社会认知与行为的过程和结果的活动。也可以理解为创新是人为了某一目的，对事物的整体或其中的部分进行有意义地变革，从而使其获得有价值的更新与发展的活动。

数千年的发展史证明，人类的发展从未离开过创新活动。

创新首先需要创新精神。创新精神是一种敢于挑战旧知识、旧观点、旧思想，创立新知识、新观点、新思想的精神，它是人类发展的不竭动力。在具备创新精神的基础上善于创新就成为创新能力。创新能力是指人在顺利完成以原有知识经验为基础的创建新事物的活动中表现出来的内在的潜质和品质。人的遗传素质是创新能力的生理基础和物质前提，它潜在地决定着个体创新能力的强弱和创新的速度、水平及类型。但是，仅有潜质没有环境也不能使人具备创新能力，环境是发挥或提高人的创新能力的重要条件，这其中，实践是人创新能力形成的重要途径，也是衡量创新成果和创新水平的标尺。

教育也是培养创新能力的有效环境之一。创新的本质是进取，创新的本质是不做复制者，创新需要激情，需要不断追求卓越的精神，更需要有根据的不断质疑的思维能力。而无论哪一点，都与教师、课堂、学生有密切的关系。教师丰富的知识，积极进取、追求卓越的精神，自身的成绩、成就，以及教的方法、考的方式等都会对学生产生深刻的影响。从这个角度说，教师只进行单纯、单向的知识传递，学生只会进行单纯的知识记忆，考试只进行单纯的知识复述，很难培养学生创新能力。

为了培养学生的创新能力，《中医教育标准》思想道德与职业素质目标第10条要求"具有科学的态度，具有批判性思维和创新精神"。其中对于批判性思维的要求，是经过若干次讨论之后才加入到《中医教育标准》之中的。2007年6月，来自16所院校的教育专家讨论《中医教育标准》时，部分专家对于批判性思维的概念、价值，以及如何培养中医专业的学生的批判性思维问题有不同的认识和理解。一部分人一听到"批判"二字就会马上想到"文化大革命"的"大鸣、大放、大批判"；也有部分人认为，不能培养中医专业学生的批判性思维，这样会引起学生对中医学理论不应有的批判，从而影响教学。经过若干次讨论，专家们取得了一致意见，认为批判性思维是知识时代人所必需的重要素质，是中医专业学生必须具有的思维能力，培养的是学生有根据的质疑精神，是学生创新能力的前提，从而将其列入了《中医教育标准》中。

在国外，批判性思维也曾是一个歧义丛生的术语。为此，美国哲学学会于1988—1989年特邀了全美46位批判性思维研究专家就批判性思维的性质及其培养措施进行了深入探讨。这些专家认为，批判性思维本质上是一种疑问的技巧，它是教育的一种解放力量，也是每个人重要的智力资源。批判性思维是多种思维技能的综合运用，而不是一两项思维技能的开发，也不受任何专业限制。因此，主张批判性思维是思维技能的综合运用和人格品质的完美结合[①]。

国际医学教育非常重视批判性思维的培养。国际医学教育组织（Institute for International Medical Education，简称 IIME）。IIME 在其颁布的《全球医学教育最基本要求》中，将"批判性思维"列入了基本要求的七大领域，认为"对现有的知识、技术和信息进行批判性的评价，是解决问题所必须具备的能力。医生如果要保持行医的资格，他们就必须不断地获取新的科学知识和新的技能，进行良好的医疗实践，必须具有科学思维能力和使用科学的方法"。对于批判性思维的要求，IIME 设置了6条标准，见表2-6。

表2-6　批判性思维标准（IIME）

序号	标准
1	在职业活动中表现出有分析批判的精神、有根据的怀疑、创造精神和对事物进行研究的态度
2	懂得根据从不同信息来源获得的信息在确定疾病的病因、治疗和预防中进行科学思维的重要性和局限性
3	应用个人判断来分析和评论问题，主动寻求信息而不是等待别人提供信息
4	根据从不同来源获得的相关信息，运用科学思维去识别、阐明和解决病人的问题
5	理解在做出医疗决定中应考虑到问题的复杂性、不确定性和概率
6	提出假设，收集并评价各种资料，从而解决问题

国内有学者认为，我国的"批判性思维"与"批判性思维教学"研究几乎是一片空白，这同推进"素质教育"方针是格格不入的。"素质教育"所强调的

---

① 岳晓东.批判思维的形成与培养：西方现代教育的实践及其启示［J］.教育研究，2000（8）：65-69.

"创新精神与实践能力"，离开了"批判性思维"的教学，将是一句空话[1]。美国教育家保罗（Paul）认为，"批判性思维"应当是构成 21 世纪教育的本质性基础，认为知识经济时代是崇尚"批判性思维"的时代，因为批判性思维是推动知识社会前进的主要动力。

特里林等人（Trilling，Hood）提出，学习者、学校必须重视七大基本技能的学习[2]，其中第一项是批判性思维与实践，第二项是创新。如表 2-7 所示。

表 2-7　知识时代的生存技能

七大技能（7Cs）	内含技能
批判性思维与实践（Critical Thinking-and-doing）	问题解决、研究、分析、项目管理等
创新（Creativity）	新知的创造、最佳方案设计、巧妙的故事情节设计等
协作（Collaboration）	合作、协商、达成共识、团体构建等
跨文化视野（Cross-cultural Understanding）	跨越种族、知识和组织文化的界限
传播（Communication）	有效地加工信息和使用媒体
计算机素养（Computing）	有效地使用电子信息和知识工具
独立生涯与学习（Career&Learning Self-reliance）	处理变化、终身学习和生涯调适

在国家将创新驱动发展列为国策以及"大众创新、万众创业"的大背景下，培养学生创新能力已经成为高等教育者的共识，因此，在中医教学中加强学生批判性思维能力的培养显得十分必要而紧迫。

（六）创业能力

即将由教育部颁布的《本科中医学类专业教学质量国家标准》中，有 14 处

---

[1] 钟启泉 . "批判性思维"及其教学［J］. 全球教育展望，2002（1）：34-38.

[2] TRILLGB，HOODP.Learning，Technology，and Education Reform in the Knowledge Age or "We'reWired，Webbed，andWindowed，Now What？"［EB/OL］.［2016-03-03］.https：//www.wested.org/online_pubs/learning_technology.pdf.

提到了"创业"这一词语，强化了对中医学类专业毕业生创业能力培养的要求。教育部在《关于大力推进高等学校创新创业教育和大学生自主创业工作的意见》（教办〔2010〕3号）文件中指出"大学生是最具创新、创业潜力的群体之一。在高等学校开展创新创业教育，积极鼓励高校学生自主创业，是教育系统深入学习实践科学发展观，服务于创新型国家建设的重大战略举措；是深化高等教育教学改革，培养学生创新精神和实践能力的重要途径；是落实以创业带动就业，促进高校毕业生充分就业的重要措施"。从国家角度把大学生创业教育提到了建设创新型国家的高度，说明了培养大学生创业能力的必要性和紧迫性。

实践已经证明，大学生未来的创业潜能或能力是可以在院校中激发与培养的，为了达到《本科中医学类专业教学质量国家标准》和教育部相关要求，首先需要我们必须充分认识到加强学生创业教育的重要性，做好课堂包括第二课堂的设计，把创业潜力激发与能力培养列入教学目标，通过教与学的理念更新、教与学的方法改革、考核与评价体系的建设等环节有意识地培养学生的创业能力。以第二课堂为例，目前，教育部正在推进的"大创"计划、教育部高等学校中医学类专业教学指导委员会的"全国中医药院校中医大学生创意设计竞赛"、各中医药院校普遍建立的"众创空间"等，均是培养学生创业能力的有效措施。

国外也非常重视创业教育。1994年，联合国教科文组织编制了题为《成为企业家之技术指南》（Becoming Enterprising：Technical Guidelines）[1]的文件。该文件将一个人的创业能力概括为4大能力共22个要素。如表2-8所示，这些能力可以供我们在做课堂设计时参考。

表2-8 创业能力结构（UNESCO，1994）

能力	要素	能力内涵
启动能力 （Triggering foraction）	自我概念 （Self-concept）	积极地认识自我，把握自己的命运
	敏锐性 （Awareness）	实际感知自身周围的环境，采取相应的行动
	有抱负 （Ambition）	渴望实现某一目标，以及用触碰或挑战现行标准的方式做事

---

① UNESCO（ACEID,Bangkok,1994）. Becoming：Enterprising（44-48）［EB/OL］.［2016-03-03］. http://unesdoc.unesco.org/images/0011/001119/111909E.pdf

续表

能力	要素	能力内涵
启动能力 （Triggering foraction）	首创性 （Initiative）	超越常规，采取行动
	承担风险 （Risk-taking）	在预期结果不确定的情况下，权衡利弊，做好抉择
	灵活性 （Flexibility）	顺势而变，相机行事，调整或适应情境变换
	毅力 （Perseverance）	坚持不懈，锲而不舍，努力克服目标实现过程中的种种困难
	自始至终 （Follow-through）	坚持努力，不半途而废
	自律 （Discipline）	坚守原则
强化能力 （Empowering foraction）	信息检索 （Information seeking）	检索信息或征求对自己有特别帮助的建议
	职业技能 （Occupational skills）	完成某一类型工作的必要技能和专长
	社交技能 （Social skills）	与他人和谐相处
	经营/管理技能 （Operational/ Managing skills）	全力做好任务管理
维持能力 （Sustainig of action）	善待成功 （Coping with success）	成功时不忘乎所以，保持平常心
	善待失败 （Coping with failure）	坦然接受失败，重振旗鼓
	社会道德准则 （Moral and social）	个人成功与社会利益相统一
经营能力 （Operations foraction）	预见性 （Hunch）	凭直觉做出决策
	辨识力 （Recognizing）	辨识与把握与行动相关的各种机会
	有计划 （Planning）	制订合理有序的，实现目标的计划，设定清晰详细的短、中、长期目标

续表

能力	要素	能力内涵
经营能力（Operations foraction）	执行力（Executing）	能实施计划
	评价能力（Evaluating）	监控总目标的进展、成果和绩效的质量
	反馈力（Feedback）	采纳相关建议和批评，持续改善任务

（七）方法能力

《中医教育标准》中提出了"掌握相应的科学方法"，科学方法就是科学运用方法解决问题的能力，因而也是一种能力，是一种方法能力。方法能力包括内容见表2-9。

表2-9　方法能力表

序号	构成	内涵
1	制定工作任务的计划能力	计划具有可行性、可操作性、可执行性，合理分配时间和资源
2	完成工作任务的策略能力	科学组织与协调，有效凝聚人力与财力资源，善于挖掘和激励他人为任务服务，充分发挥个人与团队合作优势
3	科学确定工作方法的能力	科学使用数学方法，科学使用科技方法，科学实用工具，系统化思考的思维方式
4	快速准确获得需要信息的能力	快速选取信息来源，快速查阅相关资料，准确获取有效信息
5	科学管理自我的能力	自我设定目标，有效分配精力，科学管理时间，善于控制自我情绪，善于塑造自我形象，善于推销自我

方法能力可以理解为学习、实践、创新、创业、沟通交流、社会适应等能力的上位能力，也可以理解为有序衔接、有效运用、高效发挥其他各种能力的综合能力。对于中医教育来说，这种能力的培养虽然应该贯穿教育教学的各个环节，但是，对这一能力的系统认识与价值研究仍较为欠缺，例如，在课堂上，教师也会碎片化或潜移默化地关注这一能力的教育与教学，但是既缺乏深刻的认识，也很少将其列入培养目标，学生也普遍缺少方法能力的概念。今后，应该将这一能力的培养列入课堂教学设计目标之中，有意识地培养学生的方法能力。例如，教

育学生学习应该具有计划性，应该科学规划自己的学业生涯，做事必须重视科学策略与方法的选择、重视团队合作完成任务等，同时通过布置任务、作业，以及制定学业规划等形式让学生积极进行实践训练，从而在实践中体会并获得方法能力。

（八）高阶能力

高阶能力是近年来开始提及，但还未引起大家高度重视的词语。《中医教育标准》中虽然没有提到高阶能力的概念，但是在学习能力、实践能力、创新创业能力、沟通交流、团队意识，以及批判性思维等概念中已有了高阶能力的内涵。

对于如何培养学生高阶能力的问题，目前，还没有一个统一的认识和标准，虽然，我们的课堂包括第二课堂已经在有意或无意地培养着学生的高阶能力，但是部分管理者和教师还不能准确地理解低阶能力与高阶能力的概念和区别，也没有认识到高阶能力的价值，自然在设计中、在课堂上也就谈不上很好地培养学生的高阶能力了。

高阶能力是与低阶能力相对而言的。所谓低阶能力，是运用低阶思维完成记忆任务，解决良构问题的心理特征[①]。有学者认为，我国的高等教育存在着低阶能力的目标倾向，认为从培养目标来看，我国大学教学模式关注的是学习者低阶能力的培养，严重滞后于时代对学习者的能力要求。

低阶能力的过程倾向，也不同程度地存在于高等中医教育的课堂之中。一部分教师认为知识的理解与运用就是能力的全部，而没有意识到知识的迁移能力和分析评价、更新创造、合作交流、应变决策、自我管理，以及批判性思维等能力更为重要。

知识迁移能力是将所学知识应用到新的情境、解决新问题时所体现出的一种素质和能力，它包括对新情境的感知和处理能力、旧知识与新情境的链接能力、对新问题的认知和解决能力等层次，其实质，通俗地说，就是触类旁通，举一反三的能力，而分析评价、更新创造、合作交流、应变决策、自我管理、批判性思维更是学生创新、创业不可或缺的高阶能力。

另外，不能使用文字、符号、表格传递与表达的隐性知识（也称为缄默知

---

① 钟志贤.大学教学模式革新：教学设计视域［M］.科学教育出版社，2008：46.

识）也应该引起教师的重视，在设计中应该与可以使用文字、符号、表格传递的显性知识加以区别，有意识地将隐性知识列入设计之中。

> 隐性知识是以人为依托的、高度个人化的经验性或隐藏性知识，是难以格式化的、受环境约束的流动性或即时性知识，它往往只有在执行实践中才得以显现效果和发挥核心作用。它主要以主观形式存在，表现为个人的工作方法、思维模式、熟练技艺、经验、体会心得、灵感直觉、信念、价值观，以及团队习惯、组织文化、共同愿景等。
>
> 胡泽平．高等学校隐性知识管理：聚焦于教师的隐性知识转移［D］．苏州大学硕士学位论文．2007．

由于中医学具有比其他学科更多的不能表达的、所谓"只能意会，不能言传"的缄默知识，如果不能在设计中予以重视，也难以培养学生的高阶能力。

> 中医知识和能力中有很多是难以完全量化或标准化的，能够真正标准化的知识仅仅是中医学中的一部分显性知识。与显性知识相比，缄默知识作为一种"不能说出来的知识"，具有3个方面的特征。第一，传递形式的非常规性。即缄默知识的传递难以单纯通过口述或书面形式的语言、文字或符号进行传递，必须依托于特定的情境和实践。第二，习得前的非反思性。即在习得缄默知识前，学习者并不会对将要学习的内容进行理性地判断和取舍，而是全盘接受。第三，习得后的可转化性。即在获得缄默知识后，通过意识的加工可以将其转化为显性知识。缄默知识的上述特征对于深化中医高等教育改革具有理论和实践的双重意义。一方面，缄默知识的相关理论为提高中医教育质量提供了理论和方法论的指导，另一方面，对中医缄默知识相关内容的研究也丰富了现代教育理论。
>
> ——周桂桐，李佳恒，于越，张伯礼．强化实践教学环节传递中医缄默知识［J］．天津中医药大学学报，2008：272-273．

国外教育专家对高阶能力进行了较多的研究与论述。美国教育技术专家肯迪、汀克勒、勒帕尼和米切尔（Candy，Tinkler，Lepani，Mitchel）认为①，拥有对问题的情境进行合理的决策，适应变化，批判性推理和思维，有效进行小组或团队协作，独立地学习，洞悉多元观点，以及解决问题这七个方面能力能够培养更高级别的认知，其中多数是属于高阶思维能力（Higher-order Thinking Skills），但并不限于这些。美国教育技术研究专家史密斯和谢莉（Smith，Shelley）认为，高阶能力主要表现在以下方面②，如图 2-3 所示。

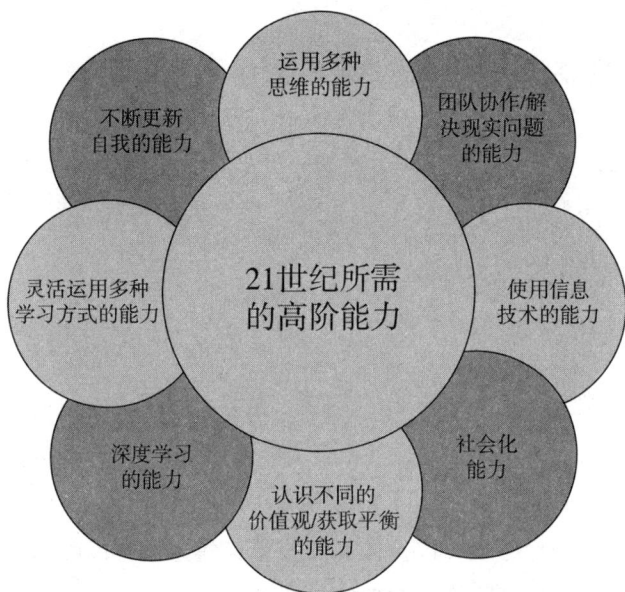

图 2-3　21 世纪所需的高阶能力

从教育部近十年来颁发的文件可以看出，高阶能力的培养已经引起了国家的高度重视。2005 年，《教育部关于进一步加强高等学校本科教学工作的若干意见》文件中，提出的是"着力提高大学生的学习能力、实践能力和创新能力"。2007 年，《教育部关于进一步深化本科教学改革全面提高教学质量的若干意见》（〔教高 2007〕2 号）文件中，在学习、实践与创新能力之外，加入了交流能力和社会适应能力；2010 年，《教育部关于大力推进高等学校创新创业教育和大学生自主

① McLoughlin C，Luca J. Cognitive engagement and higher order thinking through computer conferencing：We know why but do we know how？〔EB/OL〕.〔2016-03-02〕.http：//ctl.curtin.edu.au/events/conferences/tlf/tlf2000/mcloughlin.html.

② SMITH S，SHELLEY J.A Vision of Education in the year 2010〔J〕.Educational Technology，2002，42（7/8）：22.

创业工作的意见》(〔教办 2010〕3 号) 文件中，又进一步提出了"以提升学生的社会责任感、创新精神、创业意识和创业能力为核心"的要求。从三种能力到五种能力，再到社会责任感与创业能力，不断增加的数量和提升的能力高度，说明国家已经意识到 21 世纪人才素质与能力结构的需求发生了很大的变化，以往传统教育所注重培养的一些能力，如记忆能力等正逐步为计算机所代替，而社会适应、创新创业等高阶能力的培养成为高等教育者应关注并着力解决的问题。

> 所谓高阶能力，是以高阶思维为核心，解决劣构问题，或复杂任务的心理特征。具体说来，是指问题求解、决策制定、批判性思维和创造性思维能力，是学习高阶知识、发展高阶思维和实现知识远迁移的能力。
> ——钟志贤.大学教学模式革新：教学设计视域〔M〕.科学教育出版社，2008：64-65.

解决教师认识与"高阶目标、低阶过程"问题，涉及教育教学的各个环节，课堂包括第二课堂无疑是一个重要的环节。为了实现高阶能力的培养要求，首先要求教师更新"教"的观念，学生更新"学"的观念，充分理解、认识高阶能力的内涵与重要性，在强化"三基"、培养低阶能力的基础上，将高阶能力培养列入设计方案，同时进行考核与评价体系的改革，建立健全以能力为指向的考核与评价体系，加强对学生高阶能力的考核与评价。

高阶能力教学如何进行设计？近年来中医院校在课程改革中普遍推进的 PBL 教学是培养学生高阶能力的一种有益尝试。其中，在 PBL 教学评价的过程中，更是较多体现了高阶思维与高阶能力。

实例 2-1：

表 2-10　PBL 教学评价表

层次	准备	角色	倾听与表述	争论与合作	概括和总结	创新与反思
一	参与制定小组准备分工，准备工作对小组和个人的后续工作产生积极作用	组织者	认真倾听并做详细笔记；表达清楚，逻辑性强，无明显语言错误	对同伴的发言提供有力支持，或进行有力反驳	简明准确地总结 全组发言、评析此次讨论活动得失	观点具有原创性、富有想象力、能够引领探究活动的下一步方向

续表

层次	准备	角色	倾听与表述	争论与合作	概括和总结	创新与反思
二	制定个人准备计划，准备步骤明确	积极参与者	听取同伴发言并做简单记录；虽有语言错误但能表达自己观点	清晰表达不同意见，或对他人意见进行补充	基本明了此次讨论活动的主要争论、重要结论	能够独立思考、尝试着用自己的话解释
三	盲从他人的准备工作，准备的内容难以支持后续工作	被动参与者	注意力不集中，不做记录；表达没有逻辑，有严重语言错误	被动接受别人观点，或盲目反驳	对此次讨论活动的主题、脉络懵懂无知	只能简单地重复书上的原话、毫无新意

【设计思路】

这是一个旨在考核与评价学生知识获取、组织协调、逻辑思维、表达交流、团队合作与创新等高阶能力的 PBL 教学评价表。适合所有课程尤其是整合课程。

近年来，中医院校在课程改革中普遍推进了 PBL 教学，PBL 的基本形式是基于问题、小组讨论、分工合作、教师指导，是一个很好的以学生为中心、以能力培养为指向的教学方式。当然，好的教学方式还必须配套好的考核与评价方式。这一来自于某院校的评价表就是一个精心设计的较为科学的评价方式。评价表将学生评价分为了 3 个层次，提出了 6 项评价项目与具体要求，从中可以看出，这一要求涵盖了教与学尤其是学生学的整个过程，其中既有低阶思维活动，也包括了高阶思维与高阶能力。

在整个教、学、评的过程中，学生需要各自承担相应的角色与任务，需要获取与分析信息，需要在小组和教师面前表述自己的观点，还要评价、概括、总结他人的观点或在与他人争论中提出自己的新观点。在整个过程中，学生学会的不仅仅是知识，还有组织协调、倾听交流、分析问题、口头表达、团队精神、质疑精神、批判性思维与创新能力等，可以说是培养学生高阶能力的有效办法。

高阶能力是中医专业的学生更好地适应和改变未来社会的能力，它高于一般意义上的知识记忆、理解和运用，高阶能力更加系统和全面，更加重视"全人"的教育，更加重视学生未来的发展能力，更能培养中医药行业的优秀或领军人才，从而也是行业可持续和高水平发展的需要。但是，从各个中医院校所制定的培养目标来看，在中医学专业的培养目标中，均提出了培养学生学习、实践、创新、创业、社会适应、团队精神，以及高素质人才等目标，不存在目标的低阶定位问题，但是，从教、学、考、评几个关键教学环节来看，显然存在着教学过程的低阶倾向问题。高阶目标牵引与低阶过程的坠滞问题应该引起中医高等教育工作者的重视。当然，解决这一问题不可能一蹴而就，需要一个教育观念、师资数量、教学资源、学生规模等条件成熟的过程，但是，"暂时做不到，不能不知道"。解决这一问题，仍然是从更新教育观念着手，教学管理者、教师必须在充分认识到培养学生高阶能力的必要性和重要性的基础上，才能解决教学过程的低阶倾向问题。（表 2-11）

表 2-11　美国大学与学院联合会（AAC&U）的创造性思维量规表

维度	4分	3分	2分	1分
能力形成	反思力。能够运用恰当标准，评价创造的过程和成果	创造力。能够创造全新物品，提出想法、解决方案	适应力。能基于榜样改变自己，适应环境的进步	模仿力。单纯效仿榜样，较好随之行动
风险承担	没有看到最终成果或课题的实证，努力挑战潜在的危险和方法	为了解决课题，掌握新方向和措施	在课题指针的范围内，考虑新方向和方法	完全遵循课题指针及范围
解决方案	不仅有理论基础贯彻的解决办法，而且还能够归纳要领并清楚解释理由	能提供复数、可选择的、逻辑性一致的解决方案	能够多角度考虑问题，但不太接受质疑	只有一个解决问题的方法
矛盾整合	包容不同的观点、想法和反对意见并将其一体化整合	在调查方法中，能够网罗不同的观点、想法、思维方式、反对意见	可以接受一些不同的观点、想法、思维方式、反对意见等	能够基本了解不同的观点、思维方式和反对意见

来源：麦可思研究

五、终极目标——知识、能力、素质协调发展

《中医教育标准》总体目标最后一句话是"最终达到知识、能力、素质协调发展"。协调发展是本科中医学专业高等教育的终极目标，意味着知识是重要的、多种能力也是重要的，但是没有为人民健康无私奉献的精神，良好的态度与习惯，正确的价值取向与思维方式，知识再多，能力再强也是不够的。为了便于理解知识、能力、素质协调发展问题，下面以图示形式予以说明。（图 2-4）

从图示可以看出，知识是用脑的，能力是在脑的支配下动手的，而素质是要用心的。因此，脑、手、心并用，才能做到知识、能力、素质协调发展，才能是

一个合格的中医学毕业生。因此，教师必须在教授知识、培养能力的同时，关注学生的全面发展，通过言传身教，潜移默化地培养学生的综合素质，这也就是"教书育人""全人教育"的真正含义与价值。

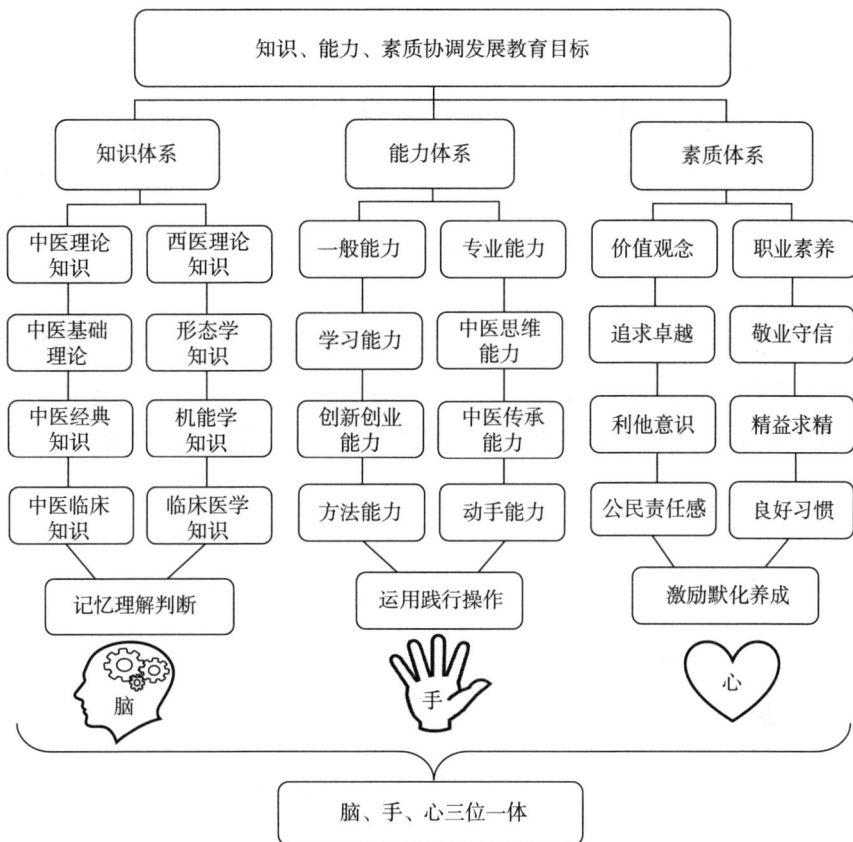

图 2-4　知识、能力、素质协调发展教育目标图示

第二节　清晰目标与需求是教师设计好课堂的前提

《中医教育标准》对于专业培养目标的规定可以说是国家对高等中医院校提出的人才培养的总体要求，也是对毕业生未来就（创）业的岗位（群）定位，具有很强的指导性和导向性。目前，各个开设中学专业的院校已经按照《中医教育标准》修订了人才培养方案。其中在人才培养方案中对于培养目标的规定和要求，除了突出本校特色，均是依据《中医教育标准》制定的。由于人才培养方案

是各校必须遵循的纲领性要求，因此，教师在进行课堂设计时，必须熟悉《中医教育标准》的目标要求，在遵循国家教育方针并结合本地区需求和学校实际的基础上，按照《中医教育标准》中规定的专业培养目标制定课程目标并进行课堂设计。

第三节　知晓目标与需求是学生规划好学业的基础

在以学生为中心的背景下，学生是学习的主体，学生一入学甚或入学之前就应该知晓中医学专业未来的社会需求是什么，未来都有哪些岗位（群）等待着自己去就业或创业，也需要知晓毕业后自己需要具备哪些素质、知识和能力，只有这样，才能规划好自己的学业，也才能为今后的职业生涯打下好的基础。近年来，在中医学专业认证推动下，学生开始关注《中医教育标准》的基本要求，但是在访谈学生时，仍然存在着部分学生说不清学习目标和学习结果的问题，比较常见的现象是，学校和教师教什么，学生就学什么，缺乏以目标为导向的系统性学习规划，无计划、随着走的实质反映的是学生主动性差、规划能力不足，也反映出学校和教师重视不足、指导不够的问题。学生规划好自己的学业也是一种能力，学校和教师应该指导学生按照《中医教育标准》和国家要求，以及学校的实际情况做好学业规划。

第四节　学生的认识

一、吴晓蕾（2015 级中医学专业）

我是中医学院的一名大一新生，接触我热爱的中医专业已经半年多了，中医是一门文化底蕴非常丰厚的学科，在大一的中医基础理论课程中，我学习了中医学的概念"中医学，是以中医药理论体系与实践经验为主体，研究人类生命活动中健康与疾病转化的规律及其预防，诊断，治疗，康复，保健的综合性科学"。医学是一门涉及生命的不容任何儿戏的学科。我热爱中医，也对培养中医人才有一些自己的想法。

当今社会日新月异，需要各种各样的人才，在医学的领域也不例外，而中医学，是我们国家独一无二的文化，那么我们的社会需要什么样的中医人才成了一个热点话题。我认为，其实不论社会如何发展，它需要的医学人才都要具备最基本的两个条件，一是医德，二是扎实的专业知识与素养。具备了这两种条件，我相信可以成为一名好医生。

有了目标，前进的路程才更有动力。作为一名中医学生，记清了上面两个条件，剩下的就是为自己积累更多的知识与经验了，知识可以来源于课堂，那么经验呢？我周围有许多学长学姐都曾和我说过他们毕业之后去找工作时或者跟诊时经常会听到中医临床学生能力不足的言论，然而能力不足并不仅仅指的是专业知识不够，更多的时候，能力不足指的是经验不够，只知道理论知识，但真的遇到了病案，只会掉书袋，并不能迅速反应做出治疗方案。那么，如何避免这样的情况呢？换言之，学校应如何提高中医学生的实际动手能力？我的想法是希望老师们在上课的时候可以向我们介绍更多的病例，学校可以组织中医学生一起去某些医院参观学习，学生会可以组织大家进行一些义诊之类的活动，学校也可以与其他医科学校合作提供给学生更多的学习资源，提供更多的能让同学们接触到患者的机会，越早实战，积累的经验越多，毕业之后找工作时的慌张就会越少。

知识经验的积累很重要，人文素养也很重要，甚至更为重要。我认为素养是培养医德的关键，我相信每一个主动学医的学生都会希望自己将来是一名医德良好医术高明的好医生，那为什么社会上还总是出现某些医生收红包的事情呢？我觉得是因为那些医德有缺失的医生素养不够优秀，导致立场不坚定。所以，如何培养学生的素养亦是学校应该重视的问题，我认为学校可以经常举行一些活动，例如组织中医学生观看一些正能量的医案影片，多给大家讲一些伟大的中医大家的事迹，提供给大家更多的真正的接触医院、医生、病患的机会，让同学们以大学生或者以一个成人的角度去理解生命的重要与纯洁，让大家知道生命是不允许一个医德缺失的医生去玷污的，学校也可以请一些医德良好的医生或老师给大家开展一些讲座。这样的引导可以从一开始就在我们心里树立正常的人生观，培养我们的医学人文素养，让我们更加坚定自己要做一名好医生的信念。具有仁心、仁爱、仁术的医生才是好医生。

作为一名医学生，我知道学习道路是十分漫长的，尤其是学习中医这门深奥的学科，很多同学一开始踏入中医学院的时候壮志满满，可是面临繁重的课业，不免有些望而却步，那么，如何提高大家的学习兴趣与效率？老师向我们传授知识的基本方式就是课堂，如果课堂上学习内容丰富有趣，学习气氛浓郁，那么学习的效率自然就很高，学校可以多培养老师们上课的多元化，例如，可以将枯燥的知识转化一下，编成顺口溜或者以更简洁明了又不失趣味的方式传授给学生。我相信，大家对中医的学习兴趣会越来越浓厚。以上是我对学校如何培养中医人才的一些小小的见解。

二、康意（2015 级针灸推拿学专业）

读完"对中医人才培养的目标导向的分析说明"，让我对个人人格塑造、医学专业知识的学习，以及未来职业发展规划有了更深层次的认识。

文中引用了《中医教育标准》中对中医学专业本科毕业生应达到的基本要求：总体目标和思想道德职业素质、知识，以及临床能力三个分项目标的解释说明，指出了作为一名中医学子面临新的职业需求、社会需求，以及思想道德素质构建所需要培养的能力。

刚刚接触中医，了解了作为一名中医学子所应具备的能力，让我对以后的求学路及职业生涯有了新的定位。

有德无术可修术，有术无德止于术。

最早在《黄帝内经》就指出不仅要求医生医术高明，还要有仁爱的医心，严谨的医风。教育力在树人！作为一名医学生思想道德素质的培养尤为重要。要成为一名优秀的医生，不是只靠专业知识，优良的医德也是不可或缺的。假如一个君主有经邦济世之才，却没有真心为民之志，不懂得体恤民心、安抚百姓，终将会被他人取代。假如一个医生技术相当精湛，但是没有高尚的医德，定会被世人所耻笑，或许这样的人就不能被称为"医生"。作为一名初学者，我认为从开始培养强烈的责任感和使命感是成为一名优秀医生所必备的。

叶天士《清史稿》曰："医可为而不可为，必天资敏悟，读万卷书，而后可以济世。不然，鲜有不杀人者，是以药饵为刀刃也。"

正如药王孙思邈所述读万卷书而后才可济世救民，否则就没法担负救治他人生命的重任。作为一名中医的初学者，面对数千年的中医文明，我现在所了解的只是九牛一毛。面对西方医学文化的巨大冲击，以及社会对中医的认识，新一代中医人有责任去努力探索、继承中医。努力学习并掌握专业知识是作为一名大学生最基本的责任。没有知识，在社会上是寸步难行，很难立足于这个社会，更不要说服务于社会，对社会有所作为了。

回想起张伯礼校长在"两会 e 中医"视频访谈中就医学生实践问题所谈到的，医疗职业是特殊职业，不允许经常出现重大的错误或失误。一个机器坏了可以把机器拆了重改，也可以重新做，但是把病人看坏了，对病人是很大的损失，甚至会让病人的生命受到威胁。

要成为一名优秀的医生，足够的临床实践、精湛的临床技能是一个医学生能够顺利地走出校园走向工作岗位所必需的前提。学校应该设置更多临床实践教育，给予中医学子更多走出校园、走向临床的机会。对于每一个中医学子的实践动手能力肯定会有质的提高。进入临床会让医学生切身明白医生这个职业需要的是什么，社会需要什么样的中医人！

张介宾《病家两要说》："然必也小大方圆全其才，仁圣工巧全其用，能会精神于相与之际，烛幽隐于玄冥之间者，斯足谓之真医，而可以当性命之任矣。"

作为一名大一新生，对中医知识充满渴求。我会在学习实践过程中首先去培养自己真心为民的高尚医德，努力去学习、探索、继承中医古典医籍中的精华，在此基础上，不断实践、探索如何被当今社会所接受，述写"三不朽"的传奇。

三、姚舜宇（2012 级中医学专业本硕连读）

在中医药大学学习了将近四年的时间，对学习中医的目标方向有一些自己的思考。

要成才，先成人，德为医之先。自古中医学就强调医德的重要性，如孙思邈的《大医精诚》、温病大家吴鞠通的"学医不精，不若不学"等至理名言，无不将医德放在至高的地位。学校积极开展了医患沟通、医学伦理等相关课程，帮助我们树立正确的医学道德观，让我们能够更好地服务社会。所以，我们在学习医学基本知识和技能的同时，应始终关注自己的医德修养。谈修养就离不开读书，而且要读好书。学校可以在学生入校之初就向其推荐一些好书，开展一些中医美德故事宣讲活动。比如我曾在《读故事学中医》一书中看到一个故事：三国时期董奉为人治病，不要钱财，只让病人栽杏树五株，如此十年后郁然成林。从此，人们就用"杏林"称颂医生。这个故事告诉我们"医非财道"，要以治病救人为己任，而不是把谋取钱财放在第一位。

文史哲是学中医的根基，经典是中医学的元气。古人发明文字记录历史，历史凝练成为哲学，而哲学最终指导科学实践，中医学也不例外。教材的观点有许多来源于对古典医籍的升华，因此，中医学子必须夯实自己的古文功底，多读史书，熟知以易、儒、释、道为代表的传统哲学思想。做到这一点，不仅是为了提升自己的人文素养，更为了深入理解中医学的理论，从而有效地指导临床实践。而古典医籍数以万计，《黄帝内经》《伤寒论》等经典著作则是万里挑一的精华，因此，应当熟练掌握经典著作。当下的四部经典分级考试是十分必要的，犹如辅助了中医学的元气，对中医学子大有裨益。由于考试对同学们的要求有所提高，所以经典类课程的课时或许也应该相应地增加，以帮助同学们更好地学习相关知识。

古为今用，西为中用；先中后西，中主西辅。中医学历史悠久，前人留下的理论与经验都颇为丰富，同时也是创新的无尽源泉，正所谓"发扬不离宗"。但是继承不能泥古，古人有其局限性，对于书中的错谬之处应予以摒弃。中医类专业主要招收理科生，我们从小学即学习以还原论为方法论的数理化生等学科。相对而言，学习理解西医学会容易一些。而中医学的理论大厦则是基于传统的象数思维、整体观念等，体会和掌握这些传统的思维方法，对理解掌握中医理论具有十分重要的意义。如果这样做，在未来的临床实践中我们理应能坚持使用中医理论指导临床，学习西医不为其所干扰，并为我所用。因此，在学习生活中，我们应该先专注地掌握中医相关知识技能，同时兼顾西医学相关知识与技术。努力做到精于中医，通晓西医。相对于西医学的重视理论科研，中医学似乎更强调临床实用性。因此，教师要保证课堂的质量，精心为同学们准备用中医理论指导实践的病案，让其能够对看似晦涩的理论有着更明晰的感悟。

学医的最终目的是临床实践，而实践也是一种更重要的学习方式。医生们不能只会空谈理论，我们学习医学的最终目的是治疗和预防疾病，促进人类健康事业的发展。中医学包含大量的动手实践内容，如脉诊、针灸推拿等，需要我们经常练习，努力提高自己的技能水平。同时我们还必须掌握许多西医学的诊疗手段，如测量血压、外科手术服穿戴等。在实践的过程中我们同时复习了相应的理论知识，并会有更加深入的体会与理解。学校要鼓励同学们主动跟诊见习。学习不一定是按照理论到实践的顺序进行的，也可以先有感性认识后再返回去学习相关理论，最后形成一个循环，实现螺旋式地提高。学校为我们精心设计了许多模拟临床实践的课程，并准备了充足的实践器械物品等，我们应当珍惜在校学习的优越条件，努力在走出校园时能够有较强的能力，以满足社会的需求。

第五节　毕业生的认识

一、杨玥（2003级针灸推拿学专业，任职于天津市河东区卫生局）

我是2003年进入天津中医药大学针灸学院，开始针灸推拿学专业本科学习生涯的。作为毕业八年已走上工作岗位的毕业生，当我读取《中医药课堂教学设计——理论创新与设计实务》第一章关于"我们要培养或社会需要什么样的中医学人才"时，有着很多体会。

2003年入学时，刚刚从一名高中生成为一名本科生，我对今后的学习与工作方向没有明确的目标，只是简单地认为，毕业后可以当医生，并不知道中医学专业的培养目标，以及社会对中医学毕业生的需求状况。因此，在大学期间没有系统地规划自己的学业，只是一门心思地上课、学习专业知识，虽然，我本科的学习成绩很不错，可是当毕业参加工作后才发现，知识是永远学不完的，已经学到的知识也是不够用的。在工作中，重要的是如何运用所学知识解决问题以及如何运用方法去获取新的知识，也就是《中医教育标准》总体目标中提到的毕业生应具有自主学习和终身学习的能力。自主学习是以个人作为学习的主体，通过独立地运用分析、探索、实践、质疑、创造等方法来实现学习目标，并逐步养成主动、不断探索、自我更新、学以致用和融会贯通知识的良好习惯。终身学习，则是指社会每个成员为适应社会发展和个体发展的需要，持续的学习过程。即我们所常说的"活到老学到老"。自主学习和终身学习在工作岗位中是十分重要的。首先，自主学习和终身学习是完成工作任务的必备基础。我们每天在工作岗位中会遇到各种各样的问题，如果没有自主学习和终身学习能力，就会固守陈规与现实相脱节，不能适应社会发展的需要，更不能较好地完成工作任务。其次，自主学习和终身学习是在工作中实现个人价值的必要要求。一个人在工作中要有所突破，必须不断学习，掌握前沿的知识与方法，只有这样，才能不断超越和完善自我，用创新性的理念去完成工作，实现个人价值。再次，自主学习和终身学习是个人发展的必需条件。在信息多元化、全球化的21世纪，科学技术的迅猛发展，不但知识的绝对数量增长和更新周期加速，而且知识技术和工作结构也变得越来越细密和复杂，因此，只有坚持自主学习和终身学习，才能应对激烈竞争的生存环境，在不断创新中发展自己。

《中医教育标准》中还提出中医学专业毕业生应具备良好的人文、科学与职业素养，我认为这在工作中是十分必要的。素养是一个人的心身涵养，一直以来，本科阶段学生的主要任务是学习自然科学知识，而在学习中也逐渐具备了一定的科学素养。而在工作中，仅有科学素养是不够的，因为工作属于社会行为，用在自然科学中养成的处理问题的方式方法应对社会行为活动，往往是行不通的。因此，总体目标中对本科毕业生人文素养提出的要求是很重要的。因为，人文素养与科学素养不同，它所面对的研究主体是人，具有适应性强、灵活性大的特点。而且它是相对于科学素养而言，是在社会实践中形成的素质品质，包括团队精神、沟通协作能力、自我完善与他人意识等。在职业生涯的实践中，我发现人文素养体现在工作的方方面面，良好的人文素养有助于个人在事业上的成长。以我为例，我是在研究生阶段才开始接触并有意识地培养个人人文素养的，在职业生涯中，我借助研究生阶段所培养的人文素养不断修正和明确自己在团队中所处的位置，完善并提升各方面的能力，积极与团队成员进行沟通，圆满并有建设性地完成上级交办的工作，得到了领导和同事们的一致好评，连续三年获得嘉奖并被记三等功一次。由此可见，良好的人文素养是我们职业发展的助推器，能帮助我们更好地实现自身价值和远大理想。而人文素养和科学素养的有机结合则形成了职业素养，职业素养是一个人综合能力素质的体现，它要求我们不但要有扎实的科学知识，还要有包括运用专业知识处理和解决问题的能力在内的各方面的能力。

谈到能力，作为一名已经工作的毕业生，我认为能力的重要性往往高于知识本身，因为一个人不能掌握所有的知识，而能力则是获取未知知识的途径与手段，它是在五年本科学习生涯中通过人文素养和科学素养逐渐培养起来的。根据标准的总体目标，本科阶段我们所应掌握的能力主要有学习能力、实践能力、传承能力、创新能力、交流能力和团队合作能力，以及科学方法等，而这些能力在工作中既是十分必要又是相互关联的。不论以后从事临床、教学还是科研、管理工作，在本科阶段所掌握的知识必定有限，且工作不同于书本学习，它时间要求短、综合性强、信息摄取量大，本科阶段的书本知识常常不能满足日常工作需要，这就要求具有较强的学习能力，通过短时间的自学掌握与工作相关的各个方面的知识。但只具有学习能力是不够的，还要具有将学习所获得的知识应用在实际工作的能力，这就是实践能力，只有这样才能完成好工作任务。而且作为刚参加工作的毕业生，往往不会独当一面，而是在其他人的帮助下从事一些日常工作，这就要求毕业生必须具有良好的传承能力（个人认为传承能力不应仅仅是传承中医学术的能力，还应该包括传承他人经验的能力），在短时间内总结归纳前辈在从事该项工作中的经验与教训，并与自己的实际情况相结合，在原来的基础上，把工作做得更好。而当从事某一项工作时间久了，相关的处理方法也已十分熟练，就是需要创新能力的时候，要在现有的工作基础与工作条件下进行创新，引入其他先进的工作理念或工作方法，使自己所从事的工作效率更高、成绩更加明显。工作与学习不同，学习面对的是书本，而工作则是有思想的人，因此这就要求毕业生还应具有较强的交流能力，能将自己所要表达的信息准确详细地传达给对方，同时能对对方所表达的信息予以恰当适时地回复，只有这样才能在工作中与他人建立良好友善的工作关系。在工作中，大部分工作都不是一个人能够独立完成的，它需要多部门的联合参与，这就要求毕业生具有良好的团队合作能力，与团队成员分工协作，高质量地完成工作任务。

近年来，低阶能力和高阶能力的说法在学术界屡被提及，作为一名毕业生，我认为低阶能力和高阶能力是教育工作者在教育活动中，对需要培养的学生能力的一种划分，而对于毕业生而言，能力是不分高低的，是相互交叉融合的，强的能力要发扬，弱的能力要培养。促使学生能力的全面发展，才是本科教学培养学生能力工作的重中之重。

批判性思维也是近些年才被国内学术界所引入，一直以来，我国教育传统的方式是老师教什么学生学什么，老师和书本说的一定是对的，因此，我们根本就没有批判性认识的概念，更别提批判性思维了。但从长远的发展趋势来看，批判性思维是知识时代的人所必需的重要素质，是中医专业学生必须具有的思维能力，培养这种有根据的质疑精神，是培养学生创新能力的前提。

作为一名中医学专业的毕业生，我认为我们与其他院校和专业毕业生的根本区别不在于所学知识的不同，而是思维方式的不同。中医学有着较为深厚的中国传统文化和哲学底蕴，通过历代对中医基础理论与基本知识系统的梳理，以及几千年来先贤的临床实践的积累，形成了独特的中医思维，它不仅是自然科学与社会科学相结合的产物，更是中华文明传承与创新的结晶。因此，我们在临床工作中要时刻把中医思维运用其中，这样才能具有良好的疗效。

以上是我作为一名毕业生，结合自己工作中的实践对中医学人才培养的一些体会，我认为，《中医教育标准》目标的制定可以进一步明确教师对本科学生的培养目的，同时也可使本科生明确自己的发展方向，对未来有计划地完成学业并制订自己的职业生涯规划具有很重要的价值。

二、宫玺（2003 级针灸推拿学专业，现为天津南开区华苑社区卫生服务中心中医师）

《中医药课堂教学设计——理论创新与设计实务》一书第一章中提出了两个宏大的论题：培养什么样的中医人才？社会需求什么样的中医人才？这是当前摆在学生、学校、社会面前的一个现实问题，从书中全面、翔实的论证，以及独到而新颖的诠释中，我感受到了老师的良苦用心。细细研读后体会到，无论是学生的内心向往，还是学校的培养愿望，更或是社会的需求，都共同指向了一点，那就是有能力的人。

《中医药课堂教学设计——理论创新与设计实务》书中指出，学习能力是第一能力，创新精神是不断追求卓越、不断发展的能力，而实践是人创新能力形成的重要途径，也是衡量创新成果和创新水平的标尺。几年的工作经历，使我对书中的论述深有同感。

自踏上工作岗位以来，我一直在天津南开区华苑社区卫生服务中心担任社区中医医生。社区医院是最基层的医疗单位，像我这样学历的毕业生触目皆是，但我不以位卑而自惭，也不以职小而形秽。我坚信，凭着追求卓越的精神和强烈的责任感，凭着在学校打下的专业与素质基础，凭着自己努力学习，运用创新的理念和行动，再苦的环境也能风生水起，再小的平台也会有大作为。

作为一名医生，通过和患者多年的接触发现，中医在社会上还存在诸多瓶颈，不少人对中医仍存偏见。所以我选择的第一个突破口，就是通过学习与创新来做大做强中医科室，这就需要学习并敢于挑战旧知识、旧观点、旧思想，创立新知识、新观点、新思想。

在实践中我发现，传统的中医推拿和美国徒手整脊技术有诸多不同点。因此，我先后赴亚太整脊医学会、日本，以及北京、广州、上海、深圳系统学习了A.H.T美国脊柱矫正技术并完成学业；由单一使用中医方法治疗脊柱源性疾病和中医的针刺、艾灸、刺络放血、推拿、药物熏蒸等方法和美国脊柱矫正技术有机结合，探索出中西医结合治疗脊柱源性疾病康复一体化的新路子，收效很大。今年（2016年）我申报的特色专科——美国徒手脊诊整脊项目，通过了上级部门领导和专家的审核，而我也成为年轻的学科带头人。同时，我还取得了中国社区卫生协会颁发的"师资结业证书"；参与了2项国家级专项基金课题。在国家级核心期刊发表论文4篇。作为全国社区卫生中心培训基地的青年师资，承担着授课任务，为了奉献一堂精彩的授课，经常搜集大量新知识新理论，创新授课方式，甚至把病号带到教室演示，我的授课受到学员的广泛欢迎。

作为中心的团支部书记，我用创新团队活动的方法影响和带动青年，通过拓展训练、录制院歌、义诊、慰问、捐款及送温暖、学雷锋等志愿者服务活动，全院团员青年拧成一股绳，团支部连续4年荣获南开区五四红旗团支部，连续7年荣获卫生局优秀团支部，我本人获市"建团90周年"诗歌征集优秀奖，作品被编入诗集；在《中国梦我的梦》诗歌朗诵大赛中朗诵自己原创作品《社区医生我的梦》获"南开区一等奖""天津市三等奖"，个人连续3年荣获卫生局优秀团干部。尤其在团中央举办的"团建优品汇"上，带领华苑团支部经过层层选拔，作为天津市代表单位，进入了全国总决赛。

社区平台虽然小，事业照样能干大。我深深体会到，树立正确而远大的奋斗目标并为之去奋斗是必不可少的，当代青年人，理想要永存；要怀揣一颗充满爱的仁者之心，这是素养也是职业道德，要有正能量；要善于学习并发现新的发展点，常怀创新之心，走创新创业之路；要有持之以恒的进取、团队精神，任何的浅尝辄止和半途而废都不会通上成功之路。

第三章　课堂功能

——我们面临着一个什么样的课堂

　　课堂是课程的载体，也是高等教育实现教育教学目标的主阵地。在大学中，学生大部分学习时间是在课堂中度过的，可见课堂对于人才培养的重要价值。虽然没有人否认课堂的价值，但是又很少有人对课堂的功能进行系统深入的研究。实际上，进入 21 世纪尤其是近年来，随着教育观念的转变，以及信息技术的快速发展，课堂的概念与功能已经发生了很大的变化。即使仍然是摆着课桌、挂着黑板的教室，其功能也随着教育观念的更新而悄悄发生着变化，更何况是基于网络的学习技术，使得任何人都可以在任何时间向其他任何人学习任何东西的"学习时代"了[①]。

第一节　传统的课堂等于教师传授、学生接受知识的教室

一、传统课堂产生的历史背景

　　教育服务于社会，需满足社会对人才的需求，不同时代的教育教学具有不同社会时代的特色及个性[②]。17 世纪，近代科学崛起，科学知识急剧增长，工业经济蓬勃发展，此时资本主义的社会化大生产需要大批有知识、懂技术的劳动力，为满足当时社会对劳动力的需求，教育开始普及化，教学规模扩大化，在教育领

---

① 柯蒂斯 J 邦克著，焦建利主译 . 世界是开放的——网络技术如何变革教育 ［M］. 上海：华东师范大学出版社，2011：2.

② 王鉴 . 课堂研究概论 ［M］. 北京：人民教育出版社，2007：37.

域出现了成批高效率加工人才的"课堂"，因此，出现了近代以来课堂教学的基本模式——班级授课制。在当时的社会背景下，知识技能更新速度较慢，通讯及互联网技术并不发达，学生获取知识的途径主要来自课堂，人才评价多停留于知识、技能层面，情感态度和价值观层面的评价并未引起足够重视，因此，班级授课制恰好适应了这一历史时期的社会发展。此外，当时"教学论"的发展也使编班进行集体授课的思想逐步明确，促使班级授课制这种教学组织形式逐步形成一个体系。

二、传统课堂的内涵与特点

传统课堂授课是由教师根据教学大纲和教材，按照一定的授课进度和要求向全班学生传授统一的教学内容的过程，教学活动的开始和终止有统一的时间信号，教师根据大多数学生的反馈控制整个课堂的节奏。

传统课堂在很大程度上是以教师为中心的，形成的是以课堂为核心，以教师为本位的师生关系和教学关系。以课堂为中心表现在学生基本围着课堂转，而以教师为本位表现在：一是以"教"为中心，"学"围着"教"转，课堂变成了以教为主的单边活动。二是以"教"为基础，先"教"后"学"。这一源于封建教育，根深蒂固的教学观念一直影响至今。在课堂上学生只是跟随教师学习，教师教多少，学生便学多少，教师怎么教，学生便怎么学，课堂教学的效率主要取决于教师在有限的时间内所传输的内容的多少；三是以教案为依据，在传统课堂看来，教学是按计划开展的，每节课都必须按照规定的教学进度授课，完成一定的教学任务。教师在课堂上培养、引导了学生，教学目的达到了，教学任务就完成了，而学生是否改变、提高并不重要。教与学本末倒置，导致学生亦步亦趋，扼杀了学生学习的自主性和创造性[①]。

当然，传统课堂虽有不足，但是也有很多优势，因此，直至今天仍然是教育不可缺少的组成部分，关键是在转变观念的基础上，克服存在的不足并利用其优势为教学服务。

---

① 北京师联教育科学研究所.世界课程改革与教学创新文库之课堂教学改革的理论与方法：课堂教学的组织形式与教学实施（一）[M].北京：学院音像出版社，2004：4–5.

三、传统课堂的优势与不足

（一）传统课堂的优势[①]

经过几千年的厚重沉淀，传统课堂有着许多不可替代的优势。以下分四个方面阐述。

1. 有利于师生间情感交流 课堂教学是师生之间面对面交流的平台，教师在进行讲授时，面对学生，通过肢体语言、面部表情等与学生进行人性化交流，教师在讲台上的一举一动，一个眼神或一个手势，都渗透着一个教师的精神风貌、对科学知识的严谨态度，而这些对学生的影响是潜移默化的。

2. 便于及时反馈与调整教学 可根据学生接受的情况随时对教学内容、方法、手段做出相应的调整，有利于教师对课堂情况的把握，又有利于调动学生学习的积极性，培养学生的学习兴趣。

3. 有利于保证学生思维的连贯性 在大学课堂教学 50～100 分钟的时间里，教师可以对知识进行连贯性地讲解，可以将自己对某个问题的观点、解决时的逻辑思路连贯地讲解出来，使学生紧跟老师的思路，从而保证学生思维的连贯性。

4. 师生自由度相对较大 传统教学给师生的自由度相对较大，教师在课堂授课时可因内容特点，随时采用提问、讨论、启发、例题等不同形式组织教学，而且能留给学生一定的思考时间，这就为学生和教师潜能的发挥留有相当的空间。

（二）传统课堂的不足

传统课堂在时代变迁中，体现出自身的不足，具体体现为以下四个方面。

1. 重教法轻学法 传统课堂教学以教师为中心，从教的角度来看，在教学过程中尤其重视教师的教法，注重教师如何向学生传授已有的知识和经验，忽视了教会学生如何有效获取知识与经验的方法；从学的角度来看，学生的学法主要关注对已有知识经验获得的方法，缺乏如何更新认知结构和及时调整自身学习状态的方法。

2. 重认知轻发展 传统课堂教学比较注重知识的传授，重视学生对知识的理解、掌握、应用和认知能力的发展。实际上，情感态度、价值观也是影响人生成

---

① 陈建兵. 浅谈逐步从传统课堂过渡到新课改［J］. 文学教育（中），2013（6）：145-146.

功与否的重要因素[①]，而传统课堂教学在学生知识、技能、情感态度和价值观全面而和谐的发展方面重视不足。

3. 重结果轻过程　传统课堂教学非常重视教学结果的评价，以学生课程学习结束后知识与技能考核结果作为学生学业成果的评价方式。教学评价是整个教学过程的指挥棒，如何进行评价将引导着教师如何教、学生如何学。而传统课堂教学的评价方式与提倡学生全面发展的理念相背离，主要的原因就是忽视了对学生学习过程的评价，从而导致学生发展的片面性。

4. 重继承轻创新　传统课堂教学认为，教育教学的主要功能是传承文化[①]，学生通过学习继承已有的知识经验。而在现代社会，人生的意义与价值体现在创造性劳动和创造性生活上，学生的主要任务是通过学习已有的知识与经验，培养创造文化和创新生活的能力，而这一目标对传统课堂教学提出了极大的挑战。

四、传统课堂改革的趋势

直至今日，课堂教学仍是高等教育教学的主要形式。高等教育在今后的教学中应最大程度上规避传统课堂的不足，充分利用其优点，使课堂教学能更适应社会和学生发展的需求。具体来说，传统课堂应从以下几大方面进行改革。

（一）转变观念，实现从教师本位向学生本位的转移

从教师本位向学生本位的转移，具体来说，是由以教师为本位转向以学生为本位，摆正教师和学生两大主体的位置和关系，在教学中实现以学生为主体，同时并不否认教师的主体性，教师主体是为学生主体服务的，教师的主体性是在成全学生主体性的过程中得以体现的[②]。

（二）精心设计教学，实现从教法设计向学法设计的转移

在现代社会，仅仅重视教学已严重落后于时代的客观要求，"现代教学论"强调教学过程实质上是学生主动学习的过程，因此，教学的实质是学法[③]，教学设计实质上是对学生学习目标、学习内容、学习方式、学习评价等方面的设计，简

---

① 黄甫全，王本陆.现代教学论学程［M］.北京：教育科学出版社，2003：37-38.
② 北京师联教育科学研究所.新课程与探究式教学［M］.北京：学院音像出版社，2004：4-5.
③ 黄甫全，王本陆.现代教学论学程［M］.北京：教育科学出版社，2003：37.

而言之是对学生学习方法的设计。目前被各高校教师所采纳的问题解决学习法、合作学习法、发现学习法等，都显示出对学法的重视。

（三）开放课堂教学，变刻板为活化

课堂教学开放主要表现为教材的开放和教学过程的开放[①]。

1. 开放教材　教材知识是绝对真理与相对真理的统一体。绝对真理指的是教材知识具有确定性、静止性和唯一性；相对真理指的是教材知识具有变动性、发展性和多样性。传统课堂教学过分强调教材绝对的一面，把教材视为金标准，把教材内容完全不加质疑地传输给学生，并视之为教学的根本目的。而现代课堂教学必须重视教材相对的一面，开放教材、超越教材，使教材成为教学活动的工具或"跳板"，成为学生学习活动的有力凭借。

2. 开放教学过程　封闭的教学过程是预设性的，而开放的教学过程则是生成性的。课堂教学不应拘泥于预设的、固定不变的教学计划、教学方案中，需要在实施过程中开放地纳入新的经验，如对于已经预设的教学情感目标，在实际教学过程中，当通过与学生的互动，产生新的情感体验时，应该开放性地接纳新的情感目标的出现，应该鼓励师生互动中的即兴创造，超越目标预定的要求。

课堂教学应该以学生发展为本位、以学生的学为本位、以开放生成为本位，这将是当代课堂教学改革的三大基本走向[①]。

第二节　现代课堂已经不完全等同于教室

社会的发展、移动互联网技术的进步对教育产生着潜移默化的影响，现代课堂已经不完全等同于教室，并且在随着教室的变化而变化，体现出其自身的特征。

一、现代课堂产生的历史背景

现代课堂是相对于传统课堂而言的，现代课堂是适应现代社会需求及教育现代化背景的课堂。20世纪八九十年代，改革开放使中国由农业大国开始向工业

---

① 陈品顺，武启云. 素质教育概论［M］. 青海：青海人民出版社，2004：1-2.

化国家过渡，社会对劳动力的需求由体力劳动者向脑力劳动者转变，之后伴随着经济的发展，社会对创新型人才和高素质人才的需求越来越迫切，迫使教育从单一性（知识型）逐步向综合性（较高整体素质型）人才培养的方向转变[①]，以增强学生对社会的适应能力；同时，以往单纯知识性评价方式已难以发挥教学评价对教育的引导作用，必然伴随出现人才评价方式的多元化，如医学院校开展的多站式考核评价方式（objective structure clinical examination，OSCE），用以反映学生的综合能力水平；如今的时代是知识爆炸的时代，随着互联网技术的飞速发展，知识更新换代的速度越来越快，教师难以在传统有限的课堂教学时间内完成对所有知识的讲授；网络技术的发展也使学生获取知识的途径变得多样化，视频公开课、网络资源共享课、大规模开放在线课程（MOOC）等使国内各知名高校的课程随处可听，甚至国际名校名师的课程也唾手可得，因此，学生对传统课堂教育的依赖程度越来越低[②]。学生逐步认识到唯有不断自主学习、自我提升，树立终身学习的理念，才能满足社会对人才的需求。为适应新的学习需求，课堂的内涵及特征也发生了变化。

> 今天，教育的方方面面所发生的一切在以往是绝对不可能的。绝对不可能！仔细想想看，只要点点按钮，你就能瞬间即时接触到学生、专家和教员，更不要说文本、音频、动画、模拟和丰富的视频资源了。
> ——柯蒂斯·J·邦克著，焦建利主译.世界是开放的——网络技术如何变革教育［M］.上海：华东师范大学出版社，2011：2.

二、课堂随着教室变化而变化

科技的发展带动了教育技术的进步，而教育技术的进步也在改变着学校教育中的教室。从教育技术引入传统教室，到教室走出学校围墙，教室不断发生着变化，同时，围绕"教室"开展的课堂教学也在发生着变化，使得现代课堂不再等同于教室，而更等同于情境。

---

① 陈品顺，武启云.素质教育概论［M］.青海：青海人民出版社，2004：1–2.
② 刘翠仙.基于互联网冲击下传统课堂的改革方向［J］.亚太教育，2015，5（14）：178.

（一）课堂形式在变化

传统的课堂即教室，是由讲台、粉笔、黑板所组成。20 世纪 90 年代中期，多媒体技术走进我国教育领域[1]，在原来传统教室的基础上，多媒体投影技术的应用为教学提供了一个全新的课堂环境，教师可以利用多媒体投影技术更加形象生动、高效地表达教学信息，更能吸引学生的学习兴趣，提高学生的学习效率。21 世纪初，网络技术开始进入我国教育领域[2]，学习者坐在家里便可完成学习，自此课堂的形式已经脱离了实际的教室，而形成了跨越时空的网络虚拟教室，比如早期的远程教育、近期的 MOOC 等。使教育更加体现出普及化、大众化，同时也满足了当代人终生学习的需求。

（二）课堂构成在变化

传统教学以课堂为中心，从"知识导入 – 新课内容讲解 – 总结知识 – 布置作业"，几乎所有的教学活动都在教室内完成，而课外一般用来完成课后作业，所以课堂主要指学校教室的课内教学，此时的课堂被理解为教室；伴随着计算机技术的发展出现了混合式学习，即面对面的课堂教学与计算机辅助网络在线学习的结合[3]，例如翻转课堂，学生在课前通过自学网络视频完成学习任务，学生的学习活动由课内扩展到课外，课堂不仅包含课内教学，还包括互联网自学，此时的课堂被理解为课程与教学活动的综合体；近年来，第二课堂作为第一课堂（课内）的有益延伸，在培养复合型人才、提升大学生综合素质方面发挥着不可替代的作用，所谓第二课堂是指在教学计划所规定的教学活动之外，有目的地组织引导学生所开展的各种有益活动[4]。比如，社会实践活动、社会服务活动、社团活动、勤工助学活动、文娱体育活动等。此时课堂由教室、互联网走向现实生活情境，场所不再单指教室，学习资源不再单指教材。活动内容的安排、地点的选择、队伍的组织管理，以及活动的具体实施等环节基本都由学生自己确定。

---

[1] 马晨.多媒体技术在中学教学中的应用及对策研究［D］.山东师范大学，2007：13.

[2] 许琦.初中思想品德课的网络教学研究［D］.河南大学，2013：2.

[3] 王毅.基于混合式学习的研究与实践［D］.北京交通大学，2011：6.

[4] 闫岑，孙国鹏，于毅.大学第二课堂的形式与作用分析［D］.商情，2012（46）：177.

（三）课堂不完全等同于教室而更等同于情境

通过对课堂形式和课堂构成变化的分析，可见课堂不完全等同于教室而更等同于情境。情境是沟通现实生活与学习内容的桥梁。合理情境的创设，能激发学生思维的积极性和联想能力，能够比较容易地调动起学生内部已有的认知结构和经验体系，进而同化与顺应新的认知。在学习情境中，学生个体内部，以及学生与学生之间的认知、情感成为一个互动的过程，从而实现学生的主动发展，提高课堂学习效率。

对于每一位教师都应理解"课堂等同于情景"的深刻含义，在教学过程中根据学习内容和学习者的特点来合理创设学习情境，从而达到激发学生的学习兴趣和探究欲望，帮助学生意义建构新知的目的[①]。

三、现代课堂的特征

随着经济社会的发展，在网络信息技术的影响下，现代课堂较传统课堂教学呈现出新的特征，主要体现在以下几个方面。

（一）人性化

现代课堂的教学组织形式更加关注学生的智力差异、心理差异和人格差异，给学生留出一定自我调整的时间和空间，比如翻转课堂的课前自学、MOOC 的网上学习、自我评价等。学生对自己的学习有更大的控制权，学生可根据自身情况随时调整自己的学习时间、学习地点和学习进度，可以在学习过程中随时发表自己的见解，体现出现代课堂人性化的一面。

（二）混合化

现代课堂呈现出多种"混合化"。一是教与学活动的混合，与以往以教师"教"为主的单向活动的传统课堂不同，现代课堂在教学方法的应用上更加注重学生"学"的活动，如讨论式教学、情景模拟教学、体验式教学等。二是正式学习与非正式学习的混合，正式学习是指教师为学习者组织、决定、安排的自上而下的学习活动，非正式学习指学习者基于自身需要、兴趣在日常工作和生活中自

---

① 谈爱清．合理创设教学情境构建有效课堂［J］．课程教育研究，2014（33）：154–155.

我组织、自我决定、自我激励的自下而上的学习活动[1]。比如 PBL 教学、翻转课堂教学、MOOC 教学过程中，学生在课堂或网络正式学习之外，根据需要自发组织小组或其他形式的讨论学习。三是虚拟课堂与真实课堂的混合。虚拟课堂是一种以计算机网络平台为依托，以个体、小组或班级为单位，对一定的问题进行实时或非实时的网上探究与交流，教师对学生进行网上辅导、答疑、评价等活动的虚拟学习交流空间[2]。在传统课堂的基础上，虚拟课堂的出现，使得学习的形式更加多样化，更能满足不同的学习需求，从而使得学习更加自主化和个性化。

（三）开放化

现代课堂教学活动中，课堂氛围是开放的、民主的、宽松的、和谐的。课堂教学的开放化体现在教学活动（教学目标、教材内容、教学方法、教学环境、教学评价）的诸方面：①教学目标上，明显具有多元化的特点，既重视教学活动中的知识、技能目标，又重视学生情感、态度、价值观的培养；②教学内容上，既尊重教材，又不拘泥于教材，更加凸显学科之间知识点的整合；③教学方法上，现代课堂教学中更多采用小组合作学习、探究式学习、讨论式学习等学习活动方式；④教学环境上，教室不再是唯一获取知识的场所，图书馆、宿舍等任何有网络的地方都有可能成为学习的场所；⑤教学评价上，既重视终结性评价，又重视形成性评价。此外，课堂结构上，现代课堂教学不再过于追求课堂结构的完整性（即复习、新授、练习、巩固、小结五步教学法）。现代课堂教学中，信息渠道来源广，应变因素随时出现，在教学环节的设计上，现代课堂给学生创设了更多的探索学习的机会，使学生在探索中学会寻找证据，学会推理、归纳和整理。

（四）互动化

建构主义认为：学习是一个获取知识的过程，是通过人际的协作活动而实现的意义建构过程[3]。所以在建构主义理念影响下的现代课堂教学必然体现出生成、互动、协作、交流的特点。在新一轮的教学改革中，互动将成为课堂教学的基本

---

① 杨晓平.正式学习与非正式学习之概念辨析［J］.贵州师范学院学报，2015，31（5）：80-83.

② 张丽霞，张立新.虚拟课堂与现实课堂互补互融教学模式探析［J］.电化教育研究，2012（12）：99-103，109.

③ 何克抗.建构主义——革新传统教学的理论基础［J］.电化教育研究，1997（3）：3-9.

形式。课堂教学是教师、媒介和学生三者构成的互动过程[①]，现代课堂教学中的互动体现为教师与学生、学生与学生、教师与学习资源、学生与学习资源、真实课堂与虚拟课堂等之间的多维立体互动体系。比如，翻转课堂的课前网络自学阶段，教师首先上传学习资源到网络，学生从网络下载学习资源完成自学，之后通过教师与学生、学生与学生之间的互动反馈，不断拓展新的学习资源。完成虚拟课堂自学之后的学生来到真实课堂继续通过学生与学生、教师与学生之间的互动交流完成知识的内化过程。而在真实课堂上仍存有疑问的学生则可以在课下、在网络虚拟课堂上继续通过学生与学生、教师与学生之间的互动交流获得对疑难问题的深刻理解。

（五）可持续化

在现代教学改革中，现代课堂教学不仅注重学习者知识和技能目标的培养，同时更注重促进学生建立正确的学习态度与情感价值观，养成良好的学习习惯，正确科学价值观的形成对于学生人生的发展产生持续性的影响；现在以学生为主体的课堂教学中，处于主导地位的教师更多地在启发、引导学生学会获取知识的方法，培养学生自主学习、终身学习的能力，使其走向社会后仍然具备可持续发展的意识和能力。

课堂教学发生的巨大变化，使课堂教学变得更加复杂和开放，而且能够影响课堂教学质量的因素愈来愈多。对于教师而言，仅仅依靠过去的经验教学已经不能满足现代课堂教学的需要，而是要通过理性的思考，强化课堂教学设计环节，有针对性地分析教学对象，优选教学内容、教学过程，有序衔接和组合课堂内外各个教学环节，因此，课堂教学需要设计是课堂发展的必然选择。

第三节　逐步走向智慧、生态的课堂

在教学过程中培养学生积极的学习态度，让学生学会学习，培养学生的参与、探究，以及合作能力以促进其可持续发展，是新一轮课程改革的主要目标[②]。现代班级授课制源自夸美纽斯，这种教育制度以工厂制度为模型，批量制造社会

---

① 欧阳惠.我国大学本科课堂互动状况研究［D］.湖南大学，2013.

② 焦君瑞.生态课堂中的高效率教学研究［D］.西南大学，2009.

化大生产所需要的众多人才，大大提高了教育效率，所以当时就有人称"学校是造就人的工厂"。夸美纽斯时代的教育思想对科学技术高速发展的今天仍然产生着深远的影响，导致教育目的的功利化、教育过程的模式化、教育手段的技术化和教育评价的"客观化"（数值化），进而导致了教育生态的破坏。生态课堂观认为，在可预见的将来，传统课堂形式仍然是不可替代的，但是必须克服其存在的缺陷[1]。因此，生态课堂是以传统课堂形式为基础，对其进行了生态学改造而形成的联系的、发展的、和谐的、共生的课堂。

一、生态课堂的内涵及特征

（一）生态课堂的内涵

1. "课堂"与"生态"概念解析　　"生态"一词在《辞海》中解释为：自然环境系统中生物与生物之间、生物与生存环境之间相互作用建立的动态平衡关系。生态学是研究生物体之间，以及生物体与周围环境之间相互作用关系的科学，除此之外，还从发展、和谐与共生的角度来探究自然、技术与生物体之间的相互作用和相互影响[2]。生态学中所指的"生物体"有两层含义，一种是相对于具体环境而言作为"类"而存在的生物共同体；另一种是指在同一生活环境中作为群体或个体而存在的生物群体和生物个体[3]。因此，生态学研究的是生物共同体、生物"群体"或"生物"个体与周围环境之间的关系，还包括生活在同一环境中的生物个体之间或群体之间的关系。

课堂的概念有广义和狭义之分，广义的课堂是指进行各种教学活动的场所，时间和空间均不固定，可以是任何时间、空间；可以是家庭、学校或其他任何发生教学活动的地方。狭义的课堂是指被用来开展教学活动，以传递、转化和建构教育知识为基本手段，目的在于掌握知识、发展智力和能力，是培养品德并促进个性发展的场所[3]，时间和空间相对固定。从形式上，狭义的课堂包括课堂教学和课外活动两部分，具有较强的组织性、计划性和目的性。一般所说的课堂指的是狭义的课堂。

---

① 管月飞.论生态课堂及其构建［D］.安徽师范大学，2007.
② 王开伟.试论高校生态课堂的构建［J］.教育与职业，2014（36）：173-174.
③ 李森，王牧华.课堂生态论和谐与创造［M］.北京：人民教育出版社，2010：56-57.

2. 课堂的生态性　生态课堂不是"生态加课堂"，而是一种生态状态下的课堂。从生态学的视角看，课堂就是一个微观的生态系统，作为生态因子的教师、学生和环境三者之间形成一种动态平衡关系[①]。其中课堂生态主体是教师和学生，课堂生态环境泛指影响学生课堂学习的所有相关因素，如教学空间因素、人文环境（如教室内板报、中药材样品等营造的人文环境）等。

（1）课堂生态主体：教师和学生作为课堂生态主体包括两种情况：①相对于课堂生态环境而言的课堂生态主体，此时师生作为课堂生态共同体与课堂生态环境之间相互依赖、相互作用，形成课堂生态系统；②作为相互参照的生态主体，即教师生态群体、学生生态群体，此时教师和学生彼此互为参照。以教师为参照，学生个体与学生个体、学生个体与学生群体、学生群体与学生群体之间存在各种联系；以学生为参照，教师个体与教师个体、教师个体与教师群体、教师群体与教师群体之间存在各种联系。教师生态群体与学生生态群体之间也彼此相互作用、相互塑造，产生有机联系。

（2）课堂生态环境：课堂生态环境可分为客体性课堂生态环境、派生性课堂生态环境和客体性课堂生态主体三类。①客体性课堂生态环境，是独立于课堂生态主体而存在的环境因素，主要指课堂物理因素，如教室的桌椅、温度、光线、照明、窗帘颜色等；②派生性课堂生态环境，是指从课堂生态主体中派生出来的环境因素，如班风、班级管理制度、人际关系等。相对于客体性课堂生态环境因素，派生性课堂生态环境因素具有稳定性和独立性，可对课堂生态主体产生持久的作用与影响；③客体性课堂生态主体，是指作为客体性环境因素而存在的课堂生态主体，也就是人在作为认识主体存在的同时，也常作为对象化的认识客体而存在[①]。客体性课堂生态主体包括两大方面：其一是对课堂生态主体学生具有影响的教师个人因素，如人格魅力、专业修养；其二是对课堂生态主体教师具有影响的学生个人因素，如个性倾向、知识结构。

不同的课堂生态主体之间、课堂生态主体与课堂生态环境之间相互联系、相互作用，动态维持着整个系统的和谐、平衡，从而使课堂形成一个有机生态整体。

---

① 李森，王牧华.课堂生态论和谐与创造［M］.北京：人民教育出版社，2010：58.

（二）生态课堂的特征[①]

1. 自然和谐 自然和谐是生态课堂最显著的特征之一。主要体现为三个方面：①课堂环境的自然和谐。无论从物理环境，还是从人文环境（班级风气、师生关系等），都呈现顺乎自然、和谐、人性化的特征。②教学过程的自然和谐。生态课堂符合学生学习的认知发展心理规律，学生在生态课堂上呈现自主、自由、和谐发展的特征。③生态主体发展状态的自然和谐。生态课堂尊重学生的个体差异，学生在成长和发展过程中其自身的生命特点得以凸显，整个课堂系统呈现出富有生机、自然、和谐的状态。

2. 多元共生 生态系统中，各生态主体之间呈现出相互依存、互利共生、共同发展的关系特点。生态课堂系统的多元共生体现为：第一，师生之间相互依存，互利共生。通过科学的生态定位、和谐互动，实现师生之间的教学相长、共同发展。第二，学生与学生之间多元并存、互利共生。生态课堂系统中，学生个体之间在个体性格、学习兴趣、能力特征等方面存在着显著的差异，生态课堂在凸显个性的同时巧妙地实现了生态个体间的优化组合、互利共生和协同发展。

3. 开放性 开放的系统才能与外界环境进行物质、能量、信息的交流，才是有活力和可持续发展的系统，开放性是生态课堂系统生态性的根本保障。生态课堂的开放性主要体现为：①教学主体的开放性。即教师和学生意识、思维、情感的开放性。这种开放性，促进了课堂教学的互动与交流，使师生认知、情感、观念得以相生相长。②教学内容的开放性。教学内容是无限的，不断更新的教材、日新月异的社会现实都是鲜活的教学内容，而且随着教学信息获取途径的多样化和快捷化，教学内容的开放性将更加明显。③教学方式的开放性。生态课堂在师生互动的过程中，能根据教学目标、教学内容、教学条件、课堂状态的变化随时调整教学方式，且随着现代教学技术和方法的创新，教学方式将呈现出更加灵活和开放的趋势。

二、生态课堂结构与功能

（一）生态课堂结构

生态课堂结构是指动态发展的教学关系结构及教学关系结构中表现出来的师

---

① 王开伟.试论高校生态课堂的构建［J］.教育与职业，2014（36）：173-174.

生关系结构。英国教育专家查理斯·华特金构建了课堂教学活动系统要素的结构模型。该模型将课堂教学活动系统提炼为6个要素：目标、任务、社会结构、角色、资源、时间和步调[1]。由模型进而推演出三种生态课堂结构：讲授式生态课堂结构、建构式生态课堂结构、共建式生态课堂结构。①讲授式生态课堂结构的重心是教师，一名教师负责多名学生，教师是讲述者、组织者，所有的教学资源由教师进行选择，教师控制着教学的时间和步调，并对教学效果进行评价。②建构式课堂生态结构的重心是学生。学生课堂内外的学习或生活经验被视为一种学习资源，学生被鼓励相互提问和交流见解，进行探究式学习，教师则一般作为参与者参与到探究学习之中。③共建式生态课堂结构是最理想的一种生态课堂结构，在这种课堂结构中，教师和学生都属于学习者，课堂是由学习者组成的共同体，学习者创造性地学习知识，相互之间贡献知识经验，从而形成相互关联的共同资源[2]，其关系如图3-1所示。

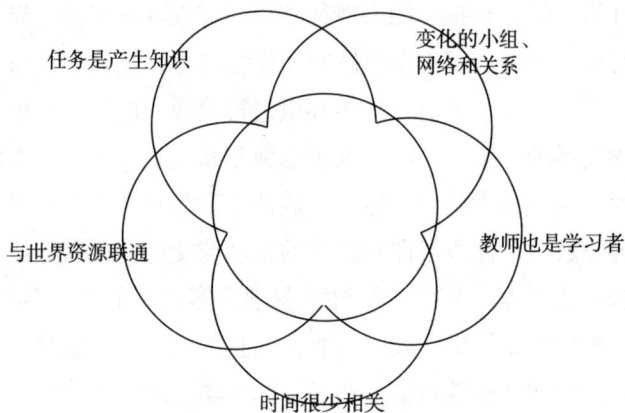

图 3-1　共建式生态课堂

（二）生态课堂功能

1. 可持续发展功能　可持续发展是人类社会进入 21 世纪，为解决所面临的重大生态危机和生存危机而发展起来的生存、发展战略。社会的可持续发展离不开作为公民的个人的可持续发展，而个人的可持续发展主要依靠教育来实现，因

---

① Chris Watkins. Classroom as Learning Communities［M］.Routledge, 2005：19-21.

② 范国瑞.教育生态学［M］.北京：人民教育出版社, 2000：201.

此，生态课堂在培养个人的可持续发展性上担负着重要的责任。

2. 系统规范功能　系统规范功能主要包括两层含义：一是生态课堂作为一个整体，对教师和学生的观念、行为产生规范作用；二是生态课堂一般是在国家、社会等多方参与下，共同努力形成的。因此，生态课堂在某种程度上体现了国家、社会办学主体的规范，同时对国家、社会办学标准的提高起到促进作用。

3. 动力促进功能　生态课堂从多个层面产生动力促进作用。生态课堂所创设的和谐的课堂环境能够激发学生的积极情绪；采用任务驱动或问题驱动的方式组织教学，促进学生积极主动地探究问题、不断前进；生态课堂强调学习过程中的互动，使学生的思维更加活跃，可以刺激学生不断思考；生态课堂中良好的人际关系、班级学习风气等对学生的发展与成长具有持久、稳定的群体强化功能[①]。

三、生态课堂建设策略

（一）建立良好的师生关系

良好的师生关系是和谐的、生态的，能够激发学生的学习热情。若教师在教学过程中无视学生的人格与尊严，将导致师生关系紧张，不利于学生的和谐发展。建立良好师生关系的具体措施如下。

1. 淡化教师权威　由于受传统的尊师重道观念的影响，教师在教学活动中往往处于权威的地位，教师常常会把自己的意愿强加给学生，所扮演的角色是"施令者"较多，而"指导者"角色较少，师生课堂互动失去了平等性，学生常常表现出对教师不加质疑地顺从，难以发现自我、超越自我。为了在教育活动中构建和谐、平等的师生关系，教师应淡化权威意识，更多地扮演"指导者"的角色，以"引导"的方式对学生进行指导。

2. 引导学生主体性的发挥，构建良好的主体间性　在传统课堂教学活动过程中，作为生态主体的教师往往过分强调自己的主体性，而学生的主体性难以发挥。教师与学生任何一方的主体性被过分强调，都会导致另一方的主体性被削弱，从而导致课堂生态的破坏。因此，对于课堂生态主体的研究已从主体性向主

---

① 李森.教学动力论［M］.重庆：西南师范大学出版社，1998：126-133.

体间性转变，所谓主体间性，是指主体通过发挥自己的主体性而与其他主体所表现出来的一种属性①。良好教学主体间性的构建，需要教师和学生都适度发挥自己的主体性。在传统教学中教师过分强调自己的主体性，学生的主体性难以发挥，因此，教师要改变以往在教学中唱独角戏的场面，更多地倾听学生的声音，引导学生主体性的发挥，师生之间和谐的人际交往关系才能真正建立。

3. 尊重学生 人与人之间能够敞开心扉进行沟通交流的首要原则就是互相尊重，在教学活动中亦是如此。在教学活动过程中，教师应对学生的人格、劳动和选择给予充分的尊重，不可直接否定或表现出蔑视、不屑。学生只有感受到教师真诚的尊重与信任，才能毫无顾虑地投入到师生互动中，才有助于营造出良好的学习氛围。

（二）营造优美的教学环境①

1. 营造优美的外部环境

（1）班级规模：生态课堂中所有生态主体之外的因素均属于外部环境的范畴，其中，班级规模是外部环境中一个非常重要的因素，班级规模越大，班级内学生与学生、学生与教师之间交往的频率越低，学生之间的个体差异越大、建立情感联系越难，也就越难以形成集体规范。因此，小班教学更有利于建立生态课堂。比如，班级的学生人数控制在 30 ～ 40 人，最好能在 30 人以内，便于学生之间的互动交流。

（2）教室布置：教室内桌椅布置会影响教学效果。教室的布置应弱化教师的课堂地位，凸显学生的课堂主体地位，应有利于学生讨论交流。比如，可以采用马蹄组合型（图 3-2）、圆桌型（图 3-3）的桌椅布置，这样的布置有利于学生与学生之间，教师与学生之间的互动，更有利于师生平等关系的建立。尽量不要采用秧田式（图 3-4）和马蹄型（图 3-5）的桌椅布置，因为后者突出教师的主体与核心地位，不利于学生与学生之间的互动交流。

教室内除了需注意桌椅布置外，还应该注意从温度、光线、颜色等方面营造一个和谐的学习氛围。比如，教室内颜色的搭配可以采用浅黄色地面搭配浅绿色墙面，使课堂充满活力，激发学生的学习兴趣。

---

① 李森，王牧华. 课堂生态论和谐与创造［M］. 北京：人民教育出版社，2010：264.

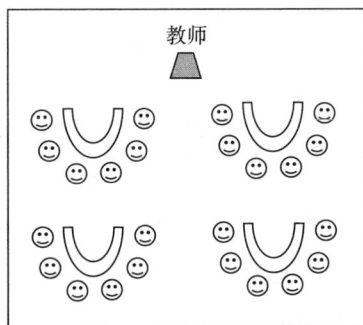

图 3-2　马蹄组合型

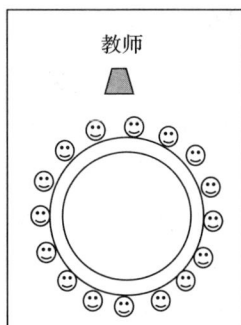

（1）

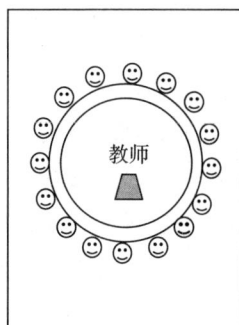

（2）

图 3-3　圆桌型

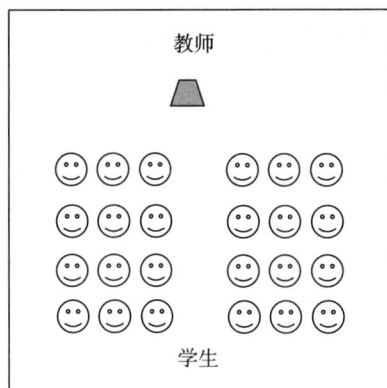

图 3-4　秧田式

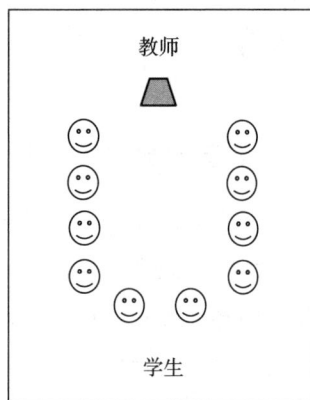

图 3-5　马蹄型

2. 营造优美的内部环境

（1）消解话语霸权：为了让学生有更多机会发言，尤其是让那些平时不爱发言的学生表达自己的观点，必须要消解课堂上的话语霸权：一是消解教师的话语霸权，教师要有意摆正自己的课堂地位，多倾听学生的声音，将话语权转移给学生；二是消解优秀生的话语霸权，课堂教学时教师可对平时表现不太好、不爱发言的学生表示出欣赏与期待，引导他们发表自己的想法、见解，倾听不同学生对问题的差异化理解。

（2）态度要宽容：课堂教学时，教师应以开放的心态、宽容的态度对待每一位学生，学会欣赏不同的观点。即使学生提出的观点明显不正确时，也不应该讽刺、嘲笑，而应该从朋友的角度委婉地提出。

（三）创造性解读课程与教材

建构主义认为，学习不是教师传授教材知识，同时学生被动接受的过程，而是学生主动对教材知识进行意义建构的过程。只有学生对教材表面的文字或图像信息进行了意义建构，才能达到对知识的真正的理解，才能将其转化为自己的东西。而这种建构是在学生与教师、学生与教材、学生与学生之间交互作用的过程中形成的。教师在进行课堂讲授时也应对教材知识进行意义建构，进行创造性地解读，切不可照本宣科，否则会打击学生的主动性和积极性。

（四）科学合理地使用教学媒体

毫无疑问，生态课堂需要现代信息技术的支持，也需要多种媒体手段，但是，需要说明的是，生态课堂不是一味追求信息技术的现代化，而是科学合理地使用教学媒体。关于如何才能科学合理使用教学媒体，将在板书设计一章中详细论述。

（五）注重教学过程的互动发展

生态课堂强调课堂不应是预设的，而应是生成性的。生成性课堂要求生态课堂的主体之间，以及生态主体与生态环境之间进行互动，通过互动建构知识，不断接纳新的知识经验。这种互动可以是言语互动、信息交流互动和精神互动，可通过提问、讨论、合作学习等方式进行互动。

（六）完善教学评价体系

1. 评价主体多元化　传统课堂评价主体较为单一，主要是教师对学生进行评价，学生被排斥在评价主体之外，此时的评价是促进学生发展的外部手段，更多的是执行鉴定的功能。生态课堂更强调学生平时的学习表现，为了对学生的表现进行非常客观的评价，面对 50 人左右的班级，大学教师不可能非常客观地评价一个学生，而此时的学生自评与互评则可以起到弥补的作用。因此，生态课堂下的评价应强调评价主体的多元性。

自主学习评价最显著的一个特征就是评价成为了学生学习的一部分，在对自己和对他人学习的评定过程中学生开始承担更多的责任，他们开始内化评价标准并以这些标准作为自己日后努力的方向。学习的主体性也就必然会发挥出来。

——张东，潘光文，李大鹏.自主学习评价：理念、功能、标准和方法［J］.乐山师范学院学报，2005，20（10）：118-121.

2. 评价内容全面性，手段与形式多样化 传统课堂时代，知识目标是教学的主要目标，因此考试是当时主要的评价手段和形式。但是现代课堂时代，在原来知识目标的基础上进一步增加能力目标和情感、态度、价值观目标。而这些目标是很难通过传统课堂考试而进行评定的。因此，原有的以考试为主的评价手段和评价方式已不适合当今课堂教学现状。现代课堂教学的评价手段与形式应该多样化，比如将标准化病人应用于考试中，考核学生的综合分析能力和情感、态度、价值观。

随着时代的发展，教育技术的进步，课堂功能不断发生着变化，大学教师应该在深刻领会传统课堂的优势与不足的基础上，明确现代课堂的特征与优势，取两者之所长，在生态课堂理论体系的指导下，逐步构建出智慧的、生态的，更加有利于学生学习、发展的现代课堂。

第四节 学生的认识

李倩（2011级中医学专业本硕连读）

"我们正在或即将面临一个什么样的课堂？"这是目前老师们在思索，学生们在体会的一个问题，也是21世纪教育要思考的问题。

正如文中所说，传统课堂有利于师生间的情感交流、便于及时反馈与调整教学、有利于保证学生思维的连贯性等优点，它是在17世纪的背景下应运而生，在过去的岁月里有着不可磨灭的辉煌。然而，随着互联网的普及，新世纪社会及科学的迅速发展，传统的教育方式慢慢也表现出了弊端，传统课堂的改革是必然的趋势。

但是，如何改变？如何承接？这才是关键。

目前现代化课堂较传统课堂更加注重学生个体，强调学习环境和氛围，重视学生的自主学习能力，这些是在新世纪环境刺激下生成的。这种教育模式本身是很好的，但是从传统模式如何成功过渡到新的模式呢？又会存在哪些问题？

我个人认为，有以下问题需要注意。

第一，学生方面的问题。

新时代信息泛滥，面对同一个问题，有许多的解答，来源也各异。众说纷纭，如何取舍？自主学习、自我管理、自行安排，这一点对大多数学生来说都是理论大于实践，说起来容易做起来难。

就目前的形势来说，在校大学生多数都是由传统教育模式培养出来的。老师讲，学生听。有个著名的词汇叫"填鸭式教学"。我们经历的高考，在高三最后复习的日子里，学生不断地做题，名师不断地分析趋势，解说历年高考重点，学校安排好每天的时间，没日没夜地走那一条路，朝着一个目标——高考。在这种环境下成长起来，就我个人而言，要让我自我管理、自行安排、自行学习很难。我安排不好我的时间，我可以主动学习，但是面对网络的诸多信息，我无所适从。大量的信息，阅读需要很多时间，筛选信息也变得很困难，阅读之后的整合也需要耗费大量的心力。且不说时间问题，甄别、筛选、整合的能力也是极大的困难。如何去克服？我认为，除了学生的努力，老师的指导也很重要。我也想不依赖老师的教导，但是目前而言，面对诸多信息，我很迷茫。

第二，老师方面的问题。

从传统的教育方式转变成为现代的教育方式，除了对学生有要求，老师也需做相应地调整。我个人上课的体会，即使学校有意识地以新的教育熏陶我们，让老师不再是教导，更多地是引导。但是面对"迷茫的学生们"，最终的课堂还是以老师为主的情况多。

我认为新的教育模式，是老师和学生一次共同的改变。作为学生，应该学会自我学习和管理；作为老师，责任更加重大，面对"层次不一"的学生，应该因材施教。对于自主能力强的，可适当引导指引方向，并加以鼓励；对于自主能力差的学生，应该在初期多鼓励，可以以老师提出方向、范围的形式，引导学习，适应后再鼓励自主。

总之，在朝新的方式发展的过程中，我们不能完全抛弃传统的模式，应该发挥传统教育的优势，在此基础上培养学生的自主创新能力。

第三，其他原因。

除了老师和学生的问题外，我们还存在一些其他问题。譬如师资是否充足（表现在数量和质量上），相应设施是否同步等。相信这些方面在后期会得到完善。

无论如何，改革总会面临一些问题，相信在今后的日子里，大家一起努力，教育会越来越好。

第四章 问题意识
——我们的课堂还存在哪些问题

高等教育对于质量的追求是永恒的，当然对于教育教学质量的主阵地——课堂质量的追求也是永远在路上的。自2007年教育部启动质量工程以来，各中医药院校积极进行课程建设，尤其是精品课程、精品资源共享课程建设更是极大推动与提升了课程内涵建设及课堂教学的水平，但是从高标准要求来看，我们的课堂还存在着一些问题。这些问题一部分是近年来中医学专业认证过程中通过教师访谈、学生座谈、听课、调阅试卷和材料等形式发现的，一部分是通过问卷、研讨会议等形式调研发现的。有些问题是高等教育界普遍存在的共性问题，有些是中医高等教育特殊存在的问题。有的虽然仅存在于部分院校、部分课程、部分教师，以及部分学生身上，但是因为涉及中医高等教育的一些关键问题，因此，本着共同关注、共同探讨解决方案的思路一并提出并希冀在课堂设计这一环节予以改进。

第一节 教师和学生对专业培养目标和
课程目标还不够熟悉

专业培养目标是人才培养的规格和标准，是学校（专业）培养人才的具体要求，也是大学教学质量观的反映。培养目标是人才培养的出发点和归宿，也就是说，学校人才培养目标的制定必须与我国的政治、经济、社会与文化的发展相适应，能够满足行业发展的需求，而大学教学质量的主要标志是人才培养目标的实现度。

《中医教育标准》除了第一部分对中医学专业毕业生应达到的总体目标以及思想道德与职业素养、知识、临床能力目标分别进行了规定和阐述外，还在"办学标准"中对人才培养目标的制定与使用进行了明确的规定。其中重要的要求是学校（专业）要有让教师和学生了解本专业培养目标的途径与方法，教师与学生应该熟悉专业培养。

第二部分：办学标准

一、宗旨和目标

（一）宗旨和目标

保证标准：

1. 开设中医学专业的高校必须明确中医学专业的办学定位、教育理念、培养目标、质量标准和发展规划等，并使本专业主要利益方周知。

2. 中医学专业的宗旨和目标必须根据国家与区域经济社会需求，以及中医药事业的发展的状况，在科学论证的基础上适时更新并有效实施。

[注释]

主要利益方包括学校的领导及专业负责人、教职人员、学生和相关职能部门。

——《本科医学教育标准·中医学专业（暂行）》（教高〔2012〕14号）

中医学专业认证中，访谈教师和学生是了解是否实现上述要求的常用方法。理论上，教师熟悉专业与课程目标才能走上课堂授课，学生知晓目标才能有目的地听课。在实践中，也确实有很多院校、很多教师达到了这一基本要求，但是还有部分院校的教师在接受访谈时，所叙述的专业培养目标与《中医教育标准》不符，也与自己学校制定的人才培养方案不符，同时也不能清晰描述本人所授课程在面对不同专业学生时人才培养目标上的共性与区别点是什么；在询问或查阅课程目标相关材料时，往往也不能清楚描述自己的课程目标是什么、本课程是如何支撑本专业培养目标的；还有部分教师认为专业培养目标中的知识、技能目标是自己的教学任务，至于素养、价值观等"育人"目标是辅导员或书记的事，和自己关系不大。

当前高校教育教学的现状令人匪夷所思。教育不重"育"，教学不重"学"，学习不重"习"，知识不重"识"，文化不重"化"。为了体现"一切为了学生发展"的价值取向，应该转向为：教育重在"育"，教学重在"学"，学习重在"习"，知识重在"识"，文化重在"化"。

——张安富.基于学生发展的教学改革［J］.中国高教研究，2015（12）：33.

从《中国高教研究》的这一引文可以看出，虽然高等院校无时无刻不在强调教师的职责是"教书育人"，但是教师重教书不重育人的问题，仍然普遍存在于高等教育之中。出现这一问题的原因很多，其中一个原因是教学主管部门在推出专业人才培养方案时，教师很少参加制定过程，方案决定后也没有给教师予以说明和周知的途径，导致教师知晓不够，当然，也有的院校虽然有讲解周知的途径和办法，但是教师不重视，认为目标问题是学校的事、学院的事，甚至是教研室主任的事，与自己关系不大。

不仅是教师不了解专业培养目标，部分学生也不熟悉自己所学专业未来的社会需求是什么，培养目标是什么，课程体系是什么。部分学生更是说教师教一门课，我们就上一门课、考一门课，考完一门再去学另一门，至于目标是什么，我们不是很清楚。一些学生认为，中医学专业的人才培养目标就是考研或就业，也有部分学生认为掌握了专业知识和技能就达到了人才培养目标。学生普遍关心的是培养计划中安排了哪些课程，而鲜有兴趣了解课程教学目标，课程体系的概念更是缺乏。出现这些问题的原因，主要是观念造成的，学校认为，制定专业人才培养方案是教学管理部门与学院、专业的任务，学生可以不参与制定过程，也没有安排专门的时间给学生解释和说明。这种做法自然就使得学生难以知晓自己的目标。

专业培养目标不清楚，教师就难以知道把学生培养成什么样的人，也不知道他们将来到哪里工作；课程目标不清楚，教师就难以知道本门课程如何支撑专业培养目标，如何围绕并为实现这一目标而授课。学生不清楚目标，就不能很好地知道自己将来走向哪里，也不能很好地知道如何制定自己的学业规划。

（二）宗旨和目标的确定

保证标准：

中医学专业的办学宗旨和目标必须经主要利益方研究后由学校教学（学术）指导委员会确定。

——《本科医学教育标准·中医学专业（暂行）》（教高〔2012〕14号）

《中医教育标准》针对这一问题已经做出了明确的规定，要求专业的办学宗旨和目标必须经过包括教师、学生在内的主要利益方共同制定，其目的之一就是强化目标，以及目标周知在人才培养中的价值，使得教师清晰地知道把学生"教"向哪里？学生明白地知晓自己将会"学"到哪里？

第二节 "以教师为中心，单向知识传递" 为主的授课方式依然存在

虽然"把课堂还给学生"已经呼吁很长时间了，但教师在讲台上"滔滔不绝，一站到底"的现象还依然存在，究其原因是"以教师为中心，以传授知识为中心"的教学理念依然影响着教师的教学行为。主要体现在以下三个方面：一是教师对学生不了解，在课前未进行有效的学情分析，忽略了学生的知识结构和学习能力，更习惯于将教的内容根据学时进行分配，以完成教学任务；二是教师不信任学生，总认为他们不会思考、总结，更喜欢把自己对知识、事物的认知和理解告诉学生；三是教师习惯于自己去讲，学生去听，讲授侧重知识的结构性与全面性，目标是学生"知道""记住"；四是为了更好地控制课堂教学，让学生的思维和行为在自己设定的范围内，避免学生提出讲授知识范围外的问题，而自己又不能完满地回答，使权威性受损。因此，学生在课堂中已经习惯于视觉上的看，感觉上的听，脑子里的记。从而使本应作为课堂教学主体的学生完全成了帮助教师完成任务的配角，与课堂教学的本来目的相差甚远。

这一问题也不同程度上存在于中医教育课堂之中。认证专家在听课时发现，部分教师在理念上依然认为课堂的主要功能就是传授知识，掌握知识是学习者最主要的学习目标。因此，教师在教学设计中，更多地强调学生对事实、概念和

技能的获得，以及知识结构的完整性，忽略了对观察力、直觉、感悟、默契、文化、价值观等隐性知识培养的设计。教师在授课时，不遗余力地将教材上的知识搬到多媒体上，或将教材上的章节提纲照本宣科地罗列在黑板上，以单向传授知识为主，也更多地关注授课效果的即时性，讲课的重点和难点在于概念的准确性，概念的内涵，以及运用这些知识解决一些简单环境下良性结构问题的低阶能力。

在课堂教学互动上，一种现象是师生之间、学生与学生之间缺乏互动，课堂气氛沉闷；另外一种是以"知识回顾性的个别提问或者是集体背诵"或"教师自问自答"等简单互动方式代替，缺少学生思考、讨论、评价等深度互动。教学互动表现在课后，一方面是教师不对课上讨论的问题进行总结和梳理，也不对新知识与原来的知识进行整合与重新构建。其结果往往是学生无法清楚地认识到自己学到了什么，学会了什么，还有哪些差距，存在哪些问题。有的同学到了高年级，低年级的知识就逐渐模糊，甚至忘记了；有的学生在毕业时甚至都说不清楚自己所学专业都有哪些课程。

由于教师对课堂的主导力和以知识传递为主的授课方式，使得学生在学习的过程中不用花费精力去记笔记，或者直接复制教师的课件，"聪明"的学生根据教师讲课内容的详略和强调的重点，在书本上进行标记，就可以应付考试了，如果获得了高分，也就认为自己是一个好学生了。

在以学生为中心、以能力培养为指向、科学的人才培养质量观的背景下，显然上述习惯已久的教与学的方式已经不适应先进理念的要求，要解决这一问题，就必须从转变教师与学生的观念开始，在更新观念的基础上，深化课堂改革，关注课堂质量，而这些都需要对课堂进行设计。

第三节　多媒体技术尚不能做到合理应用

进入21世纪以来，计算机技术和网络通信技术迅速占领了大学课堂，为教师和学生构建了新的教学与学习环境。信息技术与传统教学方式、手段的融合，使学习者在认知时间与空间上得到了拓展，给学生带来了更大的信息量，多重的感官刺激提高了学生的学习兴趣与学习效率。然而，计算机技术为教与学带来方便的同时，也暴露出了一些问题，较为突出的问题是，多媒体技术尚不能做到科学合理地应用。

首先，教师和学生对多媒体技术的依赖性越来越强，其作用甚至脱离了为教学目标服务、为课堂教学服务的初衷。有的教师因为准备好的课件无法正常打开，忘记带优盘、停电或投影仪问题而无法正常上课，学生在下面或翘首以盼，或议论纷纷，最终影响教学任务的顺利完成；有的教师将教材上的内容完全复制到PPT上，一次做好课件，常年可以不变，课前无须精心设计，上课只需"照片宣科"。学生上课不用心听讲，不记笔记，甚至逃课，只需课后拷贝教师的课件。

其次，教师和学生在课堂的主体地位被多媒体技术剥夺。本应是教师展现其丰富的专业知识、睿智头脑和人格魅力的讲台和黑板，被多媒体屏幕所覆盖；课件的画面设计质量代替了教师自身的知识水平、教学方法和教学风格；本应是学生渴求专业知识、思维活跃，不断发现问题、解决问题的场景，被凝视滚动的屏幕所替代。

最后，信息过度，忽略了学生的学习能力。为了更多的传递知识和强调感官刺激对学生学习积极性的影响，有的教师在教学过程中应用了许多处理技术和影视资料，给学生输入了大量形象化的信息。教师在教学过程中只承担演示者的角色，对学生而言也仅满足观看。由于信息量过大，学生难以找到学习的重点和难点，抓不到主线，内容混杂在一起，最终一知半解，下课后还感到乏累而莫衷一是。

显然，本应作为教学手段的信息技术已经凌驾于文本教材、黑板粉笔等传统媒介之上，也取代了师生面对面的互动交流，出现为了技术而技术的现象。教师对教学设计无心思考，敷衍了事，或疲于表面文章，更多地在考虑信息量的丰富、多媒体技术的先进、课件画面感的吸引力等形式化的东西；而对于课程内容与学生理解、多媒体技术、课堂组织方式等之间的内在联系无暇顾及，也无暇考虑科学合理运用多媒体技术来引导学生深入思考；忽视了学生自身对知识的整合，忽略了对学生批判性思维的培养，忽略了个人心理与精神自组织过程等。

信息技术在中医高等教育课堂中的应用已经不可阻挡，它带来的不应该仅仅是手段的变化，更应该是理念的变化，如何应用好信息技术，如何将传统手段与现代手段有机结合，科学合理使用，是我们必须关注并加以解决的问题。

第四节　自主学习资源尚不能高效使用

随着高校教学条件建设的不断提高和优质教育资源的不断开发，高校的各种书籍、文献和专业数据库，MOOC、Blackboard 等数字课程与教学交互平台等学习资源在不断地完善与更新，拓宽了学生获取知识的渠道与途径。

在认证过程中，围绕在大学期间你读过几本著作；你知道的专业期刊或数据库有哪些；你喜欢哪些在线课程，其优点和缺点是什么；如何利用学习资源提高学习效果等问题，对中医学专业学生进行了问卷调查。经过对问卷结果的分析，以及访谈验证发现，虽然我们的自主学习资源在不断地更新和丰富，但是尚不能被高效使用。

一是有的学生仍然认为教材是最主要的学习资源，或参考一些教师推荐的课件等材料，认为学会了教材上的知识就能够满足学业的要求，缺乏寻求其他课外学习资源的主动性。

二是有的学生虽然有意识地寻找一些课外的资源，但是由于不具备文献检索能力，不能熟练借助一些相关软件来获取学习资源，所获得的信息缺乏专业性和公认性；还有部分学生对学习资源的了解不全面，对网络资源了解程度高于图书馆中的纸质图书资源；对国内的专业文献了解程度远高于国外。在使用自主学习资料的频率上，对本专业相关的学科网站、Blog、论坛的了解程度远高于对学校图书馆专业期刊、专著和其他类图书资源。

三是由于学生自主学习能力不足，不能正确和充分利用学习资源。由于在基础教育和中等教育阶段学生多以"被动接受"的学习方式为主，对于大学阶段如何进行自主学习显得束手无策。虽然面对大量的学习资源，但是他们的"去伪存真，去粗求精"能力显得不足，常常容易被淹没在浩瀚的知识信息中。此外，除了学习资源外，其他的资源对大学生也产生了强大的诱惑力。一些自律性比较差的学生不能处理好上网学习和娱乐消遣之间的关系，不能正确地选择和寻找网络上的信息资源。此外，学生不善于合理制订学习计划或任务，也没有对学习过程进行监督与约束，使得学习的随意性比较强，更不会通过对自己的学习效果评估、反思来不断调整学习的计划，提升自身的学习能力。

四是学生对网络提供的知识具有较强的依赖性。通过调查发现，大学生利用信息资源的最重要目的依然是查找知识或完成教师布置的作业，或在遇到问题时习惯于在网上寻找答案或寻求帮助，对得到的答案或收集到的信息没有进行分析、整理与加工。这种"拿来主义"使得学生的知识逐渐碎片化。学生花了大部分的时间进行学习，但是与预想的通过更多的学习资源来达到培养学生的创新思维、批判思维、信息处理能力、独立学习能力和知识主动建构能力的效果相差甚远。

五是教师有效指导不足，学生利用课外教学资源的学习效果不仅与学生的自主学习能力有关，同时与教师的指导密切相关。根据进一步访谈获知，学校提供的一些视频课程或在线课程，由于选课人数较多，学生在学习过程中遇到的问题向教师在线提问后，存在教师回复的周期过长，忘记回复，或者回复的答案过于简单，以至于学生无法正确地理解的现象。由于是在线课程，本校的教师很少参与教学或与学生讨论。长此以往，势必影响了学习者的学习积极性与效率。

自主学习资源的有效利用与学生的自主学习能力密切相关，为了提高自主学习资源的使用效率，教师在教学设计中，应该有意识地指导学生利用教材之外的学习资源，例如以课外作业、小论文，以及课外小组学习等形式列出本门课程、本单元知识点的拓展资料，要求学生涉猎学习资源，一方面可以拓展学生的视野，另一方面又可以培养学生的自主学习能力。

第五节　高阶思维与能力的培养依然有所欠缺

《中医教育标准》中，在思想道德与职业素养、知识目标和能力目标等方面规定了毕业生应达到的基本要求，其中既有关于基础理论、基础知识与能力的要求，也提出了对沟通交流、社会适应、批判性思维与创新能力培养等高阶思维与能力培养的要求。但是，在认证过程中发现，虽然各院校都在积极进行教学方法改革，在人才培养目标中也引入了对沟通交流、社会适应、批判性思维与创新能力等高阶能力的要求，但是在"教、学、评"等教学过程中却没有得到很好地贯彻和体现。一部分教师的教学内容依然在围绕着专业基本理论、基本概念，以及概念的内涵、概念间的关系等事实性与程序性知识上，停留在让学生明白"是什么""做什么"，而不是在启发学生"为什么""还能怎样做"的能力上。有的教师引入临床的案例或者临床的情境，但多是为了让学生能够更加深刻地记忆、理解所学的概念和解决一般问题的方法。这些问题说明，目前，我们在课堂这一环节，还是更多地局限于学生低阶思维与能力的培养。

在学生方面，部分学生甚至没有听说过高阶思维与高阶能力的概念，自然很难进行高阶思维与能力的学习和养成。首先，受传统学习、考试方式与功利思维的影响，学生缺乏主动学习的动力，更不习惯于质疑与创新等高阶学习活动。表现为一些高年级或已经进入临床实习的学生在接诊过程中，语言组织与逻辑性不强，不能准确地获得有价值的临床信息。有的学生能够较规范地完成接诊过程，但是难以在广泛的信息中甄别筛选出有效信息，并分析信息的主次关系，而被庞杂的信息所淹没，从而不能进行准确、全面、规范的病历采集和正确诊断。这体现出我们的学生在语言能力、沟通能力、整合信息能力和决策能力上还存在不足。其次，在考试方面，命题仍然围绕以前学习过的知识的记忆，包括对具体事实、方法、过程、理论等的回忆和一些简单的、分步的临床技能操作。

另外，由于课堂受时间和空间的局限性，一些高阶能力的培养仅仅在课堂上是无法全部实现的，而我们第二课堂的主要目标多偏重于思想道德素养、学生知识视野、文化修养、学生身体素质等方面，在激发学生独立思考、大胆探索、勇于创新、批判性思维能力，以及提高学生社会参与能力，培养学生科研写作能力等方面还有所不足，缺乏与第一课堂在培养目标上的有效衔接。

> 21世纪是一个以数字化为基础的知识时代，低阶思维、低阶能力、低阶学习，将日渐为迅猛发展的智能化技术所取代，学习者如果局限于上述系列的"低阶"，将很难获得适应时代生存与发展所需求的能力和素质。
>
> ——钟志贤. 大学教学模式革新：教学设计视域［M］. 北京：教育科学出版社，2008：47.

第六节　以显性知识和低阶能力为主的考试依然存在

考试命题质量是考试质量的重要因素，决定着考试指挥棒的指挥方向。在认证过程中我们发现，部分院校在考试的理念、考试命题、考试分析与反馈等方面还存在一些不足。

首先，考试理念相对落后。考试理念不能适应新时期人才培养的需求，无论教师还是学生，仍然认为大学阶段的考试重在检验学生是否掌握了知识、技能；纸介质考试是主要手段，缺乏开放、多元的考试方式；试题内容主要集中在与教材相对应的概念性选择、名词解释、简答题和一些单项思维的论述题等显性知识、低阶能力的考题，注重卷面上的答案，而对学生的推理过程、证据的搜集与运用、假设的形成等对学生发展至关重要的思维和能力训练有所忽略，过度强调答案的标准性，即"教什么考什么"。这与《中医教育标准》倡导的以学生为中心，以能力培养为指向，以学生健康成长、发展为追求，以适应、服务社会需求为目标的指导思想存在较大距离。

> 学生成绩评定
>
> 保证标准：
>
> 开设中医学专业的院系必须以促进学生的全面发展和个性发展为目标，进行考核方案的改革。
>
> 中医学专业的成绩考核必须确保实现专业培养目标和课程目标，必须有利于促进学生的学习与发展。
>
> 发展标准：
>
> 开设中医学专业的院系应该提倡综合性考试，以鼓励学生融会贯通地学习。
>
> 开设中医学专业的院系应该提倡学生自主评估，以培养学生对自己学习行为负责的态度并提高学生自主学习的能力。
>
> ——《本科医学教育标准·中医学专业（暂行）》（教高〔2012〕14号）

其次，教师对考试功能认识和研究不够，使得考试不能完全体现其真正价值。学生认为考试就是为了拿学分，教师认为考试就是为了给学生一个成绩，是保证学生能来听课的一种手段。考试内容和方式僵化，教学仿佛只是为考试服务，考试通过就意味着课程终结。导致教师和学生完全跟着考试走，教学偏离了人才培养目标，出现了学生知识面过于狭窄、高分低能，以及缺少创新精神的现象。

最后，考试分析与反馈环节也有待于改进。我们在调阅考试试卷和形成性评价记录时发现，对考试结果的分析与反馈还缺乏规范性和系统性。一些试卷分析缺乏教育测量学相关分析的数据，或一些分析的数据仅仅停留在数字层面，并没有总结归纳出规律性的问题，考试结果对学生的反馈尚停留在问题层面，并没有对学生的后续学习动机、学习方法的调整给予更多的关注。

（三）考试结果分析与反馈

保证标准：

开设中医学专业的院系在考试结束后必须运用教育测量学方法对考试结果进行考试分析与结果反馈，并建立相关机制使分析和反馈不断改进、提高考试质量。

发展标准：

开设中医学专业的院系应该建立个性化和结构性考试结果反馈制度。

［注释］

考试分析包括整体情况、考试信度与效度、试题难度和区分度，以及问题分析等。

个性化反馈指有针对性地对学生进行反馈和指导，结构性反馈指对考核的不同内容进行分类反馈与指导。

——《本科医学教育标准·中医学专业（暂行）》（教高〔2012〕14 号）

第七节　知行合一的教与学依然存在差距

中医学是一门实践性非常强的应用学科，中医学人才的培养必须将知识与理论在实践中运用才能得到掌握和巩固，在实践后总结、反思，从而升华专业理论，提升临床能力，这就需要在教学过程中引导学生知行合一，但是实际情况却差强人意。

一是不注重知识分类，临床课程按照讲授陈述性知识的形式进行授课，按照概念、病因病机、诊断、鉴别诊断、辨证论治、处方、其他疗法、预防与调摄的顺序，直接将结果呈现给学生，而不是按照临床实际的思维过程，也不懂得教会学生通过临床思维的过程，自主分析与判断，这既违背了学生中医思维的培养规律，也容易造成基础课程学习和专业课程学习之间出现脱节。

二是实践课程体系设置不合理。目前，一些院校的临床课程多是以班级形式的理论授课为主，在理论课后没有设置见习的环节，学生没有得到观察、动手、验证和反思的机会。此外，部分院校为了解决学生考研、就业的问题将毕业实习前移。这些做法减少了的学生在临床环境中进行技能训练的时间和接触患者的机会，也违背了人才成长的规律，必将影响临床能力的培养。

三是中医思维弱化。当前，由于医院中现代医学诊疗方法的广泛应用，一些临床教师出现中医思维弱化的现象，在临床教学或毕业实习指导过程中过多地传授和使用现代医学的诊疗手段，使学生在思想与行动上与中医思维渐行渐远，逐渐丢失了中医思维。此外，有一些临床教师，在上课中将当代医学的概念套用在中医理论中，不利于学生中医思维的正确建立。

四是学生的人文关怀与医患沟通能力不强。部分学生虽然理论知识很扎实，在毕业实习前的理论考试与技能考核成绩都比较高，但是进入临床实习后，体现出人文关怀、沟通能力等职业素质方面的不足。在接诊过程中，有的学生因紧张过度，张不开口，动不了手，因此无法完成诊查过程；有的学生像机器一样，完全按照课本中规范化的程序操作，对待病人缺乏基本伦理意识与人文关怀的精神；有的学生看起来"表情和蔼，从容不迫"，但整个过程杂乱无章，行为缺乏目标性和条理性，采集到的病历信息不完整，影响了对病情的判断。

五是实验教学缺乏对学生的科学思维的训练。目前中医学专业的实验课多为验证性实验，学生只需要在实验课上按照教师已经讲过的原理、方法和步骤，根据实验指导大纲进行操作，找到实验过程中的关键点，验证实验的现象和结果即完成了实验过程。学生不明白为什么要做这样的实验，实验的方法是否正确，实验结果如果与预想相悖，如何来解决。实验过程中也缺乏对学生科学素养的培养，更难实现培养学生的审美、倾听、沟通、团队合作等综合能力。

六是课堂以外的时间与空间利用度不高。随着以学生为中心的教育理念的不断落实，学生的自主学习空间不断被释放，但随之也出现一些不合理的现象。学生离开教室后，离开了教师的视野，一部分自我管理能力较弱的学生就出现了"自流"的现象，他们不会利用课余时间将课堂上学到的理论、知识、技能在课后进行巩固和提高，并不断开阔视野，拓展自学、交际、组织、创新等综合能力和素质。另一方面，为了充分利用第二课堂的时间，虽然各高校也都积极开展了丰富的课余活动，但部分学校没有将第二课堂的活动与第一课堂的教学计划进行统筹设计，没有将实现人才培养目标的任务与路径进行有效地分配与衔接，从而出现教学与活动在时间和内容上的重复，甚至冲突，导致学生对学校提供的活动项目没有兴趣，或疲于应付，失去了第二课堂应有的作用。

总之，院校教育尚不能将知识传授紧密联系工作和生活实际，尚未形成"学深悟透，融会贯通，内化于心，外化于行"的协同培养的有效路径，更没用实现教学过程的"知行合一"。

第八节　学生"功利主义"的学习动机依然存在

学习动机是维持和推动学生进行学习活动的内部动力，在学生的学习活动中意义重大。学生是学习的主体，必须要志于学、乐于学，才能取得优良的学业成绩。大量研究表明，学习动机的指向和水平直接影响着学生的学习行为和学业成就。但是在认证过程中发现，学生"功利主义"的学习动机仍广泛存在，主要表现在以下几个方面。

一是在学习目标上，学生认为，学习就是为了就业和考研，为了"求职""考研"而"求知"。为了能够提高就业、考研质量，学生将成绩视为进入好学校、好单位的敲门砖，因此在整个大学期间，就以追求高成绩为目标，为了获得高成绩，有部分学生甚至"铤而走险"，出现考试作弊等不良行为。有些中医药院校为了让学生能够有时间找工作、复习考试，不惜压缩毕业实习时间、放松毕业实习要求，无形中助长了学生功利性的学习目标。

二是在学习内容上，学生的选择呈现出现实主义倾向。对专业课程积极，上课认真听讲、仔细记笔记，对公共课冷淡，有的学生在公共课上复习专业课的资料；有的甚至出现玩手机、逃课的现象；还有一部分学生只对与考研、考公务员及事业单位或出国深造等相关的学习内容进行反复强化，具有明显的功利性。

三是在学习方式急功近利。学生为了考试成绩而学习，考试前突击复习，加班加点，学习过程中，却消极懈怠，对待课程持"突击复习"态度。大学的图书馆有着丰富的学习资源和严肃的学习氛围，在平时图书馆门可罗雀，但到了期中和期末考试前，图书馆就会变得门庭若市。

学生功利性的学习态度能够帮助其在短时间内获得高分，但是也使学生距离正确的学习目标愈来愈远，不利于自身在学习过程中能力与素质的提高。此外，由于学生功利的学习动机，也容易造成学生对有意义的学习投入不足。一方面学生在课前和课后没有进行小组学习和合作学习的主动意愿，在课堂上不会主动回答老师的提问，或参与讨论。另一方面由于教师的精力有限，不能对每个学生的学习状态保持长时间的关注，只能对出现问题的学生进行纠正与引导。长此以往，部分学生将在情感、行为与认知上丧失对学习的投入，进入一种恶性循环的状态。

第九节　学生以"记忆"为目标的学习方式依然存在

学习方式可以认为是学习者在完成学习任务过程中所采取的较为固定的基本行为取向和认知取向[①]。学习方式是影响学习效果的重要因素。

在专业认证过程中，我们对学生是否知道大学生应该如何学习的问题进行调研，结果显示，部分学生认为是听课、记笔记；部分同学认为看书、查阅资料，完成教师布置的作业；也有一部分学生能够提到自主学习、合作学习、研究性学习的概念，但经进一步了解发现，许多学生对自主学习和研究性学习的认知和理解依然停留在更好的"记住"更多知识的层面。需要强调的一点是，记住更多的知识没有错，记忆是能力发展的基础，是必需的。"记忆"式学习最大的优点就是在最短的时间内让学生掌握更多的客观的、系统的科学文化知识，维持稳定的以知识为目标的学习动机。但是，这种方式容易让学生形成以听代思，不求甚解的认识模式，养成"会学"的学习习惯，只会按照老师教、教材写的要求去做，就像一台"复读机"。在整个学习过程中忽略如何掌握"学会"的本领，也就是自主学习能力，学生不愿主动地参与到学习中，或者不能自主设定学习目标、寻找适合的学习方式，以及建立正确的自主评价的方法，最终无法将学习的知识进行整合、内化、应用与创新，将新知识纳入到已有的知识结构中。"记忆"式学习也限制了学生批判性思维能力的发展，不利于对学生探究精神与创新能力的培养。学生更多关注的是考试成绩的高低，使学习伙伴间形成了一种不良的竞争关系。学生在学习过程中既得不到智力上的开发，也得不到精神上的愉悦，对学习

---

① 周晓燕．学习方式变革：伦理意义及其问题反思［J］．浙江师范大学学报，2006，（6）：59-64.

就会渐渐失去兴趣，出现旷课、在课堂上玩手机、心不在焉等现象也就不足为奇。

此外，有些学生认为只要按部就班地完成 5 年规定的课程计划，就能完全适应今后职业和社会发展的需要。他们忽略了知识更新、科技进步，以及人类社会发展对人的不断完善的要求，没有建立终身学习的意识与习惯。当他们发展到一定的阶段时，终身学习理念的缺失必将影响其在全新的和不断发展变化的职业、家庭和社会生活中，实现自身价值和可持续发展。

> 未来的文盲不再是不识字的人，而是没有学会学习的人。
> ——摘自联合国科教文组织出版的《学会生存》

第十节　形成性评价在学习效果评价中的应用还有待改进

形成性评价的一个重要方面是通过多种评价手段和方法（观察、活动记录、测验、问卷调查、咨询、访谈、学习日志和学习档案），对学生学习过程中表现出的兴趣、态度、参与活动的程度，以及学习发展状态做出判断，对学生学习效果进行持续评价，帮助其改进学习方法。随着教学改革的逐步深入，各院校在课堂中也逐步引入了形成性评价，目前在应用中还存在如下问题。

首先，部分教师对形成性评价的认识还存在误区。由于我国高等教育"一考定乾坤"模式的根深蒂固，很多教师认为形成性评价也是考试的一种，他们将学生的出勤率、课堂小测验、学生回答问题等评价手段都赋予了分值，都作为评价学生学习成绩优劣的指标。这些评价具有明显的终结性考试的特点。

其次，自主评价和学生互评还存在不足。形成性评价是通过多元评价方式来收集学生的学习信息，因此，学生的自主评价和学生互评也是重要的手段。但是，由于受传统学习方式的影响，学生的自我评价意识较薄弱，未养成自我评判的习惯，在自评过程中容易存在报喜不报忧，无法反映真实表现。此外，在涉及小组或团队项目时，由于角色或能力不同，或工作量及表现机会不同，组员之间付出的努力程度会有很大差异，个别组员学习态度不认真，蒙混过关；而付出更多努力、能力突出的组员会因表现差的组员受到影响。另外，由于同学间的熟识度不同，也存在打感情分的现象。

最后，反馈不足。形成性评价最重要的目标之一是通过评价发现问题，反馈问题，改进问题，但部分教师由于理解的误差或因精力不足，对学生的评语通常只有分数或等级，或简单的好与不好，给学生的反馈缺乏具体的、描述性或诊断性的评价。这样一方面对学生修订学习目标、改进学习方法的指导性不强，另一方面，也未根据学生的表现或评价对自己的教学进行反思、调整与改进，使形成性评价失去了在教学过程中指导学生学习、对教学进行反思和调整的作用。（图4-1）

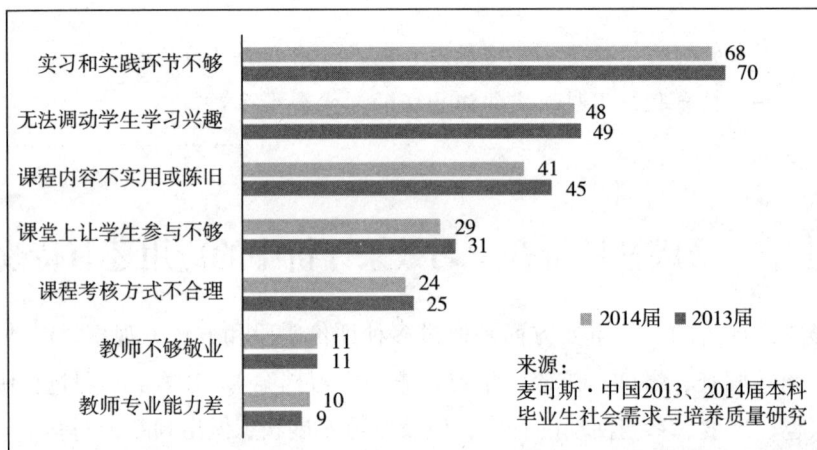

图4-1　中国2013、2014届本科毕业生反馈意见（多选，%）

　　课业教程中所举行的平时测验或者测试，就好像是测量室温的寒暑表。寒暑表可能是十分精确的，然而除了记示或测示室温之外，它对室温起不了什么作用。对比之下，恒温器根据与既定标准温度的关系来记示室温，其后随即制定各种改正程序（即打开或者关闭火炉或者空调机），直到室温达到既定的标准温度为止。因此，寒暑表只能提供信息，而恒温器却能提供反馈与各种改正办法，直到室温达到所需要的温度为止。

　　——布卢姆，等著.邱渊，等译.教育评价［M］.上海：华东师范大学出版社，1981：230，259-260.

数据链接：麦可思研究显示，对于中国2013届和2014届本科毕业生来说，母校的教学需要改进的地方中，排在第二位的是"无法调动学生学习兴趣"

（2014届：48%，2013届：49%），"课堂上让学生参与不够"排至第四位（2014届：29%，2013届：31%）。

总之，我们的课堂还存在着以教师为中心、以知识传授为主体、以记忆学习为形式、培养低阶思维等问题。这些问题有的来自教师，有的来自学生，但其中一个共性的问题就是观念的问题。虽然以学生为中心的教育理念提出了多年，但是受传统教与学理念惯性的影响，或因办学规模过大、师资数量不足等因素的限制，这一理念并没有完全落实到每个教学行为中。这就需要我们通过转变观念、深化改革、加强管理等方法来解决，这其中一个重要的手段就是加强课堂的设计，通过课堂设计让教师和学生都能够明白我们现在在哪里（现状）、要去哪里（目标）、如何去那里（途径）、是否到达了那里（评价）。

第十一节　学生的认识

张丽敏（2014级中医妇科学专业硕士）

本章内容非常的详尽，应该说全面地阐述了中医课堂教学中存在的问题，我认同所述观点，但是我认为，目前中医课堂教学还存在着不能学以致用的现象。我现在已经是研究生的第二年，即将毕业，离开校园，我的求学生涯经历了小学－中学－高中－大学－研究生。在校园的环境里，我已经度过了十余载的生命，回头看自己的大学生活，我想其他部分同学可能也会有相同的感受，即不明白学到现在的目的到底是什么，学到的东西怎么用、用在哪。我认为，原因主要有以下几个方面。

首先，中医学专业教师在教学过程中，讲授的知识过于单一，思维狭窄，病症的概念性强，不能够以发散性思维来分析病症，没有做到由点及线、由线及面，再由面到线、由线到点，透彻分析病症，然后对症下药。

其次，中医学知识的理论性和抽象性强，虽然经过不断的学习，但是学生没有实践的机会，不能在教师的指导下拿出属于自己的治疗方案，因而对某种治疗方案实施后的结果缺少形象的认识。在医院学习阶段，应该在老师的监督下，允许学生给出某种病症的治疗方案，并找到治疗方案中的不足之处，并分析会对患者有什么样的影响。

综上所述，大学生在校期间都很想学到能在社会上立足的本领，但是一部分学生在踏入大学校门的那一刻就迷惑了，梦想很远大，却没有切合实际意义的行动计划，根源在于缺少指路人，也缺少自我定位。为了解决这个问题，一方面学校要给予学生更多的指导和帮助；另一方面学生要明确每个阶段该做的事情，对大学生来说，就必须要把学习知识、培养能力放在首位。

张玥（2011级中医学专业本硕连读）

中医学具有很强的传承性，在实践中将前辈的经验传承给下一代。我认为，在传承过程中，需要同时具备两个条件，学生愿意"承接"，教师愿意"传递"，双方面都要尽心尽力，才能实现中医理论的传承。反观中医课堂教学存在的问题，实质就是是否"愿意"的问题，学生是不是愿意学，教师是不是愿意教。

首先是学生是不是愿意学。学生是否喜欢医学，是否主动探寻医学，是否以治病救人为己任。如果可以做一个调查统计，可以调查一下学生从一年级刚进入校园到本科五年级毕业期间，有多少人在课余时间甚至是寒暑假，从未间断地主动去临床实践，有多少人从未主动去临床实践，又有多少人是仅仅通过学校安排或强制要求去临床实践的。从某种意义上说，学生是不是有理想无行动、有冲动无坚持，是否尚未完全意识到学习和个人发展是个人的事情，是否对中医学产生了浓厚兴趣，切实想学。

其次是教师是不是愿意教。其一是指教师是不是愿意倾囊而赠，我相信老师是愿意的，《师说》中有提及："古之学者必有师。师者，所以传道、授业、解惑也。"这是对教师作用最直观的解释，又是对教师职责的最好说明。其二是教师是不是有能力教，目前学校里面的授课老师，虽然有纯粹的理论课老师，也有临床医生作为老师教授临床课程，但教学的差距很大，教师水平参差不齐。其三是教什么，现在教育缺乏的是对于学生品德的教育，现在的学生多是独生子女，80后、90后一代处在时代变革的中间地带，然而我们所感受到的最大的差异在于，不同级的学生，行为品德差距甚大，同一级的学生也是参差不齐。社会大环境的熏陶、家庭教育、学校教育是不可分割的整体，在目前浮躁的社会环境中，对于在家庭教育中欠缺品德教育的学生，需要在学校中补齐。其四是怎么教，从"象牙塔里的'女医明妃'"新闻来看，学生缺乏良好的临床实践环境，目前世界主流教育方式就是教师以课堂讲授的形式将知识传达给学生，不能否认的是，这种方式是最直接最高效的。但教育不仅仅是传达知识，在引导学生应用知识解决实际问题方面，还需要进一步加强。

第五章　问题求解

——科学设计的课堂才有水平有质量

为了适应中医药高等教育的发展、《中医教育标准》的要求、课堂变化，解决课堂中存在的问题，我们需要对课堂教学进行设计。毫无疑问，任何工作有设计才会有质量，对于占据学生绝大部分学习时间的课堂更是如此。

第一节　设计的概念与内涵

凡是有目的的行为，人类在每项活动开始前都需经过一番周密的部署和计划，这就是设计。设计体现在人类各项活动之中，是人的主观能动性的重要体现，正如马克思所说："蜘蛛的活动和织工的活动相似，蜜蜂建筑蜂房的本领使人间的许多建筑师感到惭愧。但是最蹩脚的建筑师比最灵巧的蜜蜂高明的地方，是他在用蜂蜡建筑蜂房前，已经在自己的头脑中把它建成了。"这也可以说是对时下无处不在的建筑设计的形象描述。

"设计"是一个舶来词，是由英文"design"翻译过来的，源自拉丁语的"desinare"，在拉丁语中是徽章、记号的意思，思想上的意图通过符号表示出来，成为可视的东西。我国古代并没有"设计"一词，而是将"设"和"计"分开使用。《周礼·烤工记》中有"设色之工"，"设"表示"制图、计划"的意思。《管子·权修》中有"一年之计，莫如树谷，十年之计，莫如数木，终身之计，莫如树人"，"计"则是"计划、考虑"之意[①]。

---

① 黄厚石，孙海燕.设计原理［M］.南京：东南大学出版社，2005：8.

从上述的英文、中文的词源来看，"设计"具有设想、考虑、构思的含义。随着社会发展，生产力水平的提高，设计活动呈现出多样性，比如平面设计、工业设计、装潢设计、艺术设计、活动设计、组织设计、城市设计、职业生涯设计、教学设计等，设计的含义也日渐丰富，所涵盖的范围也越来越多，国内外的很多学者都试图对其内涵进行解释，形成了如下不同的观点。

彭澎认为，"设计是一种以人为主体，并有特定目标对象的创造性行为。"[①] 杨先艺认为，"设计是一种创造性行为，一方面，设计是一个有目的、有针对性的创造性活动，是一个思维过程；另一方面，设计是一个将思想、方案或计划以一定表现手段物化的过程。"[②]

德国设计委员会主席、曾任布劳恩设计主管的迪特·拉姆斯（Dieter Rams）认为，"设计首先是一个思维的过程，一个流程，一种工作方法，以创造新的产品和新的意义。"[③] 阿西莫夫在《设计导论》中提出"设计是'面临不确定性情形，其失误代价极高的决策'"；佩奇在《给人用的建筑》中认为"设计是'从现存事实转向未来可能的一种想象跃迁'"。

英国《牛津大辞典》将设计解释为：作为名词的设计，一是指思维中形成意图并准备实现的计划，二是指艺术构思中的草图、效果图；作为动词的设计，来源于拉丁语 desinare，意为指示，表示建立计划，进行构思、规划并形成方案的过程。《现代汉语词典》的解释是"在正式做某项工作之前，根据一定的目的要求，预先制定方法、图样等"。《辞海》的解释为："根据一定的目的要求，预先制定方案、图样等"。

综上，诸多学者从不同的视角，并与不同的情景结合，形成了不同的观点，但也能够发现一些共同之处，即目的性、计划性、预先性、创造性和可见性[④]。目的性是指设计一定是有目的的，没有无目的的设计，目的既是设计的出发点，也是设计的归宿点，目的的形式可以是多样的；计划性是指设计要按照一定的计划系统进行的，而不是盲目的，计划可以详细也可以简略，但它是设计赖以展开的依据；预先性是指设计进行的时间一定是在工作或活动正式开展之前，以使工

① 彭澎.设计原理［M］.北京：高等教育出版社，2009：1.
② 杨先艺.设计概论［M］.北京：清华大学出版社，2010：1.
③ 迪人.世界是设计的［M］.北京：中国青年出版社，2009：96.
④ 王春华.教学设计的理性及其限度［D］.济南，山东师范大学，2014：20-23.

作可以按照设计的方法、步骤、内容等顺利展开；创造性是指设计通过"发明""革新"，形成新的产品、形式、计划，而不是简单的复制和重复[①]；可见性是指设计的结果应是物化的、可见的，形式可以是一份草稿、图样、计划、方案，或者是模型。

第二节 教学设计的概念与内涵

教学是人类教育活动的核心环节，是一项复杂的活动，设计是不可缺少的。

教学设计诞生于美国，自从传入中国后，以其独特的程序化、合理化的方式迅速地得到了人们的关注，并开始影响传统经验式教学。

关于什么是教学设计（Instructional Design），目前尚未有统一的结论。许多专家从各自的研究视角进行了说明，比如：

"教学是以促进学习的方式影响学习者的一系列事件，而教学设计是一个系统化规划教学系统的过程。"（加涅，1992）

"教学设计是一门涉及理解与改进教学过程的学科。任何设计活动的宗旨都是提出达到预期目的的最优途径，因此，教学设计主要是关于提出最优教学方法的处方的一门学科，这些最优的教学方法能使学生的知识和技能发生预期的变化。"（瑞格鲁斯，1999）

"教学设计是运用系统方法分析教学问题和确定教学目标，是建立解决教学问题的策略方案、试行解决方案、评价试行结果和对方案进行修改的过程。""教学设计亦称教学系统设计。"（乌美娜，1994）

"教学设计是依据对学习需求的分析，提出解决问题的最佳方案，使教育教学绩效得到改善的系统决策过程。"（李龙，2010）

综上所述，各位专家从不同角度对教学设计的内涵进行了阐释，也从中看出了教学设计的重要性与复杂性。

中医学的课堂既有一般课堂的特征，又有自己的学科特点，对于其概念和内涵，我们认为，中医学的课堂教学设计可以定义为："教师为了实现培养目标，促进科学地教及学生有目的、有意义地学，依据教育理论、学科特点和规范，对

---

① 王之磊.设计的文化内涵［J］.艺术与设计（理论），2011（3）：16-17.

课堂进行理性思考的过程，也可以说是在实施课堂教学之前，通过分析、设计、开发、实施、评价及创新、创造活动，形成设计文案的过程。"

该定义的内涵主要体现在下列几个方面：

（一）师生双方都要有目标意识

课堂教学活动是由教师教的活动、学生学的活动构成的，因而课堂教学必须要有教师教的目标和学生学的目标，两者不能混淆，同时教师还要清楚地认识到教是为学服务，教的好坏是由学生学的好坏决定的，不能自顾自地教，而不顾及学生学的如何。同时也要引导学生建立学习目标意识，不是听了教师教的，就完成了学习过程，而是有意义地学并达成了学习目标才算完成。

（二）课堂教学设计要遵循设计规范

课堂教学设计是一项设计活动，必须要符合设计规范，要体现分析、设计、开发、实施、评价五方面的要素，成为一个环形封闭的设计过程。

（三）课堂教学设计是创新创造的过程

每个任课教师都有自己熟悉的课堂教学方法、组织方式等，但是不能不区别教学对象和内容进行简单的复制，而是通过创新、创造对个人已经形成了的课堂教学活动模式进行再次开发，保证课堂教学活动的针对性与持续更新。创新创造强调的是课堂教学设计的动态过程，设计不能一劳永逸，必须要根据教的对象不断进行调整。

（四）课堂教学设计结果必须是可视化的

课堂教学设计不能是教师心理的设计，不能是教师想想就可以，必须要将教师的设计过程以文案方式表现出来，教师教学有据可依，教学督导与评价有据可依。

第三节　课堂设计的价值

课堂教学的精心设计与实施，能够在很大程度上解决目前中医课堂教学中存在的问题，其价值集中体现在课堂教学中心、课堂教学目标、课堂教学观念、课堂教学方法等方面。

一、促进课堂教学由"老三中心"向"新三中心"转变

传统课堂教学模式的作用仍然很大，影响着中医课堂教学。教师还是占据课堂的绝对地位，常常出现一言堂；教材是知识唯一的获取来源，教材写什么教什么；课堂还是学习唯一的场所，课上教什么学什么，这些现象的本质就是学生主体地位没有得到认可和尊重。课堂教学设计是以系统论为基础，要求课堂教学设计者必须要考虑教学过程中所涉及的方方面面，以及各方面之间的关联，作为教学过程主要矛盾的学生的学习才会得到重视，学生主体地位才能突显。学生主体地位的确立，是向"新三中心"转型的基础，随着课堂教学设计工作的深入推进，课堂教学才能真正地由"老三中心"转型为"新三中心"。

二、促进中医教学由"知识传递"向"思维形成"转变

中医教学设计是在系统论的指导下，根据教学目标，分析学生、教学内容，选择教学策略和教学方法，提供教学资料，组织实施评价，是对中医教学系统性的设计。在课堂教学设计的推动下，中医教学将从局部、微观模式改革阶段进入整体、宏观模式优化阶段；中医教学主线——形成中医思维将得到明确和强化，各门课程将围绕这一主线开展课堂教学。中医教学主线的明确，有利于培养学生的学习积极性和兴趣，有利于理论教育与临床实际的紧密结合，有利于提升中医学生的中医信念，有利于转变中医思维西化现状，中医教学才能真正从普通高等教育变为专业高等教育，从大众教育变为精英教育，从知识传递变为思维形成。

三、促进教师教学由"经验教学"向"理性教学"转变

课堂教学设计的理论基础包括学习论、教学论，教学论又以学习论为基础，学习论主张努力揭示学生学习的规律，积极寻找科学心理学的实证研究证据，教学论相应地努力从哲学与经验取向的教学论向科学心理学与实证研究取向教学论过渡，为教学活动明确心理学的依据。在这样的背景下，随着课堂教学设计环

节的加强，由教师教学经验决定教学效果的现象将得到改变，教学方法、教学材料、教学评价等都会得到科学地优化，课堂教学效率将得到提高，教师教学将由"经验教学"偏向"理性教学"。课堂教学设计促进理性教学的作用，还表现在改变教师专业培训体系和内容，由现代教学设计原理替代传统的基于哲学和教师经验的教学论，促进教师专业的发展。

四、促进教学方法由"教有法而无定法"向"贵在得法"转变

在实施课堂教学设计改革的过程中，部分教师认为课堂教学具有很多的灵活性，很难提前进行设计，并以"教无定法"作为这一说法的依据。首先，"教无定法"并不全面，而"教有法而无定法贵在得法"才是古人所论述的全部内容，经过优化的课堂教学将引导教师重新认识教学方法，从粗线条的选用转归为有设计有针对性地选择。

（一）"教有法"之"法"是标准和规范

《辞海》（第六版缩印本）对"法"的解释有八种，其中一种解释为"标准，规范，《管子七法》尺寸也，绳墨也，规矩也，衡石也，斗斛也，角量也，谓之法"。由此得知，古人首先说"教有法"，强调"教"是有法的。这个"教有法"的"法"是标准和规范，是国家教育方针、教育规律、中医学科特点与教育标准。教育方针是国家或政党在一定历史阶段提出的有关教育工作的总的方向和总指针，是教育基本政策的总概括，确定教育事业发展方向，指导整个教育事业发展的战略原则和行动纲领，不遵守国家教育方针的教学就是违法的。教育规律是不以人的意志为转移的客观事物（教育内部诸因素之间、教育与其他事物之间）内在的必然的本质性联系，以及事物（教育）发展变化的必然趋势。不遵循教育规律，我们的教学形成了盲目教学。教学原则是根据教育教学目的、反映教学规律而制定的指导教学工作的基本要求，反映了人们对教学活动本质性特点和内在规律的认识，是指导教学工作有效进行的指导性原理和行为准则。不执行教育原则，我们的教学就不成功。中医学科特点经过漫长发展过程形成了独特的教育教学特点，比如德术相融、医儒兼通、注重基础、崇尚经典、强调实践、勤求博采、兼收并蓄、质疑创新、中西兼顾、融会贯

通。不注重中医学科的教育教学特点，我们的中医高等教学就是失败的，同时中医课堂教学还必须贯彻落实中医教育标准，促进中医教育达到的保证标准和发展标准。因此，无论是教育还是教学，都必须要有法，并且要遵法、守法、循法。

（二）"无定法"之"法"是因人制宜之法

《辞海》（第六版缩印本）对"法"的一种解释是"方法，办法，如有法可治"。可以认为"无定法"，这个法指的是方法与办法。

著名英语谚语"All Roads Lead to Rome"，即"条条大路通罗马"，形象地说明了到达罗马可以有很多路径可以选择，引申为达到同一目的可以有多种不同的方法和途径。例如，教师为了实现教学目标，可以有很多种教学方法选择，比如《针灸学》之腧穴部分的教学，教师可以采取班级讲授法，也可以采取小组讨论式教学，还可以采取课下训练法，甚至开展 PBL 教学，虽然教学方法不同，但是主要教学目标是一致的，都是为了让学生能够掌握腧穴的定位、主治。从这个角度讲，课堂设计不是限制了教师课堂的"灵感"，而是为了强化教师规则和教学规律意识，有设计、有质量地提高教师教学的灵活性。

其次，对"无定法"，还应该有另外一个理解，就是因材施教，也就是不同的学生采取不同的教法，这也就是我们为什么在课堂设计中加入"学情分析"的重要原因。以中药学课程为例，如果我们对中医学专业、中药学专业、制剂学专业、中药制药专业、中西医临床医学专业都用一个方法去教的话，显然是不符合学生情况的，而是应该根据学生专业情况分别采取有针对性地教授方法，才能做到因材施教。

（三）"贵在得法"之"法"是关键之法

三角形包括了 A、B、C 三个点，从 B 点出发到达 A 点，我们有两种方法：一种是 B 点直接到 A 点；另一种是经过 C 点到达 A 点，虽然都到达了 A 点，但是两种方法走的路程距离和花费时间是不一样的，为了到达 A 点，我们要选择方法，而不是盲目选择其中任何一条路。教学是容不得失败的过程，教学过程又是个性化的过程，受教师能力、学生准备状态、教学条件、教学内容等多因素影响。因此，教师不能模仿教学方法，而要根据个人的能力、物理环境条件、教学内容等，采用更适合授课对象准备状态的教学方法，并且要对教学方法主动进行改进和完善，就如同高明的中医临床医生总是根据病人的病情对症下药一样。

综上所述，"教有法而无定法贵在得法"中的三个"法"，内涵各不相同，其指导思想是在遵守教学基本规范的基础上，根据教的内容与对象的不同采取不同的教法，而这些教法又必须是符合原则的。由此可以认为，教学设计是规范教学的基础性设计，是鼓励教师"因时、因地、因人制宜"的，当然也不否认教师临时的"灵机一动"，关键为是否"得法"。

第四节 学生的认识

马艺菲（2013级中西医临床医学专业）

随着我国中医学专业教育标准化工作的推进，中医教育正在逐步走向世界，并得到国际组织的认可和采用，走向国际的中医学专业教育也推动着中医课堂教学做出新的调整，在这样的背景下，提出科学设计中医课堂教学，具有非常重要的意义，下面就谈谈自己的感受。

首先，是促进课堂教学中心转型。传统教学模式是以教师为中心，它是最经济的教学模式之一，教师可以耗费较短的时间同时实现大数量学生系统地掌握知识。可这一教学模式在知识获取途径多元化的当下，其弊端也愈加明显，教师自顾自地讲授知识与学生自顾自地学的矛盾愈加突出，愈加不能满足学生对学习主体性的需求。中医课堂教学设计重视学生学习，突显学生在学习过程中的主体地位，并且没有否定教师的积极作用，要求师生双方在教学过程中都要有目标意识，即教师教的目标和学生学的目标，这一目标意识提高了我们学习的主观能动性，同时也兼顾了教师的指导作用。

其次，是促进中医课堂教学方法转化。传统中医教学模式更加注重理论与实践、情景的结合，经过设计的中医课堂教学有效地实现了这一点，促进教学方法的真实性和针对性，正所谓"贵在得法"，在促进中医课堂教学方法转化的同时，以文案的形式记录的中医课堂教学设计过程，保证了中医课堂教学备课的质量，成为教师的必选动作，促进了中医课堂教学的规范化。

最后，是促进中医课堂教学目标转归。传统教学模式下教材是知识唯一的获取来源，我们课堂学习到的知识来源于书本所记录的内容。中医课堂教学设计对教学有新的要求，强调把促进学生发展和培养学生中医思维贯穿整个教学过程，根据教学目标，分析学生、教学内容，选择教学策略和教学方法，提供教学资料，组织实施评价等措施确定中医教学主线，使得我们中医课程的学习进入整体、宏观中医诊疗模式优化阶段，同时也提升了我们的中医信念，促进我们中医诊疗思维的构建。

中医教学的课堂教学设计是一种教学理念的改革，它更加强调我们学生在学习过程中的主体地位。也要求我们重新定位自己在学习过程中的位置。我们不再是知识的被动接受者，相反，通过课前明确我们的学习目标，我们可以有重点地进行课堂听讲；通过课上老师讲授的中医学习主线，我们可以形成自己的专业学习思路；通过课下知识的扩展，我们可以完善自己的中医知识理论体系。这样的课前——课堂——课下的重复强化的学习方式，使得我们能够真正牢固、全面地掌握和运用知识，提高能力。

武玉琳（2011级中医学专业本硕连读）

现如今，国家对中医药支持力度空前，《中医药发展战略规划纲要（2016—2030年）》已颁布实施，意味着中医药发展将迎来大好时机。作为中医药发展的基石，中医药院校教育受到了广泛关注，课堂教育更是其中的重中之重。下面我将基于课堂设计谈谈我的体会。

在教学目标方面，强调了大学教育的一般化及中医药教育的特殊化，目标更明确；在教学内容方面，更加重视学生的接受程度，并且注重学科之间，以及书本与临床之间的衔接，在一定程度上给了我们缓冲的过程，更加利于知识的接受；在教学方式方面，丰富了往日教师单纯讲授的教学方式，根据具体情况合理地丰富了教学方式，增强了师生互动，有助于我们对知识的理解。

课堂设计的改革还突出了"因材施教"与"教有法而无定法贵在得法"等方面，强调了根据学生的具体情况采取具体的教学方法，课堂既要规范，还要灵活。教育的目的也由单纯的传授知识向建立中医思维的方向转变。我认为，经过设计的课堂教学更有助于同学们与临床进行衔接，更有利于教会学生如何"用"知识，在一定程度上缓解同学们眼中课堂的"枯燥"，让同学们爱上课堂，并能够在课堂中收获更多。

第六章 首要任务

——从转变教师与学生观念开始

　　《中医教育标准》中对中医人才的培养目标及培养标准提出了明确的要求，随之带来的是教育理念、教与学的方法，以及考核与评价体系等的变化，教学设计理应主动适应这些变化。关于如何做好教学设计问题，我们认为，应该首先要从转变观念开始。其中，教师对教学观的认识，对以学生为中心理念内涵的理解，以及对人才观和质量观的把握是做好课堂教学设计的关键。

第一节　教育教学理念发生了变化

　　1998 年，联合国教科文组织在巴黎召开了主题为"21 世纪的高等教育：展望与行动"的世界首届高等教育大会。大会指出，"高等教育需要转向'以学生为中心'的新视角和新模式"；要求国际高等教育决策者把学生及其需要作为关注的重点，把学生视为教育改革的主要参与者，"以学生为中心"的新的教育教学理念已经对 21 世纪的高等教育产生了深远影响。这种影响首先表现在教师对教学观的重新认识。

一、教学观从注重"教"转向注重"学"

　　教学观是教学理论中的一个核心问题。教学观是指教师在教学实践活动中，对基本的教学理念、教学思想和教学方式的认知体系或观念体系。科学发展观指导下的教学观比传统的教学观更强调以人为本的价值取向[①]。从教学实践而言，它

---

① 胡劲.基于学生发展的高校教师教学观与课程观的转变［J］.鄂州大学学报，2015（22）：90-91.

制约着教学目的和任务的制定，影响着教学活动的设计、实施和评价，最终决定着培养人才的质量和水平。

（一）教学观随着历史的发展而变化

教育自古以来与人类的生活息息相关，而教学随着人类社会的发展也在进步。纵观历史的演变，教学观的发展大体分为三个阶段[①]。

1. 自在阶段——生活教学　这一阶段主要指原始社会时期，人们为了生存而结合成为社会。在这一阶段，教学即生活，生活即教学，有目的、有计划、有组织的教学活动还没有出现，所谓的教学仅是指以口耳相传的简单方式传递生活经验的生产活动，既无专业和专职教师，也无文字教材和教学场所，只是自发、分散、随机地处于一种不知而行的自在状态。

2. 自为阶段——知识教学　这一阶段主要自奴隶社会开始，随着文字的出现，学校的产生，以及人类文化的进一步丰富，对教学的认识能力和把握能力不断增强，教学活动开始从人类的生活世界分离出来，成为一种独立的活动，出现了专职的教师和专门的教学场所，这也标志着教学的专门化开始形成。尤其到了近现代，随着"知识爆炸时代"的到来，教学获得空前的发展，科学知识、科技成果被引入到教学中，并且占据了越来越重要的地位，教学逐渐从单一、分割、孤立和封闭逐渐走向系统、整体、开放和进化。从此教学世界便进入一种知而后行的高度自为阶段，同时也不知不觉远离了生活世界。即只关心科学知识的掌握和科学技能的培养，学生的日常生活经验都被排除在教学之外，导致教学中人文精神和精神价值被遮蔽，教学世界成了一个缺少生活气息和缺乏人情味的数字、文字和符号的单调世界。该阶段的教学观可概括为知识教学。

3. 自由阶段——文化教学　随着现代高等教育的快速发展，教学的重点开始关注人的发展。著名教育学者裴娣娜教授认为，"教学从终极目的意义上是要促进人的发展。"这个阶段教学开始以人为中心，把人的生活作为第一位，知识只是人的生活手段和工具。教学也不再仅仅局限于让学生学习和掌握已有的知识，而是让学生形成一种文化，更关注学生的生命价值和意义。在文化教学中，知识传授仅仅是手段，师生的生命发展才是目的，掌握知识要为学生生命的发展服

---

① 纪德奎. 当前教学论研究：热点与沉思 [J] . 教育研究，2007（12）：73-74.

务。文化教学注重知识与技能、过程与方法、情感态度与价值观三维目标的达成，关注对学生情感、意志和抱负等健全心灵的培养。

（二）教学观随着学科的发展而发展

近年来，更多的学者开始从不同的视野和学科的角度来研究教学观，对教学观的研究与认识也进入了一个全新的时代。下面仅从心理学和生态学的视角与大家共同探讨。

1. 心理学视野中的教学观　代表观点主要有建构主义教学观、人本主义教学观、认知心理学教学观，其中，建构主义教学观和人本主义教学观对我国教学理论和实践影响最大[①]。

（1）建构主义教学观：建构主义学习理论是当今教育心理学领域正在兴起的一种理论，是在整合行为主义和认知主义学习的理论基础上产生的"当代教育心理学中的一场革命"。建构主义教学观的一个重要概念就是"主动建构"，在教学过程中，注重发挥学生学习的主体性，注重学习环境的创设，注重信息资源支持"学"。建构主义理念下的教学模式有支架式教学、情境式教学、抛锚式教学、随机教学模式。建构主义教学观为改变传统教学提供了许多新的思路和观点，也被广泛应用到教学实践中。

> 建构主义"重新解读教学过程的实质，指出教学过程是学习者在教师帮助下，在原有知识经验背景、社会历史文化背景、动机及情感等多方面因素综合作用下主动建构意义的过程。"
>
> ——薛国凤，王亚晖. 当代西方建构主义教学理论评析［J］. 高等教育研究，2003（1）：97.

（2）人本主义教学观：人本主义心理学兴起于 20 世纪 50 年代，被称为心理学的"第三势力"，主要代表人物是罗杰斯。罗杰斯的教学观是以他的"患者中心疗法"为基础，主张以学生为中心组织教学，促进学生的学习和变化，培养能够适应变化和指导如何学习的个性充分发展的人。罗杰斯教学观被称为"非指导

---

① 李香玲. 我国当代教学观的反思与重建［J］. 教育与教学研究，2012（12）：39-42.

性教学"，一反传统教学中的"指导性教学"。人本主义教学观对我国的教学也具有很高的借鉴意义，其优点在于注重把学生作为学习主体，突出教学中的情感因素。

2. 生态学视野中的教学观　生态学已经成为当今人类主要思想之一，生态学的研究对象是生物体及其环境之间的相互关系，生态学为教育提供了新的视角和方法论，生态学在教育中的影响也不断深入。

> "课堂是一个微观生态系统，理想的课堂教学应当实现课堂与生活的交互转化，实现课堂内各因素之间通过相互作用达到相对稳定的平衡状态，在这样的教学环境中，教师和学生和谐共进，人与环境相互应答，从而为学生个体的进步与发展提供良好的生态环境。"
>
> ——胡艳芝，李秀伟.生态化课堂教学观的建构［J］.当代教育科学，2003（14）：20-23.

生态化的课堂教学观的主要观点是："课堂情境和谐自然，实现人文与科学的统一；学生心态自由开放，体验自我价值的生成；学生个性充分张扬，得到理解和支持[1]。"总之，生态化课堂教学观主张教学中的各要素保持生态平衡，促进学生发展。

无论是从历史的变迁，人类社会的发展还是追溯教育的本质，无不揭示了教学观要从"教"转向"学"，这是事物发展的客观规律，也是高等教育发展的必然趋势。"以人为本""以生为本""促进学生发展"等为主的教学观成为教学的主流。

（三）中医高等教育的教学观应转向注重"人的发展"

中医学作为我们国家特有的一个学科，历经几千年而不衰，其具备人文与自然科学的融合性，认知方式的多维性，理论基础的实践性等学科特点，从而也决定了中医高等教育教学观的特殊性。

受古代中医教育思想的影响，传道授业与自学、治学、实践，源流并重的教

---

① 胡艳芝，李秀伟.生态化课堂教学观的建构［J］.当代教育科学，2003（14）：20-23.

学观在一定历史阶段发挥重要作用。对学习中医的知识和能力结构，强调基础理论学习："学医之要，必本于《素问》《难经》""非《素问》无以立论、非《本草》无以立方"；同时又重视临床实践，"熟读王叔和不如临证多"，打好扎实的基础，培养临床能力，理论与实践并重，教学程序则源流结合，从源到流，从流到源，殊途同归①。而随着中医高等教育的发展，教学观念的变革，我们在传承中医教育思想，遵循中医学科特点的前提下，应该提倡"注重人文，崇尚经典，强化实践，促进发展"的教学观，从"培养合格的中医师"向"培养知识、能力、素养协调发展的人"转变。

二、教学中心从"教师"转向"学生"

19世纪40年代，科学教育学的奠基者——德国人赫尔巴特，建构了基于心理学的近代教育学，"课堂＋教师＋教材"三中心的（一般称"老三中心"）传统教育学理念确立。"老三中心"的根基是"以教师为中心"，即以教师为主导的课堂组织形式、以教师讲授为主的传授方式、以教材为传授内容的知识传承，"以教师为中心"在系统化的科学知识传授方面具有相当的优势。"新三中心（学生＋学习＋学习效果）"理论是根据美国心理学家布鲁纳的认知理论而推出的一种新的教学方法，它在美国已有30年的历史。"老三中心"强调系统知识的摄入，重视基础知识和基本技能的获得，对于形成学生完整的知识结构，传递教学内容有非常重要的作用。但是"老三中心"只注重知识的灌输，忽视学生的主动性、积极性、创造性，师生之间的互动交流少，使得教学效果得不到有效反馈②。

"新三中心"相对于"老三中心"而言，是以"学生、学习、学习效果"为中心：以学生为中心就是根据学生接受知识的特点来安排学习；以学习为中心就是要利用各种手段来学习，教师讲课只是这其中的一部分，还应加强其他途径的学习；以学习效果为中心更强调学习的目的而不是学习的形式。两者的育人目标是一致的，都是为了培养适应社会需求的人才，但中心点不一样。"老三中心"的核心是"教师"，以教师为主体开展各种教学活动；"新三中心"的核心是"学生"，以学生为主体开展教学活动，教师起引导作用。因此，这是两种不同的教学理念和教学方式，但"新三中心"不是对"老三中心"的简单抛弃，而是在继

---

① 陆莲舫. 谈中医教育思想［J］. 南京中医药大学学报，1995（11）：8-9.
② 杨树元. 基于"新三中心"教学理念的应用型本科教学设计研究［J］. 学园，2015（12）：1-4.

承"老三中心"的基础上，逐步实施"新三中心"。

因此，学校要从"课堂、教师、教材"的老三中心，向"学生、学习、学习效果"的新三中心转变，真正关注学生的学习。教学方法是为了达到教学目的服务的，目的决定方法。学习是一个"自主构建""相互作用"和"不断生长"的过程[①]。教学的目的、任务不在"教"，而在"学"。"以学生为中心"，最根本的是要实现从以"教"为中心向以"学"为中心转变，即从"教师将知识传授给学生"向"让学生自己去发现和创造知识"转变，从"传授模式"向"学习模式"转变[②]。（图6-1）

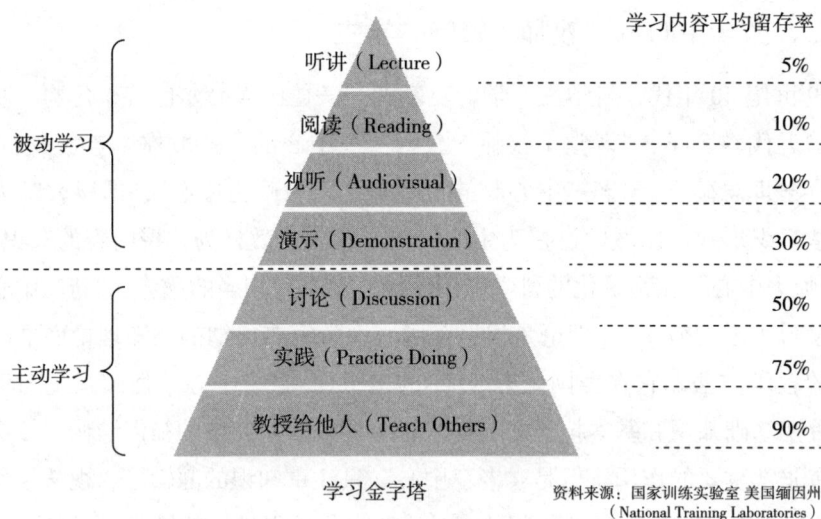

图 6-1　学习金字塔模型

第二节　人才观和培养质量观发生了变化

人才观和质量观实际上是回答"培养什么样的人"和"培养的人怎样"的问题。新的时期，社会的发展赋予了中医高等教育新的使命，对中医人才的培养提出了新的要求，这就要求我们要与时俱进，把握中医高等教育的人才观和质

[①] 刘献君. 论"以学生为中心"［J］高等教育研究.2012（8）：1-6.

[②] Barrrb，Taggj. From Teaching to Learning-a New Paradigm for Undergraduate Education［J］. Change，1995（1112）：13-15.

量观。

一、人才观随着经济社会的发展而改变

人才观是指关于人才的本质及其成长、发展规律的基本观点及基本理念。它是人们对人才的基本问题所持观点和态度的总称，涉及对人才的本质、特点、评价标准、意义、作用等认识，是人才培养者和人才自身行为选择的重要依据。人才观不仅是一个历史范畴，也是一个空间、哲学和理论范畴。在进行人才的培养、教育、使用、考核、引进等方面工作中，都受到人才观的影响[①]。

因此，人才观对于人才作用的发挥至关重要，不仅影响着个人的价值追求，同时也提供了一种社会导向，影响着整个社会的人气和氛围。

人才是一个相对的、发展的概念，在不同的历史时期和不同的社会发展阶段会有不同的标准。在封建社会，人们把读书做官作为成才的标准。在社会主义革命时期，我们把能够把握社会规律、运筹帷幄、决胜千里的人视为人才；在社会主义建设初期，我们把那些能够治国安邦、促进国家经济发展和社会进步的人视为人才。改革开放以来，由于人才与学历有着密切的关系，我国一直把"具有中专以上学历或初级以上专业技术职称"作为人才的统计标准，常常把学历、职务、职称和资历等同于人才。进入 21 世纪，人才竞争趋于白热化，形成了不同的人才观，有以人的素质为标准的能力本位人才观、知识本位人才观、道德本位人才观、全面人才观等；以从事的职业为基点的专才、通才、智能、实用和国际标准等的人才观；以社会需求为出发点的资源性人才观、资本性人才观、大人才观和泛人才观等。

以上人才观的确立，有其存在的历史原因，也曾对经济社会发展起到一定的促进作用。但是，随着经济社会的进一步发展，对人才素质与能力的要求越来越高，人才观的内涵也必然随着经济社会的发展而逐步发展变化。

二、中医教育的人才观应适应教育目标而变化

作为中国的传统医学，已传承数千年，古代医家在医学教育实践中形成并积累了丰富的人才观思想，最有代表的就是唐代孙思邈提出的"大医精诚"，简明

[①] 肖跃红.如何提高中医职业教育人才培养质量［J］.中国中医药现代远程教育，2011（105）：19-20.

表达了古代对医学人才的基本看法。

人才培养目标集中在术与德两方面：在品德方面主要提出六方面：①济世之志；②仁爱之心；③淡泊的境界和平等的眼光；④严谨的作风和认真的态度；⑤一心赴救的勇气；⑥精勤不倦的恒心。在知识和技能方面，古人的论述更多，从知识、技能、思维素质等各个角度提出了医学人才应当具备的条件：①丰厚的文化素养；②全面的专业知识；③过硬的临床技能；④高超的智能；⑤良好的心理素质。

随着时代的变迁，在科学人才观的指导下，中医高等教育应树立全面发展的人才观。在制定人才培养目标时，应依据医学教育规律，适应未来社会和医药卫生事业改革、发展的需要，反映教育规律和中医药人才的成长规律，强调知识、能力、素质协调发展，通识教育与专业教育相结合的特点。培养出既要具备适应信息时代日新月异变化的通用才能，又需赋有人类社会良知、身心健康全面发展、不断进取开拓的创新人才。

三、应树立科学的人才培养质量观

高等教育人才培养质量观，就是对于高等教育人才培养质量的基本认识和看法，它主要涉及用什么标准来衡量和评价高等教育人才培养的质量问题[①]。顾明远认为"衡量（人才培养质量）的标准是教育目的和各级各类学校的培养目标。前者规定受培养者的一般质量要求，也是教育的根本质量要求；后者规定受培养者的具体质量要求；是衡量人才是否合格的质量规格"。

（一）我国人才培养质量观的阶段变化

1. "合规定性"质量观阶段 在《中华人民共和国教育法》中教育质量就体现为"建设者和接班人的质量"；《中国教育改革和发展纲要》中教育质量集中体现在是否按照教育方针培养人才，以及培养的人才是否适应现代化建设的需要上；《高等教育法》更规定了我国高等学历教育的学业标准。可以认为，越符合这些质的规定性，则人才的质量越高。在此质量观阶段，人们对人才培养质量的关注集中在政策文件或评估指标等"质的规定性"上，追求制定出统一的质量标

---

① 焦留成.促进学生个性发展实施本科生"分类培养"［J］.中国高等教育，2012（10）：26-27.

准或指标体系。

2. "合需要性"质量观阶段　从 20 世纪 90 年代开始，原有的各种技术指标仅能作为合格与不合格的判别依据，而过剩经济和买方市场的出现，使很多合格产品成为无人问津的"合格的废品"和"滞销品"。这时，高等教育质量就是高等教育满足"消费者"需要的程度。随着高等教育市场的供求关系发生变化，学生、社会的需要和价值期望将成为高等教育发展的"调节器"。即 21 世纪的人才质量必须与社会进步、经济发展、个人成长的可持续化相联系。在此阶段，人们对人才培养质量的关注就是对不同的需求主体进行需要类型和层次的分析，根据社会的需要进行教育改革，以期用多样化的教育服务，满足多样化的教育需求。

3. "合创新性"质量观阶段　高等教育不仅要适应未来社会，而且要引导、改造未来社会。"大学在与它为之服务的社会的复杂关系中，应该面向两个重要问题，能否解决这些问题将决定大学的前途：首先是它适应社会要求的能力；第二是看它有没有能力超越单纯的适应阶段，在全世界发挥创造性和革新的作用。"亚太经合组织上海会议发表的《数字 APEC 战略》中将人力资源能力建设置于重要的地位，认为企业家精神是产生新观念、创造新机遇的源泉，倡导 APEC 成员优先发展教育和培训服务，培育企业家精神。《面向 21 世纪教育振兴行动计划》首次提出高等教育要瞄准国家创新体系的目标，培养造就一批高水平的具有创新能力的人才，创新成为高等教育质量的重要内涵。

（二）促进学生发展是科学人才培养质量观的核心理念

高等教育质量的最终标志是人才培养质量。提高人才培养质量的前提，首先必须明确，衡量人才培养质量最根本的标准是什么，即应树立什么样的人才培养质量观？

1. 促进学生的全面发展　全球化时代对人才素质提出了越来越高的要求，高等院校是提升学生全面素质的主要渠道，承担着培养适应创新型国家需求、适应全球化发展趋势的高素质人才的重任[①]。

教育不仅是为了学生求职，而且是为了学生未来的生活。教育的目标在于将"自然的人"培养成为身心健康、全面发展、有职业能力、具有创新精神的"社

---

① 陈以一. 树立时代特色质量观确保人才培养质量不断提升 [J]. 中国高等教育，2011（15）：43-44.

会的人"。教育应当促进每个人的全面发展，即身心、智力、敏感性、责任感、精神价值等方面的和谐发展。中医药高等教育应当成为一种重视人的素质培养的教育。教育的目标指向是培养现代人，塑造人的现代素质。既要注重学生理论知识的学习、专业技能的掌握，还要注重理论与实践紧密结合、学习与研究紧密结合、知识传承与知识创新紧密结合；既要有良好的个人品行和道德，还要培养学生与人交往、团队合作、面对挫折、克服困难等综合素质，使学生"做事"和"做人"的能力都得到提高。

2. 促进学生的多元发展　现代服务质量观认为，质量是满足学生明确或潜在的需求程度，高等教育目的是促进学生个体充分自由发展以达到学生群体的全面发展。"以人为本"就是要以学生为本，尊重学生的体力与智力、才能与志趣、思想与品德、性向与特长的差异性，按照人的个体需求来策划人才培养的模式，保障学生在能动学习、自主发展和自我构建的基础上实现个性发展和全面成才。

3. 促进学生的终身发展　随着经济全球化、文化多元化的发展，科技革命加速推进，国际竞争日趋激烈，人的因素在经济发展中的作用日益提高。中医高等教育在传授学生知识的同时，应更加注重能力培养，培养学生各种应对未来的能力，包括适应终身学习的要求，自主获取知识的能力，发现问题、解决问题的能力、创造性思维的能力、与人相处的能力、适应社会变革的能力等。这样才能使学生在今后自身的发展中能保持活力。

> 从国际经验来看，后大众化高等教育质量保障制度设计应从强调"院校资源、声誉和产出的质量观"转换为强调"大学教育给学生带来哪些变化、提高和收获的学生增值质量观"。因为高校的资源、声誉和产出只是高等教育质量保障的基本条件，而真正体现高等教育质量，以及大学教育本质特征和基本逻辑的是"基于高深知识的教与学促进了学生学习与发展"。因此，树立以学习者为中心的高等教育质量保障理念是后大众化阶段中国高等教育质量保障必须关注的重要内容。
>
> ——于杨. 后大众化阶段高等教育质量保障的特点及发展趋势［J］.高等教育研究，2016（3）：39-45.

第三节　教师的角色发生了变化

教学理念的变化带来对教师角色的转变，传统教育中教师作为知识的来源和主要传递者已不适应现代教育的发展规律和发展趋势，而在以学生为中心的理念下如何教会学生学习才是高等教育赋予教师的新的使命。

同时作为学校教育中最重要的一种人际关系的体现，教师和学生两者之间的角色定位问题反映了教学的本质。在现代教学理论指导下，如何树立正确的师生观，如何把握教师与学生间的关系则是一个非常关键的问题。

一、传统教学中教师扮演的角色是什么

我国自古以来，将教师定位于"传道，授业，解惑"，教师因为闻道在先成为知识的拥有者，对学生有绝对的权威。而德国教育家赫尔巴特坚持的"教师中心论"曾经一度是比较盛行的观点，这种观点强调教师在教育中的权威作用，认为教师应成为教学活动的中心，成为教学过程的主宰，学生的学习围绕教师的教育教学任务来进行。它的特点在于强调教师在教学过程中的主导作用，忽视学生的主体参与；强调教材和课本内容在学生知识经验中占据的强势地位，强调书本知识的绝对正确性和权威性。在此过程中，教师是中心，是教学活动的主导者，领导者和管理者，教师组织并向所有学生展示信息，扮演专家的角色，控制学生对信息的访问，是一切授课过程的计划者、领导者和评判者。

而传统的课堂教学过于注重知识传授，课程实施过于强调接受学习，教师是知识的占有者、传授者，是"教书匠"[①]；学生是被动的知识接受者、吸收者，是"容器"。师生之间只是一种教与学的关系、业务工作关系和主客体关系。整个教学过程中，主要关注的是教师的教，忽视了学生的学；只重视知识的传授，忽视了学生的非智力因素在学习过程中的积极影响，教学就是教师对学生的单向培养活动。"双边活动"变成了"单边活动"，教学共同体变成了单一体。

课堂上，教师习惯于高高在上，完全按照自己的意志来活动，学生也习惯于俯首帖耳地去服从，任由教师摆布，任凭教师灌输。教师是权威的象征，是真理

---

① 任同芹.高校历史教育生态环境的构建与优化［J］.教育探索，2010：54-57.

的代言人，学生不能有与教师不同的意见和观点，更不能和教师讨论、争辩，教师是课堂教学的导演和主角，而学生只是配角和"应声筒"，基本丧失了应有的主体活动空间和个性发展权利。教师只想改造学生、塑造学生，教师期望的是学生按教案的设想做出回答，教师的任务就是努力引导学生，直至得出预定的答案。学生在教学中实际上扮演着配合教师完成教案的角色[1]。

课堂上长期以来只是教师具有"有所权"，可以控制教学过程，组织教学活动；可以制定教学内容，评判学习成绩；可以左右学生的爱好；可以规划学生的安排；可以让学生言听计从。教师总是习惯根据自己设计好的思路进行教学。不准学生有任何不服从"领导"的行为和举措，按自己铺好的路让学生去走，是绝对的权威，严重阻碍了学生的个性发展和兴趣爱好，抑制了学生学习的积极性。在这种教育观念下培养出来的学生只能是听话服从，毫无个性，缺乏创造性、片面发展的人。教师忽视了学生的主体地位和个性特点，片面地强调学生对社会的顺应，但却忘记了教育的最高目标在于培养具有创造精神的、改造社会的主体，弊端是显然易见的[2]。

这种传统的师生观、教学观，深刻地影响着教育的改革和发展，偏离了教学是教师的教与学生的学的统一，是师生交往、互动的本质。

二、现代教学中教师的角色发生了变化

随着信息时代的到来，教师和学生都处于一个信息来源极为丰富、多样化的社会环境，传统的教师角色已不能适应现代高等教育发展的要求。教师也必然需要走出传统的角色，转变自身职能，教学生会学，并成为学生学习的引导者、促进者、合作者等，以更好地适应时代的变化。

（一）教师要从"授鱼者"转向"授渔者"

教育家陶行知曾说过："先生的责任不在教，而在教学，而在教学生学。"教师应该让学生学会学习。

美国未来学家阿尔温·托夫勒提出："鉴于可以预见的变革速度，可以推测，知识会越来越陈旧、过时，今天人们认为正确的东西，可能在明天就变成错误的

[1] 何善亮.教学的本质：基于有效教学的分析［J］.教育理论与实践，2008（28）：57-61.
[2] 赵文婧.体验教学课堂中的新型师生关系［J］.新课程研究（中旬刊），2012（261）：9-11.

东西，未来的大学生必须学会摆脱过去的概念，必须学会学习，未来的文盲不再是目不识丁的人，而是那些没有学会学习的人。"

联合国教科文组织总干事纳伊曼也提出："学会学习的概念，意味着受教育的人将会知道从哪里很快地、很准确地找到自己不知道的东西。在各级教育体系里，特别是高等教育阶段，如果现在用约80%的时间传授知识，用约20%的时间来获得学习方法和研究方法的话，那么在未来，这个比例应该倒过来。"

首先，要从帮助学生转变学习观念着手。教师的教应在于引导学生在尊重教师、教材、吸纳即成理论、学术权威等知识的基础之上，注意保持质疑的态度和习惯，善于思考，善于追问，善于发表不同的意见，在批判中追寻新的观念，进而产生独特见解，在主动学习中培养创新精神和探索知识的能力。其次，要加强对学生的心理指导。学习心理指导是开展学法指导的动力和保证。教师介绍再好的学习方法，教给学生再多的学习方法，学生若没有良好的学习心理也无济于事。比如，学生学习目的不明确、兴趣不高，没有想学的欲望，甚至厌学，或者学习意志不坚强、学习情绪不稳定，以及良好的学习习惯还没有形成等。因此，教师应在教的过程中注重培养学生学习的抱负和动机、兴趣和求知欲、情感与态度、意志与毅力等非智力及情感因素，最大限度地调动学生学习的内在驱动力。而最主要的是加强对学生学法的指导。教师要帮助学生掌握科学的学习方法，培养良好的学习习惯，这样才能发挥事半功倍的效果。如要制订合理的学习计划，明确学习目标和学习任务；有效做到课前预习，课后复习，达到"温故而知新"；正确处理课上与课下学习的关系，课上紧跟教师思维，课下做好自主学习；善于运用探究式学习、合作学习等科学的学习模式，培养创新精神和批判性思维；把握学习策略，如科学地使用大脑，保持愉快的学习情绪，养成良好的思维习惯，提高自我监控学习的能力等。

（二）教师应是学生学习活动的参与者、引导者和合作者

教学过程是师生交往、共同发展的互动过程。叶澜教授说："课堂教学的本质应当被视为师生、生生互动的过程。"课堂教学中的师生互动，就是指在课堂教学这一时空内，师生之间发生的一切交互作用和影响，它既指师生间交互作用和相互影响的方式和过程，也指师生间通过信息交换和行为交换所导致的相互间

心理、行为的改变①。教师不再是传统教学中教学过程的控制者、教学活动的支配者，而是学习环境的设计者和参与者。

教育活动是学生通过自主活动主动建构学习意义的过程，学生真正成为学习活动的主体。教师应该是学生的引导者，引导学生设计恰当的学习活动，引导学生激活进一步探究所需要的先前经验，引导学生实现课程资源价值的延伸。教师应激发学生的积极性，向学生提供充分从事教学活动的机会，帮助他们在自主探究和合作交流的过程中，真正理解和掌握基础知识、基本技能。引导的内容不仅包括方法和思维，同时也包括做人的价值。

要避免出现教师与学生之间的对立关系，或存在主动性与被动性的关系，让教师成为学生学习过程中的合作者，从而使两者达到互融，形成一个有效的学习共生体。在这个过程中，教师要体现一定的教育机智，并能在整个学习过程中调控学生的课堂氛围，调动学生学习主体性的最大作用的发挥，并且能让学生在一个有效的学习过程中完成学习任务，又体现了学生学习的愉快和个人力量在整个集体中的作用。

（三）教师应成为学生学习的指导者和帮助者

教师应当以平等的身份参与学生学习活动的组织和研究，指导学生制定适宜的学习目标，培养学生良好的学习习惯，为学生提供各种便利，为学生的学习服务，在课堂上为全体学生营造一个接纳的、支持性的、宽容的课堂气氛。同时要从整体素质发展出发，对学习态度的正确认识和理想奋斗目标的确立等方面，做出具体的教育引导作用，这就标志着教师要为学生的成长指明方向，也为今后的发展和人生价值目标的树立起到了启蒙的教育作用。

在学生学习过程中，教师要成为真正的帮助者，并不是要解决学生遇到的疑难问题，而是要帮助学生找到解决疑难问题的方法，并能激励学生通过自己的努力达到解决问题的目的。因此，教师不是传授给学生更多的知识，而是帮助学生具有一定的学会学习知识的本领。一方面需要教师要认真地分析学生、研究学生的学习特点，另一方面更多地需要教师用心去倾听学生、发现学生的心理动向和诉求。这就要求教师从心理学的角度来分析和研究学生学习的特点，并采取有效

---

① 孙新 . 课堂教学中师生互动存在的问题及解决策略［J］. 学理论，2010（12）：283-285.

的能够调动学生积极学习的情感因素，唤起学生学习的内在精神动力，并在逐步培养良好的自学能力的基础上，使学生具有主动求知的学习习惯，从而发挥教师在学生学习进步中的桥梁性作用。

（四）教师不再是静态知识的占有者，而应该成为动态教育活动的研究者

教师应成为"行动研究者"、成为教学问题的探索者、新的教学思想的实践者。通过对自己教育教学行为的反思、研究和改进，达到教师的自我发展和自我提高的目的。目前，我国高校教师的专业学科能力较强，但学科综合素养仍有欠缺，文化资本含量不高。此外，教师对其专业所做的研究也较少，以复制知识为主，尚未真正成为实践的反思者、有意识的探究者，创新教学实践知识的能力仍不够。为此，必须突出高校教师的学术科研意识与能力，激励教师开展科学研究，并能根据研究成果，不断创新理论知识。中医药院校高校教师要适时发扬中国传统医学的优秀传承，及时吸收和借鉴世界先进医学的成果；要拓宽学科边界，形成学科交叉，从大的学科群中孕育新思想，多视角、多领域寻找新知识的生长点，寻找创新的动力和契机；要做到理论联系实践，从社会生活、临床实践中开展广泛的调查研究，了解社会需要，寻找创新源泉。

> 明确工业 4.0 时代的人才培养目标，培养学生的非认知能力与态度比知识更为重要。
>
> 大学教育要摒弃"以知识传授为中心"的专业化教学模式，建立以激发学生的潜能，培养合作精神，理解不同文化和价值观，提高他们发现问题、提出问题和解决问题的能力为主要目标的新的教育模式。
>
> ——李立国 . 工业 4.0 时代的高等教育人才培养模式 [J] . 清华大学教育研究，2016（1）：6–15，38.

第四节　教材不再是获取知识的唯一渠道

教材在教学过程中发挥了极其重要的作用，是教师传递知识学生接受知识的重要媒介。但在新的教育教学理念下，教材不应该成为学生获取知识的唯一渠道，教师应该树立正确的教材观，在选好、用好教材的前提下，提供更多的学习资源，培养学生的学习与创新能力等。

一、教材的内涵和作用发生了变化

教材的含义分为广义和狭义两种。广义的教材，我们可以参照日本大阪教育大学欢喜隆司的观点，他认为教材"从其总体来说是受学校教育内容所制约的，它源于实质性的科学、文化、艺术、生活的各个领域，并以计划的形式表现出来。教材包括了学生在教师的指导之下通过学习活动在心理上和实践上主动作为普通教养和专业教养的成分加以掌握的物质对象和观念对象[①]"。

从教学论角度，欢喜隆司列述了现代教材概念的三个要素：①作为学生体系所计划的事实、概念、法则、理论。②同知识密切相关，有助于各种能力的系统掌握，以及心理作业和实践作业的各种步骤、作业和技术。③知识体系同能力体系的密切配合，奠定世界观之基础的，表现为信念的、政治的、世界观的、道德的认识、认识观念及规范[②]。

狭义的教材，在《中国大百科全书·教育卷》中给出了两种解释：①根据一定学科的任务编选和组织具有一定范围和深度的知识和技能体系，一般以教科书的形式来具体反映；②教师指导学生学习的一切教学材料。包括教科书、讲义、讲授提纲、参考书刊、教学辅助材料（如图表、唱片、录音、录像磁带等）。

概括而言，教材就是体现教与学的知识体系的各类媒体的集合，是教学的主要依据，是教学大纲的具体体现，也是教师教学经验与科研成果的结晶。

根据认识过程的普遍规律和教学过程中学生的认知特点，学生对教材的感知是其系统掌握知识的开始，学生认真钻研和学习教材，用心体会教材内容，才能不断掌握教材中的知识。感知越丰富，观念越清晰，形成概念和理解知识就越容易，学生在学习过程中获得的知识更加系统化、规范化，养成自习、复习和作业的良好习惯。[③] 因此，一套好的教材可以使学生受益匪浅，具体表现在：①学生学习兴趣的提高，学生在课堂学习中的主体作用可以得到充分发挥，进而增强学习积极性；②学习效率的提高，教材的知识体系如果符合学生的认知结构特点和

---

① 钟启泉.教材与教材研究［J］.外国教育资料，1993，5.

② 马卫东.教材概念的辨析［J］.太原教育学院学报，2003（21）：38-40.

③ 严京海.试论教材在高校教学中的作用［J］.科技经济市场，2007：198-199.

认知规律，学生就会在"理解"的基础上学习科学知识，脱离了原来的学习应试模式；③科学素质会得到较为全面的提高，学生能够从科学研究的角度去发现一些自然和社会的问题，并以科学研究的思维方式思考和看待一些问题，对于这些问题，也能从科学的观点和角度做出一定的分析。

教材是课程教学的重要资源，但不是唯一资源。有的教师有明显的"教材依赖症"，忽视了教师作为课程建设者和实施者的主体地位，把教材当作唯一的课程资源。教学是课程知识建构与开发的过程，是师生共同创生课程的过程。大学教师"教书"不只是忠实地传授一本教科书内容的过程，而是把每一门课程的教学置于整个人才培养方案之中[①]。教材内容是静态的，它只是对教学内容的某种预设，不会自动地转化为教学内容，需要教师根据课程目标和教学情境去进行二次开发，创造性地使用教材。

教材建设与发展伴随着中医高等教育历经近六十年，从 1958 年第一部《中医学概论》诞生至今，经过多年的教材建设研究与实践，中医药院校逐步形成了教育部精品教材、国家级规划教材、行业规划教材、行业创新教材、学校自编教材的教材建设体系，教材建设进入一个崭新的时代。随着教材工作的开展，也带动了中医药高等教育的发展。好的中医类教材不仅应注重经典原著，也应体现时代的特征与创新，更应充分体现中医教育教学改革理念，它不仅仅是学科教学经验的总结，也是教学质量的重要保障，对中医人才培养质量发挥了重要作用，但难免存在内容滞后、不够全面等问题。因此，我们在依靠教材为学生搭建中医知识体系的同时，还应该提供相关中医学专著和其他相关学科的学习资料，以丰富学生知识，拓展学生视野。

二、学生有效获取知识的其他方法和途径

大学生要认真分析个人的知识资源需求，有目的地获取知识；要确定获取所需知识资源的渠道，知道如何获取知识。通过课堂学习从教材中获取的知识是最直接的一种方式，但对大学生来讲，还可以根据学习目的、任务，以及个人兴趣爱好，具体分析学习和生活中的知识需求，以确定知识门类及获取途径，这也是大学生自主学习能力的体现。

---

① 肖全民.关于大学教材的几点认识［J］.中国大学教学，2011（4）：86-87.

（一）广泛阅读是获取知识的有效方法

在当今"知识爆炸"时代，从课堂学习得到的知识，即求学阶段学来的知识，仅仅是为专业入门打下了基础。走出课堂，知识很快就会老化，大量的新知识，必须依靠阅读途径去获得。"朱子读书法"六条中提出的"循序渐进，熟读精思，虚心涵泳，切己体察，着紧用力，居敬持志"读书法值得借鉴。循序渐进，指读书要按照书本的逻辑体系和学习者的智能水平，有系统、有步骤地进行。熟读精思，指读书要遵循记忆与思维相结合的原则。虚心涵泳，指读书要仔细认真，反复研磨，反复体会。切己体察，指读书要依靠自己的努力，重视书外的功夫。着紧用力，指读书要抖擞精神，下苦功夫，花大力气。居敬持志，指读书要有专静纯一的心境和坚定久远的志向。

（二）网络教学资源是获取知识的有效途径

随着"互联网＋"时代的到来，学生在网络背景下获取知识的方式正体现了自主性和探究性学习，促使学生确立自己在学习过程中的主体地位。学习不受入学年龄的限制；并且可以避免传统教学模式下时间和空间的限制。学生学习有较强的独立思维能力，不迷信教师，能批判性地学习；同时网络背景下的学习是一种多向的信息交流活动，学生在获取不同的学习资源时可进行比较，集思广益，取长补短，深入理解和消化所学的知识，益于对新知识的意义建构[1]。

同时，国家也在大力推动网络课程建设工作，精品资源共享课、视频公开课、MOOC 等网络课程资源也极其丰富。例如，在爱课程网站上，以"中医"为关键字，可以搜到共有精品资源共享课 27 门，视频公开课 11 门，以及《中医诊断学》和《针灸学导论》两门 MOOC，这些都为广大学生提供了更多的学习资源和学习途径。

---

[1] 张志红.浅谈学生上网现象的思考与对策［J］.科学大众（科学教育），2012：51.

第七章　设计原则

——以学习者发展为中心

　　近年来，"一切为了学生的发展"或"一切为了学生的终身发展"是高等教育包括中医药高等教育工作始终倡导的主题。一个国家、一个民族的进步，来源于每个人的发展，而每个人的发展来源于教育，更确切地说，是来源于教育的质量。《国家中长期教育改革和发展规划纲要（2010—2020 年》明确指出，"提高教育质量是未来 10 年内中国教育发展的基本目标之一，树立科学的质量观，把促进人的全面发展、适应社会需要作为衡量教育质量的根本标准"。因此，学校一切工作的出发点和落脚点均应是促进学习者的发展。这就要求在课堂教学设计的指导思想上，必须将"以学习者发展为中心"作为基本原则。

　　　　教育的首要作用之一是使人类有能力掌握自身的发展……应使每个人都能掌握自己的命运，以便为自己生活在其中的社会的进步做出贡献。教育……不是把人作为经济工具，而是作为发展的目的加以对待的。人既是发展的第一主角，又是发展的终极目标。
　　　　——源自联合国教科文组织《教育——财富蕴藏其中》

　　从教育意义上讲，所谓发展，是指学习者作为教育中的主体，其素质或潜能不断完善的活动过程。以学习者发展为中心的教育教学工作，是指高等教育工作者更新观念，以学生发展为目标，尊重学生的主体性地位，充分调动学生的积极性和主动性，在生活和实践中引导学习者增长才干、提高能力、成为全人的教育教学活动及过程。

第一节　以学习者发展理论为指导

任何设计都必须在一定的理论指导下才能进行，前已述及，课堂教学设计必须以"以学习者发展为中心"作为基本原则，因而教师在进行课堂教学设计时，必须熟悉学习者发展的相关理论。

一、基于全人教育的学习者发展理论

全人教育是当代教育发展的一种新的趋势，它的思想起源久远。在中国古代，虽然没有使用"全人"这一概念，但却无不在追求全人的境界，倡导和实践着全人的教育理念。《论语·述而》："子以四教：文、行、忠、信。"即要对学生进行文化知识、社会实践、忠诚品德、礼义信用的教育。近现代"全人教育论"见于不同国家（地区）学者的观点。18世纪末19世纪初在德国兴起的新人文主义教育的主要代表人物洪堡提出了培养"完人"的教育目标，主张大学教育的目的在于培养具有"和谐个性、理智和完美的道德、自由和成熟的人"。日本的小原国芳在全人教育实践中提出"理想的教育应包含人类的全部文化，理想的人应是全人，应具备全部人类的文化，即培养真（学问）、善（道德）、美（艺术）、圣（宗教）、健（身体）、富（生活）全面发展的人"[①]。联合国教科文组织在《教育——财富蕴藏其中》一书中提出："教育应该是促进每个人的全面发展，即包含了身体、心灵、智力、审美、责任心、精神等方面全面的发展[②]。"

新中国成立之初，我们的教育方针明确为"把受教育者培养成德、智、体、美全面发展的接班人"，鲜明地倡导全人教育理念。至20世纪80年代初，我国开始实行改革开放，全人教育理念在中国开始广泛实践，素质教育随之兴起，此后不断探索研究陆续出现了系列成果，例如，3类8种素质说、5大教育理论、8大教育模式等[③]，均体现了教育改革的目标始终是造就全面发展的人。党的十八大

[①] 小原国芳.小原国芳教育论著选（下卷）[M].由其民，刘剑乔，吴光威译.人民教育出版社，1993：3.

[②] 联合国教科文组织.教育——财富蕴藏其中[M].北京：教育科学出版社，1996：85.

[③] 燕国材.素质教育的回溯、成就与思考[J].上海师范大学学报（哲学社会科学版），2009，38（2）：33-40.

报告重申"全面实施素质教育，深化教育领域的综合改革，着力提高教育质量，培养学生社会责任感、创新精神、实践能力"的要求[1]，进一步强调了全人教育观的时代要求。由此可见，"全人教育观"强调人之为人的教育观念，即育人为本的教育宗旨，排斥人的纯工具性价值，主张教育既要专注于人的才智培养，又要注重健全人格的养成。"全人教育观"的教育目标是：在健全人格的基础上，促进学习者的全面发展，让个体生命的潜能得到自由全面、和谐持续的发展。简言之，全人教育的目的就是培养受教育者成为有道德、有知识、有能力、和谐发展的"全人"。这是一种理想的教育观念，是中外教育家的理想追求，顺应全球教育发展的趋势，将是高等中医教育的必然之举[2]。

美国医学教育的教育目标从一开始就对医学生需要达到的知识、技能、行为和态度做了全面说明：既要促进学生的学习活动，又要培养医学生的医疗卫生文化胜任力、利他主义、社会责任等核心专业素质。我国医学教育标准也从思想道德与职业素质目标、知识目标、技能目标三个方面对医学专业毕业生提出了基本要求[3]。在《中医教育标准》中提出了中医学专业毕业生"最终达到知识、能力、素质协调发展"的终极目标。

二、基于多元视角的学习者发展理论

有学者指出，认识学习者发展的指向，可以从素质教育、多元智能、新课程改革和知识时代对人才素质要求的偏向等几个视角来考查，如图 7-1[4] 所示。

上述四个关于学习者发展的指向是密切相连的。素质教育是现代教育理念的集合，表征的是一种理想的教育追求，从宏观上引导发展的指向；多元智能是当代人类智能结构的新理论，是对素质教育思想最好的心理学诠释；新课程改革的三维发展目标是从课程和教学的角度反映和执行素质教育理念；发展学习者的高阶能力，体现的是知识时代对人才素质要求的偏向。学习者高阶能力的发展，在理论与实践中必须融合素质教育理念，当代学习理论和信息技术，必须与课程和

---

① 中国共产党第十八次全国代表大会关于十七届中央委员会报告的决议.
② 刘捷.试论中医全人教育观及其应用［J］.成都中医药大学学报（教育科学版），2014，16（1）：3-6.
③ 袁丽佳，谢阿娜，王维民.中美医学教育标准的比较［J］.中国高等医学教育，2014（6）：23-24.
④ 钟志贤.面向知识时代的教学设计框架——促进学习者的发展［M］.中国社会科学出版社，2006：83.

教学互相整合，才能得以有效地实现[①]。

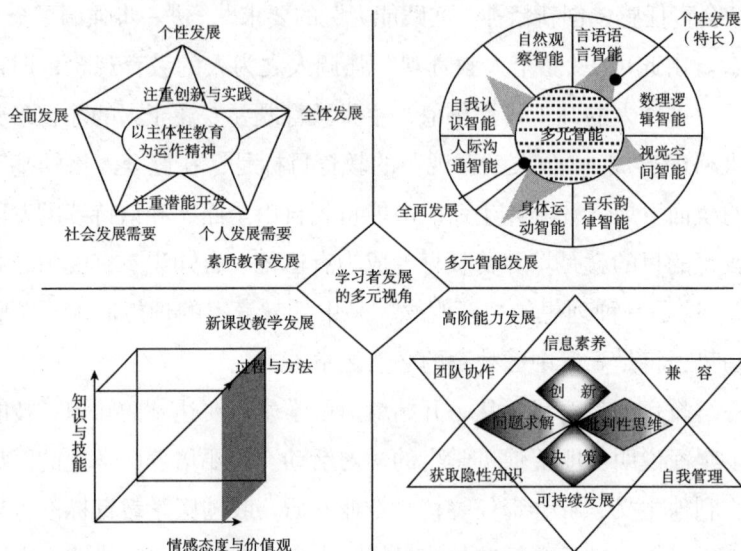

图 7–1　多元视角中的学习者发展指向

三、基于适应 21 世纪需求的学习者发展理论

《国家中长期教育改革和发展规划纲要（2010—2020 年》提出："把促进人的全面发展、适应社会需要作为衡量教育质量的根本标准。"为了适应迅速变化的新世纪，学习者应该具备哪些必要的技能或素养，才能顺利适应社会需求，实现成功的自我发展？国家主席习近平在清华大学苏世民学者项目启动仪式中指出，人类社会需要通过教育不断培养社会需要的人才，需要通过教育来传授已知、更新旧知、开掘新知、探索未知。高等教育作为人文交流的重要组成部分，应为培养具有世界眼光、综合素质、卓越能力的学生创造条件，为 21 世纪成为和平、发展、合作、共赢的世纪做出独特贡献[②]。要着力提高学生的学习能力、实践能力、创新能力，教育学生学会知识技能，学会动手动脑，学会生存生活，学会做人做事，促进学生主动适应社会，开创美好未来[③]。

---

① 钟志贤．面向知识时代的教学设计框架——促进学习者的发展［M］．中国社会科学出版社，2006：84.

② 国务院副总理刘延东在清华大学苏世民学者项目启动仪式上的致辞，2013 年 4 月 21 日

③《国家中长期教育改革和发展规划纲要（2010–2020 年）》

美国劳工部的"掌握必要技能委员会"（Secretary's Commission on Achieving Necessary Skills，SCANS）在《对学校的请求》报告中提出，学校教育应该为学习者打下"三大基础"和"五大能力"的良好基础。三大基础是基本技能、思维技能和个人品质，五大能力是资源能力、人际能力、信息能力、系统能力和技术能力。五大能力是学习者适应职场的必要能力，基础技能和品质是能力构建与发展的基石[①]。具体内容如表 7-1 所示。

表 7-1　必要技能的内容——三大基础和五大能力

三大基础	基本技能 （Basic Skills）	阅读能力——会搜集、理解书面文件等 书写能力——能正确写书面报告、说明书等 倾听能力——正确理解口语信息等 口头表达能力——系统、简洁、准确地表达想法等 运算能力——基本的计算能力和数学概念等 数学能力——用数学知识解决实际问题等
	思维技能 （Thinking Skills）	创造性思维——想象、综合、连接或重新确定目标，有新想法 决策——根据目标，考虑各种因素，做出最佳决策 问题求解——发现问题，找出原因，解决问题 用心灵的眼睛看事物（Seeing Things in the Mind's Eye）——根据符号、图像、物体和其他形式的信息进行思维分析，如从蓝图看到完成的建筑物等 知道如何学习——使用学习工具、技巧、风格和策略来获取新知识与新技能 推理——发现关系法则，并用于解决问题，从既定条件中做出合理的推理
	个人品质 （Personal Qualities）	责任感——目标导向、爱岗敬业、全力以赴、坚持到底、追求卓越等 自我尊重——自信、知己、知人、维持积极的自我概念等 乐群——友善、适应、同理心、礼貌、和谐、尊重他人等 自我管理——正确地自我评价、目标合理、自我监控、自我激励、有自制力、自律等 正直/诚实——值得信任、遵守社会道德行为准则、有社会责任感等
	资源能力 （Resources）	管理时间——选择目标行为，分清主次轻重，合理分配时间，计划并掌握工作进度 管理资金——制定、执行和追踪经费预算与使用，并随时做必要的调整 材料设备——有效地获取、储存、分配、利用各种材料设备 人力资源——根据人员特点，合理分配工作，评估各种表现并予以反馈

---

① SCANS. What Work Requires of Schools, 1991, The Secretary's Commission on Achieving Necessary Skills, U. S. Department ofLabor［EB/OL］.［2006-11-12］. http: //wdr. doleta. Gov/SCANS/whatwork/whatwork. pdf. SCANS（1991 a）. What Work Requires of Schools. A SCANS Report for America 2000. Washington, DC：U. S. Department of Labor, the Secretary's Commission on Achieving Necessary Skills（SACNS）.

续表

五大能力	人际能力 （Interpersonal）	协作能力——作为集体的一员参与工作，积极贡献自己的力量 帮助能力——向别人传授新技术或协助他人学习 服务能力——诚心为顾客服务并使之满意 领导能力——沟通、鼓励、说服、负责、创新，坚持以理服人并积极提出建议 协调能力——资源交换、化解利益等方面的分歧、达成共识等 共处能力——能与不同文化背景的人共事
	信息能力 （Information）	获取和评价信息——确认、获取或创造所需信息，评价所得信息的相关性和切合性 组织和维护信息——以系统化方式组织、处理和维护各种信息 阐释和传递信息——选择和分析信息，并用多种媒体信息传递结果 利用计算机处理信息——能运用计算机获取、组织、分析和传递信息
	系统能力 （Systems）	了解系统的能力——明了社会、组织和技术系统的运作，并有效操作 监控和修正系统——明辨趋势，预测影响，诊断校正系统 改善和设计系统——修改现有系统，发展新的或替代的系统
	技术能力 （Technology）	选择能力——选择达成目标或结果所需的程序、工具或机器（如计算机） 应用能力——能安装和操作工作所需的机器（如计算机），并了解其整体的用途 维护和修理能力——预防、确认和解决设备或其他技术产品的问题

　　21世纪对人才素质的要求有相对的偏向性。也就是说，在不忽视人的基本技能（读、写、算等能力）的前提下，比较强调人才的学习能力、实践能力、创新能力、决策能力、批判性思维能力、团队协作能力、适应能力，以及自我管理等高阶能力，特别是人才的高阶思维能力（创新、问题求解、决策、批判性思维等）。这些能力是相互关联、相互作用的，应当体现在课堂与教学设计之中。

第二节　以科研思维为指导

　　教学设计是一种过程或者说活动，也是一门科学或学科。科学研究需要设计，课堂教学同样需要设计，并且教学设计应该在科研思维的指导下进行。
　　课堂教学设计需要科研思维有两个方面原因，一个是理性教学的需要；另一个是现代课堂教学发展的需要。随着心理学的发展，学习实质及其规律逐渐被揭示，课堂教学理性成分比例逐渐增加，从"理性教学"的角度说，课堂教学同科学研究相类似，即：运用严密的教学方法，对学生进行有目的、有计划、有系统的知识传递、能力培养、素养提升的过程，以教学设计为起点，教学质量是终端、教学过程是中间环节，为了保证过程的质量，就需要强化课堂教学设计环节的理性，就是要强调科学性，科研思维是保证理性、科学性的重要思维模式。现代课堂通过与信息技术深度融合，较传统课堂发生了根本性的变化，出现了很多新的特征，比如：多种教与学活动的混合、正式学习与非正式学习的混合、虚拟课堂与真实课堂的混合、课堂不再是唯一的获取知识的场所、师生关系趋于平等化、互动将取代讲授成为教学的基本形式等，面对现代课堂教学已经没有教学经验可循，为了避免教学失误，这就需要引入科学研究理念，对课堂进行设计。总之，运用科研思维进行课堂教学设计在很大程度上可以有针对性地分析教学对象，优选教学内容，优化教学过程，有序衔接和组合课堂内外各个教学环节，提升课堂质量，从而解决日益复杂的课堂教学问题。

课堂教学设计是教师对自己课堂教学行为的一种事先筹划，是对学生即将达成的学习目标、实现学业进步的条件、机会和情境所做出的精心安排。在科研思维指导下的课堂教学设计应做好以下几个方面。

一、教学设计的依据要客观

教学设计的依据一定要客观，客观的依据是教学设计质量和教学过程质量的基础。要保证教学设计的客观性，需要能够说明以下几个方面：第一，教学内容分析要客观，教学内容的选取要兼顾实现课堂教学目标、课程目标、专业培养目标，要具有高度的相关性；第二，学情分析要客观，学情是选取教学内容、选取教学策略与教学方法、确定教学疑难点的重要依据，学情分析是基础性工作，必须要客观；第三，教师教学能力和学科能力自评要客观，教师是教学设计的实施者，不能超出教师的实际水平，也不能过低于教师的实际水平，要能够与教师教学水平和学科能力相吻合；第四，教学内容尤其是疑难点要客观，疑难点要符合学生认知水平、临床技能发展水平；第五，教学环境分析要客观，教学环境是选择教学策略和方法的依据，同时也是教学策略和方法实施的基础和外部保障条件，教学设计不能脱离实际教学环境。

二、教学设计的过程要有系统性

教学设计的系统性主要表现在两个方面,一方面表现在教学过程的各个环节环环相扣,成为一个整体,教学过程涵盖了设计、实施、评价、反思、改进等多个环节,在进行教学设计时,必须要对教学过程有整体性和系统性的认识,不能缺少任何的环节,要对各个教学环节进行设计;另一个方面表现在教学过程的主线或者目标清晰,中医教学目标具有很强的专业性,重在帮助学生形成中医药思维,运用中医药理论解决临床问题的能力,教学全过程要紧紧围绕中医教学主线展开,教学过程的各个环节才能紧密有机地衔接。

三、教学设计要符合教育规律

教学设计必须要符合教育规律,首先要遵守教育的外部规律,一方面指符合国家的教育方针政策要求,遵守国家法律,不能违反学校校规校纪;另一方面要符合中医高等教育和中医人才的成长规律,要注重中医学术的传承和发展,能够牢固学生的中医专业思想。其次要遵守教育的内部规律,一方面,外因需要内因发挥作用,学校管理、教师、教学方法、教材等均为外部资源(外因),要积极引导学生学习的积极性,在知识、技能二维目标的基础上,增加学习情感、价值观等第三维度目标;另一方面要符合学生学习与认知的规律,注重学情分析,掌握中医专业学生的认知特点,积极开展意义学习、建构学习,强调学生在学习中的主体地位。

为了促进内外因共同发挥作用,教师在进行教学设计时应做到两点:第一,提供以解决临床问题为导向的真实性任务,具有真实性的问题解决类学习任务可激发兴趣,具有挑战性,也会带动相关知识、技能的学习。第二,提供丰富的学习资源,临床诊疗技术更新快与教材滞后之间的矛盾愈加突出,使得教材已经不再是主要的学习信息源,教师必须提供给学生其他类型的信息源,比如经特定设计的教科书、相关论文、著作、网络学习资源等,重新整合学习材料,减少课堂教学与临床实际之间的差距。

四、教学设计要体现教学的逻辑性

教学设计的逻辑性是指教学过程包括的设计、实施、评价、反思、改进各个环节是一个有序的闭环，"一环扣一环，环环相扣"。教学设计的逻辑性是教师由经验式教学向理性式教学转变的一个重要表现，是提高中医教学质量的重要保证，对中医高等教育具有重要意义。只有我们的教学设计具有逻辑性，才能保证教学过程的有效性，我们才能掌握中医课堂教学效率，即一堂中医基础理论课程结束后或者一门中药学课程结束后，要思考中医学生的专业思想是否更加稳固、中医理论和技能提高了多少。只有这样，中医课堂教学的专业性才能得到体现和保障。

五、教学设计要体现教学的创新性

教师要积极改变传统教学思想和模式的束缚，创新教学。首先要体现出学生的主体地位，教师指导（主导）的原则，教师要转变观念，以学生为中心，改变传统或已经习惯的"老三中心"，主动向"新三中心"转变。其次，要制造尊重、赏识、鼓励、民主的教学气氛，意识到教师未必都是权威，教师应该懂得尊重学生，应该鼓励学生的积极性，赏识学生的发言、见解等，要给学生民主、平等探索新知、讨论学术问题的环境和氛围。再次，要提高教学的真实性和内容深度，一方面要提供真实或接近真实临床的学习情境，目前我们很难实现全部的床旁教学，为了使学生学习到能直接应用于实际临床中的知识和能力，我们需要努力营造贴近真实临床的学习情境，提高学生运用中医药思维解决临床问题的能力；另一方面提供有深度、有利于促进学生思考、有利于培养学生批判性思维和中医思维方法的互动教学环境。最后，要提供学习支架支持。设计逐步提升的学习支架（如任务从简单到复杂），可用来帮助学生从较低的认知水平向较高的认知水平逐渐发展。支架包括鼓励完成阶段目标以发展学生兴趣；指导、反馈、改进以逐步提升学习水平；演示学习过程或成果（提供论文演示、演讲、辩论、竞赛等机会）。

第三节　设计不是一劳永逸的

提到教学设计，很多人将其视为课前的一项任务，认为一次性把设计做好就完成了教学设计工作。其实不然，教学设计是需要应用到教学实践中的，课堂教学的动态性、情境性决定了设计不可能以不变应万变，而应具有弹性，应根据实际教学情况进行调整。在教学实践中，设计是没有终点的。

一方面，设计是问题驱动的循环过程。设计是一种问题求解的活动，教学设计是解决教学问题的系统的方法，其目的是追求教学效果的最优化。以"学习者发展为中心"的课堂不再是传统的致力于打磨成教学范本的演讲，而是解决问题的载体。面临某个情景化的、具体的问题，教学设计应该有一个"二度创造"或"再设计"的过程。否则，不可能真正将某一设计思想落到实处、形成实效。因此，教学设计不是一劳永逸的过程，而是在具体教学情境中，根据知识更新、课堂反映、学生需要、存在问题等多方面因素不断修改、相互适应、持续创造的，它通常会经历一个"疑问－设计－行动－观察－反思－重新设计"的循环过程。

另一方面，设计不是一时性的任务，而是课程内涵建设永恒的主题。教育教学是学校内涵发展的根基所在，而课堂教学设计作为教育教学的重要一环，是学校内涵建设的重要突破点。教学设计所蕴含的基本思想对于更新大学教师的教学观念，促进教学质量的全面提高，具有十分重要的作用。因此，教学设计不是例行公事，不是一时性的任务，而是高质量教学的基本要求，更是高校课程内涵建设永恒的主题。

第四节　设计不是束缚教师"灵感"的

课堂教学设计强调科研思维、理性思维，并非意味着课堂教学就是照"计"宣科的过程，也不表示教师就是设计的机械执行者。课堂必须规范，规范由预定的设计方案来实现，但同时课堂也是灵活的、动态的，教学情境瞬息万变、错综复杂，学生的关注点、教学的进程随时都有可能超出教师的设计图纸，如何及时捕捉意外情境，及时调整、灵活驾驭教学进程，这给了教师发挥"灵感"的空间。

教学"灵感"是面临复杂教学情况时表现的一种敏感、迅速、准确的判断能力、应对能力和临场发挥能力。它使课堂教学在执行和传递的过程中，应学生而动，应情境而变，使教学设计在不断完善中得到创造与开发。第一次课堂出现的"灵感"，可能就会在下次课堂设计时进入设计方案，从而也可以印证设计不是一成不变、一劳永逸的。

美国教学设计专家罗兰（Rowland）提出，目前教学设计研究与实践存在两种观点：理性的教学设计和创造性的教学设计观。理性的教学设计是逻辑的、理性的、系统的技术过程，设计是由已知的规则、原理和程序所驱动的。创造性的教学设计观是一种创造性的过程，设计是由设计者被各种机会的认识所驱动，需要不断的循环，设计是直觉的、创造性的或艺术性的[①]。理想的教学设计是理性与创造思维过程的综合统一，良好的教学设计是思维方式综合平衡的结果，优秀的教学设计者也是实践执行者，能在理性思维与创造性思维之间自由穿行[②]。

教师的灵动性和创造性，体现了教学设计是一种创造性思维活动的本质特点，没有教师的灵动性和创造性，则不可能有学习者的灵动性和创造性。因此，这些不期而至的意外情境，有时恰恰是一种丰富的有待开发的个性化的教学资源，是教育教学的契机。

第五节　设计不是放在抽屉里的

我们常说，教学设计是介于教学理论、学习理论与教学实践之间的桥梁或中间环节[③]，实际上，"教学设计"与"教学实践"之间还是有距离的。有些教师在做设计时，念念不忘课堂和学生，但真正实施时却是"设计是设计，课堂是课堂，学生是学生"，设计被束之高阁，并没有真正落实到课堂上，没有运用到学生，这使设计的价值落了空。教学设计的有效落实，需要学校、教师、学生、考试等多方面的配合和支持。

一、学校应促进教学设计的落地

教学设计的实施离不开学校相关政策制度的支持。

一方面，教学设计的创设和有效实施，需要学校政策和经济方面的支持。设计后的课堂对教师能力提出了更高的要求，需要教师不断提升自身的专业性、自主性和创造性。教师要进行有"量"更有"质"的教学设计，需要通过不断地

---

① ROWLAND G. Designing and Instructional Design [J]. Educational Technology Research and Development, 1993, 41（1）: 79-91.

② 钟志贤. 大学教学模式革新：教学设计视域 [M]. 北京：教育科学出版社，2008：116.

③ 何克抗等. 教学系统设计 [M]. 北京：北京师范大学出版社，2002：5.

学习、培训提高自己的专业素养和各方面能力，这需要付出大量的心血和脑力劳动，对这些庞大的工作量简单地以课时来考核显然是不合理的。学校需要改革以课时计算工作量为主的绩效薪酬制度，为教师提供应有的经济保障。同时，还应建立奖励机制，对优秀的教学设计的创设和实施给予鼓励和认可，从而调动教师的积极性。

另一方面，设计后的课堂鼓励学生个性发展，需要改革学生学业管理办法。设计后的课堂体现的是"以学习者为中心"、尊重学习者差异和实现教师针对性指导的教学理念，个性化培养是学习者个性得以充分发挥的前提。要突破对学习者标准化的培养到个性化的培养，首要的一点是教师和教育工作者必须认识到，不同的学习者有不同的学习需要和学习速度，教学设计的灵活性适应了学习者的不同学习需求，但同时要求学业管理也能够跟得上学生个性化的发展需求。学校应该根据学习者的特点、学习风格、发展方向，从日常管理、课堂管理、学业监督、学业评价等多方面，选择和创设多种适宜的学业管理办法和机制，从而有效地促进学习者个性发展。

二、教师应将设计真正实施到课堂

除了学校政策、制度、财力方面的支持外，教师作为课堂教学的设计者和使用者也需要做出种种努力，将设计真正实施到课堂，使学习者受益。

首先，教师在教学设计中的主体性应得到应有的尊重，并被完全解放出来。教学是教师人格化的过程，只有当教师的需要、兴趣、价值观、经验和教学能力获得充分体现，教师的主体性得以充分发挥，教学才是真正意义上的教学[①]。任何一种设计的理论并不直接作用于实践，教学设计的理念和理论必须经过教师这一主体的阐释，并结合教学情境，转化为行动和实践。

其次，教师需具有较强的自我调控能力、反思能力和批判性思维。教学设计的实施和成效有赖于教师在满足情景化需要的过程中，不断进行自我调整，实施一系列恰当的自我反思、判断、调节等活动。只有当教师能对设计所依据的理论、表现出的过程和结果有反思性的认识时，有效的教学设计才成为可能。

最后，教师要善于创设有意义的学习环境。将教学设计看作是一个创设环境

---

① 周仕德.课程实施取向与教学设计转变［J］.教育发展研究, 2008（22）: 80-83.

的过程，这个环境要支持有意义的真实活动。也就是说，教学设计所创设的学习环境应该支持学习者有意义的学习，从而实现学习者的发展[①]。

三、学生应做到主体意识的唤醒和自我觉醒

教学是教师与学生两大主体交互作用的过程。教学设计再完美，教师教得再好，若学生在课堂上"无动于衷"，也不会达到理想的教学效果。只有在发挥教师主导作用的同时，体现学生的中心地位，让每一位学生都积极主动地投入到学习之中，才能使设计的成果真正转化到学生身上。关于学生如何投入问题，将在第十八章中详细论述。

四、以考试的指挥棒让设计落地

长期以来，受应试教育的影响，学生常常是"为考而学"，而并非"为学而学"，人们看到的也多是考试这根指挥棒的负面作用。实际上，考试不仅能够检验和评价教学计划的完成情况、学生的学习效果和学习质量，而且还对教师的"教"和学生的"学"有很强的导向作用。如何有效发挥高校考试评价、诊断、反馈、激励等功能和作用，如何利用考试这根指挥棒来引导教师和学生更加关注平时的学习过程，更加关注能力的培养。我们认为，应该首先树立科学的考试观。考试只是检验教学和学习效果的一种手段、形式，不是最终目的。学生应该转变为了获得成绩学分而学，为了考试而学的观念，通过考试检验自己在学习过程中存在的问题，及时改进，得以提升。正确的考试观念的树立不仅仅针对中医学生，也包括任课教师和教学管理人员。教育工作者要树立"以考促教、以考促学、以考促改"的意识，通过考试完善教学设计，改进教学方法，提高教学水平，检测学生的学习效果，引导学生主动学习，使学生知识水平、能力素质都得到提升。二是改革考试形式。实践、沟通、协作等能力在笔试中是很难检测的，因此，应实行多元的考核方式，通过临床操作、案例分析、OSCE 等形式考查学生多方面的能力，使医学生把学习的重点放在能力的形成上。三是加强对考试尤其是期末考试试卷的设计，提高期末考试质量。关于期末考试将在第十六章具体论述。

---

① 钟志贤. 面向知识时代的教学设计框架——促进学习者的发展［M］. 中国社会科学出版社，2006：55.

第六节　学生的认识

孙慧娟（2012级中医学专业美容方向）

随着科技、时代的进步，人们也越来越重视教育在人成长中的重要性，强调促进人的全面发展，以适应社会需求。对于我们大学生而言，最重要的就是课堂学习，学校教育。那么，什么样的课堂教学才能让我们更好地获取知识，提高教育质量和效率呢？我认为，只有以学习者发展为中心，尊重学生的主体地位，才能充分调动学生的积极性和主动性，从而在学习和实践中增长才干，提升自己。

我个人认为，在课堂教学中，以学习者发展为中心，可从以下几个方面改善。

1. 学习环境　学习环境是影响学生学习的外界状况和条件的总和，包括物质环境、资源环境和制度环境。良好的物质环境和严谨的教育制度固然不可忽视，但我认为最重要的因素是资源环境。学校应为学生准备好丰富的信息资源，先进的教育设备，相关案例及协作工具，让学生更好地参与、思考和了解学习活动。

2. 课程安排　为促进学习者在学问、道德、艺术、身体、生活等方面的全面发展，课程的选择要具有多样性。在设立医学专业课程的同时，还应设置体育、美术、音乐、思想、哲学，以及素质教育等方面的课程，既要专注于学生的才智培养，又要注重健全人格的培养，让个体生命的潜能得到自由全面、和谐持续的发展，最终达到知识、能力、素质协调发展的目标。

3. 教学方法

（1）教学前：①老师应划分好课程的重点、难点和疑点，让学生明确学习重点及相关问题，培养学生的质疑精神和批判性思维。②老师应提前准备好与课堂有关的案例，通过引领学生分析相关案例，结合理论知识，以便学生明确知识的相关性和应用性，培养其学习能力和解决问题能力。③老师应设计有吸引力的PPT。可将一些难懂的知识用图片或视频表达出来，既形象又容易理解，还可激发学生的课堂兴趣。

（2）教学中：①教学中老师要关注学习者的差异，了解不同学生的学习能力、学习速度和学习兴趣等方面的差异性，根据学习情况制定多层次的教学目标，有针对性地促进学生的学习和发展。②课堂中应设计交流与对话环节，学生可发表自己对知识的理解，倾听别人的意见，然后进行批评与自我批评，这不仅可以活跃课堂氛围，还可以培养学生的人际沟通能力及社会适应能力，使学生明确自我定位，发现自我不足，以改进并提高自己。③教学中要注重学习者价值观的培养。医疗卫生行业要求我们不仅要具备扎实的专业能力，还要有正确的价值观、社会责任感及高尚的医德，这样才能真正担负起救死扶伤的责任。④教学中可以设立激励制度，增加学习者学习的信心，鼓励课程偏弱的同学，使大家在一个竞争的环境中共同进步。

（3）教学后：①老师要对自己的教学目标进行评估，明确完成比例，分析优点与不足，然后进行改善。②老师要对学习者的课堂表现进行分析，了解他们的投入程度，针对结果重新制定课程计划，以确保高效率的学习。③教学后老师可与学生进行交流，知晓每个学习者的吸收情况及存在的疑难问题，或是生活中的其他困难，予以耐心指导、解决。学习者也可将自己的心得体会直接反馈给老师，以达到师生共同学习、共同进步的目的。

4. 考试评估　首先，我们要摒弃"为考而学"的理念，因为考试不只是对学习者的学习效果和学习质量的检测，更重要的是对其产生一种导向作用。我认为要充分发挥考试的积极作用，可从以下几点出发：①考试形式要具有多样性：除了基本的理论考试外，还可通过个人展示、小组讨论、临床操作、案例分析等来考查学生各方面的能力，以培养学习者的实践与协作能力。②考试内容要具有广泛性：考试内容不可以只包括那些在书中能找到答案的知识，还应涉及知识的延伸性和联系性，设置一些开放性问题，以培养学习者的分析问题、解决问题的能力。③考试后的评估：学校应该更加关注考核后的试卷分析，使老师了解知识点分布是否合理，教学目标是否完成等。学习者通过分析试卷，可清楚自己在哪些方面还存在欠缺，进而进行补充，完善自己。

5. 课外延伸　除了高质量的课堂学习外，课外生活也要充实多彩。首先，学校可为学习者提供创新创业平台，充分激发学生的创新思维，使其将所学的知识直接应用于实际，以提高我们的实践能力；其次，学校可通过讲座或网络平台为学习者讲解论文，课题的撰写思路，使我们尽早熟悉写作路径，培养我们的文献检索能力、知识分类，以及编排能力，为以后的科研打下坚实的基础。

每个人的发展皆源于教育的质量，以学习者发展为中心的课堂设计，有利于学习者树立正确的价值观和科学的学习理念，积极主动地去寻找未知，进而促进学习者的全面发展，适应新时代的需求。

邹驰菲（2012级中医学专业）

现代文明社会的发展，越来越注重和依赖人类全面素质的提高。对于医学教育而言，培养医德、医技兼备的人才尤为重要。围绕着促进医学生全面发展这一主旨，课堂教学设计模式需要创新，那么如何寻求创新点？现有的课堂模式有哪些缺陷？我们应该在哪些方面进行改进？

站在学习者的角度而言，首要的需求就是与教学者更多地沟通和交流。就传统的课堂模式而言，教学者和学习者的地位不全然平等，教学过程单一，甚者犹如照本宣科。在此种环境下，其弊端不言而喻。教学者和学习者不平等的地位，阻碍了两者之间的交流，教学者自然无法得到学生的反馈，这对于课堂效率的提高和课堂方案的改进都是极其不利的，而学习者也不能够获得教学者更多的帮助；且单一的教学模式，直接导致教学气氛的死板，另一层面也降低了知识的吸收率。上述的情况都对学习者的学习兴趣产生负面的影响，更无法满足新时代社会综合性人才的培养要求。故而第一步就是在课堂设计中融入更多的师生交流。在师生的沟通过程中，施教者应该平等看待学习者，尊重每一位学生的想法。通过与学生的沟通，根据学生的反馈，可以了解教学的效率，了解不足之处，有益于教学设计的不断改良。而平等的师生交流，更促进了师生之间的关系，帮助施教者了解每位学生的个性，便于教师在教学设计中顾及每个学生个体的差异性。另外，课堂中的多重师生对话，也大大改善了课堂气氛，有利于调动学生的积极性，帮助学生解决疑问，对于提高课堂教学效率和学生学习兴趣都有着积极作用。

其次，在知识的传导方面，教学设计要突破原有的"教"与"学"，要避免"填鸭式"的知识灌输模式。教学应该更具有引导性，启发学生的思维为主，使学生学会主动思考，培养其敢于质疑的精神，这也是培养学生自主学习的一种方式。同时，医学知识涉及面宽广，课堂教学有其不可避免的局限性，此时，教学者应拓宽学生的知识面，但又无需过于深入，而让学生产生自主需求，并且在学生有需要时，提供丰富的学习资源。这样既可以帮助学生创立自主学习过程，也能弥补课堂教学的不足。施教者作为新型教育模式的直接桥梁，且大多具有身为临床医师这一优势，应该在教学中使学生更多地了解临床环境，教导其职业素养和思想道德。教学者也应开展多种课程，包含艺术、道德、政治等，让学习者对多方面的知识素养进行涉猎。

促进医学生发展的教学设计，也体现在作业和考试形式的突破。传统的考试形式往往导致学习者"为考而学"，忽视了学习的本质目的。考试只是在于检验其知识吸收率的一种方式，而这种方式可以有多种形式。作为学习者，我们更加愿意用新颖的方式来展示我们对知识的掌握，而不是传统的试卷。例如，临床就诊过程的模拟训练，不仅可以体现学生对所学知识的掌握程度，也可以更好地体验临床氛围。作业形式也可以采用团队协作来完成。一个团队完成一个目标，不仅考察每个人的团结力、组织力，同时也能展现出每个人的特性，在这个过程中，更能间接使得学习者自主学习完成其团队任务。

教学设计的创新和完善需要在施教者和学习者的协作之下才能完成。换言之，学习者也是一种施教者，间接指引着教学设计的完善方向。学生作为教学设计的目标群体和主体，课堂围绕着学习者展开，故而学生的感受和反映是教学设计改良的着重点。因此，我们希望在全新的教学设计中，教学者和学习者能够互助互利，创建日渐优良的医学教育。

第八章 内容设计

——由点到线及面的设计

教学内容无疑是课堂教学设计的关键之一。重点、难点和疑点作为沿袭多年的教学内容，在设计中不可缺少，然而在以学生为中心、以能力培养为指向的要求下，教与学的内容仅仅聚焦在"点"上是不够的，还需要由"点"及"线"再到"面"的设计。点、线、面结合的教学内容设计，对教师与学生均提出了更高的要求。教师必须在更新教育观念的基础上，熟知专业培养目标，把握本课程及其相关、相近课程的知识衔接关系与能力要点；学生必须在更新学习观念的基础上，既掌握知识点，也要学会融会贯通地构建知识体系，同时知晓这些知识点与知识体系的价值，促进学生积极学习，主动获取知识，学会和具备运用知识发现问题、分析问题、解决问题的能力。

第一节 教与学内容设计的依据与原则

德国哲学家海德格尔（Heidegger）说"教所要求的是让学"。"教"要抓住学习者与学习内容的本真关系，任何真正的"学"都离不开学习者对学习内容深刻的接触和领悟。[①] 设计教与学的内容必须遵循一定的依据，也需要遵循一定的原则。

一、依据目标进行教与学的内容设计

教与学内容设计的根本依据是我国《宪法》规定的"国家培养青年、少年、

---

① 李茵，黄蕴智．"比学更难"——我们该如何理解教学［J］．北京大学教育评论，2015，13（2）：181–186.

儿童在品德、智力、体质等方面全面发展"这一教育目的。《宪法》规定的教育目的具有高度的概括性和普适性，落实到高等教育目标则具体化为在学科基础上的、符合结合国家标准、符合区域与院校实际的专业培养目标，并分解为其中设置的各门课程的目标，其中课程目标是教与学的内容设计的直接依据。

具体到中医学专业来说，教与学的内容设计主要依据三个层级的目标：一是《中医教育标准》规定的专业培养目标；二是各个院校在《中医教育标准》基础上根据学校实际情况制定的专业培养目标；三是各门课程根据学校中医学专业培养目标分别制定的课程目标。这三个层级的目标是相互联系的，《中医教育标准》目标体现的是国家意志与基本要求，各院校的培养目标体现的是院校实际与区域特色，而课程目标体现的是专业目标的基础与支撑。

教师设计教与学内容仅仅熟悉课程目标是不够的，还必须知晓本专业人才培养的国家目标与要求内容以及本学校制定的人才培养方案规定的培养目标。只有这样，才能全面、有质量地做好课堂教与学的内容设计。

二、教与学内容设计的基本原则

学习是个体在一定情景下由于反复经验而产生的行为或行为潜能的比较持久的变化[①]。教学是为了学生会学而教。这就要求教师在进行内容设计时，帮助学生具备获得这种变化的意识，知晓产生这种变化的方法，掌握获取这种变化的能力。为此，教与学的内容设计需要遵循以下三个原则。

第一，顾全整体原则。教师进行教与学的内容设计时，一方面要站在专业的高度考虑一门课程所处的地位、需要发挥的作用，以及各个部分之间的关系；另一方面，需要站在学生角度考虑学生已有知识、该学习阶段学生普遍的水平等来确定教与学的内容。

第二，坚持理性原则。教师在内容设计过程中呈现的知识是多元的，即除了主流观点及教师赞成的观点和方法外，还应把更多不同的思想观点介绍给学生，指导学生形成积极思考的态度和习惯，培养学生主动发现、批判性思维和自主学习的能力，促使学生不断审视自身的态度、信仰、价值观，以及据此形成的行为。

---

① 彭聃龄.普通心理学（修订版）[M].北京：北京师范大学出版社，2003：456.

第三，传递正能量原则。教师在教学设计中不能忽略优秀文化的传播、良好态度的形成，以及正确价值观的渗透。教师在内容设计过程中，一方面要使得学生重视已有知识的价值，建立正确对待新知识的态度，同时营造鼓励反思的氛围；另一方面帮助学生在融入社会文化大环境的同时，保持主动探索真理，坚持正确价值观的信念。

知识点是教与学内容设计的基本内容。需要说明两点：第一，不能只有知识点，还应该包含知识体系的概念；第二，不能仅仅局限于知识本身，还应该包含对待人、事、物的态度、情感、能力等方面的设计。这就需要教师认真创设教与学的情境，实现对学生知识、能力、态度、情感、信仰、价值观的融合教育，也即本章所强调的"点""线""面"结合的设计。

第二节 教与学内容的"点"设计

教师"教"什么？学生"学"什么？涉及教与学的内容。首先，教师不能教所有的内容，这就涉及如何确定教与学的重点，也涉及学生难以学懂、产生疑惑的部分。如何通过教学重点、难点、疑点的设置，寻求内容设计与人才培养目标的有效结合点是内容设计的关键。准确确定教与学的重点、难点和疑点是教师最基本的教学能力。

一、重点的设计

（一）重点的内涵

教学重点是指课程所反映的该学科最基本、最核心的知识与能力。它一般包含学科所阐述的最重要的原理、规律，集中体现学科思想或学科特征。就学科本身来说，那些构建出事物的基本结构、勾勒出事物的基本面貌、起到提纲挈领的作用的知识点就是教学的重点。

从学科知识体系而言，重点是指那些与前面知识联系紧密，对后续学习具有重大影响的知识与能力。

从教育功能而言，重点是指那些对学生具有深远教育意义的内容，主要指使学生终身受益的学科思想、精神和方法。中医药的现代发展仍然离不开基础理论、基本知识和基本技能。因此，"三基"毫无疑问是教学的重点。

教学重点具有客观性。无论教师或者学生是谁，对同一个学科的同一门课程教学重点都是存在的，也是一致的，不会因人而异。它是知识网络中的连接点，是教师设计教学过程的枢纽。

教学重点具有稳定性。对同一个学科的同一门课程，其教学重点反映学科的核心知识、科学方法和情感价值都是非常明确的。科学是在不断发展的，学科知识也在不断发展，但是每门学科的关键知识、科学方法等内容是相对不变的。

（二）重点的类别

按照层次划分，课程内容重点可以分为课程整体重点、章节重点、课时重点。

课程整体重点是指贯穿该学科的核心知识、能力。它是教学重点的最高层次。例如，《方剂学》课程整体的教学重点为两部分：一是重点知识，包括方剂学的基本理论与组方配伍用药一般规律，临床18类方剂的基本方、常用方、代表方的药物、功能主治与临床应用；二是重点能力，包括培养学生应用中医思维模式学习研究方剂学的能力；培养学生依法组方、辨证用方等方剂学的科学思想与思维方式；培养学生运用方剂学理论解决临床问题，及分析质疑方剂学科问题的能力。

章节重点是指贯穿全章节的核心知识、能力，是在课程整体重点内细分的重点内容。例如《方剂学》第一章总论的重点知识包括历史上著名的方剂学著作，治法与方剂的关系及常用治法，方剂的分类方法，方剂的组成原则与变化形式，常用剂型与煎服方法；重点能力包括具备检索查询方剂学主要学术著作的能力，具备依法组方和概述常用治法的能力，具备概述方剂组成原则与常用变化形式的能力，具备概述常用剂型与方剂煎服方法的能力。

课时重点是指每次课堂教学的重点，它是把章节重点继续细分的重点。例如方剂学发展史设计2学时。其中重点知识为方剂学在不同历史阶段的发展成就与代表性人物、著作；重点能力为能够概述方剂学发展的大致过程；具备查找方剂学主要学术著作的能力。

（三）重点的设置

教学重点设置的准确与否不仅反映教师的学术水平，也直接影响学生对该课程的学习质量。如何设置教学重点或者说哪些内容应该成为一门课程的教学重点，需要依据各门课程具体情况进行研究讨论，但教学重点的设置也有一些通用的原则。

首先，应该深入研究教育目标（包括国家教育方针、专业培养目标）。其次，应该深入研究本课程的教学大纲、培养目标。在此基础之上，可以考虑将以下四方面的内容设置为教学重点：第一是重点知识和技术，指在学科知识体系中具有重要地位和作用的核心内容；或者是与前面知识紧密联系，对后续学习具有重大影响的内容；第二，是重点能力，指通过本课程学习获得的从事本学科工作与研究必须所具备的科学方法与思维方式等素质。第三，是重点情感，指对学生具有深远教育意义的内容，包括培养学生科学精神、学习态度、价值取向等内容，每门课程都应该设置重点情感内容。

章节、课时教学的重点在课程教学重点的原则下设置，在参考教学大纲的基础上，可以采用以下方法：第一，依据章节标题内容确立教学重点。大多数教材的章节题目可以反映出重点知识与能力内容，可以据此确定教学重点。第二，依据章节之后设置的复习思考题确立教学重点。一般教材在章节之后多有复习思考题，这些复习思考题往往包括要求学生必须掌握的重点知识与能力，可以参考这些复习思考题确立教学重点。第三，依据教师对学科发展的了解、对学科系统知识的理解确立教学重点。第四，依据学情分析设置对本班学生具有针对性的重点。

（四）重点的价值

通过设置教学重点，教师与学生可以清楚地知道课程所要掌握的核心知识与能力，所要培养的重点情感内容；可以在教师"教"与学生"学"的过程中目标明确。同时，教学重点是衡量教师教授本门课程合格与否的重要标准，也是衡量学生学习本门课程内容掌握情况的重要标准。

确定教学重点有利于在教学中分清主次，避免将教材所有内容都纳入教学过程，从而可以有效防止教学中遗漏关键和浅尝辄止。围绕重点拟定题目、组织教学，首先，有利于增强学习者的学习兴趣，帮助他们理解学习目的[1]；其次，围绕教学重点内容做必要的补充，以求重点内容更加具体、深入、明确，使重点内容更加突出、丰满；最后，在教学时间方面能够保证分配足够的时间讲清、讲透核心内容。

二、难点的设计

（一）难点的内涵

教学难点是指在教学过程中学生不易理解的知识或不易掌握的技能技巧，或者说是新的知识与学生现有的认知水平存在较大的差距而存在掌握难度的内容。学生在感知与问题有关信息的过程中，受到旧知识、旧经验的迷惑，不知不觉地用原来熟知的知识规律来解决新的问题，这种知识的前后干扰常常使学生在学习新知识时出现困惑，在运用时选错用错知识，导致错误发生。这就是教学中的难点[2]。

教学难点具有主观性与依存性的特点。这些特点不仅体现在学生角度，也体现在教师角度。一方面，不同的学生群体，教学难点有时是不一样的。同样的知识内容对某些同学是难点，但对另一些同学可能就不是难点。教师传授的知识需要与学生的生活阅历、经验、知识面等实际情况紧密联系。另一方面，依据教师授课水平与技巧的不同，同样的知识内容，在某些教师的教学活动中可能成为难点，而对其他教师则不是难点。所以，教学难点的主观性与依存性也体现在教师教学水平的差异上。对于同一知识点，难与易是相对而言的，是可以相互转化的。

（二）难点的分类

教学难点主要分为四种类型。

一是学习的内容远离生活体验，学习者缺乏相应的感性认识，不能较快或较好地理解，因此学习有难度。如中医学的阴阳五行学说，对于形成了数理化分析

---

① ［美］玛丽·艾立嗣·冈特，托马斯·H. 艾斯蒂斯，简·斯瓦布著，尹艳秋等译，许庆豫审校．教学模式（第四版）［M］．凤凰出版传媒集团、江苏教育出版社，2009：37.

② http://zhidao.baidu.com/question/982441983088548059.html

思维定式的学生来说，远离了他们的生活体验，缺乏感性认识，也就是教学的难点。

二是在学习新的概念、新的知识模块时，与以往学习过的知识逻辑关系不紧密，缺少相应的已知概念基础，或学生对已知概念、基本操作掌握不准确、不清晰，使学生陷入认知困境的知识或知识体系。如医患沟通技能课程中的医学模式的概念，由于前期"重技术、轻人文""重治疗、轻心理、轻预防"等教学模式的影响，学生对人文精神、人的需求、医患沟通、生物–心理–社会–环境医学模式认识模糊不清，这就需要将强化医患沟通技能教学的背景作为难点。

三是已知对新知的负迁移作用压倒了正迁移作用。即已学过的知识在面对学习新知识时产生了干扰作用，出现了在已知向新知的转化中，注意力常常集中到对过去概念、操作的回忆上，而未能把这些概念、操作运用于新的学习之中，成为教学难点。

四是教材中一些综合性较强、时空跨度较大、变化较为复杂的内容，使学生一时难以接受和理解，而这些内容往往非一节课能够完成，这些问题讲好了，可以循序渐进地完成教学任务，讲不好则成为生硬的说教。例如酸碱平衡紊乱，涉及知识面很广，一些前期基础知识跨越了几个学期甚至需要运用中学的化学知识，成为教学难点。

（三）难点的设置

一般情况下，学习中凡是需要通过认知结构进行改造而掌握的知识点就是教学难点，而通过认识结构对新知识进行加工掌握的知识点，不一定是教学难点。但在现实中，难点需要根据学习者的实际水平，在教学实践中反复摸索灵活确定。

在同一个学习过程中，在同一种"教学难点"中，由于学生个体的认知水平的差异，以及遭遇难点或在突破难点的速度上的个别差异，在不同班级、不同学生中，难点各有不同。因此，教师需要通过课堂教学设计中的学情分析环节确定教学难点。即教师依据以往的教学经验和学习者对前期知识的掌握情况、认知特点、生活经历、思维特点，分析学生理解该知识的能力，寻找并确定教学难点。也可以通过知识内容分析确定难点，即教师依据知识内容的特点确定教学难点。例如某些知识较为抽象、理论性较强、知识远离学习者的生活体验，或知识点专业性较强、较为集中、与前期知识联系不紧密、超过学习者现阶段认知水平等。

教学难点一般是较复杂、较难理解或多学科交叉的内容。比如腹股沟区的解剖层次和加强层次，因为是立体的，在无实际观察和没有建立立体形象思维的情况下，仅凭借挂图是较难理解的；再如酸碱平衡紊乱的诊断，临床表现和检查指标要与生理学、病理学知识相交叉，融会贯通地理解和掌握。这些知识点牵涉内容广泛，需要教师和学生整合多学科知识，通过深入和广泛联系逐一掌握。

（四）难点的价值

师生通过难点的教与学，能够促进学生学习能力的提高。在难点的教学过程中，教师能够有的放矢地把学生需要掌握的知识内容和学习技能设计在教学过程中，提高教学效率。学生能够通过难点的学习巩固原有知识，增加生活体验，加强逻辑能力，学习和实践更多更有效的学习方法。

教学难点的教学有利于培养学生的意志品质。教学难点内容的学习往往会令学生产生挫折感。教师可以在教学设计及其实施的过程中逐步培养学生面对困难的积极态度，树立学生面对困难的勇气和决心，增强学生迎难而上、攻坚克难的意识和毅力。

三、疑点的设计

（一）疑点的内涵

疑点是可疑之处。教学疑点是指教师或学生在教与学过程中对教学内容所产生的值得商榷之处。教学疑点可以来源于学生，也可以来源于教师。学生在学习过程中产生疑问的原因通常有两种，一是学生对新知识内容没有完全理解而产生疑问；二是对所学习的新知识完全理解以后产生的疑问，甚至是有创建性的疑问。对于教师来说，在长期的教学过程中经过反复思考也会对教材的某些内容产生疑问。

教学疑点具有可变性与创设性。可变性一方面是指对学生与教师而言，一些学生认为是疑点的内容，在另一些学生看来可能并非如此；另一方面疑点一旦解决就不能称之为疑点，也就不存在了。

创设性是指疑点可以人为设置。这是疑点更为特殊之处。教师可以利用这一特征，在教学中人为设置疑点，促使学生进行发现式学习，从而培养其发现问题、分析问题、解决问题的能力。

（二）疑点的类别

教学疑点主要划分为三大类。一是学生在学习中由于基础知识和思维方式的欠缺，对正在学习的知识存在的没有完全理解新知识内容的情况。二是学习者在对所学习的新知识完全理解以后，产生的疑问或是新颖的、有创建性的疑问。比如肿瘤发生的多种假说，每一种均可以从一个方面很好地解释某些肿瘤的发生原因，但又不能解释其他一些肿瘤发生的原因，这是科学发展阶段性因素所造成的，这些疑问可以呈现给学生，激发他们的好奇心和探索的欲望。有些学生思维活跃，往往有创新性的提问，甚至有的同学提出"肺"的右半部为什么不能写成"市"的问题。三是本学科存在的未能破解的重大科学难题。恰当利用这些难题有助于培养学生主动探索的精神，攻坚克难的毅力与能力。

（三）疑点的设置

疑点可以是教师在教与学内容设计中人为预先设计的，也可能是在教学过程中随机发生的。疑点也是教师重点设计的内容之一。但是，从目前的情况来看，在课堂设计中，教师往往把重点的教学作为主要内容进行设计和传授，学生也把教学重点作为学习的重点，而对难点，尤其是疑点的教与学重视不够。其原因是多方面的，其中之一是考试的导向与教与学的功利倾向。考试考重点，并且多是低阶的记忆与复述知识考试，自然导致学生机械性记忆，而对培养分析问题、解决问题能力，以及培养学生创新思维能力的难点、疑点却往往被忽视。

预先设计的疑点内容通常来源于本学科或者本课程的新知识、发展趋势、学术争议，也来源于学生以往的疑问，教材以及教学参考资料中的问题。教师需要在科学的人才培养质量观的指导下，科学设置教与学的疑点。

教师在进行疑点内容的选择时，第一，进行学情分析与预测，主要分析学生在认知能力、学习类型、学习条件、学习态度、风格、阶段、学习基础等方面的异同。第二，进行教学目标与学习目标的分析。教师根据课程目标和教学大纲的要求，明确结合学生的差异性，确定本单元教学疑点的内容范围。第三，结合教材等教学资料，根据学科知识体系和教学进度最终确定教学疑点内容，并将其转化为符合学生心理发展水平的教学疑点表述以及教学过程。

教学中也会有随机发生的疑点。在教学过程中随机发生的疑点往往是学生提问、作业或者是影响后续学习一些疑难问题。对于这些问题，首先要求教师能够运用专业知识及对学情的认知，选择恰当的解答方式。例如，直接告知学生或者留待学生作为课后思考。但是无论哪种处理方式，都需要教师对这类疑点问题及其回应予以关注。教师在解答之后，必须意识到学生可能今后还会出现类似的学习困难或疑问，在进行教学反思与评价时，就应该查找原因，分析和判断这些问题如何纳入下一次教学设计之中。

（四）疑点的价值

古人语："学起于思，思源于疑"。通过解决疑点，学生能够反思学业的不足之处，巩固所学知识，培养批判性思维能力。疑点能够促进学生更加深刻地理解知识点，整合所学知识并将之应用于解决问题的实际，也可以促进学生在科学研究方面的发展提高。

教学过程中学生或教师产生疑问是非常正常的，疑问对教与学双方都会产生积极影响。在教学过程中，教师可以利用这类疑问设计启发学生批判性思维的教学环节；不断总结这些疑点，可以梳理出教学难点，有助于发现新知识讲解或学习过程中存在的知识链断裂现象，前期的旧知识掌握不牢固或教学方法欠恰当等问题。这种疑问的产生对教师充分的教学反思与改进起到非常积极的促进作用，当教师找到解决疑问的方法时，教学质量会得到相应的提升。

教学的重点、难点、疑点之间存在着一定的交叉关系。当两者或三者都处在知识系统网络状结构的结合点上时是重合的，在这种情况下重点、难点、疑点是一致的；当三者不全都处在知识网络状结构的结合点上时是不一致的。鉴于上述两种状态，以及重点的客观性、稳定性的特点，难点的主观性、依存性特点，疑点的可变性、创设性的特点，决定了它们在本质上的区别。教学的重点、难点、疑点没有明确的界限，有时是一致的，有时不一致。教学难点和教学疑点都是相对的、可变的、存在时限的。在进行教与学内容"点"设计时要有针对性地进行。

第三节　教与学内容的"线"设计

前已述及，教学内容的重点、难点、疑点设计是基础和关键。但是，如果内容设计局限于"点"是不够的。教师必须在关注知识点的基础上，重视知识融会贯通与学生知识体系的架构，这就涉及本节要讨论的教与学内容的"线"设计问题。

一、"线"的内涵

教与学的"线"是知识的布局与条理。每个知识单元、章节、课程、专业的知识都有其有序的脉络。相关知识点以特定方式连接并有序呈现，构成教与学内容的"线"。教与学内容的"线"具有以下三个特点。

一是"线"具有有序性。课程知识点哪个在前、哪个在后，用哪些知识可以对应解决哪些问题是有规律可循的。因此，知识点之间存在逻辑结构，在每一个单元、每一门课程，以及课程之间的呈现是有顺序的。

二是"线"具有客观性。无论在教学的过程中注意与否，教与学的这种逻辑关系始终是存在的。为了达到更好的教学效果，教师应该在教学设计中强调知识间存在的这种脉络关系。

三是"线"具有关联性。知识点和知识单元作为课程教学的基本要素不是独立存在的，会相互作用、相互影响。同时，这些教学要素的有机联系也与学生、教师、教学硬件条件等关联。

二、"线"的类别

教与学内容的"线"设计一般包括三个种类。

（一）课程内"线"

课程内"线"包括两个部分：一是指本课程之内每一教学单位（如章）相关知识点的逻辑关系。如《中医基础理论》课程藏象单元中五脏的功能，"心主血脉""脾统血""肝藏血""肝主疏泄""肺朝百脉"是一个个的知识点，学生记住这些很重要，但是各自的点状记忆容易出现知识碎片化现象。为了解决这一问题，教师可以从血的生成与运行的角度对上述相关知识点进行知识"线"的设计，这样，心、脾、肝、肺各自在血的生成与运行中所发挥的作用就会一目了然，从而使学生易于建构一个系统的、脉络清晰的知识体系。

二是指本课程相关章节中相关知识点的逻辑关系。如《针灸学》中，治疗头痛的腧穴分布在手太阴肺经、手阳明大肠经、足太阳膀胱经、足厥阴肝经等多个章节（经脉）中，教师除了分别传授各自章节的腧穴外，还需要把这些腧穴进行联系设计并进行比较，这也是知识的"线"设计。

（二）课程间"线"

课程间的"线"设计是指若干相关或相近课程之间相互关联的知识或知识体系的设计。一门课程只是专业人才培养的一个组成部分，因此在设计时需要教师考虑相关和相近课程的目标和知识体系，有序衔接好各门课程的知识点，相互呼应与相互支撑，尤其是涉及关键概念、关键理论时更是需要具有课程间"线"设计的概念。如以"攻下"理论为例。《中国医学史》介绍金元四大家张从正的"汗吐下"三法在医学史中的地位；《中医基础理论》介绍"实则泻之""通因通用"的治疗原则；《中医诊断学》对"攻下"的适用指征及腑实证的辨证方法进行介绍；《中药学》在攻下单元中，重点介绍寒下药物"大黄"的归经、主治、功效、性味；《方剂学》的泻下单元则对大承气汤的组成、功用进行介绍；《伤寒论》《金匮要略》《温病学》则分别在"阳明病""腹满寒疝宿食病脉证并治""温病的治疗"单元中，较为全面介绍攻下法的辨证特色与治疗特点。对于这些，教师应该在单独备课或集体备课时注意到这些知识点前后的衔接关系，对前后课程有关"攻下"的内容了然于胸，才能清晰本课程"攻下"理论的特点与作用。对于这些具有相互关系的内容，如果教师不去设计和教授，学生的知识是零碎的，这种课程内容的碎片难以建构基于专业的知识体系。

需要说明的是，各种"线"设计的内容，可以由教师设计和传授，也可以举一个示例后再以课上讨论、课外作业、小论文等形式让学生举一反三，学生通过"线"内容的自主设计，既可以学会融会贯通地学习，也可以锻炼分析问题、解决问题，以及批判性思维能力。

（三）专业视域"线"

专业视域"线"是基于学科、专业的知识关系而成的知识体系。任何学科、专业都有自身的知识体系，中医学科、中医学专业也不例外。中医学科、专业的各个知识点、知识单元的分布是线性、有序的，其相互之间的联系与有序呈现就是我们所说的专业视域的"线"。

专业视域"线"的设计往往是通过专业人才培养方案体现的，不是教师设计的重点内容，但是教师积极参与专业人才培养方案制订并知晓目标、课程体系、考核与评价方式对于做好包括"线"设计的课堂教学设计具有重要的意义。

三、"线"的设置

"线"内容设置是将知识点在知识单元、课程中，以及课程之间的有序呈现连接成线进入设计方案的过程，其目的是使学生通过"线"内容的学习，增强建构知识体系，掌握关键概念、基本理论，以及融会贯通地运用所学知识分析问题、解决问题、产生新观点的能力。

对于教师课堂设计来说，课程内"线"的设置首先要求教师熟知本门的课程目标，在梳理课程内各章内、各章之间相关知识点逻辑关系的基础上，以单元（章）为单位或以课程为单位，将相关各个知识点按照学科自身知识体系的要求，以及逻辑顺序，以知识体系即"线"的形式体现出来。课程内的"线"内容，可以是几个知识点的连接，也可以是更多个知识点的连接，甚或一条知识线贯穿整门课程。这就需要教师首先具有扎实的理论功底，清醒的头脑，清晰的逻辑思维。如果教师的知识是分散的，是很难做好"线"设计的。

课程间"线"的设置要求教师不仅熟知本门课程的目标与知识体系，还需要了解相关、相近课程的目标与知识体系。对于中医学专业的教师来说，做到这一点是不难的，很多教师来自于临床，中医学基础理论、中药学、方剂学到临床诊断、治疗尤其是中医内科疾病均是贯通的，关键是教师是否有课程之间"线"内容设置的意识，如果教师只关注自己的课程内容，"各人自扫门前雪，不管他人瓦上霜"，则很难做好课程间"线"内容的设计。

专业视域"线"内容的设置严格来说不是教师的主要任务，而是专业负责人的任务。人才培养方案的制订一定要包含课程体系的设置。这些课程体系就是专业视域"线"教与学的内容。但这并不意味着教师可以忽视专业培养目标、课程体系，以及课程之间的逻辑关系。不知晓专业培养目标，做出的内容设计视野狭窄，缺乏针对性，要么是一隅之见，要么各个专业千篇一律，显然不符合高质量教学的要求。

做好教学内容的"线"设计需要以学院或专业为单位开展教学研讨活动，也需要教研室集体备课。天津中医药大学通过"论专业、说课程、讲设计"系列活动，有效促进了专业、课程、教师之间的衔接与交流，对于教学内容的"线"设计发挥了较好的作用。

四、"线"的价值

（一）促进学生对知识的融会贯通与应用

对于学生来说，知识点的学习是基础性的，是必需的，但是，仅仅记忆知识点，容易出现知识碎片化问题，也容易出现知识内容与应用脱节的问题。而教师对于教与学内容的"线"设计与教授，可以使学生实现在知识记忆基础上的融会贯通，有利于学生掌握关键概念、基本理论增强分析问题、解决问题的能力。

（二）促进学生建构课程与专业知识体系

教师通过对"线"的设计与教授，学生更易于在学习过程中建构知识体系。知识体系先期是基于课程知识体系的，其后逐步丰富，最后建构起基于专业的知识体系。专业知识体系是学生分析问题、解决问题的能力基础，也是学生未来具备执业中医师岗位胜任能力的基础。

（三）促进学生高效自主的学习

一方面，"线"设计理清了课程本身的知识结构及其在专业中的地位和作用，提供给学生自主学习的清晰脉络，增强了学生自主学习的能力，有助于扩展学生的学习范围，从而助力于课程本身的学习。另一方面，"线"设计去除了课程教学中重复的部分。学生可以使用尽量少的时间学习相对多的内容，从而获得更多自主安排的学习时间，用于加强自身学习的薄弱环节、深入钻研某类知识，满足发展个人兴趣。

实例序号 8-1:

【设计实例】

从阴阳五行到辨证分型，从中药功效到预后判断，"取类比象"在中医学中无处不在，有人认为它是科学的，有人认为它是唯心的。您认为该如何正确看待？若有价值，对其深入研究该从哪方面入手？

【设计思路】

这是 2014 年 10 月 14 日南京中医药大学教务处长唐德才教授为首届中医药院校中医知识技能大赛出具的决赛题目之一。

这一竞赛题目既可以考核学生对"取类比象"概念及其相关知识点的记忆情况，也可以考核对这一概念的理解与运用水平，更重要的是可以考核学生知识融会贯通、综合分析、评价已有知识，以及批判性思维的能力。这是一个可促进学生学习与思考的开放性题目，也是一个展示学生能力的机会。但是很遗憾，被提问的学生对"取类比象"的概念表述不清楚，此后的评价、自己的观点更是叙述不清，逻辑混乱，自然没有得到现场评审专家组的认可。

出现这一问题是学生"学"的问题，更是教师"教"的问题。虽然，这一问题只是发生在一所院校、几个学生、几门课程中，但其实反映出的是目前医学课程教学中较普遍存在的问题。

教师在"教"的过程中，单纯、单向传递知识点、学生死记硬背、单纯复述知识点是较为普遍的教、学、考的方式。这些不是说不重要，但是不全面。教师如果在《中医基础理论》把藏象学说的各个有关"取类比象"的知识点进行"点""线"结合的设计，同时告知学生这一理论对于学习后续课程以及对中医诊断、治疗的价值，或者其后的《中医诊断学》《中药学》等课程进行前后课程之间知识点的"线""面"设计，就会引起学生对"取类比象"这一重要理论的重视。自然，学生对"取类比象"的概念与价值就不会陌生。如果教师再以此为题，通过课上讨论、课外作业、撰写小论文等形式，让学生查阅文献、分析评价并鼓励其提出自己的观点，学生就会在教、学、考、论、评的过程中，逐步建立知识融会贯通的学习习惯，形成有根据的质疑精神，具备批判性思维能力，分析问题自然会表述清楚，逻辑清晰，观点明确。

这一实例启示教师在内容设计时，必须建立知识点与知识体系的概念，加强教学内容与课程之间"点""线""面"的设计，致力于融会贯通地传授知识，让学生主动建构知识体系，对一些关键理论、关键技术、热点问题更是需要通过讨论、辩论、作业等课内外结合形式，培养学生的自主学习、逻辑思维、语言表达，以及批判性思维等能力。

第四节　教与学内容的"面"设计

教与学的内容除了需要对知识的"点"与"线"进行设计外，还需要对知识的"面"进行设计。

一、"面"的内涵

教与学内容的"面"是超越知识"点""线"的内容。它包括三个方面：一是学科、专业的主要学术思想、观点、特色与思维方式；二是学生对教与学内容的学习态度与动机；三是教师履行教书育人职责并对课堂教学内容的约束与规范。因此，"面"与"点""线"的内容不同，它是站在更高高度上对教与学内容的设计，也是为了学生有效学好"点""线"内容、解决学生知识碎片化倾向、激励学习兴趣，履行教师教书育人职责与规范教师言行而进行的内容设计。

"面"具有全局性与指导性。一方面"面"是站在更高的高度上对教与学的内容进行设计。即出发点是培养"人"具有正确的价值观与人生态度。另一方面，"面"要能够指导和约束教师与学生具备是非的判断能力，以及面对困难的积极态度。

二、"面"的类别

（一）学科面

学科面是指学科的主要学术观点、特色、思维方式等。这些内容即使在"点""线"阶段已有涉及，但是难免会有点状或线段的知识零碎问题，这就需要教师在不同课程、不同知识阶段、不同教学环节中始终予以强化。如果教师缺乏这种"面"的意识，不重视"面"的设计，就会在教的过程中出现"只看树木，不见森林"的情况。学生相应地会出现知识点记得很清楚，也有一些基于知识单元的基本理论，但是缺乏学科整体观念，难以掌握关键理论与知识体系，也难以实现我们希望学生具备中医思维能力的培养目标。

（二）态度面

态度面是指教师为学生建立良好的学习态度、学习动机而鼓励和激励学生学好知识的内容设计类别。其重点是教师在传授知识"点"与"线"的同时，告知学生这些知识的价值，以提高学生学习的积极性与主动性。态度面可以再具体划分为以下三种类型。

1. 基于专业社会需求与贡献"面" 专业"面"是指对专业认同的态度。中医学的社会需求、对国家经济与社会发展的贡献，以及学生对自己预期投入的回报与社会地位是专业认同的基础。专业有需求，对社会有贡献，预期回报好，学生就会有动力去学习，就会建立良好的学习态度。

2. 基于课程重要程度"面" 课程体系是支撑专业知识体系的基础，教师是以课程为单位进行授课活动的。与专业认同一样，学生对课程的认同程度也决定着学生学习的投入程度。学生知晓课程的重要性与价值，就会主动学习，也会建立良好的学习态度。

3. 基于知识单元与知识点价值"面" 知识单元与知识点的价值也是激励学生学习兴趣的动力之一。即使学生认同专业、认同课程，对某一知识单元、某一知识点的投入也是不一样的，因此，教师在设计中，应该将知识单元、知识点的价值列入设计方案。知晓价值基础上的学习与糊涂地死记硬背效果显然是不一样的。需要提出的是，目前课堂中，教师不是去设计、讲授某一知识单元、知识点的价值，而是以告诉或暗示学生这是考试的内容的方式激励学生学习，只会培养学生应付考试的功利意识。我们应该大力提倡价值导向的学生学习激励方式。

（三）育人面

教书育人是每一位教师义不容辞的职责，育人不仅仅是思想政治理论课教师的职责，也是专业教师的职责，且专业教师有时能够更具优势地发挥育人作用。因此，教师必须在设计过程中，强化育人意识，始终贯穿全人教育的理念，传递正能量，帮助学生形成、建立正确的价值观与思维方式。不仅如此，通过强化育人设计环节，还可以对教师把不适宜的教学内容、不适当的言行、负面的情绪带入课堂教学的现象起到约束与规范作用。

三、"面"的设置

(一)学科面的设置

任何一位教师尤其是中医学专业教师都必须知晓本学科的主要学术思想、观点、特色与思维方式。天人合一、整体观念、辨证论治、取类比象等是中医学科的主要学术思想、观点、特色与认知生命与诊断治疗的思维方式,这就需要教师在设计时,首先需要克服"关注部分,忽略整体"、只看本课程、不看全专业的课程本位问题;要把视野从课程、从知识拓展到专业学术思想、观点、特色、思维方式,如"天人合一""整体观念"不仅仅是《中医基础理论》课程的内容,其他相关课程也应该在讲授关键知识点(线)、关键理论时再次、多次强化这些内容,只有贯穿多门相关课程、相关知识点(线)的不断强化与渗透,学生才会建构起专业知识体系,形成并具备中医思维能力,实现《中医教育标准》培养目标。

(二)态度面的设置

美国著名课程改革专家罗伯特·马扎诺提出了学习的态度与感受、获取与整合知识、扩展与提炼知识、有意识地运用知识和良好的思维习惯五个学习维度。(图8-1)

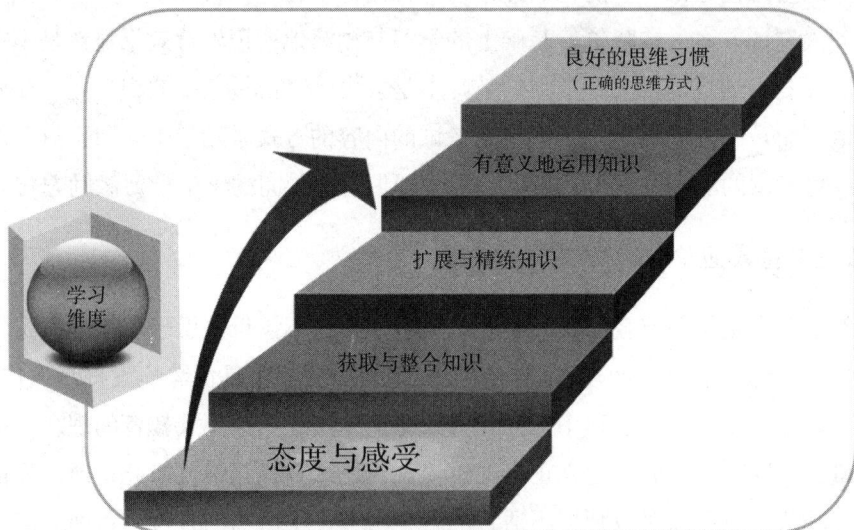

图8-1　五个学习维度

由此可以看出，学习的态度与感受位于学习维度的最基础层面，换句话说，没有好的态度和感受，就谈不上其他逐步向上递进的维度。基于这一理论，教师必须首先树立"学生的态度和感受是学好一切知识的前提条件，激励学生学习需从建立良好态度开始"的概念，有意识地在设计时加入可以说明专业、课程、知识点（线）价值的内容，激励学生学习的积极性。

专业价值是激励学生学习的重要动力。首先，教师必须具备站在国家需求与专业的高度来思考问题的视野和高度，不能心中只有自己的这一门课程。教师需要熟悉中医学的社会需求、对国家经济与社会发展的贡献，以及《中医教育标准》的目标要求，在具体教学内容设计中，将中医学专业价值与社会需求等内容列入设计方案，在课堂授课过程中，有意识地、潜移默化地树立学生的专业自信，激发学生对中医药事业的热爱和学习兴趣，建立正确的学习动机。这些内容看似与教学内容关系不大，但是教师对专业的热爱、对专业的自信、对未来的信心，都会对学生产生影响。目前，个别青年教师对专业不自信，对中医理论不自信，如讲授中医基础理论时，经常出现的问题是以西医解剖学、生理学知识去印证、对应某一中医理论如藏象学说等，这种印证一方面反映了教师的理论不自信，另一方面也反映了教师中医基础理论功底的不扎实。这显然对学生的学习会产生负面的影响，也会干扰学生中医思维的形成。

课程的价值也同样具有学习激励作用。教师在设计教学内容尤其是设计总论（绪论）内容时，必须将课程在本专业中的地位、价值、重要性列入设计方案，激发学生学习本课程的积极性和主动性。除此之外，教师还可以利用古代医家的名言激励学生，例如《方剂学》课程通过孙思邈"人命至重，有贵千金，一方济之，德踰于此"，可以使学生认识到方剂治病救人的价值，从而去努力学习。

教师在设计知识点（线）内容时，同样也需要讲清这些内容的价值，例如《中药学》青蒿到青蒿素再到诺贝尔医学奖的设计，不仅可以激励学生学习青蒿的药性、功效与治疗作用的积极性，还可以培养他们传承中医学术的积极性与创新精神。

（三）育人面的设置

教师具有既要教书，又要育人的观念是做好育人面设计的前提。教师只有时刻牢记自己的育人职责，才能在课堂中言传身教，完成教书育人的任务。专业教师一般在三个环节可以设置育人面。

一是在国家重大教育方针颁布或教学内容涉及专业对国家经济与社会发展的贡献时，有意识地讲授每一个学生对国家的责任和义务，激励学生为国家、为专业发展贡献力量的责任感。

二是教师需要注意捕捉以往课堂中发现的学生价值观或思维方式中存在的问题，在当场行使育人职责的基础上，以案例形式设置为下一届学生的育人面。例如，在《医患沟通技能》课程中，当提问学生为什么近年来医患矛盾比较突出时，一位学生坚持认为患者素质低下、国家法律不健全是导致医患矛盾的主要因素，而不认为医生本身有多少责任也是一个因素。仔细观察这样的学生，往往负面情绪比较大。这种情况下，教师不宜采取否定或批评的方法，况且学生说的也不是错误的，问题在于这一学生的思维方式出了问题，这是一种有问题就认为别人有错的不正确思维方式。教师的职责是告诉学生医患矛盾是多方面原因造成的，既有患者本身问题，又有法律尚不够完善的原因，但是作为医学生，也应该认识到医方自身的问题，如医患沟通能力不足，爱心、耐心不够等，我们需要先找出自己的问题去改进，不能出了问题就先找别人的原因。听到这样解释后，很多学生都点头认可。因为帮助学生建立正确的思维方式也是育人。所以，这一实例就可以列入《医患沟通技能》绪论部分的设计方案。

三是教师需要建立行为规范的底线和红线意识。如果教师育人意识淡薄，缺乏行为规范的底线和红线意识，就容易触碰这些底线或红线，将一些与教学无关或对教学产生负面影响的内容搬上课堂。近年来，多次发生的高校教师师德问题，就是教师育人意识欠缺的结果。虽然这些师德问题可以不作为教与学的内容预先进行设计，但是育人意识、底线和红线意识是时时刻刻要牢记的教师责任。

四、"面"的价值

"面"的价值不在于知识与技能的本身，对于教师来说，是为了提高学术水平与教学能力，对于学生来说，是为了促进其更好地学习知识与技能，同时也为了学生的"全人教育"。具体说包含以下三个方面。

（一）有利于提高教师学术水平与教学能力

教师必须具备较为丰富的学科与专业知识体系才能教好一门课程，如果教师抱定"一门课程、一本教材、三尺课桌"的知识结构与学术视野，显然难以有很强的教学能力。教师必须关注整个学科、专业的知识体系与教学内容，从而拓宽视野。同时，教师作为要求鲜明的职业群体还要发挥表率作用，担负教书育人职责。这些对于提高教师学术水平与教学能力具有很好的促进与提高作用。

（二）有利于阻止学生学习功利化倾向

教师对专业的自信与价值的认可，对知识点（线）价值的肯定，会对学生产生直接的影响，可以唤起学生学习兴趣激励学生积极主动地学习。学生由此产生学习上的情感共鸣与专业认同感，促使学生能够扎根专业，踏实求学，乐于钻研，对于学生学好教师所教授的内容具有很好地促进作用。

（三）有利于学生建立正确价值观与思维方式

对于教师来说，仅仅传授知识、技能是不够的，还担负着"全人教育"的责任，对于学生来说，仅仅学习知识技能是不够的，还要具备正确的价值观并学会运用正确的思维方式去分析、判断事物和人，这就是学生必须全面发展的内涵之一。育人面的设置与设计，对于强化教师育人意识，促进学生的全面发展具有很好的作用。

第五节　学生的认识

杨霖轩（2015级中医学"5+3"一体化）

《学记》有云："建国君民，教学为先。"关于教与学的探究是人类文明史上一直延续至今并始终迸发着无限生机与活力的话题。先贤孔子提倡"乐知"胜过"知之"；德国哲学家海德格尔说："教所要求的是让学"；现代教育家陶行知认为先生的责任不在教，而在教学，即教学生学。虽然他们相差千年，相距千里，但所提倡的教与学都并不仅仅局限于单纯的知识点，还有更多更有价值与意义的内容是在"点"之外，由"点"这个最简单的几何概念连接或者移动得到的"线"与"面"。

"点"，在《辞海》中的解释是细小的痕迹；在哲学中是宇宙的起源；在几何学、拓扑学，以及数学的相关分支中，是一个零维度对象，是所有图形的基础。而在教与学的内容中，点依然具有其本身的特性。

重点如生于毫末的合抱之木，构建出楼阁的基本框架，描绘出基本面貌，提纲挈领，承前启后，同时还防止学习中的浅尝辄止；建筑九层之台前堆积的累土就是难点，后续的所有木料砖瓦层层上叠全都依托于此，个体差异也在此显露；正所谓"小疑则小进，大疑则大进"，疑点是思考之源，也是机械性的低阶记忆与分析创新能力的分水岭。无论重点、难点，还是疑点都是最初我与中医学相遇时躲藏在密密麻麻的书页中还未剖开的璞玉——混于泥泞，内涵精华，潜藏着无尽的价值与可能。

在粗糙的璞玉经过反反复复切料，打磨，抛光形成基础"点"之后，若是就此静置，那么再认真频繁的擦拭换来的也不过是一尘不染。就如同静谧夜空中的点点繁星，也实在比不过流星雨划破天际那一刻的耀眼夺目。

在几何学中，线就是由点沿着一定方向规律性地延伸而成，这倒是与"线"的有序性来源于知识点之间的逻辑关系不谋而合。最初学习《中医基础理论》时，老师便特意引导我们从不同的方向将看似零散的"点"连接整合成串：五脏之一的脾是最显而易见的，以脾为中心，脾-胃-肉-口-唇以表里关系纵向连接；从津液的输布来看，脾-肺-肝-肾-三焦可以横向连接。从宏观角度，藏象学说本身就是以五脏为中心，通过经络系统，将六腑五体五官九窍四肢百骸等沟通连接成的有机整体。诸如此类的珠串在逐渐深入的学习中更是不胜枚举。

大大小小的点连接成了线的轨迹，但这仅仅是线运动成面的开始。教与学最终还要将"线"再密集排列成"面"，才能真正在融会贯通之后拥有对专业知识价值体系的认同感；就好像金丝银线也只有借助织布机，经过梭子一次次地来回穿梭，方能被织成色彩斑斓的锦缎。

南宋理学大家朱熹在《朱子全书·学三》中有言："举一而三反，闻一而知十，乃学者用功之深，穷理之熟。然后能融会贯通，以至于此。""点"好似华丽绝美之珠，纵然光彩夺目，实难成大器。俯身拾起，切磋琢磨，贯通成串；再以课程之线为经，以专业邻域之线为纬，经纬交织，融会结网，经此融会贯通终成的"面"堪称"金缕玉衣"。

教，凡提一点，举一例，无一字一句不应网之在纲，珠之贯串；学，亦复如是。

杜斌（2015级中医学"5+3"一体化）

德国哲学家海德格尔在《人，诗意的栖居》一书中写道："教所要求的是：让学。"所谓"让学"，即是让学生愿意学习，懂得如何学习，把时间、机会让给学生，而要想做到有效的"让学"，则需要教师正确、有效的教学设计的引导。作者在本书中对于如何进行有效的教学内容设计，做出了独到的阐述。

书中讲解了"由点到线及面"的内容设计方法，即是从掌握知识点，到知识体系的形成，进而提高学生的学习感受，形成良好的学习习惯，树立对本专业的认同感，从而达到有效的"让学"。在教学过程中，作者强调教师应当对本课程的教学内容、教学目标、课程地位有充分的了解，方能创设良好的教学情境，达到"让学"的目标。

对于教学内容的"点"设计方面，作者认为，教学中的"点"，包括重点、难点、疑点，教师在教学中应当分清主次，避免浅尝辄止。我想到自己平时学习中有时会执着于某些细枝末节，对一些并不十分重要的内容过分深究，现在想来，已是犯了本末倒置的毛病，应当首先抓住课程的重点，提纲挈领，然后对于难于掌握、有疑问的内容多加探究，与同学交流，向老师请教，做到有效的自主学习。

在学习中，知识的体系化是必不可少的，形成一个科学、有效的知识体系，可以帮助我们更加高效地学习，更加牢固地记忆知识，更加熟练地运用所学内容。一个有效知识体系的建立，有助于理清学习脉络，并且可以更加深刻地理解本科的知识，而如何建立科学有效的知识体系，除了个人个性的发挥，还离不开老师的引导。书中对于"线"设计的部分，指出教师应明晰各知识点之间的关联，教学时注意前后相关内容的串联复习。同时，教师还应该注意跨学科的知识整合，以现在所学的中医诊断学为例，课程内容与之前学过的中医基础理论课程有很大的相关性，教学中，老师就会有意识地引导我们去复习中医基础理论相关的内容，而对于之前知识的不熟悉就会造成当前知识的学习出现难点，所以，学习中需要及时复习相关的前置知识，找到学科之间的联系，构建并完善知识网络，从而更有效地学习。

兴趣是人最好的老师，对于"面"的设计，实际上就是培养学生对本专业学习兴趣。培养学生用积极的态度去学习，养成良好的自主学习的习惯，通过高效、有趣的教学内容设计，培养学生对于本专业的认同感，让学生愿意学习、喜欢学习、乐于学习，调动学生学习的主动性，真正做到有效的"让学"。

文中阐述了对于教学内容设计的观点，作为学生，在阅读之后，渐渐地理解了老师平日里的教学安排，明白了老师让我们自主探究、查阅某些知识的良苦用心，也懂得了老师对于知识讲解的详略有度的用意。在学习过程中，理解了老师的想法后，可以更好地配合老师的授课，从而更有效地获取知识，提高能力。

第九章 方法设计

——如何让学生学得更为有效

　　课堂教学是面向具体的学习者，课堂是由教师与学生双方共同的思维活动所构成，课堂的主体是学生，在有效教学中，教与学应高度地和谐，如果教师只强调教的活动，不考虑学生如何学，或学的效果，即使教得再好，学生仍然所得甚微。所以，教师应明确学既是教的出发点又是其归宿。

　　"教"对教师来说是教知识、促智能的转化，"学"对学生来说则是变知识为能力的飞跃。在这个飞跃中，教师通过引导、讲授、启发，给学生以启迪，使学生掌握适应自己的学习方法。过去教师常说的"要想给学生一瓶水，自己就要有一桶水"，这固然没有错，但是，现在更需要的是教师要教会学生这一桶水是如何来的。所以，真正的课堂教学，不但要看学生是否"学会"了，更重要的应该看是否"会学"了。这其中，教师选择好的教学方法，使教与学达到高度的和谐，是学生更有效学习的关键。

　　教学方法是在教学过程中运用的方式与手段的总称。它包括了教师的教法、学生的学法，是教授方法与学习方法的统一。教授法必须依据学习法，否则便会因缺乏针对性和可行性而不能有效地达到预期的目的。但由于教师在教学过程中处于主导地位，所以在教法与学法中，教法处于主导地位。教的方法运用得恰到好处，是教师完成有效教学的重要因素，亦是学生获得更有效学习的关键因素之一。常用的教学方法有情境教学法、启发式教学法、体验体悟教学法等，现就各种教学法简述如下。

第一节　课堂导入

课堂导入，亦称为导课，导课是教师在开始新的教学活动时，引导学生进入学习气氛的一种方法。也就是说导课是整个课堂的"准备动作"。学生刚进入教室，注意力尚不能完全集中，一些干扰因素的影响仍未消除，通过导课，教师把学生吸引到学习上来，良好的开端能起到事半功倍的作用。教师一走进课堂，就能以新颖、幽默、别致的语言开讲，便可起到先声夺人、增强听课需求的效果。苏霍姆林斯基曾说"若教师不设法使学生产生情绪高昂、智力振奋的内心状态，就急于传授知识，那只能使人产生冷漠的态度，给脑力带来疲劳"。

导课的方法很多，常见的有：直接导课法，开明宗义揭示授课内容，点明学习目的和要求；温故导课法，利用新旧知识的关联性，启发新知；悬念导课法，通过设置悬念，使学生处于急于求解的状态；故事导课法，选择鲜为人知，或扣人心弦的故事，吸引学生的注意力。此外，还有图片导课法、案例导课法、情境导课法等。以下对各种导课法进行具体介绍。

一、直接导课法

开门见山、直奔主题，开宗明义揭示授课内容，课堂开始便明确提出教学要求，使学生提起重视。

二、温故导课法

医学知识强调逻辑性、关联性，当该堂课程与已学过的知识有联系时，可以通过温习旧知识的方法导课。例如，"慢性肾衰竭"的学习，其临床表现与急性肾衰竭类似，因此通过温习急性肾衰竭的临床表现，让学生初步建立起知识框架，再将其延伸到本部分的内容讲解中，既让学生复习了旧知识，又能借助已有知识来学习新知识，从而加速新知识的学习，此外一定程度上减少了教学用时。

又如，在讲授《针灸治疗学》各疾病的取穴治疗时，已经学习了《中医内科学》的内容，可以先让学生温习疾病的基本病因、病机、治疗原则、辨证分型、处方用药等，让学生在对疾病有清楚认识的基础上，引导学生根据疾病的特点及证型的不同，理解治疗本病的主穴及配穴方案。

三、悬念导课法

当根据教学经验得知本堂课的教学内容是往届同学们普遍认为较难时，可以通过巧设悬念的导课方法，让学生上课开始紧跟老师的教学思路。实践证明，疑问是思维的"催化剂"，能激发学生的求知欲望，调动学生的主动性。例如，在讲到系统性红斑狼疮时，教师在课堂伊始展示一张狼的图片，狼与狼疮有怎样的姻缘？教师发问，同学积极思考，让学生有迫切求解狼和狼疮关系的愿望，牢牢抓住学生的注意力，Lupus（狼疮）为拉丁语，原意为狼。狼疮名字的由来是一个与狼相关的故事。让学生跟随教师的思路，逐步导入新课的学习，从而起到事半功倍的作用。

又如在讲授《中药学》化湿药这一章节时，可以从讲述民间习俗开始，端午节有熏苍术、佩戴香囊以驱邪强身等习俗，那么这些习俗中蕴含着哪些道理呢？教师通过发问，可以吸引同学的注意力，激发学生的探知欲望，想要知道这些药物究竟有哪些功效才被用来焚烧、佩戴以使身体强健。

四、故事导课法

生动有趣的故事可以吸引学生的注意力，启发学生思维。通过讲述与本次课内容相关的故事，能迅速吸引学生进入新课的学习。在讲述艾滋病这一章节的时候，通过讲述美国篮球明星"魔术师"约翰逊的故事，让学生对艾滋病有初步的印象。从而激发其主动汲取知识的愿望。

又如，《中医基础理论》开篇绪论有诸多医家的著作和贡献，此时适合以讲故事的形式来导入，通过讲述医家所处的社会背景、经历的历史事件，可使学生更加理解医家的学术思想及成书经过，往往能引人入胜，激发兴趣。

五、图片导课法

图片具有直观性，一目了然，能给学生留下深刻印象，恰当的图片可以吸引学生的注意力，增强学生的记忆，比如在讲中风时，可以利用多媒体课件插入几张偏瘫患者的照片，让学生通过观看，深深了解中风的危害，既有助于本节课的学习，也有助于学生初步了解相关医学知识。再如，讲超敏反应时，先看几张荨麻疹、接触性皮炎等的图片，不仅提高学生的学习兴趣，也让同学加对深超敏反应不同分型相应疾病的记忆，起到意想不到的效果。

在讲解舌诊时，可以采用多媒体展示各种舌象的照片，让学生通过观察，来感性地认识舌苔的薄厚，舌体的胖瘦，舌苔的颜色，然后在感性认识的基础上教授各种舌象的临床意义，从而到达理性与感性认识的统一。

六、案例导课法

对于医学生来说，刚刚进入医疗行业，涉世不深，但又有迫切的临证愿望，因此，案例往往最受欢迎，利用临床案例来导课，可以起到意想不到的效果。急性肺水肿，典型表现会有大量湿罗音，但是若临床过程中严格遵守这一条诊断标准，往往会导致患者死亡，因为少数病人急性肺水肿初期可以没有肺部湿罗音，书本知识是临床工作的基础，然而临床中疾病的发生并不典型。因此，通过这样一种方式巧妙地导入了新课，可以加深对急性肺水肿肺部湿罗音的理解。

无论使用哪种导课法，都需要具备针对性、新奇性、启发性。针对性，一是紧扣教学内容，与新知识紧密相关。二是要适应学生的特点，不同专业、不同年级的学生，他们心理特点和知识背景不同。导课最重要的就是让学生产生新奇感，吸引学生的注意力，引发学生的学习兴趣，从而产生学习积极性，所以导课环节是影响导课效果的重要因素。另外，导课的方式要灵活多变，不要千篇一律，内容设计力求新颖而不落俗套，悬念落差尽可能大，结局出人意料，才能振奋学生精神。导课还应具备启发性，能引导学生的热情去发现问题，激发起强烈解决问题的愿望，调动积极性，促进他们进行知识迁移，从而深刻理解学习内容。需要注意的是，导课是为切入新课的讲授，无论什么形式的导课，都要简明扼要，以能达到目的为原则，时间控制恰当。

第二节　传授式教学是引导学生有效学习的基本方法

传授式教学，是指在课堂教学过程中，主要由教师讲授的课堂教学模式，多用于系统知识、技能的传授，是知识学习的示范。它的课堂结构主要表现为"教师传授－学生接受"，是其他教学方法的基础。作为一种传统的教学模式，由于其具有系统、省时的特点，现实中仍经常使用。需要说明的是，不应该认为，现在提倡学生自主学习、自主探究，传授式方法就一无是处了，关键是要弄清什么时候、什么内容要用传授式方法；用传授式方法时该如何去讲，怎样与其他教学方法有机地结合起来，这样才能达到"无招胜有招"的境界。传授式方法不排除其他教学方法，在讲授的过程中，该讲授的地方讲授，该自主探究的地方就要探究，各种教学方法相互融合，相互之间互为补充而不是矛盾的。

知识点是课程中信息传递的基本单元，研究知识点的展示、关联与拓展，以及落实对提高课程的学习具有重要的作用。以下部分通过知识展示、拓展、落实三个阶段阐述传授式方法。

一、知识展示

如何把学生需要掌握的知识展示给学生呢？概念的陈述是展示知识的最简单、最直接的方法。如，类风湿关节炎是以外周关节骨质损害为特征的全身自身免疫病。这里通过类风湿关节炎的概念至少展示了三个知识点。外周关节是疾病最主要的部位，骨质损害为重要的病理特征，自身免疫病是其发病机制。衡量是不是知识点有两个标准："让别人看完能理解"或者"通过练习自己能掌握"。只要符合其中一个，就是一个标准的知识点。对于已经学习过解剖学、免疫学、病理学等基础课程的同学，以上三个知识点只需简单说明即可理解。

为了提高课堂的效率，知识的展示也是有技巧的。将教材上的知识转化为问题，通过具体化、形象化、生动化的情境展示出来，这种设计就是在建构主义理论指导下的"知识问题化、问题情境化"教学模式。知识以问题的形式展示出来，并在问题的引导下进行学习，可以使学习者能利用自己原有认知结构中的有关经验去同化当前学习到的新知识，从而赋予新知识以某种意义。"知识问题化"既避免了知识以枯燥、呆板的形式传授给学生，又可以使教学内容在联系现实世界的情境中加以呈现，引发学生的认知需求，激发学习动机，让学生在探索过程中构建知识体系。例如，可以通过："类风湿因子阳性能够诊断类风湿关节炎吗？"展示"类风湿因子"这一知识点。

二、知识拓展

知识拓展是通过对知识点进行关联、拓展、强化、巩固，将原有知识延伸与扩展为知识面。"知识拓展"好比向一个容器里面放东西，这个东西就是"知识"。用什么方法投放，完全根据"知识"特点来决定。

（一）讲解法

讲解法是通过叙述、描述事实、说明问题、解析概念和规律，帮助学生理解抽象的知识，指导学生掌握教材中重要的思想方法，是教师应用的最基础的传授式方法，讲解法并不意味着就是教师讲，学生听；而是要很好地结合教师的主导作用与学生的主动性，精心设计讲稿，使讲解深入浅出。仍以"类风湿关节炎"为例，由外周关节为基点进行拓展。外周关节属于滑膜关节，所以免疫介导损伤的病理结果为关节滑膜血管炎，进一步损伤软骨，侵蚀骨。

（二）对比讲授法

对比就是运用对照的手段确定异同关系的思维过程的方法。对比教学法需要在深度和广度上下功夫。医学课堂中，某些常见病、多发病的表现具有相似性，某些药物、方剂的功效主治具有相似性，稍不留意就容易混淆，用对比法不仅可以明确两种疾病的区别，同时有利于抓住各自的要点，而且可以通过与其他关节炎对比，凸显类风湿关节炎的临床特征。风湿性关节炎是以游走性炎症为特征，痛风性关节炎是以疼痛为特征，骨关节炎是以骨质增生为特征。与类风湿关节炎骨侵蚀临床特征呈鲜明对比。

《中药学》在讲授时为了更好地鉴别功效相似的药物常需应用对比法，例如：金银花和连翘，二者的相同点是清热解毒、疏散风热，对外感风热、温病初起、热毒疮疡等证常相须为用，但金银花疏散表热之效更优，且能凉血止痢，而连翘清热解毒力更强，又长于消痈散结，被誉为"疮家圣药"，且能清心利尿，通过对比的方式，一方面思路清晰，接受度高，另一方面明确相似药的共性，抓住个性，更容易掌握和记忆。

尽管对比法有显而易见的优点，但是在具体的讲授过程中，还是需针对不同的知识点，灵活使用不同的对比方法。因此，在运用对比法时需注意以下两点。第一，教师应引导学生学会筛选知识点，并选择合适的对比法进行比较，从而更深刻的理解所学知识。第二，在采用对比教学中不能浅尝辄止，而应不断深入。总之，对比讲授法的应用，有助于培养学生整合知识和透过事物现象找出本质异同的深层分析能力。如果正确运用，将获得事半功倍的效果。

（三）图示法

图示法是一种以图形为主要方式，揭示事物现象或本质特征，激发学生思维，使其更好地掌握知识，加快教学进程的教学策略。其实质是使科学知识形象化，抽象知识具体化，零碎知识系列化，复杂问题简明化，便于学生接受、学习。对于类风湿关节炎骨侵蚀临床特征，讲解法比较抽象。这时如果利用X线片将其展示出来，可以缩短学生与知识的距离。

在《中药鉴定学》教学中，图示法是非常普遍的，例如在讲解冬虫夏草这味药时，可以对药材图片及各个部分的放大图片进行说明，亦可以采用动画的方式强调冬虫夏草虫体及子座的特征，刺激学生感官，激发学生的兴趣。

图示教学法以图示意，图文并茂，新颖有趣，它能把知识由难化易，由抽象转化为具体。但不能只是简单地将图示作为一种教学手段，而是借助图示揭示内在联系及有关事物的属性与突出特征，以达到促使学生学会阅读、掌握知识、提高理解与运用知识的能力，以及发展学生智力和个性的目的。

（四）案例教学法

案例教学法是指以教学案例为载体，基于一定的教学目标，选择一定的教学案例按照一定的模式从事教学的一种教学方法。它以学生积极主动参与为特征，强调师生共同对案例素材进行探讨。要求教师和学生有较大的行为变化，不仅仅指向教师的教，而且涵盖学生的学在内。

医学知识的重要转化是成为临床能力，在课堂上采用案例教学法是直接让学生体验、给予判断、做出决策的最好教学方法。以其生动性和现实性充分调动学生的积极性，巩固理论知识，提高学生分析问题和解决问题的能力，避免纸上谈兵。教师在案例的编写和设计过程中不仅要主题鲜明、客观真实、难易适度，同时要具备逻辑性和启迪性。以课程进展的理论体系为导向、由点及面、由浅入深。如讲授心肌梗死常用药硝酸甘油时，通过一个案例引出药物的作用。硝酸甘油是抗心绞痛的代表药物，其主要作用是扩血管。而次作用也导致了不良反应。第一次世界大战期间，在德国的一间炸药厂里，许多工人每到周一进工厂后便发生头痛，随着工作时间的延长，头痛症状减轻，直至消失。但经过短暂的周末后，再次进入工厂时，头痛再次发作，如此周而复始。后经调查发现原来车间里的硝酸酯类烟雾粉尘对人体有扩张血管的作用，颅内血管扩张后出现头痛，随着时间的延长，机体出现了耐受，故头痛减轻。经过短暂的休息再次接触时，机体又恢复了敏感性，头痛复现。通过这个故事，学生了解到硝酸甘油具有扩血管作用，此类药物长期应用会出现耐受性，而停药后机体又会恢复对其敏感性。通过引用案例的方式进行知识拓展，加深对硝酸酯类药物作用特点的认识。

例如，《中医基础理论》中讲到七情致病、情志相胜法治疗疾病时，学生可能会感到十分抽象，难以理解，此时可引用吴敬梓的《儒林外史》中记述的"范进中举"案例，"清人范进连年不中，至年迈中举，大喜伤心而发生癫狂之病，连叫'我中了'，因他平时最惧怕他的岳父胡屠夫，他岳父打了他一巴掌，并狠狠骂道'该死的畜生，你中了什么？那报录的话是哄骗你的！'结果范进昏倒于地，醒后疯病得愈"，这就是运用"恐胜喜"原则的经典案例，可使学生在熟悉的案例中理解七情致病的抽象理论。

当然，任何一种教学方法都只能在其适合的教学内容、教学对象情况下才能展示其优越性。案例教学法的应用有它相对规范的程序要求，所以相对举例说明有更高的独有的要求。案例教学法对教师的素质要求较高。一方面，案例教学的特点要求教师必须具备较广博的知识，较严密的逻辑推理能力。另一方面，案例教学法的具体操作较为复杂，挑选案例、设计论题和程序、组织引导讨论、分析归纳、布置作业等各个环节环环相扣，有一个相对规范的模式，具有较高的技术和技巧要求，其中任何一个环节出错都会影响甚至导致整个教学过程的失败。

三、知识落实

知识落实是指将所学知识进一步巩固、掌握，达到随问随答的境界。大多数人的误区是，认为知识的展示、讲授是课堂的重中之重，然而对于提高教学质量而言，知识的落实是首要的。如何实现课堂效益的最大化，应该是教师需要思考的主要问题。

（一）总结归纳法

知识不是孤立的，相互之间有各种各样的联系，对知识进行分类列表复习有助于强化知识的内在联系，而知识网络化更是形成整体概念和知识体系的重要方法。教师应有意识地将教材中琐碎的知识点打包，使学生的思维能力和解决问题的能力提高到一个更高的层次，形成多个相关知识点的网络化教学，这样才能使学生站在一个新角度去理解问题。其具体的方式就是归纳总结。

（二）测试反馈法

知识是否落实，在解决问题时一试便知。及时练习、及时反馈、及时纠正，经过这几个过程，便能把知识落实到位。课堂提问和随堂测验均是形成性评价的组成部分，能使学生对所学的相应内容得以强化落实，从而提升学生运用知识解决问题的能力。同时亦及时地评价了教学效果，使师生能找出问题，不出现知识能力的遗漏，使学生永远有一种紧迫感、危机感。利用好每一次测试的效能，对提高教学质量起到积极的推动作用。

知识的落实就是通过教师这个外因对受教者的内因起作用，达到共鸣，使后者调动全身心的力量来接受知识。因此，无论是互动法、提问法，还是测试法，一切教学活动的策略都应围绕受教者的接受活动展开，充分调动其积极性，从而达到落实知识的目的。

可见，新课程背景下的讲授式教学更强调以教师为引导者。无论是知识展示、知识拓展、还是知识落实阶段，教师提出各种问题，启发学生积极思考，从而得出结论，体现以学生为中心的主动学习。学生获取知识是一个积极思维的过程，而不是被动接受的过程。新课程背景下的讲授式教学更注重师生之间的互动和学生之间的互动，不再是单向的输入知识，传递知识，应该体现学生在课堂教学中的主体地位。

总而言之，只要遵循"教师为主导，学生为主体"的教学原则，紧密结合教材、教师、学生的实际，传授式教学这种传统的教学模式在新课程理念下依然可以结出繁硕的果实。

第三节　启发式教学是培养学生学习能力的主要方法

著名教育学家叶圣陶说过："什么是教育？简单一句话，就是让学生知道怎样学习。"那么怎样让学生学习知识呢？本书理解为让学生积极思考，再进行适时启发。

启发式教学方法或者称为"诱导式"教学，特点是：重视学生在学习上的主观能动性，强调激发学生学习的积极性和主动性，教师通过抓住学生思维过程中的矛盾，启发诱导，层层分析，步步深入，最后导出正确的结论。启发式教学是培养学生学习能力的重要方法。这种教学方法与"填鸭式"相比，无疑是了不起的进步，一些优秀的老师能够得到同学的欢迎，和他在课堂上循循诱导，生动讲解是分不开的。目前，这种教学方式正受到越来越多的老师的重视，在医学课堂教学中方兴未艾。启发式教学是培养学生学习能力的重要方法，医学生毕业后面临的是临床工作，必须具备职业能力，启发式教学的目的是要从思维方法上给予一定的指导，培养学生养成岗位胜任能力。

启发式教学应重"导"而非"牵"。"启发"一词，来源于孔子教学的一句格言："不愤不启，不悱不发。举一隅不以三隅反，则不复也。"朱熹对此解释说："愤者，心求通而未得之意；悱者，口欲言而未能之貌。启，谓开其意；发，谓达其辞。"后来，人们概括为"启发式教学"。《学记》给予了更深刻的具体说明："道而弗牵，强而弗抑，开而弗达。"意思是，引导而不是牵着学生鼻子走，鼓励而不是压抑学生，点拨而不是把答案全部端给学生。

如今，启发式的教学思想已不再局限于"不愤不启，不悱不发"的具体状态，现代素质教育对启发式教学的要求是在如何教会学生学习和思考上下功夫，"导"已成为现代启发式教学思想的特点、策略和核心所在。运用提高挈领－分析－综合的方法训练学生，把教材思路转化为教师自己的思路，再引导学生形成有个人特色的新思路。

启发式教学应注重"启"和"试"相结合。一切教学活动都必须以调动学生的积极性、主动性、创造性为出发点，引导学生主动探索，积极思维，通过自己的努力得到发展。学生的发展归根结底必须依赖其自身的主观努力。一切外在影响因素只有转化为内在需要，引起学生强烈追求和主动进取时，才能发挥其对学生身心素质的巨大塑造力。因此，素质教育对启发式教学赋予了更新的内涵：坚持教师的主导和学生的主体相结合，注重教师的"启发"和学生的"尝试"相结合。

启发式教学应注重启发点的"准"和"巧"。医生治病讲求对症下药，教师的启发当然要点在要害处，拨在迷惑时，才能给学生"柳暗花明又一村"的感觉。因而，启发式教学要真正达到启迪思维、培养能力，提高学生素质的目的，还必须注重启发点的优化。

"准"，让启发启在关键点，启在新旧知识的连接处。医学知识有很强的系统性，许多新知识是在旧知识的基础上产生发展的。因此，在教学中教师要把握问题的关键，真正起到启发、点拨作用。其次，注意在新旧知识的连接点，设置有层次、有坡度、有启发性、符合学生认知规律的系列提问。让学生独立思考，求得新知。然后教师引导学生把新旧知识串在一起，形成知识的系统结构。例如，讲解消化道出血的治疗时，复习出凝血机制及导致消化道出血的原因，这样的启发点充分起到了迁移作用，使学生理解新旧知识的内在联系，自然轻松地掌握了新知识，实现了自主学习。

"巧"，适时给学生予以点拨，使其茅塞顿开。例如，教学"水肿的原因"，通过师生打擂形式，激发起学生的参与兴趣后，师问："有的水肿缘起眼睑，有的先发在下肢，为什么？"学生一致认为是肾性和非肾性的区别。这时，师又问："那全身都水肿的时候又是什么原因呢？"组织学生讨论。当学生屡屡碰壁，思维出现"中断"时，教师不再让学生漫无目的争论，而是适时地点拨指导，启发学生："你们试着把五脏六腑想一遍，看看能不能找到更多导致水肿的原因？"一句话，使学生一下便找到了思维的突破口，不拘泥。可见，课堂上巧妙灵活地启发，不但能使学生更好地理解医学知识，而且能使学生积极思维，提高学生思维的灵活性、深刻性和创造性。

常用启发式方法如下。

一、对比启发

教学中运用相互联系而又容易混淆的知识引导学生进行正反对比和新旧对比，比中见异，启迪学生积极思维。以"消化性溃疡"为例，讲述十二指肠溃疡和胃溃疡的区别，溃疡疼痛与饮食之间的关系具有明显的相关性和节律性。在一天中，凌晨 3 点至早餐（大约 7 点）的一段时间，胃酸分泌最低，故在此时间内很少发生疼痛。十二指肠溃疡的疼痛多在两餐之间发生，持续不减直至下餐进食或服制酸药物后缓解。胃溃疡疼痛的发生较不规则，常在餐后 1 小时内发生，经 1～2 小时后逐渐缓解，直至下餐进食后再复出现上述节律。在比较对比分析中加深理解，又在理解基础上加深记忆。

二、悬念启发

运用悬念启发时，小处设疑，维浅维实，所提问题宜小不宜大，宜浅不宜深，宜实不宜虚。"浅"可让学生运用已有的知识探寻新的领域；"实"是说问题要提的具体、明确。这样做，便能克服提问设疑中的盲目性，引发他们在"生疑－置疑－释疑"的循环往复中探求新知。符合循序渐进的教学原则。

三、目的启发

要使学生主动学习，首先要从学习外进行启发，这是最基本的。从医学生成长为一名医生，并非一天两天的教育就能奏效，而是在长期的潜移默化的渗透中达到。教育学生学习目的是为了养成更好的职业胜任能力，基础医学知识是将来从事临床工作不可缺少的。要启发学生懂得，只有掌握了丰富的知识，才能在工作中游刃有余，学生明确了学习目的，就能主动、自觉的学习。

四、情感启发

教师应善于调动学生的情感，拨动学生心灵的琴弦，运用移情的方法，使学生能够站在病患的角度来体悟疾病，从而更好地掌握知识。

启发式教学是培养学生能力的重要方法，应予以重视，但更需正确处理好启发式教学与讲授式教学的关系。启发式教学符合素质教育的需要，应大力提倡，但是传统的教学方法也不应摒弃。启发式教学是适应个别教学的组织形式而产生，在培养人才低效的同时却在因材施教上占有优势。讲授式教学自古有之，尤其在 17 世纪夸美纽斯提出了班级授课制之后，这种教学形式普及了全世界。只有把启发式教学和讲授式教学有机结合起来，才能符合现代教育的需要。

第四节 情境式教学是培养学生实践能力的重要方法

情境式教学最早是由 Brown，Collin，Duguid 在 1989 年的一篇名为《情境认知与学习文化》的论文中提出的。他们认为"知识只有在它们产生及应用的情境中才能产生特定的意义，知识绝不能从它本身所处的的环境中孤立出来，学习知识的最好方法就是在情境中进行。"

关于情境教学，有各种不同的表述，与医学课堂较接近的是指，在教学过程中为了达到既定的教学目标，从教学需要出发，创设与教学内容相适应的场景，引起学生的情感体验，帮助学生迅速理解教学内容，是一种亲验式教学方法。

医学的课程内容抽象、理论体系复杂，但本身又具有很强的实践性。情境教学意在给学生创设一个可实践的场景，身临其境，心、手、脑三者合一，是培养学生实践能力的有效手段，把临床带到课堂中来，在实践中掌握知识。

一、创设情境——情境教学的先决条件

创设情境首先要选择恰当的题材，需符合以下特征：第一，紧扣教学内容。情境教学必须为内容服务，围绕教学内容来设计，使情境为学生知识的获取、思维的发展提供平台。第二，符合认知规律。美国著名的心理学教育家奥苏伯尔有一段经典的论述："影响学习的唯一重要的因素就是学生已经知道了什么，要探明这一点并据此进行教学"，学生原有的知识和经验是教学活动的起点。即创设情境符合学生的认知水平。第三，体现直观形象。创设的教学情境，应该是感性的、形象的，能促进感性认识向理性认识转变和升华，能刺激和激发学生的想象。第四，彰显问题思考，有价值的教学情境一定是内含问题的情境。激发学生的求知欲。

教师通过语言、动作、多媒体演示来创设一个场景。例如在讲授肾病综合征并发症这一内容时，教师可以借助讲授语言，创设医患对话，交代病情的场景。让其通过交代疾病预后的情况，来达到学习肾病综合征并发症的目的。当讲授类风湿关节炎关节畸变时，教师可以通过前臂屈曲障碍的动作，创设一个患者不能生活自理的情境，激发学生思考关节置换手术时机的选择。通过语言、动作等演示，充分调动学生思维的参与，激发学习的潜力，将学生带入教师所创设的情境中，真正参与其中，寓教于实践中，变被动学习为自我需求。

二、优化情境

情境设计不当不仅不能提升教学的有效性，反而会适得其反。只有优化的设计，才能形成有价值的教学情境，从而提升课堂教学的有效性。配合适当的表演，在体验的乐趣中感知教材——变单一的"听分析"为多侧面的感受。如在讲临床中如何接诊病人，由学生分别表演病人与医生，表演结束学生给予评价，最后教师进行总结点评，真正给学生创造了一个可以切身体会的情境，它们能够

有效地防止学生疲劳和产生厌倦情绪，充分调动学生的积极性，大大提高教学效果。

通过情境教学，培养学生的自主学习能力。情境教学给学生一种主人翁的感觉，赋予学生更多的责任去主持学习过程，适应学生的个体化需求，使学习动机更具积极性，培养学生养成终身学习的习惯。

此外，情境教学真正体现"以学生为中心"的教学理念。情境教学中教师的角色定位和责任发生改变，教师承担着组织、引导、评估的责任，扮演着导演的角色，成为备用信息库和催化剂。学生在扮演医生和患者的同时体会不同的角色，由被动接受变为主动参与，培养学生的观察、分析和综合思维能力，提高学生在文字、语言表达方面的能力，增强学生在一定环境或条件下的应变能力、解决临床问题的能力和临床操作技能。使其掌握的知识得以充分运用，能力得到发挥，能够取长补短，形成科学的思维方式和实践能力。

第五节　体验体悟是培养学生职业素养获取隐性知识的重要途径

在我国，"体验"一词的语义最早出自《淮南子·祀论训》："故圣人以身体之。"强调亲力亲为。在中国文化中，不管是儒家文化还是道家文化，人的认识，包括对社会、自然和人的认识，本身就是一个"体验"的过程，而不是追求过程。比如《论语》和《孟子》，更多的是从身边的现实生活中找一些例子，来阐发对社会生活和人生的感悟和体验。由此可见，"体验"是一种由身体活动与直接经验的触发而产生的情感和意识，是主体对所经历的事件或生活的体认与感悟。

医学是一门实践科学，中医学更是注重实践，以及实践过程中推理知识的体悟与体验。理论学习是认识疾病的第一步，而疾病本身并非书本知识如此简单，单纯的理论学习难以胜任未来职业需求，需要在实践中体验体悟。在医学领域，这种"体验"就是指在临床实践过程中，医生不自觉地把自己"融入"医疗情境当中，带着自己的人生经验和经历，设身处地地去感受患者所描绘的情形，体认患者的处境，理解患者的情绪，从而有所"体悟"。因此，体验体悟式教学也是医学教育的重要组成部分。

"体验体悟式教学"就是指在教学过程中，教师从教学需要出发，通过各种形式有目的地唤醒学生的情感体验，让学生自主获得对所学理论知识的体认与感悟的一种教学方法，也是培养学生职业素养，获取隐性知识的有效途径。"体验体悟式教学"的核心任务是"唤醒"，通过多种手段引导学生"亲历"就诊过程，唤醒学生心中的情感触角，更新、拓展、丰富学生的认知体验，让学生在患者的就诊过程中获得自己的体悟。

这种"体验体悟式教学"有如下三大特性：一是亲历性，主要指心理层面的亲历，即在心理上虚拟地亲身经历患者的痛苦，用心灵的敏锐触角去捕捉感悟，从而获取对患者情感的移情性理解；二是个体性，体验性学习中往往掺杂学生个体的生活经验、情感因素，与学生个人的知识积累和感知能力亦息息相关，因而每个学生获得的体验体悟肯定会存在种种差异，正所谓：师父领进门，修行靠个人；三是缄默性，体验属于内心感受，学生个体体验到的独特的内心感受，以及触发的体悟有时只能意会，正所谓：悟者，吾之心也！一人一悟性，只可意会，难以言传之智慧也！

成语有云："三折肱，为良医。"几千年来，在中国的医学界里，家喻户晓。正如一个经过三次折伤手臂的人，虽经医治后获得痊愈，但他已尝透了折臂的滋味；在几次三番的折臂和治疗的经历中，他体验到折臂和治疗的痛苦。此后，他更易于体悟到相同病人的病痛。但是，医学生不可能体验每一种病痛，只能靠间接经验。帮助学生触发体验的方式有以下几种。

1. 整体体验法　整体体验法是从全面和完整的角度进行学习体验，对相关知识或事物的整体阅读，从多角度、全方位观察，认知、探究其中规律或现象的过程中获得多元知识及整体性感受体验。

2. 情景体验法　情景体验法即在真实的情景中体验，可以通过多媒体或见习的方式让学生观摩临床医生的真实诊疗过程，一方面了解患者的诉求和期望值，另一方面感受临床医生的处置思路和应对方式，从而培养学生的思辨、应对等职业素养。

3. 角色体验法　角色体验法根据认知需要，扮演认知对象及其角色，进行角色体悟、角色体验，进而深入理解。例如，可以要求学生扮演骨折的患者就医，固定其肢体，限制其活动，让学生可以体会骨折患者行动不便的痛苦。

4. 模拟体验法　模拟体验法指虚拟对象和场景，用模拟形式完成体验。例如，可以用语言描述或多媒体播放的形式构建或再现一个特定的就诊场景，让学生作为医生接诊，做出相应的处置。

5. 联想体验法 联想体验法是在学习中展开想象，联想相关知识，将过去的相关事物或某段生活经历联系在一起，触发对事物或生活情感的感悟，从而使认识深化、经验提升，加深对知识的理解。

6. 移情体验法 移情体验法即换位思考，在情绪、情感及理智上移位到他人的角度来考虑问题，站在病人及病人家属的立场或位置上设身处地分析问题，理解他们的心理感受和情感，从而在态度、情感上引起相同或一致的反应过程。

7. 交流体验法 交流体验法包括师生、生生，以及患者和学生之间的交流，可以通过师生讨论、生生辩论、学习成果分享、与患者谈心等方式来完成，从而培养学生的团队协作素养，提升对知识的理解力、语言沟通能力，形成清晰的诊疗思维，培养稳定的心理素质等。

8. 叙事体验法 叙事体验法是指叙事主体表达自己的生命故事，如教师或某一学生可讲述自己患某种疾病的感受，来加深对该疾病的认识。注意在叙事过程中，要引导学生形成积极、乐观、向上的态度；内容选择上要引起情感共鸣；要营造一种宽容、轻松的环境。

9. 实践体验法 实践是主观见之于客体的一种活动，是体验生成的基石。任何体验的发生最终都要统一于实践活动中去。例如，讲授外科缝合技术时，将缝合要点、技巧、注意事项等内容贯穿学生的动手操作，不失为一条培养职业素养，提升个人能力的有效途径。

10. 想象体验法 想象体验法，即利用原有的知识、表象或经验，对所学疾病的临床表现或典型特征展开再造想象，进行内心的影像塑造，从而使学习内容和研究对象更鲜明，记忆更深刻。

综上所述，"体验体悟式教学"是对学生更高层次的要求，可以通过上述种种方式触发学生的体验，一方面要让学生在学习理论知识的过程中，不断体验它们，使学生加深对知识的理解，让学生既"知其然"，又"知其所以然"，另一方面要让学生在整个学习过程中将所学与实际相结合，提高理论联系实践的能力，达到情感上的升华，并且培养职业素养，收获教材上难以表达出来的隐性知识。

第六节　混合式教学是转变学生学习观念和方法的有效途径

　　所谓混合式教学法，就是融合了传统教学方法和网络教学法的优势，将课堂教学和网络信息技术相结合，使教学过程达到"线"上和"线"下的有机统一。也就是既要发挥教师的引导、启发、监控教学过程的主导作用，又要充分发挥体现学生作为主体的主动性、积极性和创造性。只有将两者有机结合，优势形成互补，才能获得最佳的学习效果。简而言之，混合式教学模式就是"课堂＋多媒体＋网站"，可分为课堂教学（教师、学生、计算机、多媒体教学课件）、课后自学（学生、计算机、多媒体教学软件、网络）、对学生学习的评价方式等三部分。

　　医学教育课程属于专业性课程，有其固有特的性，不仅要求学生掌握理论知识，临床操作也极为重要，同时对知识面的拓展、视野开阔，在掌握理论知识的同时，又不生搬硬套、灵活应对，适应疾病个体差异性及突变性转变等，也有着极高的要求。传统面授教学枯燥、乏味，学生学习积极性低下，严重影响教学效果，故在医学教育中引入混合式教学法具有极大的优势。医学教育中混合式教学的优势主要包括以下几点：第一，调动学生的积极性。独特新颖的教学方式使学生不再是默默的倾听者，而是直接参与者，从而消除了单纯面授教学的枯燥和厌烦感，提高了学习兴趣和积极性。第二，提高学习的自主性。学生在学习过程中对自己存疑的问题可以随时进行网络查询以核实答案，有新思路的时候可以随时进行网络搜索查阅相关文献资料来完善自己的想法，不仅提高了学生的学习自主性，同时节省了教师的精力与时间。第三，提高师生、生生之间的互动性。在教学过程中，老师与学生可以借助网络平台随时进行沟通，学生与学生之间可以通过网络相互学习、相互研究，并配合完成实验与操作等，有助于创造良好的学习氛围。第四，提升学习效果。将网络作为学习平台，学生可以就同一项操作，例如胸腔闭式引流术，进行反复的观摩和练习，直至操作熟练、效果满意为止，明显提升了学习效果，特别是增强了操作能力。第五，开拓学生的视野。课堂面授由于时间有限无法全部完成学习活动，学生通过网络就教师讲解的内容随意查阅相关文献及案例，无限拓展了学习的空间，使学生的知识面更广，认知程度更深。

　　然而，混合式教学是一个复杂的系统，它包含众多的子系统，即教师、学生、教学支持系统、教学效果和评价等，各因素通过教学实践相互联系、相互作用，任何一个成分的变化都可能对系统的预想效果产生变化。影响混合式教学成效的因素主要包括以下几方面。第一，教师因素。教师的教学能力欠缺，网上教研能力、信息技术能力不足；或是教学方法欠缺，不能有效地将课堂教学与网上教学衔接；或是教学态度方面不够重视，对混合式教学研究缺乏深入思考，没有树立真正的教学研究理念。第二，学生因素。学生对混合式教学的适应能力不强，有些学生习惯了老师的课堂面授，对这种跨空间和时间的教育方式无法适应；或是学生主动求变创新的学习态度欠缺，只重视对课本知识的记忆，应试教育下只注重成绩，缺乏批判性思维，导致网上多元交流互动不深入。第三，教学支持系统不完善。课程设计缺乏启发性与引导性，难以激发学生的学习热情和兴趣；或网络平台的建设存在问题，没有充分实现教与学双方信息传递的双向性、及时性等；第四，教学效果的评价不合理：没有将形成性评价与终结考核有效地结合起来。

因此，混合式教学成效不断提升的过程就是上述这些影响因素不断调整和优化、协调发展的动态过程，具体可从以下几个方面着手。第一，要梳理师生需求，优化混合式教学结构。在实际教学中，课程的设计和实施、课堂面授与网络教学平台的衔接、深层次的交流和互动等要由教师根据学生、学科特点、学习环境等来决定；设计教学活动前应充分调研，把握学生需求的变化以满足情况；教师应明确教学目标，选择具有针对性的方式方法，以达到对教学过程的全面掌控。第二，要充分突出混合式教学的优势，提高教学质量：混合式教学课堂面授的内容不再是单纯的讲解，还应当引导、鼓励和启发学生对网络教学的充分利用，增强网络平台学习的互动氛围和协作学习效果；课程的内容要丰富，形式要多样，搭配要合理；网络平台的构建要功能健全、操作方便。第三，要建立教学监控反馈机制，增强教学效果。充分利用教学平台，通过学生的反馈信息了解教学中的不足，加以完善和提高；通过课程资源使用状态、点击率、下载次数等了解学生对资源的喜好程度和利用程度，从而做出及时有效的调整。第四，要健全考核制度，完善管理。制定合理的教学考核计划，将学生参与混合式学习的表现纳入考核体系，把学生的学习成效进行评价，从而激励学生主动参与混合式学习。

第七节　不同课程"教法"的选择

课堂教学方法的选择是决定课堂教学效果和效率高低的一个重要因素。医学高等职业教育的目标是要面向社会输出高技能、高素质的人才，要满足用人单位包括医院、诊所、科研单位、医药企业等的各种需求，低素质职工可能将面临被淘汰的境地，而综合素质高的职工将被各单位所重视和抢夺。因此，我国高等医学教育需要与时俱进，勇挑时代赋予的重任并肩负艰巨的使命，结合快速发展的信息环境而不断改进教学方式，对于"不同课程"选择不同的教法，充分发挥课堂教学的作用，从而达到让学生更有效学习的目的。

对于"不同课程"的理解主要包括以下三个方面：第一，根据课程的性质划分，可以分为基础理论课程、临床课程等；第二，根据学生的学习基础分层，例如，对于本科生、研究生、进修生应有所区别；第三，根据不同的专业划分，例如，对中医专业、临床专业等在教授同一课程时当有所差异。由于医学分科众多，教授的对象不一，因此无法一一列举详述，但对不同课程"教"法选择时应当把握如下基本原则：即依据未来职业的需求、课程的目标、学生的接受能力来进行选择"教"法。本文仅对以上三种常见情况教法的选择进行列举。

一、对于不同性质课程教法的选择

临床医学专业的学生在学校要接受几十门左右专业课程的学习，大致分为基础理论课和临床课程两部分的学习。其中，基础理论课的目的是使学生掌握相关的基本概念、机制等，重点在于记忆和理解，达到初步的认知；临床课程的目的是使学生将理论的东西串联起来，学会如何诊断、治疗一个具体的疾病，重点在于应用，适应临床的需求。因此，在教学中方法的选择应当有所区别。

基础理论课程以知识的展示、拓展和落实为主，更多采用讲解法、对比法、图示法、多媒体演示法、交流互动法等，一方面使学生对知识记牢并理解，另一方面培养学生学习的方法和能力，使学生"睁开眼睛"主动阅读与观察，"张开嘴巴"主动的提问、表达和讨论，"开动脑筋"主动解决问题和思考问题。

临床课程以应用为目的，是医学生向临床医生转变的桥梁课程，除了记忆、理解和掌握外，更重要的是系统掌握疾病的全过程，形成临床思维，故更多的是采用"行动导向教学法"。行动导向教学法不是指某一种具体的教学方法，而是由一系列教学方法及技术组成的，包括案例教学法，即在分析过程中，学习者自己提出问题，并自己找出解决问题的途径和手段，从而培养学生独立分析和独立处理问题的能力；模拟教学法，即在一种人造的情境或环境里学习知识、技能和能力；项目教学法，即面对一个实践性的、真实或接近真实的完整的"工作项目"，让学生们独立地（相对于教师控制而言）确定目标要求、制定具体计划、逐步实施并且检查和评价整个过程；角色扮演法，即让学生通过不同角色（病人和医生）的扮演，体验自身角色的内涵活动，又体验对方角色的心理，从而充分展现出现实社会中各种角色的"为"和"位"，从而达到培养学生能力的目的。通过"行动导向教学法"可以实现技能、知识一体化，教、学、做一体化，将专业能力、方法能力、社会能力、个人能力集成于学生"能力的实训过程"中。

二、对于不同层次学生教法的选择

不同层次的学生，例如本科生、研究生对于同一课程的需求程度是不同的，而且知识的积累、接受程度也是不同的。如对于《医学科研设计》这门课程，本科生大多数对课程不了解，认为课程不是非常重要，选择这门课程的原因大多是为了拿学分，研究生大多数对本课程有一定的了解，认为课程非常有必要，选择这门课程是出于兴趣以及日后的应用，因此，对于研究生和本科生此课程在教法上应当有所区别。首先是教学目标、教学内容选择上的区别，对研究生科研素质的培养必须涉及选题、文献检索、课题设计、如何进行课题科学性、先进性和可行性分析、课题具体实施和总结、医学论文的撰写等多个具体科研步骤，教学课时及内容应相对增加；对本科生的教学则可灵活宽松，可将本科生课余科研活动列入课程计划，通过课程初步引导、启发、规范其科研活动。其次是教学形式上的区别，对于基本没有科研经验的本科生，理解医学科研设计的内容可能存在一定困难，因此教师在运用讲解法时应避免过多应用专业词汇，多用比喻、举例、对比、图示等方法让学生可接受并且容易理解一些抽象的概念，同时可以结合一些临床试验的案例来进行讲解，得到一种感性的认识；对于研究生而言是要让其确实掌握科研的具体步骤，形成科研思维，提高科研能力，故还可加用情景教学法、任务教学法等让医学生亲自去实践设计完成一个简单的科研项目，让学生在实践中掌握科研方法，提高对科研的兴趣，培养科研的能力。

三、对于不同专业学生教法的选择

不同专业学生在未来从事临床工作时的分工是不同的，不同专业的学习基础、接受程度也是不同的，因此在同一课程的教学中需要针对专业的需求选择不同的教法。例如《针灸学》这门课程在实际教学中往往要面对中医学专业、临床医学专业等，教法上存在很大的区别。对于中医学专业，在开始本课程之前已经学习了中医基础理论、中医诊断学、中医内科学等课程，形成了一定的中医思维模式，因此可以更容易理解《针灸学》的基本知识，教学重点应侧重于体现辨证特色，即辨证与辨经结合，并通过适当的举例来阐述；对于治疗应突出辨证配穴，通过案例来培养学生的临证思路，而对于病因病机应简明扼要，避免与中医内科学重复；对于取穴、刺法灸法等应通过实践教学使学生切实掌握穴位的具体位置和取穴方法、针刺的具体操作手法、行针手法等。对于基础较薄弱甚至是毫无中医学基础的临床专业学生开设本课程目前是一种尝试，教学目标及授课方法要随之应变，在讲授之前应适当补充一些中医学基础知识，讲授重点可以落在临床常用腧穴的讲解，尤其是对症治疗有特效的腧穴上，另外可以选择体现中医针灸学与现代康复医学紧密结合的病证如中风进行深入讲解，通过中西医的理论、治疗等的对比，使其能够比较容易地理解中西医治疗疾病的相通之处。

总之，课堂教学的主角是学生，他们是教学活动的推动力量，无论采取哪种教学方法都是为学生更有效的学提供服务，要相信学生，摆正位置，选取恰如其分的课堂教学方法，是学生更有效学习的保障。

高阶能力背景知识：

培养学生的高阶能力以高阶思维为核心，培养其通过自主学习来解决界定"模糊"、具有复杂性和前沿性的开放性问题，充分发挥其问题求解、决策制定、发散思维、批判性思维的能力。

实例 9-1：

学习中医，必然会学习代表性医家的学术思想，掌握并运用其指导临床疾病的治疗，这是学生会学的最高境界，以下结合一则案例进行例证。

患者男性，49 岁，双下肢水肿 1 年余，加重 3 月，辗转多家医院就诊，确诊为肾病综合征，悉数各种西医治疗方法均不佳，就诊时患者自觉怕冷、乏力、倦怠，舌淡苔薄齿痕，脉沉，求中医治疗。

关于水肿，其名称和基本理论源于《黄帝内经》，证候类型及临床表现补充于《金匮要略》和《诸病源候论》等，具体的治法方药发展于《伤寒论》《金匮要略》《千金方》。对于水肿的理论和治法，不同时代各医家均有不同表述。如《黄帝内经》之"平治于权衡，去菀陈莝……开鬼门，洁净府"。张仲景提出"腰以下肿，当利小便，腰以上肿，当发汗乃愈"。朱丹溪采用健脾法，"水肿因脾虚不能制水，水渍妄行，当以参、术补脾，使脾气得实，则自健运，自能升降运动其枢机，则水自行"。张景岳认为"肿胀之病，原有内外之分。验之病情，则惟在气水二字足以尽之。故凡治此症者，不在气分，则在水分，能辨此二者而知其虚实，无余蕴矣。病在气分，则当以治气为主；病在水分，则当以治水为主。然水气本为同类，故治水者，当兼理气，以水行气亦行也。此中玄妙，难以尽言"。古代医家对水肿之辨治精髓诸如以上所罗列。

如何结合本案例来理解古代医家对水肿的论述，同时运用上述医理对该病例进行诊治？

说明：1. 通过对该问题的解决，能够培养学生通过读经典来做临床的能力，博采群经，努力探究上述医家言论的语境和对应的疾病原型，知其道、悟其道，然后才能贯其道于古今。

2. 对本案例施治过程中须知病有万病，机有万变，方有万方，临证抓住病例的切要之处，才能道有所用。

第八节　学生的认识

王方维（2011级中医学专业本硕连读）

从新中国成立以来，当前的教育模式已经延续了很多年，固然有很多人说它的不足，也有很多人强调要模仿国外的教学模式，也探索了很多类似PBL的教学模式，但传统教学的模式依然在发挥着重要的作用，因为这种模式和我国的现实国情，文化氛围是丝丝入扣，互相契合的。因此，如何让学生有效地学习？我主要从学生的角度谈一下大学生，尤其是医学生如何更有效地学习。课堂上老师授课大部分是按照教学大纲来讲的，大部分同学没有一个"预习"的过程，老师讲多少学生就吸收多少，甚至不能完全吸收，课后很少翻看，如果能找寻一个网络平台，老师能够及时发布问题，学生需要及时提交自己的答案，并能互相地交流无疑是一个好的办法，课前解决掉大部分的基础知识，课堂上老师大部分时间根据平台反馈的信息解决那些死角，疑难杂症，这样可能会产生更好的效果。案例式教学往往会起到很好的作用。文章中也提到案例教学生动形象让学生更容易理解和记忆，但案例教学更是能不同程度地发挥"学以致用"的带动作用，让学生自己找案例，通过一个最基础的知识点、概念去搜寻相关的论文、专著，形成对这一方面独到的认识和见解，突破"权威"，把视野放大到教材以外，这才是培养"终身学习、深入学习、有效学习"的良好方法。学生自己学习的效果差、效率低、见识面窄，如果能够选出一些稍微"拔尖"的学生作为"榜样"，每周定期让他们做学习经验的分享和交流，这样能够以"少数带动多数"，最终达到共同进步。

李佳芮（2011 级中医学专业本硕连读）

首先，拿捏学生的动物性。就像好莱坞电影对待观众一样，每隔十几秒就"电一电"观众的泪腺、肾上腺。生怕他们睡着或者如厕。同理，学生也是一样。每一堂课就如去看一场电影，满足学生足够的期待和尊重。这样的老师才能赢得完美的开场。

其次，要有拉近距离的幽默感。拒绝老师站在一个点上从头到尾说不停。当老师走下来，站位近了，话语更容易传送到我们的耳朵里；同时也可以找一些能接的上话的同学问各种有趣的问题。幽默感是师生之间最贴心的东西，闲的时候完全可以创作一堆段子（笑话，当下比较流行的）等着上课冷场的时候用。自我感觉应对大学生的幽默感还是比较容易的，毕竟我们从来不会去练"控制住不笑"。

最后，了解学生，弄清教学目标。在课程的刚开始就应该给同学们清晰地分析如果沿着这条轨迹走的好处。比如妇科刚开始就可以告诉男孩子学好妇科优势在于好找对象，以后不会再说烂大街的"多喝水"；女孩子可以更加保护自己爱自己的妈妈。

不要浪费学渣的时间，不要浪费学霸的天分。最后，希望所有的老师，包括我们（也有可能成为老师），为人师表，展现自己独立的思想与立场。

杨硕（2011 级中医学专业本硕连读）

提高学习效率是一个很重要的问题。许多学生学习成绩不佳，往往起因于学习效率不高。学习效率不高往往由多因素造成。较低的学习兴趣、不良的学习习惯、身体的疾病等都能影响学习效率。

　　每一个学习不良者并不一定真的了解自己的问题之所在，要想对症下药，解决问题，对学习问题进行自我评价便尤其显得重要了。

（一）时间安排问题

　　1.是否很少在学习前确定明确的目标，比如要在多少时间里完成多少内容。

　　2.学习是否常常没有固定的时间安排。

　　3.是否常拖延时间以至于作业都无法按时完成。

　　4.学习计划是否是从来都只能在开头的几天有效。

　　5.是否把所有的时间都花在学习上了。

（二）注意力问题

　　1.注意力完全集中的状态是否只能保持 10～15 分钟。

　　2.学习时，身旁是否常有小说、杂志等使我分心的东西。

　　3.学习时是否常有想入非非的体验。

　　4.是否常与人边聊天边学习。

（三）学习兴趣问题

　　1.是否一见书本头就发胀。

　　2.是否只喜欢文科，而不喜欢理科。

　　3.是否常需要强迫自己学习。

（四）学习方法问题

　　1.是否经常采用机械记忆法。

　　2.是否从未向学习好的同学讨教过学习方法。

　　3.是否从不向老师请教问题。

　　4.是否很少主动钻研课外辅助读物。

　　一般而言，回答上述问题，肯定的答案越多，学习的效率越低。每个有学习问题的学生都应从上述四类问题中列出自己的主要毛病，然后有针对性地进行治疗。

　　学习不是说学的时间越久就越好，是要看学到了多少东西。劳逸结合很重要，心静下来更为重要。

第十章　板书设计

——板书应该设计并合理运用

20 世纪，传统板书是课堂教学的主流方法之一。进入 21 世纪以来，随着计算机等多媒体技术的发展与普及，电子板书正在逐步取代传统板书在课堂教学中的地位，中医高等教育也不例外。电子板书作为课堂教学的重要组成部分，具有传统板书不可比拟的优点，但是也存在着一些问题，如缺乏设计的简单地粘贴复制、青年教师离开电子版书不能授课等，从而使如何科学、合理运用传统板书和电子板书，成为教学管理者、教师普遍关注的问题。

第一节　传统的黑板仍然不能缺少

课堂讲授是一种传统教学方法，也是至今最常用、教学中起主导作用的教学方法。目前的大学课堂中，板书主要特指黑（白）板的使用，而多媒体教学则主要是指应用计算机软件制作，教师在课堂中演示使用的幻灯片。前者可以称为传统板书，而后者称为电子板书。本节主要对传统板书的特征、原则、类型，以及与电子板书的比较进行介绍。

一、传统板书的特征与设计原则

传统板书是教师在教学过程中为帮助学生理解掌握知识，而利用黑（白）板以凝练简洁的文字、符号、图表等呈现教学信息的方式。它能最大限度地体现一个教师对教学内容的驾驭能力，最直观、最形象地展现一堂课的内容和内涵。学生通过教师科学、艺术的板书，可以完整地掌握所学内容，并受到智慧的启迪和美的熏陶。

在传统板书的设计中，应遵循以下几个原则[①]。

（一）规范性原则

规范性是板书设计的一个基本原则。它要求教师书写板书必须规范，即写规范汉字，不写错别字、繁体字等，字体大小要均匀，字体大小要以后排学生看清为宜。在书写板书时，文字笔画应清晰，板面干净。教师板书的规范，不仅利于学生知识的吸收，更有利于学生良好书写习惯的培养。

（二）概括性原则

由于黑板上的空间、教师的授课时间有限，这就要求教师的板书要具有高度的概括性。教师的板书要有概括、总结教学内容的作用，要能展示教学内容的关键问题、难点问题。板书上每一部分都应有很丰富的信息，学生通过板书的视觉刺激能更好地理解教学要求和教学重点、难点，并对教学内容有一个整体把握。

（三）条理性原则

板书设计要有逻辑性、条理性，要揭示教材知识结构的内在逻辑关系，以利于学生记录、理解和掌握。有条理的板书能使学生顺着板书显示的关系"顺藤摸瓜"，知晓上下左右的主要内容，会在学生已有的认知结构中产生一个条理清晰、结构层次明晰的知识体系，有利于学生把新知识同化到已有的知识体系中。

（四）针对性原则

教师在设计板书时要针对教学内容、教学目的、学生实际。不同的教学内容有不同的特点，教师设计的板书要符合教学内容的原意，要根据教学内容的特点和逻辑关系来设计。教师还要根据不同的教学目标来设计不同的板书，以板书来体现教学目标，借助板书让学生理解重点、难点，掌握本堂课教学的重要内容。不同年龄的学生差异很大，因而在设计板书时要因人而异，从学生实际情况出发进行设计。

---

① 郭成．课堂教学设计［M］．北京：人民教育出版社．2006：292.

（五）启发性原则

教师设计的板书应来自于教材内容，又应高于教材，即应具有启发性，这对于高等教育尤其关键。设计精美的板书不仅具有规范性、科学性，更应具有启发性，使学生从直观的板书内容中悟到一些理论与观点的内涵，明确学习内容对学科前沿的引导。

二、传统板书的类型及应用

（一）提纲式

提纲式板书是指按教学内容，用重点词语，编排出书写的提纲。它的特点是：能紧扣教学内容，突出教学重点，能直观地给学生呈现出完整的内容体系，启迪学生的思维，便于学生掌握要点，而且还能培养其分析概括的能力。在《中医各家学说》教学中对每一位医家的讲授均有提纲，如以朱震亨为例，可用提纲式板书呈现（如图10-1）。

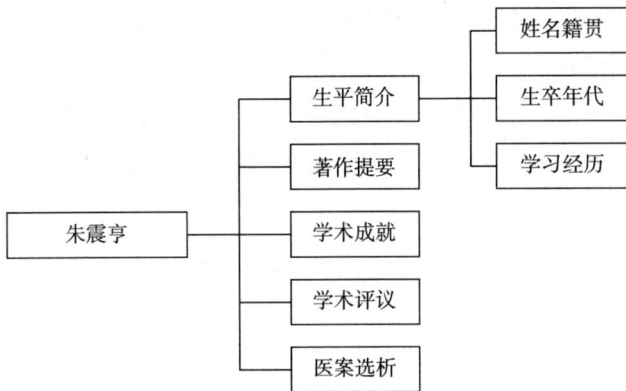

图10-1 提纲式

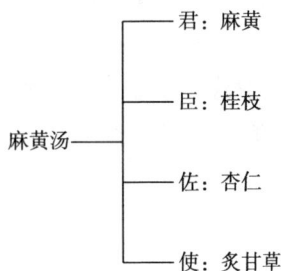

图10-2 词语式

（二）词语式

词语式板书是根据教学内容，提炼精髓，把握重点词语，运用几个有代表性、存在内在联系的关键词，进行有逻辑地排列组合。它能简明概括主要的教学内容，能促进学生对学习内容的理解和记忆，有利于减少学生认知负荷，培养学生的思维能力。如《方剂学》麻黄汤的配伍关系（图10-2）。

（三）表格式

表格式板书一般用于知识性强并可以明显进行分类的内容。教师设计出表格，可以要求学生用自己的语言填写。表格式板书比其他形式的板书更利于学生参与，更有助于调动学生的学习积极性，激发学生的创造性，使其进行高层次的认知加工，更深刻地理解教学内容。如《针灸学》经络主治规律（表 10-1）。

表 10-1　表格式

经名	本经主治特点	二经相同主治	三经相同主治
手阳明大肠经	前头、鼻、口、齿病		
手少阳三焦经	侧头、胁肋病	目病、耳病	咽喉病、热病
手太阳小肠经	后头、肩胛、神志病		

（四）图解式

图解式板书是指教师运用图形、线条、箭头、符号等，并配合必要的文字来组织教学内容的板书方法。在所有的板书形式中图解式最具直观形象性，这种板书能一目了然地把教学内容呈现在学生面前，很容易引起学生的注意，使其饶有兴致地探求学习内容，理解内容中的逻辑关系和深层含义。此类型板书特别适用于有一定难度的教学内容和低年龄段的学生。图解式板书有很多形式：条幅式、辐射式、扇形式、金字塔式、简笔画式等。如《中医基础理论》脾藏象生理功能的脾主运化（图 10-3）。

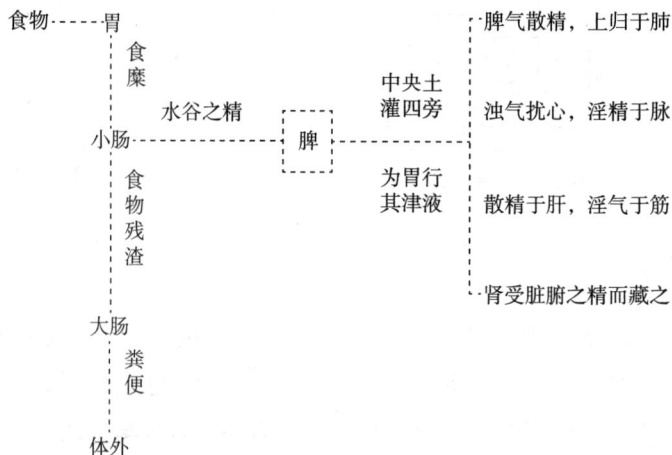

图 10-3　图解式

（五）对比式

对比式板书是教师把教学内容相互对立或对应的部分集中在一起呈现出来的板书形式。这种板书能突出教学内容之间的联系和区别，使之形成鲜明的对照，特别能启迪学生的思维，使其思考为什么会产生如此对立或对应的现象，有利于学生进行探究性学习。如《方剂学》教学中，五苓散与猪苓汤两张方剂的比较，列出相同药物，再看不同点（表10-2）。

表10-2　对比式

		猪苓汤	五苓散
相同		主证——水气不利 病机——下焦膀胱气化失职 症状——小便不利、脉浮发热、口渴 药物——猪苓、茯苓、泽泻	
相异	病机	阳明余热尚存，津伤而水气不利	太阳表邪不解，循经入里，邪与水结，气不化津
	症状	心烦不得眠，舌红少苔等阴虚内热表现	恶寒发热，苔白等表寒表现
	治疗	利水基础上＋阿胶、滑石育阴清热	利水基础上＋桂枝、白术通阳化气，兼以解表

（六）问题式

问题式板书不同于其他类型的板书，其他类型板书是由词语、语句组成的，而它主要是由具有启发性的问题组成，给学生留有思考的空间。可以说这种板书更能激发学生学习的动机，使他们自主参与学习，探索未知问题。如临床课程的案例教学，提出问题，再逐步写出答案。

（七）流程式

将事物发展过程，变化特征以流程图的形式展现出来。这种板书遵循事物发生、发展的顺序，能使学生更好地了解事物发生发展的前因后果，对内容次序与逻辑的理解。如《伤寒论》教学中的六经传变规律（图10-4）。

三、传统板书与电子板书的比较

传统板书的优缺点一定是与电子板书相比较后所获得的，有学者对传统板书及电子板书在高等教育课堂中的应用问题，进行了专门研究，将传统板书教学的优点归纳为：A.以人为本，注重师生交流；B.有助于学生逻辑推理、论证及抽象思维能力的提高。相比电子板书而言，传统板书的缺点包括：A.降低了课堂效率；B.过于单调，缺乏丰富信息。调查发现，60%以上的学生认为板书有助于学生逻辑推理、论证及抽象思维能力的提高，而33.3%的学生认为板书以人为本，注重师生交流，有少数学生认为板书能够调动学生的积极性；大部分学生认为板书降低了授课效率，并且过于单调，缺乏信息量；还有少部分学生认为传统板书有无法重复、看不清楚等其他缺点。

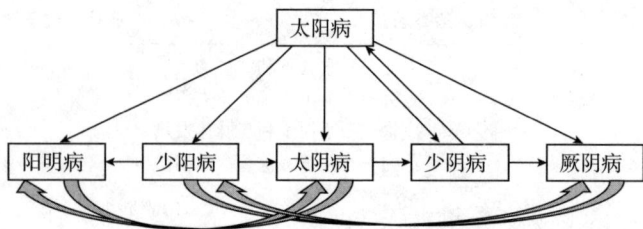

图 10-4　流程式

电子板书的优势可以归纳为：A.利用多媒体教学软件掌控整个课堂教学，提高课堂教学效率；B.抽象问题直观化，创建生动的表象；C.激发学生的学习兴趣，提高学生学习的主动性；D.利用视频技术重现操作过程，以非线性组织信息。其劣势主要包括：A.教学速度过快；B.制作华而不实，过于简单；C.影响生生之间的交互性；D.过分注重形式，分散注意力。调查发现：约37.19%的学生认为，电子板书能够使抽象问题直观化，创建生动的表象，而仅有9.92%的学生认为电子板书教学能够激发学生学习兴趣；至于电子板书的缺点，大部分学生认为多媒体的电子板书授课过快，23%～24%的学生认为电子板书制作华而不实，过分注重形式，缺乏内容，还有17.76%的学生认为，电子板书缺乏师生之间的交互性。

根据上述调查研究结果得知，在高等教育课堂授课过程中，要想同时创设课堂审美情境与和谐气氛，使学生消化、理解和掌握所学知识，教师应该根据自己的课程类型、章节及内容合理融合两种课堂教学方法，扬长避短，才能达到预期授课效果[①]。

---

① 梅瑞斌，齐西伟，李明亚，等．多媒体与板书在课堂教学中的研究与实践［J］．教育教学论坛，2012（1）：85-87.

传统板书授课单位时间内呈现的内容较少，效率较低，不能适应高等教育对于教学目标和内容的要求，以及部分原理无法用准确图表展示，是传统板书相较于电子板书最为突出的两个弊端。

基于以上的优势及弊端的阐述，传统板书一定是不可取代的，主要是如何与电子板书进行有效地结合是目前板书设计中主要关注的问题。

第二节　电子板书不能是简单的粘贴复制

随着信息技术的发展，计算机的普及和网络技术的兴起，集文字、图像、声音、动画和视频为一体的多媒体日益被广大教师所接受与使用，许多教师越来越多地在课堂上使用多媒体演示，取代过去的"一块黑板一支笔"的传统板书教学方法。这种基于多媒体技术的演示方式就是多媒体演示，国外一般称为"电子显示"（Electronic Presentation）。把多媒体演示技术和方法应用于课堂教学，即为多媒体演示教学，这是个广义的概念。本节主要针对多媒体演示教学中的电子板书进行介绍。

一、什么是电子板书

"电子板书"即依据计算机、网络设备在课堂上呈现给学生教学内容，也常常称为幻灯片。在"电子板书"的制作方法上，除了我们一般应用计算机软件制作的幻灯片外，还包括依靠电子墨水屏，即教师直接用手写输入的方法，呈现在电子屏幕上的教学内容，如各科技公司出品的手写板等产品，以及网络教学、翻转课堂使用的交互式黑板等。

在课堂教学中，教师课前根据不同教学目的和要求，制作反映教学内容的幻灯片，然后教师在授课中通过电脑投影仪放映出来的内容进行讲解，就是我们习惯上所称的"电子板书"。

二、电子板书的设计原则与要求

目前，无论大学课堂，还是学术报告，我们看到的幻灯片主要是由大量的文字内容以及少量图片、图表，通过复制与粘贴来完成的。其实，幻灯片是在课堂使用，与传统板书相配合的教学手段；其本身应在遵循上文介绍的传统板书的原则基础上，彰显电子板书的特征与优势。首先须符合以下两点要求①。

（一）质量要求

幻灯片的制作不是简单地通过将电子文档的讲稿、教案直接复制粘贴来完成的，质量的好坏会直接影响到教学效果。照"片"宣读，只会使学生更加厌倦，反而降低学生的学习兴趣。

1. 突出重点，一目了然　教师在讲授过程中不能使学生找不到重点，要具有逻辑性地吸引学生的注意力。这样学生就较容易随着老师的思维来认识和理解问题。课件画面设计应具备一定的美学知识，以免给学生造成视觉疲劳，以及心理压抑等反感现象。

2. 严格依照教学目标　幻灯片的内容与结构应该严格按照教学目标的要求来进行。不能在制作课件的过程中为了丰富课件结构和内容而不加筛选地随意加入从各种渠道所获得的信息，因为冗余信息的增加反而会导致学生产生思想疲劳，使学生无法把握主体。

3. 形式多样，富有变化　幻灯片形式应适当设置变化，要多采用与内容有关的动画、视频和适当的音效，动、静态图形或图像，一成不变将难以吸引学生的注意力。尽可能不要完全使用文本媒体，即便需要大量使用文本时，教师也需要用醒目或动感增强等设置变换方式，使学生在愉快、轻松的氛围中学到知识，还可以提高学生的记忆效果。

（二）配合要求

老师的讲解永远是课堂教学的核心，体现教师的学识和智慧，它凝结着老师对教学内容的深刻理解、思考和创造，这是电脑所无法比拟的。使用幻灯片上课会造成学生不是自己积极主动地去思考，而是被动地接受知识。老师们在课堂上千万不可因多媒体课件的使用，而削弱了授课的激情。无论是否用幻灯片，老师在授课过程中一定要有激情。

对于传统板书与电子板书的比较，以及幻灯片的原则要求讨论后，我们可以知道并非所有课程都适用幻灯片。如高等数学，内容绝大部分是公式的演算和推

---

① 符泽华，潘璐璐．论高等教育中多媒体技术与传统板书教学模式的有机结合［J］．企业家天地（理论版），2011（5）：129-131．

导，如果使用幻灯片会使学生更加摸不清楚运算的过程。相反，如果老师在黑板上一步一步地推理计算，学生便会自觉主动地跟随教师思路，主动去思考问题，这样将使学生知识掌握地更牢固。然而英语、日语等语言教学，尤其以应用为主要教学目标的课程，幻灯片就显得非常有效。

第三节　幻灯片设计制作的一般原则

幻灯片的应用适应信息时代教育发展的需要，越来越多地应用于课堂教学，不仅提高了单位时间的授课信息量，而且能够调动学生的感知系统，拓宽学生的知识视野；可以使传统教学不容易或不能解决的一些问题迎刃而解，扩大教学信息量，充实教学内容，加快教学节奏，提高教学效率，使抽象的内容具体化，枯燥的描述形象化。

幻灯片演示教学按时间先后、教师的任务不同可以划分为目标定位阶段、课件制作阶段、演练阶段和课堂演示阶段四个基本阶段。本节主要关注幻灯片的制作阶段，从"以学生为中心"出发，如何进行课堂幻灯片的设计与制作。此外，据统计，在幻灯片制作软件领域，Microsoft 公司的 PowerPoint 占据 95% 的市场份额，虽然有越来越多的教师使用其他软件，如 Keynote，Prezi，Powtoon 等，因本节不以软件操作技术为重点问题，主要目标在于探讨课堂教学中，"以学生为中心"的幻灯片设计原则，所以案例多以 PowerPoint 软件为基础。

一、幻灯片可以分为"给学生看"和"给学生讲"

在教学中，我们经常会遇到学生提出这样的问题："老师，您的幻灯片是否可以发给我们？"老师的回答如果是"可以"，在学生内心中，可能会产生两种反应：一种，这位老师比较无私，愿意把自己的知识及研究成果，无私地奉献给学生；另一种，这位老师的课，似乎我可以不来，自己在课后读幻灯片即可掌握要点。如果老师的回答是"不可以"，学生的想法可能就与前面相反，或者更为复杂。

其实，幻灯片的分类可以有很多种，然而从非学术的角度，针对教师而言，可以分为"给学生看"与"给学生讲"两类。"给学生看"的幻灯片，主要包含讲课具体内容、教学目标、教学要点，以及课后作业、复习题等，形式主要以文字、图片、图表为主。而"给学生讲"的幻灯片，是课堂教学过程中使用的幻灯片，其需要配合教师的讲解，才能发挥教学作用。换句话说，"给学生讲"即在课堂使用的幻灯片，不是单一独立的，一定是与教师讲授相互配合的，才是完整的幻灯片。如果某位教师认为，把幻灯片提供给学生，就会严重影响学生听课的效果，甚至出勤，那么基本可以认为，您在课堂上使用的幻灯片应属于"给学生看"的。

二、"给学生讲"的幻灯片如何"以学生为中心"

"以学生为中心"是新时期教学理念的核心之一，课堂教学中幻灯片制作也应以此为出发点，遵循该理念。在我国大学课堂教学中，幻灯片推广使用已超过 10 年，幻灯片制作技术对于大学一线教师已不是难于掌握的问题。如何体现"以学生为中心"的理念，并与新时期教学目标与发展的要求相适应，本文将在设计层面，从以下几个角度进行探讨。

（一）文字相关[①]

1. 背景   背景是幻灯片制作的第一步，使用纯色背景是比较普遍并且安全的做法。幻灯片背景的设计，可以依据教师的美学素养，也可以根据学生的审美要求来确定。从"以学生为中心"出发，有三点重要原则要注意：其一，背景一定要抽象，如果带有具体内容就会吸引学生的注意力焦点，也会影响文字图表的显示。其二，如果有视频拍摄需求，不要使用纯白色，否则会影响镜头的曝光。其三，一套或者一章节幻灯片最好使用同一个背景，不应在一节课中，频繁更换背景，影响学生注意的焦点（图 10-5）。

2. 版式   版式（指边距与比例）与幕布的大小直接相关，一般教室的投影仪及幕布主要适用于 4 : 3 的比例，如果发现幻灯片投影到幕布时，出现黑边，再行调整为 16 : 9 即可。版式另一层面是指每张幻灯片文字、图片的摆放位置。教师可以主要依据 PowerPoint 默认即可，也可以根据授课内容需要或美学要求进行调整。如中医学讲授可以尽量符合中国传统美学要求，采用对称居中的版式（图 10-6A），而非黄金分割（幻灯片制作软件主要采用的方式）的比例（图

---

① 许岑．征服世界的美学暴力［M］．北京：电子工业出版社，2015：1.

10-6B)。

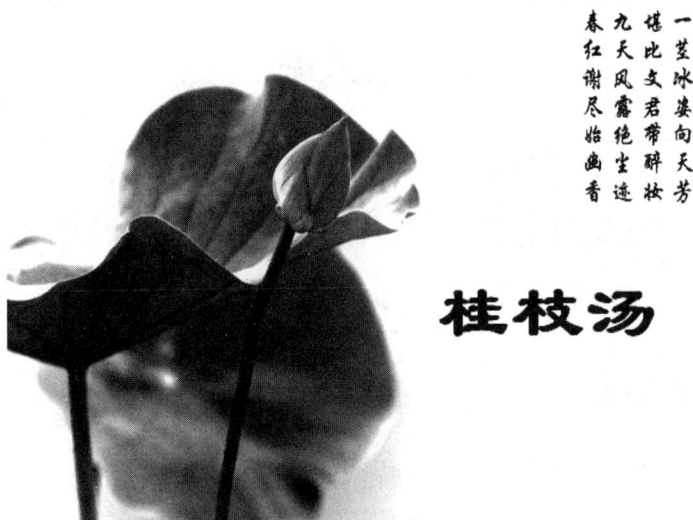

图 10-5　背景

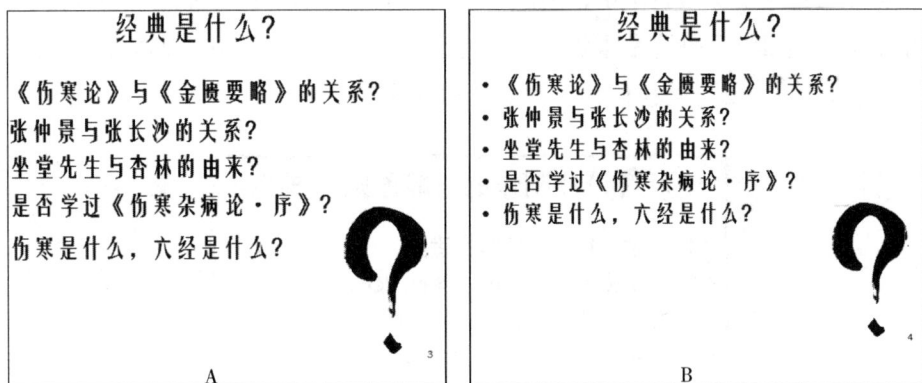

图 10-6　版式

3. 字体　字体包括两部分内容，字的大小与字形。从"以学生为中心"的幻灯片设计理念出发，字的大小应根据教室的大小，以及后排学生是否可以看清楚来确定，不能小于 PowerPoint 的 20 号字，为了保证效果，标题应在 34 号字以上，正文在 24 ～ 32 号字之间，比较适宜。字形是中文显示的重要特征，PowerPoint 直接称为字体，依据观看清晰度来定，一般认为黑体最为清晰，宋体则因笔画较细显示较差。如果依据美学来定，教师则可根据学生接受与自己的审

美进行选择，方正兰亭系列字体常常是幻灯片专业制作人员的推荐。（图 10-7）

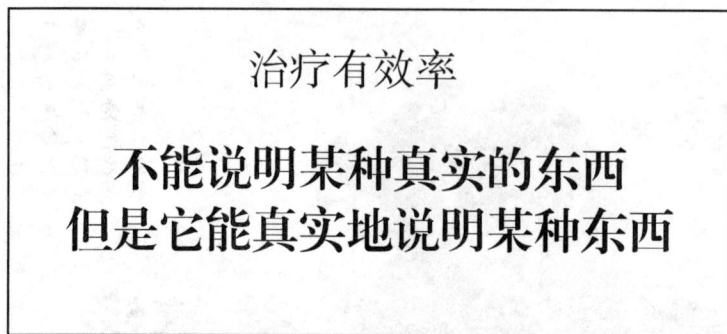

治疗有效率

不能说明某种真实的东西
但是它能真实地说明某种东西

图 10-7　字体

注："治疗有效率"使用的是宋体，其余文字使用的是方正大标宋简体，同等字号，显示效果差别较大

4. 颜色　幻灯片颜色是美学的体现，教师应保证有足够的对比度，确保学生可以看清是首要原则，如白色背景则不宜选用黄色字。颜色过于单一虽然可以保证观看，但也容易造成审美疲劳，或者幻灯片显示过于简陋。

5. 项目符号　课堂教学中，利用幻灯片总结与归纳，其条理性与逻辑性是非常重要的。项目符号是非常重要的制作内容，其不要同时使用是基本原则。如图 10-8，使用了 1、2 等阿拉伯数字就不要使用圆点。

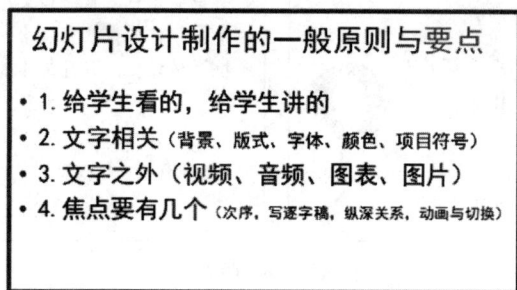

幻灯片设计制作的一般原则与要点

- 1. 给学生看的，给学生讲的
- 2. 文字相关（背景、版式、字体、颜色、项目符号）
- 3. 文字之外（视频、音频、图表、图片）
- 4. 焦点要有几个（次序、写逐字稿，纵深关系，动画与切换）

图 10-8　项目符号

（二）文字之外

1. 图片　图片是"给学生讲"的幻灯片重要的组成内容。高清晰的图片，配合教师精彩的讲解，往往是优秀课堂的常见场景。在课堂教学过程中，"给学生讲"的幻灯片制作的重要原则就是：能用图片表达的，就不用文字。《方剂学》

治法中，"和法"的讲解，就可以使用围棋图片与书法的"和"字，配合教师语言，阐述"和法"定义要点来进行讲授，如图 10-9。

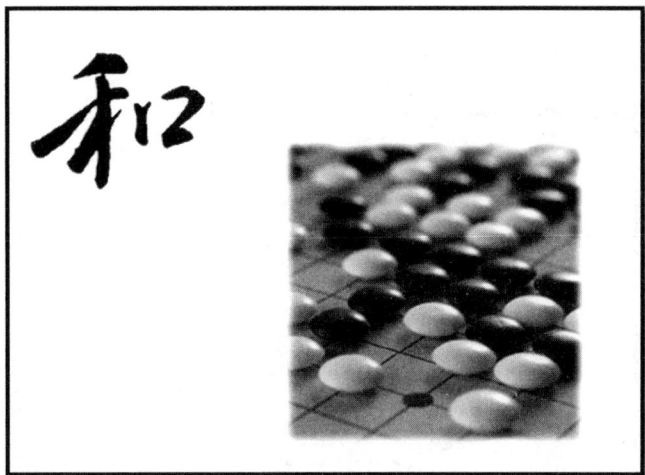

图 10-9　图片

2. 图表　PowerPoint 软件具有自动的图表生成功能，可以满足一般需求。注意图表使用的基本规范即可，以求符合科学原则。如图标题，应在图的下方，而表的标题应在上方等。幻灯片也可以从美学角度出发，灵活使用。一般立体图形显示效果虽然美观，但不利于后排学生的观看，所以从"以学生为中心"的角度出发，应减少使用。

3. 音频与视频　音频与视频的添加，在 PowerPoint 的插入功能中，使用非常方便。需要注意的是，由于方便，以及学生的喜爱，常常需要注意的原则是节制。如果以 45 分钟为例，除非必要，音频与视频的播放应小于 1 分钟，否则将影响学生对本节重点内容的关注。

（三）焦点问题

焦点是"给学生看"与"给学生讲"的幻灯片的主要区别。所谓焦点类似于电影中的镜头，播放幻灯片也很类似电影的放映。在课堂教学中，学生视觉看见的幻灯片的重点展示的内容，就是幻灯片的焦点。

1. 次序　在课堂中，教师经常会对前面所讲的内容进行简要地概括或总结，如《伤寒论》课程中，关于太阳生理功能的 5 点概括，如果同时在一张幻灯片中将 5 点展示出来，当教师在讲第 1 点时，学生就会不自主地先把 5 点都记录在笔记中，或者观看下面的 4 点内容，从而错过教师对于第 1 点的讲授。如果一点一点慢慢逐次出现，教学效果就会大大加强。（图 10-10）

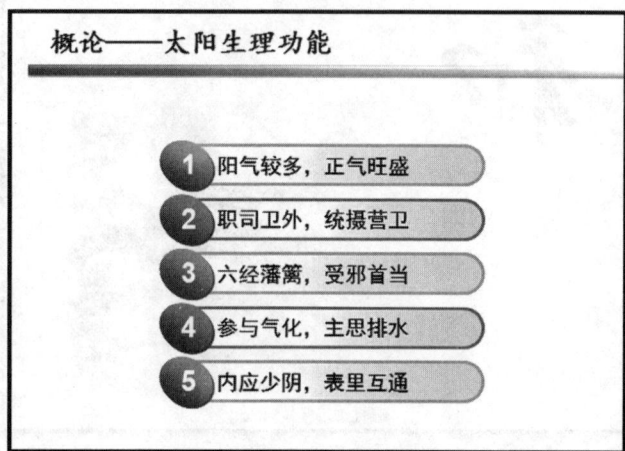

图 10-10　次序

2. 动画　PowerPoint 软件的动画功能比较强大，而专业的幻灯片制作人员更多应用操作简便的苹果公司的 Keynote 软件来进行制作。主要体现原则是逻辑问题。如图 10-11 所示，"邪热壅肺"是最后的总结，应放到最后。箭头是由右向左的，在应用动画时，也应从右向左出，代表了"邪气"的内传。

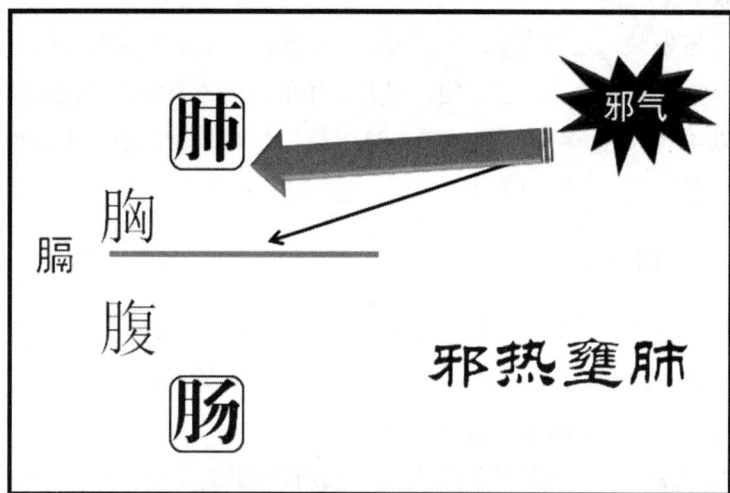

图 10-11　动画

3. 切换与留白　幻灯片的放映过程中，每张幻灯片之间的转换叫作切换，PowerPoint 软件也将其归入动画的行列。在课堂中，其实幻灯片的切换是由教师来控制的，目前有了激光翻页笔这一辅助教学设备的帮助，教师也不再必须在电脑前使用鼠标翻页。幻灯片的切换动画其实是在课堂中并不经常使用的功能，因为这一动画往往影响学生的关注焦点。

在课堂教学中，前一页内容已经讲完，教师在此时需要做一个过渡，然而此时也不应播放下一页幻灯片，留在前一页也不适合，就需要制作一张空白的幻灯片，就是留白。留白，在"给学生讲"的幻灯片中，更为重要，但常被忽略。如案例式教学中，给同学思考的空间，就需要制作一张留白幻灯片。留白幻灯片不应使用纯黑色背景，否则学生会以为投影仪出现故障，这就是"以学生为中心"幻灯片制作理念的体现。

第四节　传统板书与电子板书的有机结合与合理运用

板书包括传统板书与电子板书，传统的教学手段如何与现代多媒体技术结合，逐渐成为教育技术领域讨论的焦点问题。而板书在课堂教学中，最大的作用就是可视性，基于这个认识，下面以幻灯片代表的电子板书为例，分别探讨共性与特征，以及应用与结合问题。

一、课堂教学中，传统板书与电子板书的应用要点

（一）说明性

板书优于语言说明相对复杂的问题，很多教学内容不配合视觉展示，我们很难用语言描述清楚，比如腧穴的定位。传统板书需要用粉笔，以线条的方式，画出人体结构，再标示位置，而以幻灯片为代表的电子板书可以直接观看真人模特的图片。

（二）准确性

在课堂教学中，教师常常会引用一些数据，此时用传统板书可以直接写出数字如有效率 60%，显效 30%，无效 10%，而幻灯片则直接以图表的方式去呈现。

幻灯片是图表，更为准确和形象；传统板书是数字书写，可以激发学生的关注与思考，两者配合，教学效果更好。

（三）生动性

教学内容有时候是枯燥的理论，或者乏味的数字，此时如果能以图片或音频、视频进行展示，就会调动学生的情绪，激发学生的兴趣，吸引学生的注意。幻灯片对于大多数教师更容易实现，然而对于出色而富有经验的教师，传统板书效果可能是一致的。如在"《中药学》中的'蝉蜕功效'"的教学课堂上，幻灯片演示可以先看蝉的视频，听到蝉的叫声，然后通过讲解取象比类方法的应用，我们知道了蝉蜕可以利咽开音，透疹。经验丰富、表现能力出色的教师同样可以声情并茂地为同学进行模拟展示。

（四）灵活性

课堂教学每一次同一内容的讲授，由于教学目标、内容的要求，具有规范性，然而越是现场教学，出色的教师越能深刻理解其中的灵活性。如果把每堂课作为一次艺术创作，那么它就一定不可重复，也有灵光乍现。板书如果是艺术作品的话，也就是人与物合一的关键一点。教师可以依据学生在课堂上所讲的每一内容，或者自己的灵感，随时自由地应用传统板书进行记录，这是传统板书的灵活性。幻灯片常常不能在讲课过程中这样灵活地使用。幻灯片的灵活性在于其可以使前后内容反复出现，加深学生的对比理解。在灵活性上，传统板书与幻灯片是非常重要的结合点。

（五）记忆性

教师总是希望学生能够在课堂中记住所讲的关键内容，但是常常事与愿违。实验早已证明，学生即便处于记忆的最佳状态下，72 小时后只会记得 10% 左右的内容，而配合视觉展示的知识讲解，可以使之提高到 50%。传统板书可以慢慢地展现教学内容的要点，记忆性方面往往优于幻灯片。

（六）意象性

《后汉书·郭玉传》曰："医之为言，意也。"梁启超言："中国凡百学问都带有一种'可以意会不可以言传'的神秘性。"中医教学中，意象思维的讲授是启发中医学生建立中医思维的关键。意与象都是很难用文字、语言所描述的，给教师的讲授带来很大困难，常常有教师直接用"悟性"作为学生不能理解的解释。如《针灸学》针刺治疗效果中的"得气"，就只能由学生作为医生或针刺的被治疗者，在实践中体会，课堂中用语言和文字很难描述。然而《灵枢·九针十二原》云："刺之要，气至而有效，效之信，若风吹云，明乎若见苍天，刺之道毕矣。"教师可以引用经典，传统板书书写"若风吹云"，幻灯片展示云的图片，可以起到好的教学效果。再如《医古文》及中医经典教学中，关于古代文字的讲解，常常需要使用甲骨文、篆书或繁体字，此时幻灯片可以直接展示，虽然文字写法的准确性好于传统板书，然而却丢失了书法在此时的价值与意义。

总之，在高等教育课堂授课过程中要想同时创设课堂审美情境与和谐气氛，使学生消化、理解和掌握所学知识，教师应该根据自己的课程类型、章节及内容合理融合两种课堂教学方法，扬长避短，才能达到预期授课效果。

二、传统板书与电子板书的结合要点

（一）主次分明，相得益彰

课堂教学不是单一途径实施的舞台，教师应该根据个人课程类型、教学环节和内容类别合理安排教学方法。逻辑性强的课程，特别是专业基础课与理论课采用传统板书的形式来表述，有利于学生的理解和消化；抽象的图像和文字以及实际应用内容宜采用多媒体形式进行表象和演示，不仅能够提高学生的学习兴趣，也有利于空间思维能力和现场认知能力的培养；在电子板书制作可能的情况下，推导过程烦琐，难于理解的基础理论用图像形式辅助表达和仿真，能够避免传统板书带来的信息单一和枯燥。

（二）快慢结合，重点突出

无论是传统板书还是电子板书都要恰当控制授课节奏，切忌"满堂灌"。传统板书教学过程效率较低，因此，不能所有理论部分都一味地推导，要讲究变通，对逻辑严密、过程复杂和难于理解的部分，以及重要知识点，应用广泛的内容一定要详细推导，而对于简单理论推导过程，且内容较为次要的部分要加快节奏,能免则免;对于电子板书而言,切忌对课本内容照抄照搬,重点内容制作多媒体要注重引入辅助理解的课外内容,增加一定的信息量,次要或易于理解内容要一概而过;电子板书讲授过程中,逻辑性强的内容一定要结合传统板书进行讲解,减缓授课速度,从而加深学生对所学知识的理解与消化能力;传统板书授课中,要适当加入电子板书表达抽象理论与知识,做到快慢结合,重点突出,提高授课效率。

总之,在课堂教学中,我们认为传统板书和电子板书相结合,不仅能激发学生学习兴趣,调动学生学习的主动性和积极性,而且能更好地培养学生抽象思维和逻辑表达能力[①]。

第五节　学生的认识

邓帅帅(2015级中医学专业九年制)

无论是传统板书还是现代的电子板书,对学生的学习都是非常重要的,尤其是电子板书,教师在使用的时候,更要精心设计,我建议教师在进行电子板书设计时,注意以下几点。

首先是电子板书要简单、淡雅,板书自身不干扰学生学习。在给我们授课的老师中,有位老师的电子板书,通常是白底黑字,红色重点突出,黄蓝各色辅以其间,简单淡雅,让学生的注意力在学习上,而不被其他外物吸引,同时各色杂用,而又不致单调枯燥。而且课件PPT有对于当时历史大观的介绍,将当时的中医代入当时的环境里去学习。

其次是电子板书要主次分明。电子板书不能太过"花哨"、艳丽,如有些老师的课件用蓝色作底,虽然漂亮舒服,但却有喧宾夺主之嫌,让学生的注意力不在内容上。

最后是电子板书不能太详细。老师课件必须要经过细致设计,但是却不能细致太过,不能过于拘泥于书本知识,这样会显得有些琐碎,对教学内容没有宏观

---

① 刘艳菊,杨怀霞,王霞.多媒体与板书相结合提高无机化学教学效果[J].中国西部科技,2011,10(14):78-79.

把握。

综上，我觉得一个好的电子板书颜色简单淡雅，重点突出；文史哲穿插其中，传统氛围不可少；出于教材而不拘泥于教材，站得高，看得远。

李泓宽（2015级中医学专业九年制）

学生、教材、教师之间的理解力分析如图10-12。对我而言，教师不论是理解还是学识广度都是远超于我的，但被教材规定了讲授的范围。而我通过自我学习可以获得理解力之内探求的知识，但同时在老师的教导下，我可以加深对教材的理解并掌握相应的关系。从而形成如图10-13所示的关系。

可见我与老师的知识交流是以教材作为媒介而进行的，这是一种较为单向的沟通。很显然，教材对于真正掌握一门知识技术是远远不足的，老师不会只满足于教授课本上的内容，我也不会只满足于所能得到的，毕竟知识是无穷的。这就需要一种媒介，来协助我与老师的沟通，我构想了以下理想关系如图10-14，是我对PPT的定位与作用的认识。要达到我所设想的关系，PPT应具备如下要求：第一是教材的精炼；第二是它能就课本中的知识进行系统整理与对比；第三是对难点以各种形式展现，以降低理解难度。以上3点都是老师通过自我的理解力对于教材的加工。第四是对教材的补充，指导学生自我学习（课下参考书），提出问题以启迪，这就需要老师的学识广度和个人教学风格对教材进行加工。

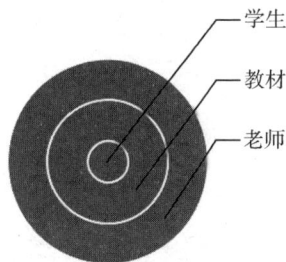

图 10-12　学生、教材、教师理解力差别

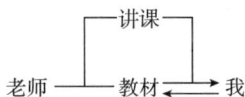

图 10-13　老师如何课堂授课

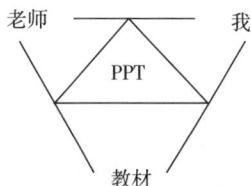

图 10-14　学生构想老师、学生、教材、PPT 的关系

一份真正好的 PPT，需要老师一份巨大的心血，不管在制作上，还是在内容填写上，它是可以提升学生学习的极限，指明学生学习的方向，它是大学不可少的。我认为一份优秀的 PPT，是有利于学生成长为一名真正的学习者，掌握一门真正知识的技术。总之，它的核心应该满足学生自我学习的要求，对技能知识掌握度的要求。

第十一章　唤醒课堂

——让沉闷的课堂和分心的学生变得活跃和思考

目前，大学课堂普遍存在的问题是缺乏吸引力，上课过程中很多学生有的小睡，有的看手机，有的貌似专心听讲，但是已经"身在曹营心在汉"。而导致课堂沉闷和学生分心的原因，很大程度上是由于教师采取了以单纯讲授为主的灌输式教学方式，这种方式缺乏和学生的有效互动，忽略了学生的个体性，以致课堂上出现了教师在台上滔滔不绝，学生在台下昏昏欲睡的场面。如何唤醒课堂，提高学生积极性，使学生全面参与课堂，这是目前高校教师必须解决的一个重要问题。

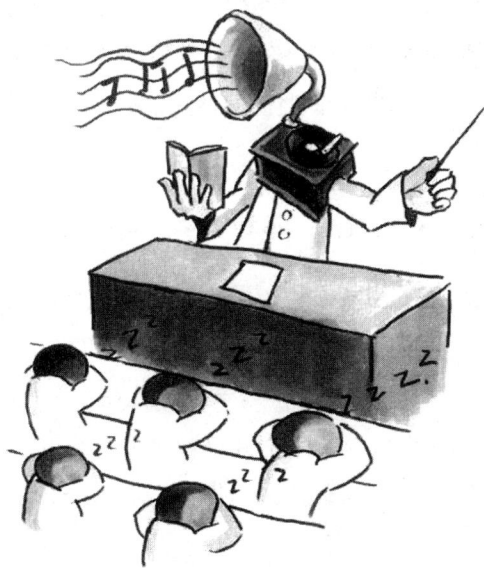

图 11-1　催眠曲 / 梁岩

第一节 "满堂灌""照本宣科""照片宣科"
使课堂变得沉闷

一、不以学生为中心的课堂，造成学生学习缺乏主动性

（一）缺乏互动设计的教法，使学生变得懒惰

长久以来，"满堂灌"的教学方法最常受到学生的诟病。有些教师在课堂教学中，未充分分析学生的理解能力和知识背景，仅是简单地把现成的知识和结论灌输给学生。还有很多教师完全对照课本，逐字逐句念课本，缺乏对教学内容的分析、整合和讲解，也就是所谓的"照本宣科"。随着多媒体教学在高校课堂教学中的广泛应用，"照本宣科"演变为"照片宣科"，课件内容仅仅是对课本文字原封不动地来一次"大搬家"，没有充分发挥多媒体课件在现代课堂中的作用。"满堂灌""照本宣科"和"照片宣科"这些教法既不指定教学目标，也不谋求教学策略，更没有课堂互动设计。这种教师干巴巴地讲、学生沉闷闷地听的"填鸭式"教学方式，使学生学习积极性减弱，被动地接受知识，导致学生缺乏自主性、能动性和创造性，不能充分挖掘学生的潜能，影响学生综合素质的全面提升。这样的教学由于单纯强调记忆，忽视了学生的独立思考，缺乏创新和质疑，导致学生的思想懒惰，进一步使学生在生活中感情冷漠，丧失集体荣誉感，对未来没有规划。

（二）缺乏个性化教育的教法，不利于学生全面发展

传统的讲授方式缺乏对不同层次学生量身定制的个体化教学过程。这些教学方式存在的种种弊端促使[①]个性化教育成为时代进步和教育事业发展的客观要求。个性化教育体现了"以学生为中心"的教学理念。在个性化教育中，教师要了解学生、理解学生、尊重学生，对学生个性进行全面分析，进行因材施教。例如，有的学生在英语、计算机、化学等学科有明显优势，教师在与学生互动时，可有

---

① 刘献君.高等学校个性化教育探索［J］.高等教育研究，2011，32（3）：1–9.

针对性地为学生设计问题、创造条件，使学生发挥特长，增强学生对教学内容的兴趣，启发学生思考问题；有的学生在实践或实训中动手能力强，可以通过鼓励学生参与学生创新课题或教师的科研项目等方式提高学生的实践能力和创新能力；有的学生性格内向，参与互动不积极，可以采取作业或小论文的形式和学生进行课下互动；有的学生性格开朗，可以通过与其互动来活跃课堂气氛，从而在良好的互动氛围中，引导全班同学的深入探索。总的来说，每个学生都存在个性差异，教师只有在个性化教育中，才能充分发掘学生优势潜能，从而指导学生规划学习和人生，最终达到育人的目的。

二、学生主动参与度不足，导致课堂缺乏活跃度

（一）学生在课堂互动中出现心理障碍，欠缺主动参与意识

在课堂上，教师是主角、权威，学生则是听众，师生关系并不平等，会使学生在面对教师提问时陷入焦虑和畏惧情绪之中。在这种情况下，学生往往会先考虑发言可能引起的不良评价。这种心理障碍促使学生不敢发言、不擅提问更谈不上质疑，总是一味地依赖、接纳和等待老师，这种对传统课堂的思维定式使得他们的思想保守，缺乏互动意识和表达欲望。

（二）学生消极被动地参与课堂互动，欠缺兴趣和动力

由于大学教学内容较多，有些教师只注重教学进度，而较少与学生互动，即使有一些互动，也仅仅是提问一些完全可以在课本上找到答案的封闭性问题，缺乏创造性和挑战性，导致学生出现"人在曹营心在汉"的走神现象。有的学生为了迎合老师的目光，做出一些认真听课的假象，师生之间貌合神离，久而久之，课堂互动就流于形式，学生也就渐渐地失去了参与的热情。

学生课堂参与度直接关系着课堂质量。教师只要根据大学生学习特点，合理开展课堂互动，让学生们积极参与课堂教学并非难事。

第二节 简单乏味的互动使学生变得不需要多思考

一、简单的互动不能引发学生深入思考

（一）互动缺乏目的性，不利于学生教学内容的掌握

互动要有目的性，紧扣教学大纲[①]。提问是最简单的互动方式，提问要有明确的目的，这是课堂提问成败的关键。教师在进行问题设计时，应该紧紧围绕教学目标，紧扣教学大纲，能够体现教学的重点与难点，并在一定教学目标指导下设计出本节课的核心问题，从而集中、引导学生的思维发展。教师应该避免那些"是不是""对不对"的表面性、习惯性的问答。教师也不应该为了追求热烈的课堂气氛，提出简单肤浅、背离了教学目标并且没有实效的问题。

（二）互动缺乏启发性，不利于学生高阶思维的培养

高阶思维是高阶能力的核心，主要指创新能力、问题求解能力、决策力和批判性思维能力。互动要有启发性，使学生学会质疑。每一个有价值的提问，都应该是点燃学生思维的一个火把。问题的设计一定要给学生以启发，让学生去探索新知。这要求教师应避免"填空式""猜测式"的提问，而是创设引发学生主动提问的情境，鼓励学生大胆质疑，让学生带着疑难问题去学习，让学生获得自主探索的成就感，培养创新意识，发挥其主体的作用，真正成为学习的主人。

例如，在引出左旋肉碱减肥原理后，引导学生思考服用左旋肉碱是否会有副作用，让学生在批判和质疑中加深对机体新陈代谢网络平衡调节的理解。

二、乏味的互动不能充分调动学习热情

（一）互动缺乏趣味性，使学生积极性减弱

互动要生活化，具有趣味性。兴趣是最好的老师，是提高教学效率的最好途径。任何人对感兴趣的事物都会充满探索和求知的欲望。因此，教师在设计问题

---

① 施良方.教学理论：课堂教学的原理、策略与研究［M］.上海：华东师范大学出版社，1999：84.

时，应该在教学目标的指导下，不断更新知识，挖掘有价值的现实题材，尽可能地联系实际生活，贴近学生心理，让学生产生共鸣，激发学生的兴趣，提高课堂效率。例如在讲授"脂肪酸分解代谢"时，用网络上曝光率很高的减肥产品左旋肉碱咖啡来引出教学问题——左旋肉碱参与了怎样的代谢来达到减肥目的？

（二）互动缺乏开放性，使学生思路局限化

设计提问应注重开放性问题。封闭式问题是有指向性的，即有已知答案，学生只能按照既定的方向思考。[①] 开放式的问题指的是答案不唯一的问题。每个学生都可以从不同的角度出发，运用自己已有的知识和经验，创造性地分析问题、解决问题，给出不同的答案，培养自己的综合能力。例如，在提问"你认为攻克癌症将来的努力方向是什么？"时，这个问题的回答需要学生具有《细胞生物学》的背景知识，还有对临床上癌症治疗新进展的兴趣和探究，在教师的引导下，学生对所有信息重新认知、综合及评价，经历了一个复杂、曲折的思维过程，增大了提问的有效性。

第三节　科学设计好课堂互动每一个环节让学生不再逃课和分心

一、课堂互动的实施原则

（一）建立自由、愉快、轻松的互动环境，使学生放开束缚

互动包括行为上的互动和心理上的互动，心理环境的创设则包括师生关系和心理氛围等方面[②]。在课堂互动教学中，课堂教学过程的和谐，首先应源自师生情感上的共鸣和教学心理的和谐。[③] "和谐"才能产生课堂互动，使各种教育因素共生互进和协调，形成良好的教学生态。"和谐"需要师生相互尊重和信任，与学

---

① 张俭民.从冲突到和谐：高校师生课堂互动关系的重构—基于米德符号互动论的视角［J］.现代大学教育，2014（1）：7-12.
② 钟启泉.第二届有效教学的理论与实践研讨会［R］.上海：华东师范大学课程与教学研究所，2008.
③ 明庆华.论和谐课堂的构建［J］.中国教育学刊，2006（2）：30-33.

生友好相处，真诚接纳，平等地交往与沟通。在师生交流互动的过程中，在学生"出错"时，教师应多一些宽容，少一些责难，让学生在互动中对"错误"进行分析、辩解和修正，意识到自身在理解和认识上的缺陷。师生和生生一起协商，共同切磋，彼此碰撞，相互启发，这时学生才能积极思考、自主学习，师生配合默契，才能提高学习效率。同时，"和谐课堂"尊重学生的主体人格，让学生敞开心扉，张扬个性，感情升华，有利于学生全面发展。

笔者尝试了利用"课前五分钟"来为学生提供自由发挥的空间，通过这个环节，教师更加深入地了解了学生性格和能力，既有利于分析学生个体差异，又能活跃课堂气氛，推动教学的顺利进行。情感是教学的催化剂，爱是教育的原动力，教师应该多鼓励学生，与学生有情感上的互动，并做到互相尊重。学生只有"亲其师"才能"信其道"，教师对学生的情感直接影响到学生学习的兴趣。

（二）将教学内容问题化，激发学生主动思考

问题是学习知识的催化剂，在突出教学难点和重点的基础上，教师要养成敏于事、勤于思的习惯，把生活的经历、发现，以及思考等都作为课程资源积累起来，为备课积累资料，有针对性地设计问题，使教学内容问题化。在设计问题时，首先，问题要有新奇性。新奇的问题才有吸引力和挑战性，才能激活学生思维，增强学生的参与意识。但新奇的问题不能脱离教学内容，更不能故弄玄虚。其次，问题应联系学生的实际生活。当问题与学生已有的知识和生活经验相联系时，学生才会产生学习的兴趣，才会进行思考与探索，才可引发学习的潜能。当然，这些问题要指向明确，切合教学目标。在此基础上，教师应帮助学生围绕问题收集有关资料和信息，采取点拨、释疑、评价等多种教学手段，引导学生进行类比、联想、聚合、推论、综合与概括，让学生能够在问题的引领下主动去感知、思考和探究，通过发现隐含于问题背后的科学知识，培养学生的问题意识，充分发挥学生的主体作用，并形成自主学习的能力。例如，在讲授《生物化学》中"糖酵解"章节时，可引导学生创设这样一个情景：家里买来的苹果在塑料袋里储存了很长时间，刚一敞开会闻到一股什么味道，引导学生思考原因。

（三）互动形式多样化，使课堂互动更为有效

互动的方式有多种，提问是最常用的互动方式，除此以外，还有小组讨论、

学生课堂授课，实训实践、多媒体课件引起的感官互动、师生情感互动等方式。在课堂互动中要注意避免互动方式的单调，在互动方式转换时不生硬，互动的每个环节丝丝相扣。例如，当学生完成提问后，可以让学生进行小组讨论来集体反馈。在课堂互动中，多为以知识传授为目标的认知互动，而缺乏与学生的情感互动，应该注重对学生品德、意志的养成。例如，在实训过程中，穿插提问和小组讨论，进而进行情感互动升华，让学生意识到从医者的职业道德的重要性，以教学目标为着眼点，全面提高学生素质①。

二、课堂互动内涵

在社会哲学中，"互动"一词指的是"社会中人与人的交互作用"。"社会互动是指社会上个人与个人、个人与群体、群体与群体之间通过信息传播而发生的相互依赖性的社会交往活动②。"教育社会学作为教育学与社会学的交叉学科，它的诸多研究主题与思路都承袭了社会学理论。互动理论在教育社会学中也得到了发展与延伸，与"师生"的行为相结合，其内涵也得到不断地丰富。课堂互动是一种特殊的社会互动，既具有一般社会互动的特点（人与人之间发生的相互依赖性的社会交往活动），又具有课堂互动本身的特点③。课堂互动是调动参与课堂教学的各个主要要素，围绕教育教学目标的实现，在课堂教学情境中，教师与学生之间、学生与学生之间借助言语、手势、表情等围绕一定的知识、情感、态度等而发生的相互影响、相互作用。

课堂互动可以简单地理解为师生间、生生间的你来我往、你一言我一语的热闹一片，其内涵是通过这样的沟通交流、引导、相互启发，能够使教师推动学生发展、学生主动思考和学习，以及学生之间通过互动达到解决问题、掌握知识、提高能力的目的。美国教育心理学家安德森指出：课堂互动性的高低在很大程度上决定了学生在课堂上所获取知识的多少④。在我国，互动度（生师互动度、生生互动度、大学生挑战度等）是衡量高校学生学习和教学有质量的重要指标。

课堂互动包括生师互动和生生互动。深入了解这两种互动的特性，有助于教

① 侯元丽.课堂有效互动研究［D］.上海：华东师范大学，2009：26-27.
② 金炳华.哲学大辞典（修订版）［M］.上海：上海辞书出版社，2001：547.
③ 胡明晓.课堂互动的内涵、实施原则及策略［J］.教学与管理（理论版），2011（10）：22-25.
④ 史静寰等.高校教师学术职业分化中的生师互动模式研究［J］.教育研究，2012（8）：47-55.

师创设平等的互动环境、提高课堂互动质量、促进学生的全面发展。

（一）生师互动

生师互动是指在教师和学生之间发生的各种形式、各种性质、各种程度的相互作用和影响[①]。生师互动是在师生间发生的一种人际互动，其互动主体是教师和学生，并且师生双方在互动中是同等重要、互为主体的。生师互动这种相互作用和影响是一个链状、循环的连续过程，师生正是在这样一个连续的动态过程中不断相互作用和影响的。生师互动的模式是影响学生成长的一个主要因素，Cooper（1997）对多个研究进行了总结得出：课堂上教师提供的互动机会的多少，以及反馈的积极性造成学生学业成绩的差异。

（二）生生互动

在很长一段时间里，教育研究中非常关注生师互动促进学生发展的有效性，却忽视了学生之间互动的有效性。直到19世纪提出合作学习后，研究者们才开始关注学生之间的互动。建构主义教学论认为：合作学习是必要的，因为学习者需要同其他人联系，以便于对客观世界如何建构的方式方法取得共识。学习者只有通过集体对复杂的学习情境、个人提出的假设或学习者自己关于问题解决的可能性的个人设想进行讨论，才能更好地对自己的思考进行建构。Sari（2003）研究表明，在合作学习期间，小组成绩显著的学生在小组参与讨论时更平等更积极。

生生互动是指学生与学生之间发生的各种形式、性质、程度的相互作用与影响，是学生间以自己的固定经验（自我概念）来了解对方的一种相互交流与沟通的方式[②]。我国新课程理论提出：在教学过程中要积极引导学生之间的互动，始终体现学生的主体地位，教师应充分发挥学生在学习过程中的主动性和积极性，激发学生的学习兴趣，提高学生学习的参与度，从而增进教学效果，营造出宽松、和谐的学习气氛。

---

① 佐斌.师生互动论课堂师生互动的心理学研究［M］.武汉：华中师范大学出版社，2002：50.
② 吴仁英.合作学习中的生生互动研究［D］.济南：山东师范大学，2005：9–12.

三、大学生具有独特的学习特点，需要进行有效的互动设计

（一）大学生的学习具有独立性、批判性和创造性

长期的知识和经验积累使大学生的思维水平达到了较高和较成熟的程度。他们的认识能力、独立性和批判性显著增强，并有一定的创造性，他们已不再满足于理论或现象的罗列，而愿意主动地探究事物的本质和规律。他们不轻信教师讲课的内容和书本上现成的结论，不迷信专家、学者的有关论述，而是相信自己通过独立思考、探索所得到的正确结论。

（二）大学生易接受新鲜事物

大学生对于课堂讲授的书本知识并不满足，对于校园和社会中出现的新事物表现出浓厚兴趣，他们渴望通过各种途径拓宽和加深自己的知识，更希望教师用新观点、新方法、新材料讲授教学内容。

（三）大学生学习有较强的职业定向性

大学是学生从"自然人"向"社会人"过渡的重要阶段，学生毕业后直接面临未来的职业发展问题，学好与就业相关的专业知识技能成为大学生学习的重要目标。另外，随着年级的升高，大学生对自己、专业、社会的认识不断增强，已经可以主动探索自己的职业发展道路，同时也希望所学课程能和社会需要紧密结合。

综上分析，大学生的身心特点不同于中小学生，这使得他们在课堂上缺乏必要的表现欲。但是，为了顺应时代的发展，大学生不仅要有丰富的专业知识，还应具备一定的分析、判断、综合解决实际问题的能力和社会交往能力，才能满足社会对复合型人才的需求。通过大学生幸福感量表测试和问卷调查显示，影响大学生幸福指数的除了就业压力、人际困惑、情感压力以外，对老师教学方式感到厌倦也占了很大的成分。那么教师应针对当代大学生课堂的学习特点，改变以往传统的授课方式，加强课堂互动，以适应当前大学生的课堂心理需求。

四、互动教学设计的具体形式和操作实例

学生是学习的主体，任何教学方法都必须通过学生而起作用。课堂应以学生

为主体，创设研究性学习的情境，引导学生在该情境中逐步建构知识网络，让学生带着自己的兴趣、需要去探究知识，教师应在这样的理念指导下，来进行教学互动环节设计。通过各种方式的生师互动、生生互动，产生教学共振，提高教学效果。互动过程中，鼓励学生积极大胆发言，从不同角度、用不同方法分析问题，从而引起学生多角度的心理兴奋。

（一）课上提问，引导思考

提问是一种简单易行的互动方式，但若使用得当也可以达到很好的效果。课上提问是触发生师互动的一项重要环节，良好的提问可以使学生最大程度地参与课堂互动教学。提问在教育史上由来已久，如我国古代的著名教育家孔子就经常大量采用提问式的教学方法与弟子们进行充满智慧、富有内涵的问答，而这些极具哲理的问答至今还影响着我们每一代人。为了吸引学生的注意力，导入教学内容，可以提前设计好一些问题，在课上引导学生积极思考，使学生有目的的学习，同时也能很好地活跃课堂气氛。例如，在《内经选读》介绍《素问·评热病论》时，利用《素问·评热病论》与《素问·热论》篇名相似的特点，设计问题："什么是评热病，它与前面学习过的热病内容有什么关系？"利用这些与前期知识密切相关的问题，由浅入深地引发学生思考，融会贯通地理解、运用知识，提高学生的知识运用能力。另外，用学生的好奇心，引发学习兴趣；并且通过解释篇名，引出《素问·评热病论》中的热病的3个变证（阴阳交、风厥、劳风），导入阴阳交病证的学习。又如，《中药炮制学》在引出"煅法"概念时，提问："植物药、动物药的炮制方法较多，那么质地坚硬的矿物类和动物壳类药物如何炮制？传统炮制方法如何使得难于入药的矿物类药物便于临床应用的？"引起学生思考，让学生产生质疑，从而抛出"煅法"的概念;《诊断学基础》中讲到心脏的叩诊时，可提出"为什么由外向内、由下向上、先左后右？"启发学生思维联想，明确心尖搏动点的位置、概念及特点，活跃课堂气氛。总之，尽量从学生们感兴趣的问题着手，引导学生主动探索知识，给学生动脑筋思索的机会和方向，使学生产生自主学习的热情，并能潜移默化地启发学生产生乐于探索、主动参与课堂教学的意识。

另外，在课堂提问时，不妨巧设悬念，引起互动。悬念，从心理学角度讲，就是人的一种强烈的挂念和紧迫的心理。如能在课堂上巧妙设疑，故布疑阵，给学生造成一种跃跃欲试和急于求知的紧迫心情，既可以启迪思维，又可以激发学习的兴趣和求知欲。如果在教学时有意诱发，让学生主动探讨，在探讨中发现结论，学会运用相应的原理来分析和解释日常生活的各种现象，教学效果会明显改善。例如，在《妇产科学》讲授"产后出血"内容前，可引入开篇泰姬陵主人的故事，和学生共同讨论分析其产后出血的病因，引起学生学习的欲望和热情。科学合理的运用课堂提问，可以培养学生独立思考的能力，促进学生思维能力的发展，培养学生对知识的实际运用能力，对知识产生强烈的兴趣，同时达到活跃课堂的目的。

（二）随堂讨论，脑力激荡

课堂讨论是教学互动设计中的另一常用形式。在教学过程中，可以根据各类学科特点设计一些讨论的问题，课堂讨论可以全班进行，也可以分小组进行，或者采用分小组讨论后再全班讨论的形式。讨论能够促进学生的思考，也能够培养学生的合作、沟通能力，还能使教师发现学生的学习难点，同时通过教师的提示和引导，较好地调动学生学习积极性、脑力激荡、产生共鸣。

✎ 实例 11-1：

【实例】

在《细胞生物学》讲"细胞骨架"时，采用讨论题：细胞骨架结构的缺失会导致哪些疾病？通过讨论，使学生深入探索细胞骨架的功能。

【设计思路】

在高中生物中，学生学习了细胞的基本结构，细胞骨架是学生难以理解的一个细胞结构，然而却有重要的功能。近年，科学工作者发现细胞骨架与多种疾病的发病机制相关，该研究已经成为医学领域的研究热点。掌握细胞骨架的功能是本章节的重点内容，而了解其与疾病的关系则是教学难点。

在教师讲授"细胞骨架"一章之前，学生搜集关于该议题的资料，教师通过教学平台了解学生的准备情况，根据学生的个性差异和学习能力进行学生分组。课堂中，在学习完微管、微丝和中间丝的形态结构、化学组成和功能后，由每小组选出一位学生代表阐述该小组的观点，规定其他小组必须对该小组进行提问。

在讨论中，教师对学生的提问和回答及时给予反馈和指导。通过该环节提高学生的创新能力和批判性思维。该讨论采取教师评价、学生自评和学生互评三种评价方式，最终成绩纳入形成性评价。

激发学生的学习兴趣是教学中的重要目标之一。设计课堂要讨论的问题时，应联系实际与应用，才能有效地激发学生的学习兴趣。在教学中要充分考虑学生的需求，可尽量将所讲授的内容与疾病及卫生保健等方面联系起来，引发学生讨论，因为这些都是中医药专业学生最感兴趣，也是最贴近生活的实际问题。通过这样的随堂讨论，让学生感受到学而有用、学而有趣。例如，在《中医儿科学》"麻疹"一章中，讨论麻疹的历史沿革及古代医家对本病从病因病机、治疗方面的不同理解，探讨各家所长。讨论过程中加强与学生的交流和沟通，及时了解学生学习的情况，对于学习有困难的学生给予个别指导，使其信心增强。又如，在《正常人体解剖学》"视器"一章中，可讨论正常眼在视近物或远物时的原理，以及眼常见疾病（近视、远视、弱视）的可能机制，由此使学生深入理解屈光系统组成及视力的调节机制。另外，也可以通过网上讨论的方式提高学生主动学习的兴趣，使学生在讨论中将所学知识进行应用，深入学习。

通过将理论与临床实际相联系，使学生真正在情境中应用知识，从而进一步发现所学的内容不再只是书本上枯燥的知识，使学生能亲身感受到知识的奇妙。总而言之，联系实际，学用结合，使学生产生浓厚的兴趣，这样的随堂讨论，不但可以提高课堂教学质量，同时也可以提高学生解决实际问题的能力，最终使学生能自主学习、自主探究。

（三）学生上台，培养能力

学生上台试讲是课堂互动教学的另一有效途径。为了更好地调动学生主观能动性，变被动学习为主动学习，还可设计学生上台授课的互动教学形式。在教学过程中，可以提前设计一些开放性的问题，要求学生提前查阅相关文献，认真备课，制作教学课件，进行 5～10 分钟的学生上台授课。例如，《诊断学基础》"心脏血管检查"在心脏的视、触、叩、听授课过程中，学生容易对先天性心脏病如瓣膜疾病、房间隔缺损、室间隔缺损等解剖结构明确的疾病产生明显兴趣，可鼓励学生阅读课本、查阅相关文献了解这些疾病，并由学生上台授课来展示学习成果，这一方式可以起到提高学生学习能力，激励主动探索精神，培养交流与口头表达、逻辑思维等能力的目的。

实例 11-2：

【实例】

《生物化学》"维生素"一章内容，由学生提前准备，制作 PPT，课堂上部分学生上台讲授并解答其他同学的问题，最后教师进行总结和评价。

【设计思路】

学生已经学习了"糖类化学""脂类化学""蛋白质化学"等内容，掌握了一定的生物化学的学习方法，由此，对于一些比较容易理解的教学内容，如"维生素"，可尝试由部分学生上台讲授的方式，引导学生自主学习。教师提前将本章内容划分为几个部分，对学生合理分组（每组 5～8 人）后，要求他们抽签选择相应教学内容，充分做好课前准备工作，按照大纲要求集体备课、查阅相关资料，制作相应课件。在课堂上，每组推荐一名学生上台讲课，全组同学补充并共同回答全班其他同学提出的问题，最后由教师总结、评价并解答学生讲课时未能解决的遗留问题。

学生与学生之间，在交流的过程中，进行深入的探索，充分将知识进行综合运用，他们的创新思维潜能被逐渐挖掘出来，创新欲望被充分激发。教师根据学生间的交流，考查学生对知识的理解、运用和分析的能力，并结合学生自评、互评对学生进行综合评价。

这样的方式，提升了学生的自主学习的积极性，增强了学生对新知识的探索兴趣。学生上台授课教学设计的实施，不仅培养了学生分析问题、解决问题的能力，更重要的是，增强了学生的主人翁态度，使学生自主学习的意识得到提高，产生了较好的育人效果。

（四）启发想象，化繁为简

互动不仅仅体现在语言上，更需要在思维上进行充分地生师互动。许多知识和原理比较深奥、不易理解，如果用传统的讲授方法，学生往往感到枯燥乏味，提不起兴趣，难以产生学习热情。若在教学中利用形象、贴切的比喻，启发学生建立想象，努力化深奥为浅显，就可以使抽象的知识具体化，复杂的知识简单化，给学生留下较深的印象，与教师产生思维共鸣，加强对复杂和抽象内容的理解和记忆。例如，"DNA 双螺旋结构"是《生物化学》教学中的一个难点，在教学中除了将 DNA 双螺旋结构模型展示给学生看，还可将它比作围绕－垂直中轴的、右手螺旋的双扶手楼梯，磷酸和脱氧核糖组成的两条链相当于楼梯两边的扶手，两条链之间的碱基对相当于楼梯的台阶，台阶（碱基对之间的氢键）是稳定两条链的主要力量，台阶平面与中轴垂直。这一形象化的比喻，使学生对复杂而抽象的 DNA 双螺旋结构形成具体而深刻的印象，记忆牢固。

实例 11-3：

【实例】

在《细胞生物学》中将细胞信号转导的基本过程设计成一个简单操作的游戏——"传纸条"，引导学生进行想象，并将复杂的问题简单化。

【设计思路】

学生前期已经学习了激素对机体的影响，了解了胰岛素引起血糖降低的基本机制，基于此，可以胰岛素为例引出细胞信号转导。细胞信号转导是《细胞生物学》教学过程中的难点和重点，基本过程复杂并抽象，这部分内容涉及知识点较多，学生掌握有困难。可将细胞信号转导的基本过程设计成"传纸条"的游戏。由教师设计纸条内容，可设计为一个简单指令，如请你起立。随机抽取一竖列学生来完成游戏。游戏规则为教师将纸条折叠好，并发放纸条；由第一位同学开始依次向后传递，最终传给最后一位同学；由最后一位同学打开纸条并完成指令。游戏结束后，教师启发学生进行总结：教师发放纸条想象成信号发出；学生传递纸条想象成信息传递，启发学生思考：在细胞中信息的传递者是由什么物质组成的；最后一位同学完成纸条中的指令想象成信号传递后引起的细胞反应。

通过游戏，详细讲述细胞信号转导的信号识别期、信号传递期和细胞反应期。最后引导学生思考并回答：胰岛素是如何引起细胞内血糖降低的？根据回答问题的质量来评价学生是否掌握该知识点，教师由此对学生进行进一步的指导，并对该互动设计进行优化。

类似的例子还有很多，它们既能提起学生的兴趣，又能化解教学中的难点，因而启发想象引发学生深入思考、主动联系、将知识内化，也是行之有效、事半功倍的互动教学方法。

（五）感观互动，形象理解

"感观互动"就是调动学生的视觉、听觉、动感知觉，也就是激发和刺激学生所有的感官，让学生轻松愉快、主动积极地学习，使其建立对课堂活动的深刻记忆。心理学家赤瑞特拉通过大量的实验研究表明，人类获取信息的来源中，其中有 83% 是来自视觉，11% 来自于听觉，3.5% 来自于嗅觉，1.5% 来自于触觉，1%来自于味觉。而现代教育技术的特点是教学信息的多媒体化，具有声音、图形、图像、动画、视频等特点，更为直观、形象和生动，能够调动学生的多重感官参与，一方面可以延长学生课堂互动的注意力，另一方面可以增强感觉的敏锐度，为学生的学习提供了多样化的情境，营造良好的学习气氛，使学生在轻快的心情下学习，从而产生积极的求知欲望。学生有了主动学习的内部动力，才会有思想的解放、潜能的发挥，进而激发出创新的热情。

教学中，让学生用鼻子闻、眼观察、用手触摸、用大脑思考，从而得到相应的结论，这就是课堂的感官互动教学。研究表明，感官被调动地越多，就可以有更多的记忆被轻松地储备下来。例如，教师进行《中医诊断学》"脉诊的部位与方法"的讲授时，介绍"寸口脉法"首先要找到关位即正对腕后高骨（桡骨茎突）的位置，此时学生实践操作的兴趣就会在自然状态的课堂中被激发，将自己主动寻找脉诊的部位。同样，在舌诊一节，也会出现类似的情况。进而，通过这种最为直接的感观互动迅速地理解和掌握知识，并应用于实践。

许多教学过程可使用图片、模型或视频给学生最直观的视觉认识，使知识进一步形象化，变抽象为具体。如《组织学与胚胎学》讲授甲状腺结构时，可结合学科特点，教师板书做模式图，邀请学生与教师同步画图互动，使学生动手动脑，激发学生的兴趣，调动学生思维，锻炼学生的观察能力。边画图边启发学生探究甲状腺的结构，最后师生一起看图做标示，总结甲状腺的结构，同时结合PPT 的相关图片，探究甲状腺的功能。又如，在《中药炮制学》"煅法"讲授中，在深入介绍明煅法和煅淬法时，通过两段视频的展示，让学生分别对明煅法和煅淬法的炮制工艺和特点产生直观的认识。在视频播放时提醒学生注意煅法所用的工具和药物，使学生更好地理解煅法的含义。

另外，教师可以制作微视频或利用网络资源来传授传统课堂上的概念和知识，学生则通过网络学习共享资源，在整个学习过程中，学生随时可以通过网络通信工具获取教师和同伴的帮助。教师在课堂上对其学习结果进行反馈，我们称这种教学模式为"翻转课堂"。翻转课堂使学生与老师有了更多面对面的交流机会，学生参与学习的积极性大为提升，课堂学习充满活力。

（六）情感教学，激发激励

"学生全面发展"包括自然、社会、精神三个维度，教学应该完成三项任务：传授知识，培养技能，促使学生形成正确的学习态度、价值观与职业素养。其中人格情感目标强调的是"养成"教育，要通过教学设计，将它们自然而然、潜移默化地体现出来。课堂教学中应注重培养学生形成热爱生命、尊重生命的人生观和价值观；端正学习态度，养成良好的学习习惯；形成努力钻研、锲而不舍的科学探索精神；帮助学生树立严肃的科学态度、培养协作的团队精神。

课堂互动中，可以利用教学中涉及的科学家的小故事培养学生形成良好的科学素养。例如，1953 年 DNA 双螺旋结构的发现者，年轻的沃森、克里克，敢于质疑当时的生化权威，大胆地、创新性地提出了 DNA 为双链的设想，进行多学科的知识融合和灵活运用，再加上坚持不懈的努力，最终得到正确结论，这一成果后来被誉为 20 世纪以来生物学领域最伟大的发现。通过这些科学家的小故事，潜移默化地教育学生形成批判性、创新性思维，以及对科学、对真理的执着精神。

实例 11-4：

【实例】

撰写《学习体会》，谈谈张仲景作为"医圣"所具备的高尚个人情操，并阐述有哪些方面使你感触最为深刻？

【设计思路】

大一新生初学中医学，在接触中医学基础课程之初，容易产生畏难情绪，专业热情难以持续。基于此，《中国医学史》通过介绍著名医学家在中医学术中勤奋钻研的个人经历，能够培养学生形成努力钻研、锲而不舍的学术精神，并激发学生对专业学习的兴趣。为此，设计了结合《伤寒杂病论》的成书过程，以课外作业的形式，要求学生撰写《学习体会》。

《伤寒杂病论》是第一部中医临床治疗学的经典著作，我们通过课堂授课与播放《中国古代名人圣贤·张仲景》的纪录片向学生展示仲景自幼习医、济世救人、立志著书过程中"勤求古训，博采众方"的艰辛历程。随即通过群互动的形式将《伤寒杂病论序言》传至学生的手机中，通过字里行间的悲愤与无奈感受仲景编著完成《伤寒杂病论》的客观与主观因素，激励学生面对疾病时应该首先具有果敢、无畏的献身精神，凭借精湛的医术亲身诊治病患才可最终成功的道理。仲景整理完善东汉之前中医学辨治疾病的经验，为我们流传下外感病证、内伤杂病的治疗方法，后世如仲景一般的医学家历代不乏其人，都为中医学的发展做出了杰出的贡献。使学生内心中深刻理解到"中医学术的发展不仅是一个理论成熟的过程，更是万千医学家凭借高尚医德情操与疾病相斗争的一场战役！"随即，将现代研究仲景生平的学术论文通过群互动的形式传给学生，告诫他们任何一位医学家的成功都具有历史、社会及个人的多重因素。通过本次仲景编著《伤寒杂病论》的过程，启发学生正确认识医术与医德的关系，为学习中医学、热爱中医药事业打下良好的情感基础。

我们强调教学应以育人为主要目的，教师在课堂上就应该对积极参与讨论发言、主动举手回答问题的学生"适度表扬"，给学生以正面的情感态度的影响；但是对于学生回答中的缺点和不足，又必须实事求是、有分寸地指出，这才是科学的态度，也会给学生正面的影响。我们现在总讲"培养创新人才"，"培养学生的创新意识、创新精神、创新能力"，这所有的"创新"，根本在于要有独立思考的习惯，有反思质疑的习惯，因此在讨论过程中可给予敢于提出问题的学生，用比较有分量的语言，强烈地表扬这几位学生，这也是"以学生为中心"的体现；同时也旗帜鲜明地给其他同学指出一个提高自己的方向。

同时，我们在教学中可以通过结合临床，结合日常生活举例，教给学生学习方法，引导学生自主学习，让学生愉快而有收获地学习，从而培养学生的乐学情操，养成良好的学习习惯。另外，可以组织学生进行分组讨论和分组实验，让学生分工协作，培养学生严谨、实事求是的科学作风和团队合作精神。

教育学家弗莱雷说："没有了对话，就没有了交流，没有了交流，也就没有了真正的教育"。课堂互动教学就是一种特殊的"对话"形式，教师在这个"对话"过程中，应当遵循中医药人才成长的自身规律，坚持以学生为中心，鼓励学生自主完成知识建构，获取正确的学习方法，让学生主动、积极、富有创造性地开展学习活动，培养学生正确的人生观和价值观。

总之，要将课堂"互动"教学有效地应用到教学实践中去，就需要确立学生在学习中绝对的主体地位；为学生创造一个愉快、轻松的学习氛围；给学生的合作交流充分创造条件；尊重学生的独特思路和见解；鼓励学生的大胆创新。同时，教师也要不断充实自己，针对不同特点的学生选择适当的教学方法，将课堂"互动"教学真正有效地应用起来，唤醒课堂，从而使我们的课堂变得活跃而生动。

第四节　学生的认识

付乾芳（2015级中医学专业九年制）

在我眼里，课堂互动不仅有利于学生的学习、记忆，而且有利于师生情感与思想的交流。但是事实是许多教学工作达不到理想的效果，所以老师们在想方设法解决这个问题。而课堂互动是师生共同的职责，作为学生，我有义务提一下自己的见解。

1. 对教学内容做形象的比喻和举例　大学学习的内容不应是抽象玄奥、远离生活的，它应该是源于生活并且贴近生活的。书本上枯燥而单调的文字图像终究不能激发学生的学习兴趣。如果老师对教学内容做形象的比喻举例，并且附上图片视频的话，相信学生的学习兴趣会更浓厚。而且老师可以在课间放一些与课堂内容有关的视频节目剪辑。作为医学生，如果老师的教学内容能够掺杂一些临床与生活的实例的话，相信学生的学习热情会很高涨。

2. 对教学内容时间分配的把握　大学学习任务是十分艰巨的，学生学习主要依靠平时的自学，以及老师课堂上对于重点和难点的指导。如果老师上课只是一味地将课本知识点串一遍的话，学生就会因为将精力放在普通内容上而困倦。这就需要老师懂得时间的分配，懂得孰轻孰重。对于简单的内容一笔带过，对于难点则简练而透彻地指导，并且形象举例。这样的话就可以将更多的时间放在重心上并且可以减轻学生负担，营造轻松而高效的课堂环境。相信轻松的课堂环境是有利于师生互动的。

3. 在民主而轻松的前提下与学生互动　相信有了上面的铺垫，我们的课堂已经十分轻松了。在这样的前提下，我们仍然需要在细节上做到与学生的互动。老师可以在眼神、笑容、举止上带动学生并且配合学生；对于学生积极回答问题要肯定，回答错误要认真分析并指明；对于状态不佳的同学给予鼓励关照等。也许这些问题都是老生常谈，但是每个细节都做好却是不易的事情，而这些细节却正是感动学生、促进师生情感交流的纽带。

关于课堂互动，如果现状很好固然喜人；如果现状不好，就需要老师用心去经营。一旦情况有所好转，课堂互动就是一个良性循环，不仅栽培他人，而且丰富自己。这就是我关于课堂互动的思考和建议。

邓帅帅（2015级中医学专业九年制）

课堂沉默的主要原因在于学生的不积极、不主动，老师因其职业的要求总是课堂上最爱讲话的人。大多数学生会在与朋友家人相处时积极活跃，比较一下课堂和平时生活的差异，或许可以找到活跃课堂的方法。在日常生活中，我们都处在一个轻松平等的氛围中，话说的好了讨大家开心，偶尔无意说错了大家也不会在意，权当是个笑话。而在课堂则不一样，首先老师与学生的关系是不对等的，老师的眼光对其他同学有很大的引导作用，老师更决定着每位学生的平时成绩。我会想：若是我平时积极回答问题，对了，老师会说我聪明；错了，老师也许会说我不认真思考，对于我的提问亦是。而且一直以来，大家眼中的好学生、淑女君子，多是谦和沉静的，过于活跃会给他人一些奇怪的想法。总之，在课堂上开口说话可能会有一定代价，利弊以权之，沉默为好。所以，想要课堂活跃，就应该创造一种轻松平等的课堂气氛。

20世纪的美国哲学家、教育学家杜威曾经说过："教育的本质不是为了将来生活而做的某种准备，教育本身就是一种生活。"如果能让老师和学生同意这一点，再创造出一个如老友交谈般轻松的课堂，让学生踏踏实实的"过"完一节课，而不是"上"完一节课；让学生轻松享受地度过这一百分钟的生活，而不是为了将来生活而忙碌或困惑，那么这样一节课就没有不活跃的理由，而这样的课堂应该是更精彩更有前途的。

我曾经以为学习是老师将学生和知识联系起来，后来，我才明白，所谓学习，不过是我和知识有个约会，只是现下的课堂学习，是老师作为中介，将书本知识和学生绑定在了一起，而不久我们就会离开老师，独立学习。所以我认为大学老师应该宽松放权给学生，让学生有更多的主动权去学习，学校亦是如此，正所谓"授人以鱼，不如授人以渔"。教会学生学习的能力是更重要的，知识反而是其次。

胡硕（2015级中西医临床医学专业）

良好的课堂氛围往往会化难为易，让知识在脑中深深扎根，如何创造一个活跃的课堂氛围呢？

首先是老师的教学。老师如何去说，怎样去写，至关重要。老师需要了解学生想知道哪些，学会什么，对什么最感兴趣，将这些知识通过生动的手段传达，便会产生活跃的课堂氛围。例如，一位大一的医学生，尽管他什么都不懂，但是他最想学的依旧是如何去诊治病人，所以与临床相关的知识自然成为他最感兴趣的。老师可以在教学中适当引入一些临床经验或是与本节课相关的临床小视频，在观看过程中，可以指导学生如何应用本节课所学。这不仅能提高学生的注意力，还会激发学生的学习兴趣，开阔思维，积极思考发言。

此外，教师与学生间的互动也是必不可少的因素。整堂课，学生们的视线都在前方，易产生疲劳，老师适时地走下讲台与学生互动，可以缓解视觉疲劳，活跃课堂。例如，当教师讲到隆椎时，到台下以某位学生为例讲解这些结构的具体位置，利于加深学生的记忆和理解，也会令原本枯燥的课本变得生动（建议老师事先征得学生同意）。

王瑶（2013级中西医临床医学专业）

随着社会的进步和发展，上学已不是"千军万马过独桥"，可也没有前辈们上学时目的那么纯粹，很多人选择的专业也不是兴趣的使然，或许只是在这大学潮中换一张叫作毕业证的"纸"！

课堂效率成为我们学生的一大难题，导致我们课堂效率低下的原因有很多，如现在的诱惑太多，手机、平板、报刊都让我们成为"低头族"，即使玩到没有可玩可看的，似乎也比枯燥的课堂更吸引我们；其次我们的意志都不坚定，周围一切的新鲜事物都能让我们感到好奇，而无法认真听课。

老师成为帮助我们提高课堂效率的一大要素，那么对于我们学生来说希望老师怎样做呢？严厉？严厉固然好，能让我们认真听课，可同时也增加我们的负担，每节课都处于肾上腺素过度分泌状态，会让我们疲劳，渐渐产生抗拒和害怕的心理。作为一名大三学子，我更希望的是老师跟我们能风趣地交流。

那么我认为的风趣交流是什么样的呢？首先是交流，眼睛交流懂得我们的心灵，那么语言交流懂得我们的需求，所以老师在课堂上只有跟我们交流才知道我们理解、吸收了多少，还需要哪些补充，这对我们提高课堂效率有很大的作用。其次是风趣，大部分人都希望看到有活力、阳光的人，而不是时时面对刻板、沉闷的人，虽然不是人人都是喜剧大师，但是快乐是相通的，一个风趣的课堂会让我们放松，知识吸收的更快，效率更高。

在课堂上，要分清楚谁是课堂的主体。学生是课堂的主体，老师对我们的学习起指导和帮助作用。要真正做到交流，就要求学生和老师都做足功课，有充足的知识储备，才能把知识学出花样，真正达到课堂的互动。

没有老师会喜欢不认真的学生，同样没有学生会喜欢照本宣科的老师。课堂效率只有同学和老师配合才能提高，这对大学学习也有不同凡响的意义。按照经济学来看，我们在大学所花费的时间、精力、金钱都是对我们未来的投资，避免亏损的最好方法就是抓住现在。

王河军（2012级中西医临床医学专业）

高效率的课堂是老师们追求的目标，也是学生学好知识的一大保障。那么，如何营造一个高效率的课堂就成了广大师生共同关注的话题。

作为学生而言，我觉得课堂气氛不活跃有以下几个原因。

1. 教师授课方法过于单调或思路转换、讲课速度太快，学生无法跟上老师的思路。

2. 教师一味讲课，不主动、不刻意地与学生互相交流。

3. 学生本身对这门课不感兴趣或理解有困难。

4. 学生精力被其他事物牵扯。

针对上述的突出问题，我认为可以从以下几个方面着手，以求改善。

对于老师来讲，一方面由于多种原因，比如，授课任务繁重而学时紧张，导致很多老师讲课过程中走马观花，一心只顾赶课，不突出重点，该精讲的地方蜻蜓点水，该一笔带过的地方画蛇添足，更不用提能够达到引人入胜的地步了。然而事实上我们可以通过对讲课方式的调整，对重难点深入讲解，对于浅显的地方可以浅尝辄止。另一方面，根据我的经验，课堂气氛之所以沉闷无趣与学生只听课、大脑不思考问题有很大关系，而老师在每节课中适时适量地点名提出问题是一个很有效地促进大家动起脑筋的方法，这一方法，可以在相当一段时间里使学生大脑保持兴奋，这对课堂气氛的提高大有裨益。

对于学生来讲，课堂效率更多的还是取决于教师的授课风格。教师的用词专业精辟，可以让学生增强认同感，不断收获；生动形象的举例，可以加深学生对知识的理解；教师的幽默感也可以瞬间拉近与学生之间的距离。这些都可以提高学生听课的兴趣。再一方面，大学生毕竟未真正踏入社会，对社会各个行业的了解不够深入。因此，教师作为专业领域具有一定权威性的人，他们的一言一行在学生面前显得尤其有分量和参考价值，这就要求老师们在课堂授课过程中，既不能过高地评价，也不能无限度地贬低某一行业，以免造成学生对其所修的专业产生过度的自信或盲目的悲观绝望，无论哪种结果，都将对课堂的效果产生不利影响。

赵润芝（2012级中西医临床医学专业）

学生在课堂上的积极性直接影响到一堂课的质量，一直以来，活跃学生在课堂上的表现于老师来说显得极为重要。那么，针对这一问题，影响因素有哪些，我们有应该从哪些方面去努力以求改进呢？

一般来讲，影响学生课堂上积极性的三大因素包括：课程的性质、授课老师、学生。课程性质的影响是客观的、不可控的，比如，部分学科内容很抽象，日常生活中不常见甚至见不到，这类学科往往也是学生上课容易产生厌倦的，自然而然，学生的积极性就难以提高。教师的授课风格也是重要影响因素之一，同一门课，不同教师教授效果可能会不同，这与老师个人的方式方法直接相关。学生对老师的依从性、认可度，甚至与老师关系融洽度等也会影响到课堂效率。

站在一个学生角度，我认为针对这些问题可以从下面几个点考虑。

对于课堂性质，老师不妨从第一节课就向大家介绍清楚，这门课是什么，如何学习这门课，介绍自己讲课的方式，提前跟学生做好沟通，为高效课堂打下基础，做到"凡事预则立，不预则废"。

对于授课老师，一方面，良好的精神面貌是必要的，另外，老师不拘一格的授课方法和敏捷的思维方式不仅可以直接促使成功的课堂，也可以对学生的思维产生极大影响。俗话说，"师傅领进门，修行在个人"，好的老师善于引导学生去主动思考，独立思考，甚至设法敦促、强迫学生进入思考。

对于学生而言，最重要的还是要调整好自己的心态，时刻把学生的第一要务牢记心间，而不该把精力过多地放在别的事情上。积极主动，活跃高效的课堂目标，要求我们要对教师们的呕心沥血进行回应和配合，积极思考课堂上每一个问题，跟紧老师讲课的节奏，并敢于和善于提问，课下与同学和老师积极交流。

第十二章　新型课堂

——翻转课堂与微课的设计

近年来，翻转课堂、微课等新型课堂开始出现在中医高等教育中，这些基于信息技术的课堂不仅仅是课堂形式的变化，更多的是带来了教育教学理念的变化以及教与学方法的改革，随着信息技术在中医药院校的广泛使用，未来将会有更多的翻转课堂或微课被教师或学生使用，因此，加强这些新型课堂的设计是我们需要研究的任务之一。

第一节　翻转课堂

一、翻转课堂的内涵、起源与发展

（一）翻转课堂的内涵

翻转课堂，又称"颠倒课堂""反向教学"，是通过对知识传授与知识内化的颠倒安排，改变传统教学中的师生角色并对课堂时间进行重新规划的新型教学模式[①]。即学生在课前通过观看教师录制好的视频资料、教学 PPT 或其他辅助资料完成学习内容的自学和相关问题的思考，而在课堂上进行交流讨论、解决问题，同时老师对学生进行个性化指导的过程，也就是说把课堂上讲授的内容让学生在课前自主学习，而把课后作业放到课堂上来解决。这一教学模式在课堂教学过程

---

① 张金磊，王颖，张宝辉．翻转课堂教学模式研究［J］．远程教育杂志，2012（4）：46-51.

中主要采用交流讨论、演示和汇报的形式开展教学，而这些教学方法在学习金字塔中属于主动学习范畴，可以极大提高学生学习内容的留存率，提高学习效果，同时使学生的自主学习能力、问题解决能力、沟通交流能力等得到提高。2012年6月，美国教育咨询公司Classroom Window针对翻转教学的应用发布了一项调查报告，调查结果显示所有受访教师中88%表示翻转课堂提高了他们的职业满意度，67%表示学生考试成绩得到提高，80%声称学生的学习态度得到改善，99%表示下一年将继续采用翻转课堂模式[①]。可见，翻转课堂教学是一种广受师生欢迎的教学形式。

（二）翻转课堂的起源与发展

2000年冬季，美国教师莫林·拉赫、格伦·普拉特发表论文《颠倒的课堂：建立一个包容性学习环境的途径》，翻转课堂的概念被首次提出来，2007年，杰里米·斯特雷耶发表博士论文《翻转课堂在学习环境中的效果：传统课堂和翻转课堂使用智能辅导系统开展学习活动的比较研究》，并通过实证研究发现，"翻转"的课堂更有利于学生的自我效能感的发展，更有利于学生对新信息的感知和理解[②]。同时在2007年前后由美国科罗拉多州落基山林地公园的高中化学老师乔纳森·伯尔曼和亚伦·萨姆在学校教学中采用并取得良好的效果，但此时的翻转课堂并没产生太大的影响力，直至2011年之后，伴随着可汗学院的兴起与发展，翻转课堂影响到全美甚至全球教育教学的发展。自2011年翻转课堂教学模式引入我国，翻转课堂在我国从小学到大学的各层次教育中开始被广泛探索应用。

二、翻转课堂：一种可落地的教育

教学模式从本质上说是教育的手段和方法，是为教学目的服务的。凡是遵循人才的身心发展规律，有利于开发学生的潜能，培养学生自主学习、独立思考、协作交流等能力的教学模式我们都应该大胆应用[③]。所以，从发展的角度来看，我

---

① 张金磊，张宝辉.游戏化学习理念在翻转课堂教学中的应用研究［J］.远程教育杂志，2013（1）：73-78.

② 陈晓菲.翻转课堂教学模式的研究［D］.华中师范大学，2014：15.

③ 石璞玉，任徽，陈天君，等.临床PBL教学改革与实践分析［J］.西北医学教育，2011，19（5）：985-988.

们不能完全否定或是肯定任何一种教学模式，但考虑到我国高等教育教学现况、教学改革需求，以及翻转课堂教学模式自身的特点，可以说翻转课堂是一种符合教育需求的、可以落地的教育。

> 　　将一切都预先打包好了的标准化课程的理念已经消亡了，今天的学习者所需要的是实时的学习和按需的学习。在遇到问题和困难的时候，人们能有所需要的材料，这种工作流学习*成为 21 世纪信息传递的主要模式。
>
> 　　*工作流学习：就是学习和 Web 服务在学习过程中的融合，是将学习嵌入到任务解决中去。
>
> 　　——柯蒂斯·J.邦克著，焦建利主译.世界是开放的——网络技术如何变革教育［M］.上海：华东师范大学出版社，2011：82.

（一）充分体现生成性教学理念

传统教学论认为教学过程主要是教师教的过程，现代教学论认为教学过程是教师主导与学生主体相统一的活动过程，现代教学论认为教学过程主要是学生主动学习和建构的过程①。因此，生成性教学是相对于传统预设性教学而言的，强调了学生在学习过程中的主体性、主动性；强调学习是学生主动建构的过程。翻转课堂教学引起教学流程和教学结构的改变或重组，实现了教师和学生主体地位的转移，教师从传统课堂中的知识传授者和课堂管理者，转变成为教学资源的开发者、学习的指导者和促进者，学生则拥有更多自主支配的时间，能够根据自己的步调控制各自的学习，在生生、师生互动中建构知识、思维，发展能力。因此，翻转教学充分体现了生成性教学的理念。

（二）更符合学生认知规律

传统课堂教学实施的是先教授再学习的教学形式，而翻转课堂实施的是"课前自学＋课上讨论交流内化"的教学形式，与传统教学过程正好相反，是先学后教的一种形式，课前自学可以帮助学生发现学习中存在的疑难问题，之后通过课

---

① 小威廉姆·E.多尔著，王红宇译.后现代课程观［M］.北京：教育科学出版社，2000：241，250.

堂上与同学或教师之间面对面的讨论交流，疑难问题得以解决，同时使知识得以内化。所以相对于传统课堂而言，翻转课堂更符合学生的认知规律。

（三）增强学习互动，激发学习兴趣

首先，翻转课堂提供了一个自由、宽松的学习环境。在这样的学习环境中，学生更加积极地参与互动，可以脱离固定答案的束缚和教师权威的影响，根据自己的学习基础和思维逻辑，通过互动交流，构建问题的解答思路和知识框架；其次，把传统课堂中教师呆板、单调的文字知识变成有声有色的微视频，同时设置与微视频内容相关的学习任务激发了学生的学习兴趣；再次，翻转课堂在教学的多个环节上体现出生生互动、师生互动、教师与教学资源互动、学生与学习资源互动、虚拟课堂与真实课堂互动，在互动的每一个环节中，通过学生学习经验的交流与观点的相互碰撞，不断激发其自主学习、探究真理的欲望。

（四）更符合当前教育教学的实际需求

随着传统课堂教学的不足逐渐暴露和教育教学理念的不断演进，"翻转课堂""慕课（MOOC）"已成为课程改革的流行词。世界各地的学生正在掀起一股学习MOOC的热潮[①]。可以说MOOC在当今教育界是大势所趋，但却不是当前最适合的教育方式。北京大学软件与微电子学院俞敬松老师在其讲座中提到目前MOOC的开展面临诸多的压力[②]：一是万众瞩目的压力，每一门MOOC都可能有来自全球的各种学习背景的学习者选修，需要接受大众的监督、批评；二是成本压力，MOOC视频的录制需要大量资金与设备的支持，对于经济水平较差的学校则不适合开发；三是管理的压力，一门MOOC的良好开展需要有一支心态开放、教育及网络技术较好、敬业的教师团队协助管理，如若不然MOOC很难持续运行下去；四是教育平台的局限性，MOOC的良好运行除了管理以外，要想实现大规模、在线、开放、免费的目标，还应有功能齐全的教育平台作为支撑。另外，对于学生而言，填鸭式教育培养出来的当代大学生相对缺乏自控力和自

---

① 曾明星，周清平，蔡国民，等.基于MOOC的翻转课堂教学模式研究［J］.中国电化教育，2015（4）：102-108.

② 俞敬松–北京大学–南京第六届大学教学改革研讨会发言稿［EB/OL］.MOOC课程建设得失与教学平台设计.http：//www.docin.com/p-732732090.html.2016-2-5.

主学习能力，以及学校网络环境不支持等原因，限制了 MOOC 的开展。相对于 MOOC，翻转课堂仅针对教师授课的班级，教学资源可以是自行开发的微课，也可以利用已有 MOOC 资源，学生可以利用微课课前预习，利用慕课做作业，教师引导学生去利用这些资源[1]，实现了师生主体地位的转移。另外，翻转课堂是一种名副其实的混合式的教学方式。在当今课堂教学仍是各级各类学校教育（除远程教育外）的主体与核心[2]的情况下，翻转课堂在充分利用网络丰富学习资源的基础上，通过师生面对面交流互动、反馈，可以实现知识内化、能力提升、培养情感态度的目的。

综上所述，翻转课堂教学模式立足于我国教育教学实际，改变或重组了原有的教学流程和教学结构，充分体现了以学生为本的教育理念，增强了学习互动，激发了学生的学习兴趣，更符合学生的认知规律，是一种符合当前教育教学改革需求的教学模式。

> 混合式学习受到了人们的广泛关注，一个融合了面对面学习和在线学习方式的混合学习环境，具有其他传播系统所不具有的优势。可以预见，混合式学习很快会对世界上几乎每一所高等院校、公司、机构，以及涉及培训或教育的组织产生影响。
>
> ——柯蒂斯·J.邦克著，焦建利主译.世界是开放的——网络技术如何变革教育［M］.上海：华东师范大学出版社，2011：102.

三、翻转课堂的设计

翻转课堂重新建构了学习流程，充分体现了以学为主、以学生为主体的教育理念，是任何教师通过努力都可以采纳的教学模式，但并非简单颠倒课堂就可以很好地开展翻转教学的，翻转课堂设计是否成功对教学效果的好坏有着直接的影响。

---

[1] 梁锐，张春香，涂小华.浅析慕课、微课、翻转课堂的区别及应用［J］.江西化工，2015（3）：143-144.

[2] 何克抗.从"翻转课堂"的本质，看"翻转课堂"在我国的未来发展［J］.电化教育研究，2014，23（7）：5-16.

（一）翻转课堂教学设计注意事项

1. 用心分析教学目标 教学目标是每一门课程整体培养目标的具体体现。教学目标是否实现最终决定了该门课程授课成功与否。因此，应该用心分析每次课的教学目标中的知识目标、能力目标、情感态度价值观目标，以及教学目标中的重点、难点、疑点。分析不同教学目标的培养方式、方法；厘清教学重点、难点、疑点之间的关系。将教学目标落实到每一个教学环节中，贯穿从开始运行到最终评价、反思的整个教学过程。

2. 做好课前自学与课堂教学的无缝衔接 对于一位刚刚开始实施翻转课堂教学的教师而言，最难设计的环节莫过于如何做好课前自学与课堂教学的无缝衔接。因为学生已经在课前自学完成教师以往要在课堂上讲授的内容，课堂上该如何组织教学呢？单纯让学生重复讲授课前自学的知识吗？显然答案是否定的。学生重复讲授课前自学的知识可以作为一种验证自学效果的方式，但绝不可以作为翻转课堂面对面教学的主要形式，应针对教学重点、难点、疑点问题，引导学生展开讨论、汇报、交流。例如可以把重点、难点、疑点问题以案例的形式展示出来，让学生利用课前自学知识解决实际问题，对这些问题在课堂上展开讨论、汇报、交流。这样既激发了学生课前自学的兴趣，又锻炼了学生运用知识解决问题的能力，还实现了课前自学与课堂教学的无缝衔接。

课前自学的微课内容应主要针对教学目标中的重点、难点、疑点。课前学习任务中每一个任务的设计都需要细心打磨，尽量不要设计在书本上就可以直接找到答案的任务，应从如何运用知识解决问题的角度设计问题，从中培养学生的自学能力、高阶思维能力、问题解决能力、文献查阅能力、团队合作能力、沟通交流能力；课上学生面对面交流过程中，教师尽量不要直接肯定或否定某个学生的答案，而是鼓励更多新的见解与观点的发表，从中培养学生的表达能力和创新能力；每次面对面翻转课堂临近结束时，教师都应留出一定的时间用于点评、总结本次学习情况。对学生的课堂表现进行点评时，尽量不要采取批评、否定的语气，而是肯定学生的付出，对表现不足的同学指出进一步努力的方向。

3. 注重过程评价 教学评价是教学的指挥棒，显然传统的以终结性评价为主的评价方式已不适合翻转课堂教学。翻转课堂教学主要包括学生课前自学和课堂面对面讨论交流学习两个过程，后者以前者为基础，如若没有勤奋刻苦的课前自学，便不可能深入开展课堂讨论。因此，应该对课堂自学的每一个环节设置评价指标与标准，以此激励学生开展良好的课前自学。另外，对于已经习惯了课堂上"听课"的学生，由于害羞、胆怯、不习惯等原因导致课堂上不敢发言，此时可针对学生课堂上发言情况设置评价指标与标准，以激励学生课堂上积极参与讨论、交流。因此翻转课堂教学设计中应注重过程评价的设计，引导学生积极投入到翻转课堂教学中来，并逐步适应这一教学模式，使自主学习、交流讨论常态化，成为一种习惯。例如，课前自学阶段可在是否在规定时间内登录教学平台观看视频、是否进入组内讨论发言等环节进行形成性评价。

（二）翻转课堂教学流程与教学策略

翻转课堂分为课前、课堂、课后三个部分，如图 12-1，对于教师和学生，每个部分都有相应的教学策略。

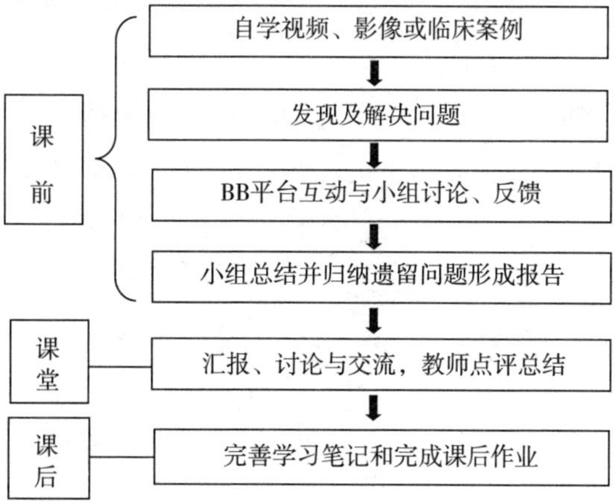

图 12-1　基于 BB 平台的翻转课堂教学策略

1. 课前　上课前教师与学生需要完成的任务流程如下：①教师上传资料：教师必须在课堂授课前 7 日登陆 BB 平台，上传相应章节的教学视频、教学 PPT、学习任务、拓展资料和小组讨论案例，供学生自学、参考和讨论；②学生自学与课前小组互动：学生在课前 1 周内登录 BB 平台，针对教学视频、教学 PPT 展开自学，之后根据自学知识与技能，参考拓展资料，对学习任务进行解答，同时进入自己所属小组针对案例与教师或同学展开讨论；③反馈总结：教师在课堂授课前进入每个小组，对每位同学的讨论发言进行反馈，并根据形成性评价标准对小组互动情况进行评价，总结小组及每位学生课前自学中暴露出来的问题，作为课堂面授重点讲解内容。

2. 课堂 ①课堂前 50 分钟：进行个人学习任务及组间案例讨论汇报交流，汇报无统一形式，可以采用演示、PPT 汇报或板书等形式。汇报时鼓励其他同学进行纠正或补充。同时，教师对于学生的课堂表现根据形成性评价标准随时记录评价。②课堂中间 30 ～ 35 分钟：利用这一时间段对学生的讨论发言情况进行点评、总结，对未解决的问题进行深入剖析，之后针对病例展示正确的问题解决思路，让学生在知识自学的基础上进一步掌握临床思维过程。③课堂后 15 ～ 20 分钟：进行个别指导、答疑。下课前给出下一次课的学习导读，激发学生课后进行下一次课内容的自学。

3. 课后 课堂教学结束后，要求学生课下继续完善学习笔记，完成课后作业。对于前一次课程内容仍有遗留问题的同学，师生在 BB 平台继续进行交流讨论、答疑。另外，教师在课后需定期检查学习笔记并进行评定。

"慕课（MOOC）"将"以教师教为中心"的传统教育理念转变为"以学生学为中心"，强调让学生成为学习的"主体"和"导演"。这一理念借助网络这一新工具的迅速发展，形成以"翻转课堂"为代表的新一类教学模式。

——于世洁，徐宁汉. 慕课大学先修课（MOOCAP）的探索与思考[J]. 中国高等教育，2016，（8）：37–41.

第二节 微 课

一、微课的内涵、特点及类型

（一）微课的内涵

微课程这一概念最早由美国墨西哥州圣胡安学院的高级教学设计师、社区学院在线服务经理 David Penrose 于 2008 年提出。微课是国内教育研究者对微课程这一术语的新解读，使其更加本土化[①]。国内"微课"一词最早由广东佛山教育局的胡铁生老师提出，并于 2011 年对微课进行了定义。目前，微课在国内的研究尚处于起步阶段，微课、微课程的名称与定义均未统一。佛山教育局的胡铁生老师、华南师范大学的焦建利老师、上海师范大学的黎加厚老师均认为微课就是微课程[②]。胡铁生老师指出，"微课"是由多种资源有机构成的、以微视频为主要载体和呈现方式的、基于网络运行的、不受时空限制的、支持多种学习方式的微型网络课程资源[③]。焦建利教授则认为：微课是以阐释某一知识点为目标，以短小精悍的在线视频为表现形式，以学习或教学应用为目的的在线教学视频[④]。黎加厚老师认为，微课是指时间在 10 分钟以内，有明确的教学目标，内容短小，集中说明一个问题的小课程[⑤]。

综合众多学者的观点认为，微课又称微课程，是以微视频为主要载体和呈现方式，以某个独立的知识点、习题、实验操作或教学环节等进行分析讲解的一种教学资源。其核心是教学视频，同时还包含与视频主题相关的教学设计、素材课件、练习、测试、学生反馈、教学反思等辅助资源。

（二）微课的特点

1. 教学时间短　相关研究显示，大学生对文本资源的注意力保持时间在 10 分钟以内，对视频资源的注意力保持时间在 20 分钟以内，所以，微视频的时长一般为 10 分钟左右，最长不超过 20 分钟。

2. 内容针对性强　微课的作用是讲清楚一个问题，以任务为驱动，清晰、具体、有趣。主要针对教学中的某一重点、难点、疑点问题展开讲解，教学目的比较明确，针对性较强，采用图片、视频的方式将复杂内容简单化，对知识点进行归纳和总结。微课应用在本科课堂上，可以提高学生对知识的形象性理解，提高学习效率。

[①] 蔡跃.微课程设计与制作教程［M］.上海：华东师范大学出版社，2014：2.

[②] 许利.我国中小学微课发展现状分析［D］.江西师范大学，2014：10.

[③] 胡铁生.中小学微课建设与应用难点问题透析［J］.中小学信息技术教育，2013（4）：15.

[④] 吕琴.微课教学资源的设计与应用研究——以《GAI 课件设计》实验课为例［D］.华中师范大学，2014：7.

[⑤] 黎加厚.微课的含义与发展［J］.中小学信息技术教育［J］，2013（4）：10-12.

3. 教学容量小　一个微视频仅针对学生学习过程中的某一知识点而进行设计，重难点突出，学生易于掌握。为方便学生在线观看教学视频或将视频流畅地下载到手机、电脑等终端设备上，进行自主学习，微视频的容量一般在 50 兆以内，视频格式以 flv、MP4 等主流媒体的格式为主。

4. 教学资源情境化　"情境"即情景、境地。微课可以将文字转换为图片或动画，将教学内容转换成情节故事，也可以以某一情节故事为主线，贯穿多个微视频，以多种形式展示出来，以此激发学生的学习兴趣、拓展学生的思维、提高其创新能力[①]。

5. 便于传播、应用面广　微课资源既可以穿插应用在传统课堂中，也可以应用在翻转课堂、MOOC 教学中，学生在自学过程中可以随时减慢、加快视频播放速度，可以随时对自己的自学情况进行测试。微视频由教师上传到网络后，其他教师或学生均可以下载观看、学习，也可由下载者借助网络或移动设备传播给他人，除满足学生的学习需求外，还有利于教师之间进行教学方法与经验的沟通交流。

6. 制作简单　微视频制作简单，一台电脑与一个照相机或一部带有录像功能的手机，或一台带有录屏功能的电脑即可完成微视频制作。因此，教师在教学实际工作过程中可以根据教学需要随时录制教学微视频。

（三）微课的类型

根据不同的分类标准，微课可以分为不同的类型[②]。

1. 按照课堂教学方法分类　可分为知识讲授型、解题演算型、实验演示型三种类型，其中知识讲授型是最常见、最主要的一种微课类型。

2. 按照微课制作技术分类　可分为高清摄像机实景拍摄型，虚拟仿真二维、三维动画型，触摸一体机 PPT 演示加真人拍摄型，电脑屏幕录制型，可汗学院手写板型，以及数字故事型。其中，高清摄像机实景拍摄型是制作最为复杂的一种类型，一般由专业化的公司进行制作。

---

① 耿俊.浅论微课、慕课、翻转课堂的特点及在本科院校的应用［J］.教育教学论坛，2015（50）：231–232.

② 蔡跃.微课程设计与制作教程［M］.上海：华东师范大学出版社，2014：6–8.

二、微课、慕课与翻转课堂之间的联系与区别

教学改革，理念先行。在理念指引下的教学改革得以实现往往需要新的教育技术的发展。微课、慕课与翻转课堂便是网络信息技术发展在教育领域的产物。部分教育工作者在实际应用微课、慕课与翻转课堂时，仍对它们之间的关系不甚明确。

（一）以网络信息技术为依托，使教育从质性走向量化阶段

教育教学中网络信息技术的应用，便于学生学习数据（学习行为、学习习惯、学习规律、学习问题等）的收集、分析与应用。微课、慕课与翻转课堂应用一个值得期待的前景就是教育大数据的收集和学习分析技术的应用①。教育大数据的收集、分析可为制定政策、发现人才、教学改革调整提供重要的参考依据。

（二）微课、慕课与翻转课堂的核心要素都是微视频

慕课（Massive Open Online Courses，MOOC），又称大规模开放在线课堂，北京大学慕课组组长李晓明教授将其定义为：慕课是由主讲教师负责的、通过互联网开放支持，大规模人群参与的，以短视频、作业、论坛活动、通告邮件、测试等要素交织在一起，有一定时长的教学过程②。开放共享和可扩展是慕课的两大显著特点③。通过慕课的定义以及前文对翻转课堂、微课的定义可知，微课、慕课和翻转课堂的核心要素都是微视频。

（三）系列在线微课近似于慕课，而慕课资源促进了翻转课堂的开展

微课与慕课有一大共同特点，就是均以微视频为核心要素，均包含教学目标、课件、教案、辅助资料、教学互动、教学活动和教学评价等，因此，除了慕课具有大规模、开放、免费的特点外，系列在线微课近似于慕课。

翻转课堂的课前学习部分主要是以微视频为核心的学习活动，微视频是由教师根据教学需要自行录制的，而部分教师由于微视频录制的问题，限制了翻转课

---

① 谢贵兰.慕课、翻转课堂、微课及微视频的五大关系辨析［J］.教育科学，2015，31（5）：43-46.

② 李晓明.慕课问道［EB/OL］.http://www.cnmooc.org/portal/course/1473/2383.mooc.2016-2-4.

③ 维基百科.大规模开放在线课堂［EB/OL］.（2014-11-13）.http://zh.wikipedia.org/wiki/大规模开放在线课堂.

堂的开展，慕课提供的免费视频，恰好解决了这一问题；另外，慕课平台上其他学习资源也进一步拓展了翻转课堂的学习资源，促进了翻转课堂的开展。

（四）微课、慕课与翻转课堂共同的发展前景在课外

微课、慕课与翻转课堂在帮助学生预习和复习，提供更加人性化的学习方面具有前所未有的优势。微课、慕课和翻转课堂比传统课堂教育更能够满足学习者的需求，它们在推动着传统教学模式的变革，是学校教育发展的必然[①]。伴随着网络教育技术的发展，以及学习者对知名大学的渴望和对名师课程的学习需求，慕课将是未来教育发展的一大趋势。

（五）微课、慕课与翻转课堂的区别

微课、慕课与翻转课堂三者在本质、内涵、特点和应用领域方面仍存在一定差别[②]（表 12-1）。

表 12-1　微课、慕课与翻转课堂的比较

	本质	特点	内涵	应用领域
微课	教学资源	以微视频为载体，记录教师围绕某一知识点开展的简短、完整的教学活动	课程资源包（含微视频、微教案、微练习）	基础教育、高等教育
慕课	教学资源	名师授课，大规模、免费开放	大规模、开放性在线	高等教育
翻转课堂	教学形式	将知识传授与知识内化两个阶段颠倒安排	先观看制好的视频，再进行师生面对面讨论交流	高等教育

三、基于 ADDIE 模型的微课设计

微课程开发一般要经过选题设计、教学策略设计、拍摄、后期加工、在线发布实施、评价反馈等环节，才能确保其质量[③]。这是一个整体，每一个环节都与其他环节相关联。因此，若要在短短 10 分钟左右的时间内把一个问题讲细说透，让学生能听懂学会，必须进行有效的教学设计。目前，ADDIE 模型已经成为国

---

① 王竹立. 微课勿重走"课内整合"老路——对微课应用的再思考［J］. 远程教育杂志，2014（5）：34-40.

② 陈维维 .MOOC、SPOC、微课、翻转课堂：概念辨析与应用反思［J］.南京晓庄学院学报，2015（6）：117-121.

③ 胡铁生 ."微课"：区域教育信息资源发展的新趋势［J］.电化教育研究，2011（10）：61-65.

内教学设计工作者开展工作的通用框架[①]。微课程的开发有必要以 ADDIE 模型为指导设计教学，为微课程的教学性、科学性和系统性提供保证[②]。

　　ADDIE 模型是一套基于系统思想发展教学的方法，它把教学过程视为一个整体，设计好教学过程的每一个环节及其各个环节之间的关联。ADDIE 模型主要包括 Analysis（分析）、Design（设计）、Development（开发）、Implementation（实施）、Evaluation（评价）五个阶段，ADDIE 是五个阶段英文单词首字母的缩写。实际教学过程中五阶段环环相扣，是一个不断动态完善的过程，而评价又贯穿其他四个阶段之中。（图 12-2）

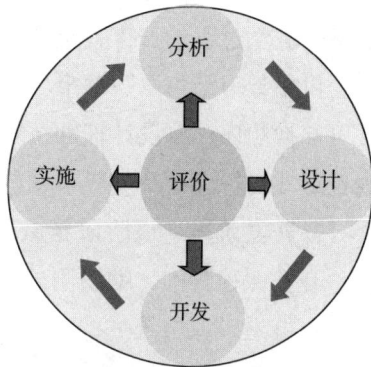

图 12-2　ADDIE 模型

　　1. 分析阶段　分析阶段包括学习需求分析、学习者特征分析、学习内容分析、资源和约束条件分析四个方面。①学习需求分析：教师可以通过学生在课堂（课堂互动、回答问题）和课下（课后作业、考试）学习过程中的反应、学生访谈、问卷调查等方式明确学生的学习需求。②学习者特征分析：主要针对学习者的一般特征和学习起点水平进行分析。学习特征包括年龄、生活经验、认知发展水平和社会背景。学习起点水平是微课教学设计中必须考虑的重要因素。例如同样是中药学专业本科班学生，四年制和七年制的学生起点水平就不同。③学习内容分析：确定了学生的学习需求之后，教学内容已基本确定，此处学习内容分析主要确定教学内容的深度、广度和各部分教学内容之间的关联，这在微课教学设计中是非常重要的环节。④资源和约束条件分析：微课教学设计中需明确何时完成微课开发、谁参与微课制作、利用何工具开发微课等。

　　2. 设计阶段　该阶段包括教学目标、教学策略、教学顺序、辅助教学资源的设计与明确。①明确教学目标：根据分析阶段学习需求与学习内容分析结果，将学习内容细化为不同的知识点，根据不同的知识点确定相应的教学目标；②制定教学策略：主要考虑两方面，一是如何在较短的时间内，有效地组织教学内容，

　　① 徐子雁，凡妙然. 基于 ADDIE 模型的翻转课堂教学设计研究. 中国教育技术装备，2014（16）：71-73.

　　② 蔡跃. 微课程设计与制作教程. 上海：华东师范大学出版社，2014：23.

从而取得最好的教学效果；二是采用何种媒体和手段呈现教学信息，例如应用于翻转课堂的微课，可以将教学信息传送到校内教学平台上，而应用于慕课的微课，则应将教学信息呈现在公共教育平台上；③确定教学顺序：微课的教学顺序是整个教学过程的安排，每一个微课均应包括"引起注意→告知目标→讲授新知→提供指导→结束语"五个环节，五个环节层层递进，但前两个环节根据教学需要可互换顺序；④设计辅助教学资源：辅助教学资源无统一要求，可根据微课的表现形式自行设计。一般来说包括 PPT 课件、教学过程脚本、思考题或测试题。

3. 开发阶段　该阶段是微课制作的核心阶段。包括四个步骤：制作 PPT 课件、开发课程脚本、编制测试题和制作微视频。① PPT 课件：风格上力求简单、美观、舒适、风格统一；结构上符合 4 页逻辑结构（封面页、目标页、内容页、结束页）；表现形式上应设计适当的交互与动画。②课程脚本：结构清晰的课程脚本是微课顺利开发的基础和保障。录像、录屏型微课脚本结构如表 12-2 所示，手写板型微课脚本结构如表 12-3 所示。③测试题：思考题可以在教学过程中提出来，并在教学过程中通过启发、引导的方式帮助学生得出答案；练习题可以在课程最后提出来，同时配合面对面同步课堂如翻转课堂，开展教学活动。④微视频：根据教学对象和教学内容的性质，使用恰当的语速、语调。例如针对小学生语速较慢，充满亲和力的语言比较受欢迎；而对于大学生，语速较快，充满激情的讲解则更受学生欢迎。

表 12-2　录像、录屏型微课脚本结构

幻灯片编号	幻灯片内容描述	配音内容
……	……	……

表 12-3　手写板型微课脚本结构

操作编号	操作内容描述	配音内容
……	……	……

4. 实施阶段　微课可以应用于传统课堂的课前、课上、课后，可以上传到个人微信平台、学校教学平台或国内公共教育教学平台，供学习者在线学习，根据应用情境不同，微课的作用和受益面不同。

5. 评价阶段　微课程评价包括两部分：形成性评价和终结性评价，以形成性评价为主。形成评价可分为三个阶段：自评阶段、专家评价阶段、一对一评价阶段。自评是在由设计者针对制作的前四个阶段中出现的问题，不断进行自我评价，使微课趋于完善的过程；专家评价是指在自评认为已经非常完善的情况下邀请学科专家、教学设计专家等对微课进行客观、全面的评价，制作者根据专家意见再次修改完善微课；一对一评价即邀请若干使用对象进行微课试用，针对试用过程中暴露出来的问题进行优化完善的过程[①]。

第三节　学生的认识

李倩（2011级中医学专业本硕连读）

翻转课堂与微课是时下热门的教育组成部分，也是目前教育改革的新潮。其中微课完全体现了信息时代的特点，是互联网衍生出来的产物。在纪录片"互联网时代"中提及"可汗学院"，并明言"我们的目的是让全世界的孩子都受到一样的教育，无论贫穷还是富有，无论黑人还是白人，大家都一样……"。教育普及，让每个孩子都享有好的教育是每个国家的战略方针，是值得我们肯定的。但是，互联网授课能否完全替代传统课堂呢？我觉得虽然它很好，虽然有名师，虽然随着互联网的普及而广为人们所知晓，但是，仍旧只能作为一个辅助手段。或者这么说，老师的言传身教是无法取代的。

无论是翻转课堂还是微课，教育改革的趋势都在强调学生的主体地位。希望把课堂交给学生，让学生多参与。让学生自主学习这一点是大家都认同的，但是对于老师参与，如何参与，这些需要我们好好思考。

生而知之者，神人也。如六祖慧能般实在是少数，我们之中大多数还是需要教导，方能明事理、知礼仪。在孩童时期，在我们对某些事一无所知的时候，我们需要有人教导，何为可为？何为不可为？中国有句古话叫作"初生牛犊不怕虎"，刚刚出生的小牛没有受到教化，不畏惧老虎，是因为它勇敢吗？很显然不是。答曰："无知者无畏。"我等亦然。

安排自己的课堂，把握自己的时间，约束自己的行为，这是学生学习必然的发展趋势。然而在我们能够做到这些之前，不得不重视另外一个问题。起初，我

---

① 万程.基于ADDIE模型的中职英语微课教学设计模式分析［J］.校园英语，2015（18）：81.

们是一无所知的，而且我们并没有标准。将来我们所做所学是否正确，需要一个基线去衡量，然而一味地自主，我们的基线又在哪里？所以我认为，自主的前提是非自主。在学会独立之前，我们应首先具备独立的基本条件。在我们学习某些知识之前，首先应该明确它最基本的一些属性，这些是电子计算机无数次复制也无法达到的。传统教育课堂上老师的作用不可替代。

此外，正如文中所说，微课和慕课也有一些其他方面的问题，譬如，文中提及的万众瞩目的压力、成本压力、管理的压力、教育平台的局限性等。因而作者也说，"可以说MOOC在当今教育界是大势所趋，但却不是当前最适合的教育方式"。

因此，翻转课堂与微课这样的理念本身是非常好的。在教学中，有不可替代的作用，这点有目共睹。当有个孩子，对家庭作业困惑不已需要得到解答，当居住在广阔草原的孩子因为各种原因无法聚在一起上课，微课是很好的帮助。而翻转课堂，如果在老师的引导下好好应用，同时再针对某些学生进行辅导，对学生自主能力的培养和提高是有很大助益的。

总的来说，我认为传统课堂作用不可忽视，同时微课和翻转课堂也是一种很好的教育方式，我们应该合理的运用不同的方式来开展教育工作。

第十三章 延伸课堂

——离开教室后的教学也需要设计

在以教师为中心、以课堂为中心的背景下，教师离开教室后就算基本完成了"教"的任务，最多为学生布置一些作业，但是在以学生为中心、课堂延伸、学时压缩，以及学生自主学习时间和空间不断被释放的大背景下，走出教室的教师仍然有责任"教"，学生仍然有任务"学"。这就要求教师既要重视教室内的课堂设计，也要重视延伸后的课堂设计。如果对于离开教室后的教与学不予以足够的重视，或者不进行科学的设计，就会出现学生"放羊"而浪费了宝贵的时间。因此，课时减少并不意味着教师"教"与学生"学"任务的减轻，而是时间的延长，任务的加重。

第一节 课堂延伸是社会进步的标志

纵观教育的发展历史，教育先后经历了农业社会教育、工业社会教育，现在正值信息社会教育阶段，每经历一个教育阶段，课堂教学就经历一次延伸。

农业社会教育阶段，教育脱离生产劳动，知识更新速度非常缓慢，能够保持长期的稳定，同时农业社会教育的目标一方面是培养古代统治阶级需要的人才，比如官吏、君子等；另一方面是对劳动人民进行宗教、道德或政治的教化，学生的就业去向相对单一，教室和教师就理所当然成为了学生获取知识的主要来源。工业社会教育阶段，教育与生产劳动开始结合，科学技术得到了快速发展，知识更新速度加快，已经不能够保持长期的稳定。同时，工业社会教育的目标也不仅是为了统治阶级服务，也要为生产劳动服务，学生就业范围得到了丰富，单纯的教室教学已经不能满足工业社会的需要，教学开始走出教室，生产实践成为新的获取知识的途径。

信息社会教育阶段，教育呈现出高度的智能化，一方面是教育面对的产业的智能化，另一方面是教育自身的智能化。产业的智能化对人才需求呈现多样化，即要知识、技能、素养全面发展，为了能够在激烈的竞争中脱颖而出，还必须强调学生的个性发展；教育的智能化导致学生获取知识途径的多元化，教室教学仅是多元化知识获取途径的一元，教室教学已经不能满足学生发展的需要，课堂教学必须要从教室教学打开围墙走出校园，利用一切可以利用的教室外资源和条件，构成具有无限时空的课堂教学，这些教学与传统意义上的教室教学互为补充，对于人才的培养同样具有重要的意义。

综上，延伸课堂是教育发展的必然产物，是不以人的意志为转移的，我们必须要正视延伸课堂的事实，并做到充分利用。

第二节 课时减少是学生个性发展的需要

延伸课堂必然会影响到课程的学时，近年来，各个中医药院校在修订人才培养方案时，均压缩了必修课的学时数量，如《中医理论基础》《中医诊断学》《中药学》《方剂学》等课程，从原来的126学时，减至108，后来又减到90学时。课时减少的主要原因有两个方面，一是部分减少的必修课课时调整到了选修课之中，二是释放了学生的时间和空间，加强了实践教学环节，如建立第二课堂等，其目的是通过实践活动培养学生的自主学习能力、实践能力与创新（创业）能力。

适度减少课时并增加选修课程和加强实践教学环节是教育发展的需要，是落实以学生为中心教育理念的具体措施，同时也符合大学学生的学习规律。大学学生虽然是学生，但是从年龄上已经是成年人，已经初步具备成年人的心智特点。按照成人学习理论，大学生的学习正在从依赖走向独立，倾向自主学习，有能力自主选择学习内容；教师和课堂教学已经从决定的地位转为指导、帮助的作用。因此，不能将基础教育理论拿到中医高等教育来用，不能再将中医大学生视为中小学生，必须学会放手，给他们更多的实践机会和独立自主的学习时间、展现解决问题与实现自我价值的空间，只有这样学生才能在全面发展的基础上，实现个性发展。

另外，减少课时有助于培养学生的主体意识，主体意识是个性发展的必要条件。班级教学主要解决学生的共性发展问题，在一定程度上牺牲了学生的个性发展，这是我们目前课堂教学亟待解决的问题。在教学内容、教学方法、学习环境都相同的条件下，学生缺少展现主体意识的空间，学生难以建立起要为自己学习和发展负责的责任感，学生的个性发展就无从谈起。通过课时的调整，学生有了属于自己的空间，促进学生学会管理和控制自己的时间和空间，摆脱被动安排的角色，学生才能看到自我价值和自身潜能。这样学生的主体意识就会逐渐建立起来，一个人只有具备了健全的主体意识之后，才能将自己融入社会的发展中，努力提高自身的素质，实现个性发展和全面发展。

第三节　减少课时释放的空间不是让学生"放羊"

很多教师顾虑课时减少，是给学生释放了空间，学生可以不用整日坐在教室里面，也因为没有人管了，学生就会"放羊"。事实上，减少课时不是让学生无目的、无目标的"放羊"，而是让学生有时间在教师设计好的"区域"内自由但有目的、有目标的学习，通过这种有的放矢的"放羊"，学生能够知道自己的学习目的（要学习），能够规划自己的学习进程（能学习），能够完成自己的学习任务（会学习），这个过程就是转化式学习的过程。

课时减少后，不仅将学生从教室里面解放出来，学生的自主学习得到最大限度的释放。同时也将教师解放了出来，教师疲于上课的现象将得到改善，教师有充分的时间设计减少学时后的课堂教学和延伸课堂。课时减少一般通过现代教育技术普及应用的各类教学方法改革的实施来实现，会使教师"教"得更好、更有效。围绕一个单元的教学内容，教师根据教学目标，设计课堂上、课堂下的教学。学生会根据自身对知识的不同需求，自主安排时间浏览网上优质视频资源、查阅文献资料、加强实验实训操作、参加临床实践等，通过一系列课堂以外的活动，学生的综合素质将得到一定的提升。同时，教师的综合素质也会因"倒逼"的压力得以提升，教师不能再照本宣科，而要不断充实自己，发展自身的专业能力、教学能力，这才真正体现了教学相长。同时，人才培养观念将深入全校各个层面，有利于全校工作形成为学生发展服务的工作理念，从而加强了教学作用，教学将从一只有形的手，变成一只无形的手，无处不在地影响学生的学习和生活，时刻促进学生发展。教学将从教师一个人的事情，变成全校的事情，学生的学习动机、学习兴趣被有效激发和维持，"教"得会更好、更有效。

课时减少后，如何克服学生的学习惰性、学习怠惰、学习拖延等普遍存在的消极心理，使学生的学业管理更高效、更自觉？那就是评价。课时减少使教师从繁重的教室教学中得到一定解放，原来教学过程中的薄弱环节——形成性评价将得到加强，包括作业判读与反馈、论文审阅与反馈、学生学业指导、教学过程反思与改进等，评价将取代人管成为主要管理方式。在评价引导下，进一步对学生过程中的学习成果予以量化，转化为学生看得见、感受得到的"成绩记录"，使学生获得成就感，增强自信心，将成绩记录作为形成性评价的载体。形成性与终结性相结合的评价方法，可使学生学习更具自觉性，实现自我管理。自我管理是高水平的管理方式，不是不管学生，而是转换管理方式，同时也是为了促进学生转化式学习。

第四节　减少课时释放的时间是为了加强 实践促进学生转化式学习

减少课时不是孤立的改革。在减少课时的同时，学校也要进行配套的软硬件建设和系列教育教学改革，一是加强考核与评价指挥棒建设，包括学生评价改革、终结性考试改革、形成性评价改革等，加强对学生学习观念的引导；二是加强选修与学术平台建设，包括选修课程、双学位教育、辅修教育、学术报告等，加强对学生学习内容的引导；三是加强实践平台建设，包括实验实训室开放、床旁教学、跟师门诊、第二课堂等，加强对学生学习方式的引导；四是加强教学方法改革，积极组织探究式学习、合作式学习、PBL 教学、混合式教学等，加强对学生学习方法的引导。通过减少课时，带动了管理方式的改革，由管理向引导服务过渡，强化了学生主体意识，有利于学生由记忆式学习向形成式学习、转化式学习转变。所以就目前来看，减少课时释放给学生的学习时间、空间，最主要、最直接的目的就是促进学生的转化式学习和加强实践教学。

实践教学在大学生能力培养、专业知识应用和就业方面发挥着重要作用，教育部公布的专业设置标准、评估指标体系等都对实践教学做了总体要求，但是各个专业在某些具体实践环节执行上存在较大差距。麦可思"2014届大学毕业生社会需求与培养质量数据"显示：48%的本科毕业生"只有专业相关的实习"，17%的本科毕业生"只有专业无关的实习"，两类实习均有的本科毕业生为14%，21%的本科毕业生无实习经历。由于《普通高等学校本科教学工作合格评估指标和基本要求》规定了医学生毕业实习不应少于48周，所以医学类专业本科生没有实习实践教学环节可能性不大，但实习时间不能保证、实习质量良莠不齐却是现状。麦可思数据显示64%的医学大类的本科毕业生认为"实习和实践环节不够"，70%认为临床实习需改进，49%认为临床见习需改进，46%认为实验环节需改进。所以实践教学是普通高等教育人才培养过程中的重要环节，特别是对于实践要求较高的中医学专业的人才培养更为重要，减少课堂学时释放出来的学习时间、空间应着重学生实践能力的训练培养。

第五节　实践是一个大课堂

离开教室教学的主要形式是实践，实践教育是与理论教育相对应的教育形式，是高校向学生传授理论知识的同时，培养其专业智慧与素养的重要途径。能力培养成为当今世界教育发展的趋势，高等教育已经不能仅仅局限于传授知识，而更重要的是对学生走向社会后需要的各种能力的培养。在能力培养过程中，实践可以为学生提供从技能到能力进行转化的机会。从育人的角度来说，高校可以视为一个整体的课堂，包括了理论课堂和实践课堂，理论是课堂，实践也是课堂，而且是更大的课堂。我国教育部重视实践育人工作，提出实践教学、军事训练、社会实践是实践育人的主要形式，实践教学环节主要包括实验教学、实习实训、社会实践、毕业论文（设计）与综合训练，并规定理工农医类本科专业的实践教学比重不少于总学分（学时）的25%[1][2]。

实践课堂包括课内和课外两个大部分，就中医学专业来说，课内实践课堂主要包括：专业基础课程及专业课程中的实验、临床基本技能实训；课外实践课堂主要包括：课间见习（含教学实习）、毕业实习及社会实践（即第二课堂，主要包括：学科竞赛、志愿者活动、暑期实践、体育活动、创新创业活动、跟师门诊

---

①《教育部办公厅关于开展普通高等学校本科教学工作合格评估的通知》（教高厅〔2011〕2号）
②《教育部等部门关于进一步加强高校实践育人工作的若干意见》（教思政〔2012〕1号）

等）。一般课间见习时间不少于10周、毕业实习时间不少于48周，并达到教学计划与教学大纲的要求①。由于中医学专业是实践性非常强的专业，按照《本科医学教育标准·中医学专业（暂行）》对实践教学体系建设的要求，全部实践教学环节时间不低于总学时的35%。

实践能力是当代大学生核心能力的重要组成部分。蔡元培先生早就强调"好学力行"，认识世界的真理性固然重要，但更重要的问题在于改造世界。没有实践，理论上的科学构想就不可能转化为现实的生产力；没有实践，人生的理想和价值追求永远只能是精神的"空中花园"。因而，实践观念的有无，实践能力的强弱，对于一个现代人的事业成败来说至关重要，应当在强调"学习、学习、再学习"的同时，更要强调"实践、实践、再实践"②。只有在实践中，人才能充分展示主体的本质力量，才能实现其全面发展。对于医学生来说，更是如此。

孔夫子曾说"学而时习之，不亦说乎"？这是很多学生的学习箴言，但是，学而时习之后，不"说"的人却很多，那是因为我们望文生义地把"习"理解为"复习和温习"，学的过程成为"读死书、死读书"的机械活动，哪里还有什么快乐可言？这又怎么会是孔子的本意呢？在古代汉语里"学"与"习"各有不同的含义。"学"，即我们现在的"学习"，也就是一种认知活动；而"习"的本义是指鸟反复、频繁地飞。《礼记·月令》中"鹰乃学习"，亦即言此。鸟儿学飞，频频在日下练习和实践，所以"习"字便有实习、练习、实践之义。按照所掌握的知识的规定性和规律性去不断实践，以形成技能、技巧，达到"学以致用"的目的。对于孔子的话，杨伯峻先生是这样解释的："学了，然后按一定的时间去实习它，不也高兴吗？"杨先生将"习"解释为"实习"，是很有道理的，是与孔子主张的知行统一观相吻合的，这一观点也得到我国众多学者的认可。

其实，所谓"学习"，"习"本身就是在强调实践的重要性。而我们往往是只学不习，仅仅达到"知"而已，"行"得少了。"有学而无习"是我国大学教育长期存在的弊端。Learning by Sitting（坐中学）成了中国式教育的标签，而Learning by Doing（做中学）这种顺应学习本质和学习天性的学习方式，竟然成了我们多年孜孜以求而未果的理想③。

---

① 《高等学校本科教育中医学专业设置基本要求（试行）》（教高厅〔2008〕3号）

② 罗承选.塑造独立创业者人格——大学面向新世纪的重要使命［J］.高等教育研究，1999（5）：11-15.

③ 钟志贤.大学教学模式革新：教学设计视域［M］.北京：教育科学出版社，2008：50.

钟志贤将有效促进专业实践能力发展的教学模式总括为"例中学、做中学、探中学、评中学"四种[①]。如表 13–1、13–2、13–3、13–4 所示。

表 13–1　"例中学"教学模式的要素特点

要素特点	例中学
学习内容	专业领域中的经典案例，学习蕴含在案例中的专家解决问题的思维技能，从模仿中学习
教师角色	选择、讲解、演示案例，指导学生的模仿应用
学生角色	观察、领会案例要义，按要求重演、复述、模拟或迁移、拓展
学习过程	呈现 / 讲解案例——观察 / 领会——模拟运用——总结规律 / 原理
典型教学方法 / 方式	角色扮演、电子讲稿、模拟 / 游戏、情景演示、微型世界、操练 / 练习、实地测试、智能导师等演示、个案研究、实验室实验、示范、现场参观

表 13–2　"做中学"教学模式的要素特点

要素特点	做中学
学习内容	跨学科的、劣构的项目或任务，通过具体的思维或操作活动，从体验中学习
教师角色	创设真实的学习情境、以项目或任务为学习驱动力
学生角色	围绕活动任务，获得体验或进行经验重组、意义建构
学习过程	面临任务——学生进行有意义的学习 / 教师指导——过程和结果评估
典型教学方法 / 方式	自学、小组合作讨论、头脑风暴、CSCL、CSILE、虚拟实验室、实地考察、当学徒、实地考察、游戏、自由小组讨论、角色扮演、静心思考、项目设计、小组项目设计、合作小组学习

表 13–3　"探中学"教学模式的要素特点

要素特点	探中学
学习内容	跨学科的、劣构的研究主题、问题或专题，通过各种工具和方法，从发现中学习
教师角色	开发研究主题、问题或专题、激励学生多角度地思考问题 / 甄别观点、指导学生运用正确的工具 / 方法
学生角色	选择感兴趣的研究主题、分析主题的构成部分、分工合作、收集 / 分析 / 处理信息、协商交流、得出结论、自主自律、强调实践
学习过程	确定研究问题 / 课题——组织分工——收集信息——整理 / 分析信息——建构解决方案——评价与展示
典型教学方法 / 方式	微型世界、在线学习 / 交流、头脑风暴、虚拟学社、CSCL、CSILE、虚拟实验室、实地调查、古典式聚会、专题讨论、头脑风暴、苏格拉底法、自学、个人发现、小组发现、问题解决、实验室实验

---

① 祝智庭，钟志贤．现代教育技术——促进多元智能发展［M］．上海：华东师范大学出版社，2003：231-233.

表 13-4 "评中学"教学模式的要素特点

要素特点	评中学
学习内容	包含专业领域知识、技能与情感的学习作品，通过交流和评价，从反思中学习
教师角色	使用事先规定的评价量规、作为参与评价的一员、指导多元化的评价
学生角色	汇报自己的作品（过程／结果）、自评、他评、共评，从评价中反思得失
学习过程	作品汇报／展示 – 评价意见集成 – 反思
典型教学方法／方式	量规、学习契约、绩效评估、电子学档（作品集）、概念地图、自我评价等

受传统教育观念的影响，我国医学教育实际上还是以知识传授为主体，忽视对学生实践能力的培养，虽然培养出来的医学生基础理论扎实，但临床能力和实践能力不足，这不仅直接反映出大学教育中存在理论与实际相脱节的现象，而且直接导致医学生畸形的素质结构，亦会影响其毕业后适应社会、奉献社会的能力，"说"从何谈起呢？

第六节　第二课堂的设计

第二课堂是相对于课堂教学而言的，尽管在教育教学过程中被广泛使用，但学术界对其概念尚无统一、明确的定义。我国最早提出"第二课堂"概念的是著名教育家朱九思，其在《高等学校管理》中谈到，在教学计划之外，引导和组织学生开展的各种有意义的健康的课外活动，包括政治性的、学术性的、知识性的、健身性的、娱乐性的、公益性的（或叫服务性的）以及有酬性的活动等，就是所谓的"第二课堂"。教育部要求高校结合实际，广泛开展社会调查、生产劳动、志愿服务、公益活动、科技发明、勤工助学和挂职锻炼等社会实践活动[①]，以提高学生的综合素质、实践能力和社会适应能力，以上社会实践活动也属于"第二课堂"范畴。随着社会的发展，"第二课堂"的内容也在不断丰富，其为专业能力培养服务的功能日益增强，如学生参加学科竞赛、创新创业项目、学术论文发表等活动，对其专业知识、能力要求比较高。目前，部分高校已将除课程实验、实训、教学见习、毕业实习、毕业论文等以外的实践环节以"第二课堂"的

---

① 《教育部关于全面提高高等教育质量的若干意见》（教高〔2012〕4号）

方式纳入培养计划。

在中医高等教育中，第二课堂的作用愈加突出，发挥了重要的人才培养功能，促进了中医专业学生综合素质的提升。越来越多的院校开始重视第二课堂建设，但是质量差强人意，还存在很多问题，如：学分结构不良，部分学校一半以上甚至三分之二的第二课堂学分来自志愿者活动；第二课堂与第一课堂"争学生"的问题，由于第一课堂和第二课堂在顶层设计层面没有很好的统筹，导致学生既要完成第一课堂的教学活动，又要参加第二课堂的实践活动，让学生感到无奈和疲惫。我们认为应该加强第二课堂的设计，将第二课堂纳入实践课堂统一管理，以专业培养目标为核心，进行统筹安排，构建新的第二课堂教学模式，将学生的知、意、行有机统一起来，完善实践教学体系，成为第一课堂的重要补充。

一、第二课堂教学目标

中医学专业第二课堂的教学目标，应涵盖知识、技能（能力）、思想道德、价值观等方方面面。

（一）知识目标

知识目标是第二课堂的基础性目标，与第一课堂教学目标相一致，但是实现的途径不一样，第二课堂是通过学生自主的学习方式，通过自我管理、自我探究，巩固和发展知识，而不是依赖教师讲授而获取知识。

（二）能力目标

能力目标是第二课堂的关键性目标，这是第二课堂所有活动的共性目标，各级各类活动都是为了发展学生方方面面的能力。中医高等教育的第二课堂还要注意发展学生运用中医药理论解决临床问题的能力。

（三）思想目标

思想目标是第二课堂的主线性目标，第二课堂是思想教育的主阵地。思想教育贯穿第二课堂始终，具有重要的熏陶和浸润作用，首先是培养爱党爱国的情怀并为之奋斗的理想、信念；其次是形成集体主义观念、团结意识、合作意识和竞争意识；最后是形成良好的医德医风、良好的道德品行和行为取向。

（四）个性目标

个性目标是第二课堂的核心目标，第二课堂的一个重要特征是尊重学生的个体差异，坚持因材施教，并为学生提供丰富的可以自愿选择的资源，强化的是学生个性发展，不是千人一面。

（五）创新目标

创新目标是第二课堂的高阶目标，第二课堂是培养学生创新能力的主要途径，较第一课堂具有得天独厚的优势，能够在第二课堂活动中实现个人的想法和设计，并体验到自我价值和自我潜能，能够进一步激发学生的创新思维。

（六）素质目标

素质目标是第二课堂的总目标，是各类目标发展的综合体现。通过参与第二课堂，学生的知识目标、实践能力、表达能力、思想道德、创新能力等都得到了发展，促进了学生综合素质的提升。

二、第二课堂的设计原则

为了提高第二课堂教学质量，必须要求在一定原则指导下进行精心设计，第二课堂的设计原则包括：一致性原则、综合性原则、探究性原则、真实性原则、兴趣性原则、普遍受益原则、适应性原则和创新性原则。

（一）一致性原则

第二课堂是人才培养目标实现的途径之一，第二课堂的目标必须要与中医学专业人才培养目标相一致。第二课堂是第一课堂的重要补充，是第一课堂教学的延伸，不能脱离课堂教学的目标和教学内容，要保持与课堂教学的一致性；第二课堂是思想教育的重要阵地，要与教育方针政策相一致，提高学生的思想觉悟，培养高尚的道德情操和正确的价值观。

（二）综合性原则

课堂教学受时间和空间的限制，具有很强的局限性，离开教室后，学生有了充裕的时间和可以选择的方法，离开教室的教学必须是综合性的，一个是内容的综合性，跨学科、跨章节，能够引导学生融会贯通，促进知识迁移；另一个是目标的综合性，不仅要包括动手能力、实验能力、科研能力等操作实践层面的能力，还要包括表达能力、观察能力、适应能力和交往能力等，后者也是医学生不可缺少的。

（三）探究性原则

第二课堂要能够引导学生运用知识和理论解决实际问题，应是具有探究性的活动，充分体现学生的主体地位，提供给学生自主参与探索，主动获取知识，分析运用知识的机会，尽可能让学生进行自我设计、自我控制、自我解答，让学生真正成为一个学习的主动者、探索者和成功者。

（四）真实性原则

真实性原则主要是指实践活动创设情境的真实性，尽量使情境是真实的或接近真实的，利用学生的生活经验迁移生活中的现实情境，在直观、丰富、生动、形象的客观活动面前，有利于学生实现知识的意义建构。

（五）兴趣性原则

"兴趣是最好的老师"，我们要从中医专业学生的年龄特征、生活经验、生活情境、未来职业特点出发，选择学生熟悉的、感兴趣的活动或者任务，以激发学生参与的兴趣与动机，达到事半功倍的效果。

（六）普遍受益原则

学校要为全体学生发展服务，不能为个别或者小部分学生服务，要保证全体学生都能够按照个人兴趣，参与第二课堂。第二课堂要让全体学生受益。

（七）适应性原则

第二课堂的开设要与各中医药院校的办学特色、办学层次、办学类型相适应，与办学条件相适应，与人才培养目标相适应，与学生实际情况相适应，与社会人才需求相适应。适应性是第二课堂质量和可持续发展的保障。

（八）创新性原则

创新是第二课堂吸引学生主动参与和持续发展的动力，同时第二课堂活动的创新性也是影响学生创新意识和能力的隐形因素。因此，要求第二课堂活动本身新颖，活动选题要标新立异，要以正能量影响学生。

三、第二课堂的建设要求

第二课堂是中医人才培养体系的薄弱环节，为最大化发挥其育人功能，应加强第二课堂的建设，提高第二课堂的科学化水平。

（一）加强第二课堂建设的计划性

中医药院校应调整对第二课堂的认识，充分重视第二课堂的效果和作用，繁重的学业负担，令中医大学生在校时间愈加宝贵，要科学合理地利用好学生的业余时间。依据高等教育发展规律、遵循中医专业学生的成长规律，将第二课堂纳入培养计划，从人才培养方案的全局考虑；着眼于在校期间全角度、全过程、全方位的教育，建立分年级、分专业递进式的第二课堂教学体系；根据第一课堂培养阶段性的内容、方式的差异，有计划地分步骤、分阶段、分重点、分层次地组织实施，形成与第一课堂有机衔接的综合素质教育体系。

（二）加强第二课堂评价体系建设

第二课堂的建设效率也应重视，应将第二课堂纳入评价体系，加强第二课堂评价体系建设，建立健全学生参与第二课堂活动的有效评价标准，同时建立第二课堂活动的跟踪、调查与反馈等后续相关机制，保证第二课堂的系统性、规范性，提高第二课堂活动的目的性和科学性。

（三）加强第二课堂建设的投入

中医药院校要加大第二课堂建设的投入，主要体现在三个方面，其一是物质投入，增加学生活动经费，增加设备、场所建设，改善第二课堂活动条件。其二是人员投入，要鼓励专业教师、科研人员参与、指导第二课堂活动。其三是政策保障，建立第二课堂教师工作量核算制度，认可教师工作量，将参与、指导第二课堂活动纳入教师绩效考核范围；建立健全第二课堂活动经费使用制度，提高经费投入效率。

（四）提高第二课堂组织的科学化

第二课堂的建设不是盲目的，第二课堂的运行同样不是随意的，要强调科学化，坚持全员参与、普遍受益的原则，建立第一课堂主管部门与第二课堂主管部门的协作机制，科学设计优化第二课堂的计划、设置、组织、管理、评估、反馈等各个环节，形成科学优化的第二课堂运行体制。

实例 13-1：

【实例】

促进中医学专业学生终身发展、全面发展、多元发展的第二课堂项目折算学分管理办法，详见《XX 大学第二课堂项目折算学分管理办法》。

【设计思路】

中医学专业的第二课堂是课堂教学的延伸和有力的补充，必须是在中医学专业培养目标的指导下进行设计；基于中医学专业大学生的学情，一个身份是一般大学生，另一个身份是中医学专业的继承者和发展者，肩负中医事业发展的未来。在此基础之上，将第二课堂建设目标明确为促进中医学专业大学生作为大学生的一般发展和作为中医学专业大学生特殊发展；促进中医大学生的终身发展，全面发展，多元发展，促进中医课堂教学问题的解决。第二课堂的建设内容要涵盖知识、技能、个人发展观、价值观，从发展中医大学生创新创业能力、美学鉴赏能力、体育运动能力、道德修养等方面构建第二课堂项目。第二课堂运行方式为的学生自愿选修，以折算学分为量化考核方式，以保证第二课堂的可操作性和运行质量。第二课堂的运行也必须要建立相应的质量保障体系，一方面纳入学生评价的范围，同时也要纳入校教学指导委员会、校督导组的督导范围。

XX大学第二课堂项目折算学分管理办法

板块	类别	级别	项目	学分	认定依据
学术科技类（最低完成1个学分）	课外竞赛	国家级 · 特等奖	1."挑战杯"大学生课外学术科技作品竞赛	9	1. 获奖者提供获奖证书 2. 选拔后参赛者需提供参赛通知 3. 在同一学年中，同一学生参加多项学科竞赛所获得奖项和第二课堂活动分数可以累加；如果同一学生参加不同级别的同一学科竞赛项目获得等级奖和第二课堂活动分数，只能计取获得最高级别奖项的第二课堂活动分数，不得累加 4. 以名次计奖的竞赛项目，获得第1名至第3名等同于相应竞赛一等奖；第4名至第6名等同于二等奖；第7名至第12名等同于三等奖
		国家级 · 一等奖	2."挑战杯"大学生创新创业计划竞赛（"创青春"大学生创业大赛）	8	
		国家级 · 二等奖	3."天堰挑战杯"全国医学院校中医药创意设计竞赛	7	
		国家级 · 三等奖		6	
		国家级 · 选拔后参赛	4."远志杯"全国高等中医药院校大学生课外学术科技作品竞赛 5. 全国中医临床能力竞赛 6. 全国中医药院校针灸推拿临床技能大赛 7. 全国大学生公益广告设计大赛 8. 经校团委、教务处认定的其他竞赛	5	
		省部级 · 特等奖	1."挑战杯"大学生课外学术科技作品竞赛 2."挑战杯"大学生创新创业计划竞赛（"创青春"大学生创业大赛）	6	
		省部级 · 一等奖	3. 天津市大学生创新创业先锋行动评选 4. 天津市大学生杰出创业项目成长激励金评选	5	
		省部级 · 二等奖	5. 天津市百万青年创业计划大赛 6. 天津市大学生人文知识竞赛 7. 天津市大学生校园微视频大赛	4	
		省部级 · 三等奖	8. 三北地区大学生中医临床能力竞赛 9. 天津市各类学科竞赛（高等数学、基础化学竞赛等）	3	
		省部级 · 选拔后参赛	10. 经校团委、教务处认定的其他竞赛	2	
		校级 · 一等奖	1. 人文知识竞赛	3	
		校级 · 二等奖	2. 计算机技能竞赛	2	
		校级 · 三等奖	3. 全国及地区专业技能和学科竞赛校级选拔赛	1	
		校级 · 参加	4. 其他各项专业知识技能及创新创业竞赛	0.5	
		院级 · 一等奖	各类院级专业知识和技能竞赛	1	
		院级 · 二等奖		0.5	
		院级 · 三等奖		0.3	
		院级 · 参加		0.2	
	学术论文	核心期刊	第一作者	4	1. 认定时要提供发表杂志复印件，收录论文集的复印件 2. 给予学分作者不得超过5名，第二作者以下，以第一作者得分为基准，依次乘以调节系数80%，60%，40%，20%，保留小数点后一位数字
		正式期刊	第一作者	3	
		学术会议论文集	第一作者	2	
		校级学术论文集	第一作者	1	
		院级学术论文集	第一作者	0.5	

续表

板块	类别	级别		项目	学分	认定依据
学术科技类（最低完成1个学分）	科研立项	国家级	负责人	国家级大学生创新创业训练计划项目	6	各级科研立项给予第二课堂学分的参加者不得超过5个人
			参与人		4	
		市级	负责人	市级大学生创新创业训练计划项目	5	
			参与人		3	
		校级	负责人	校级大学生科技创新基金项目	4	
			参与人		2	
		院级	负责人	院级科研立项	2	
			参与人		0.5	
	学术活动	校、院级		1. 各类学术科研及专业知识讲座 2. 各类自主学习交流会、先进事迹报告会、座谈会等 3. 各级学术社团活动 4. 专业参观学习活动	0.3/次	由主办方记录参与活动学生名单
	发明专利	国家专利局			4	专利证书
校园文化类（最低完成1个学分）	文化艺术类	国家级	一等奖	1. 全国大学生文艺展演 2. 经校团委认定的其他竞赛及演出	5	
			二等奖		4	
			三等奖		3	
			参加		2	
		省部级	一等奖	1. 天津市大学生校园文化艺术节 2. 天津市学校文艺展演 3. 天津市青少年才艺竞赛展示 4. 天津市"感动校园"年度人物（提名奖） 5. 经校团委认定的其他竞赛及演出	4	
			二等奖		3	
			三等奖		2	
			参加		1	
		校级	一等奖	1. 大学生校园文化艺术节相关活动 2. 社团文化建设月相关活动 3. 元旦晚会等各项校级文艺演出 4. "感动天中"年度校园人物评选 5. 其他各项文化艺术竞赛及演出	3	
			二等奖		2	
			三等奖		1	
			参加		0.5	
		院级	一等奖	包括文艺展演、竞赛等各种形式的素质文化活动（如：迎新晚会、辩论赛、演讲朗诵、话剧表演、公益广告大赛等）	2	
			二等奖		1	
			三等奖		0.5	
			参加		0.3	
		校、院级		人文、艺术类讲座、报告	0.2/次	由主办方记录参会学生名单

续表

板块	类别	级别		项目	学分	认定依据
校园文化类（最低完成1个学分）	体育类	国家级	第一名	1. 全国高校棒球联赛 2. 全国高校健身气功比赛 3. 全国中医院校传统保健体育运动会 4. 经体育部认定的各项体育竞赛	5	1. 认定学分时，提供获奖证书 2. 同一项目，不同等级，取最高分
			第二名		4	
			第三名		3	
			参加		2	
		省部级	第一名	天津市高校田径运动会、绳健、篮球、健美操、乒乓球、足球、羽毛球比赛等	4	
			第二名		3	
			第三名		2	
			参加		1	
		校级	第一名	1. 春季运动会 2. 体育节及各类校级体育竞赛（包括：足、篮、排球比赛；绳键比赛；太极拳/扇比赛；羽毛球比赛；乒乓球比赛；趣味运动会等）	3	
			第二名		2	
			第三名		1	
			参加		0.5	
		院级	第一名	各学院组织的迎新系列比赛、趣味运动会、太极拳/扇选拔赛等	2	
			第二名		1	
			第三名		0.5	
			参加		0.3	
志愿服务类（最低完成2个学分）	大型赛会志愿服务	国家级		1. 全国运动会志愿服务 2. 夏季达沃斯论坛志愿服务 3. "天堰挑战杯"竞赛志愿服务活动 4. 其他各项大型赛事及会议志愿服务（校团委认定）	3	1. 国家级、省部级需志愿者活动证书 2. 校级、院级志愿者活动证书或开具证明 例如：参加日常志愿服务活动，时间累计10小时，开具证明的记0.5分；参与假期校院组织或自组团队开展社会实践，开具证明并提交一篇1000字以上的调研报告或实践体会的记0.5分
		省部级		1. 天津市大学生暑期"三下乡"社会实践先进个人 2. 天津市龙舟比赛志愿服务 3. 其他各项大型赛事及会议志愿服务	2	
		校级		校内大型赛事、活动、会议等志愿服务	1	
	日常志愿服务			1. 假期社会实践 2. "学雷锋"志愿服务 3. 迎新工作志愿服务 4. 其他各类志愿服务	0.5	
	个人志愿奉献			义务献血	2	1. 在大学期间的献血证书 2. 相关报道及医院出具的捐献证明
				捐献骨髓	4	

第七节　学生的认识

王璐明（2013级中医学专业本硕连读）

　　经过认真反复阅读本书"延伸课堂：离开教室后的教学也需要设计"一章，其不仅适用于教师，我认为作为中医学专业学生也应该认真阅读，了解教师是怎样进行离开教室后的教学的设计，会有助于我们更好地设计离开教室后的学习。

　　一名合格的医务工作者，不仅需要扎实的医学理论知识，同样也需要出色的临床实践能力和思考分析能力，实践是一个不可缺少的重要环节。我们在课堂上所学习到的基础理论知识，仅是给予我们临床上的理论支撑。但"纸上得来终觉浅，绝知此事要躬行"。只有在实践过程中将实际情况与书本的知识联系起来，跟随老师在临床上锻炼实践能力，根据不同情况学会思考分析，积累临床经验，才能透彻理解课堂上的理论知识，将知识融会贯通，甚至做到举一反三，触类旁通。作为规定动作，学校统一给我们安排了阶段临床见习、综合实训和毕业实习等内容，每个中医学专业的学生都必须参加，但是这些内容毕竟都是时间有限的。中医学是实践性很强的专业，我从入学就要求自己，每学期选择一门中医必修课，跟老师门诊，三年多走过来，自己理论知识、动手能力、医患沟通能力都得到锻炼和提高，人文关怀和医德医风等综合素质得到很好熏陶。听说2014级开始，学生业余时间跟师学习认定后即可获得相应学分，虽小有遗憾，但是也为自己超前的行动感到骄傲，我会继续坚持下去！

　　临床实践对于中医学专业的学生很重要，但是综合素质的培养也是非常重要的，经常听到一些中医大家教育我们"先学做人，后学做事"，我们的校长张伯礼院士在给我们讲学术诚信时经常强调，说院士的评审，到最后就是人格的较量！学校也给我们搭建了形式多样、内容丰富的"第二课堂"，我体会到"第二课堂"的内容逐渐与专业挂钩、为专业服务，力求使我们的知识能力与素养在一定层面上达到统一。我利用课余时间里，积极参加大学生创新创业训练项目、中医学专业能力竞赛、黄帝内经大赛，以及学校组织的公益活动和志愿者活动，走进社区为老年人义诊，走进中小学校园进行中医药文化公益宣讲。这些活动可以更有效地帮助、引导我们建立正确的人生观、世界观和价值观，提高我们自身对医学事业的认识和使命，增强自身责任感，为日后我们在临床过程中建立良好的医德医风起到不可替代的奠基作用。

三年的学习生活，忙碌却也充实，我发现以前没有课的时候窝在宿舍玩游戏、看电影、睡觉的同学少了，大家聊天的内容也转变为项目进展情况、社团的新活动、临床遇到的疑难病案等。系统看了本章内容我才知道，学校和老师为了让我们拥有更多的参与实践的机会和时间，确实做了很多设计工作。我们要做的就是要根据自己的兴趣、专长，协调好学习和活动之间的关系。既不能读死书，也不能本末倒置、荒废学业。

陶雨晨（2013级中医学专业）

《大医精诚》曰："世有愚者，读方三年，便谓天下无病可治；及治病三年，乃知天下无方可用。故学者必须博极医源，精勤不倦，不得道听途说，而言医道已了，深自误哉。"

从理论到实践，从实践到创新，中医是一门"活到老，学到老"的学科。中医承载着中国古代劳动人民同疾病做斗争的经验和理论知识，经历了数千年历史的检验。因而，在课堂上学好理论知识的同时，课外实践显得更为重要。

都说我们在现实生活中几乎不可能见到和教科书上一模一样的病例，因此，临床实践显得尤为重要。"只有在实践中，人才能充分展示主体的本质力量，才能实现其全面发展……没有实践，理论上的科学构想就不可能转化为现实的生产力；没有实践，人生的理想和价值追求永远只能是精神的'空中花园'。"作为一名中医传承班的学生，随着门诊跟师学习时间的增多，我见到了许许多多被病痛折磨的患者，在经过辨证论治之后，病情好转或痊愈。我不仅从老师治病的过程中学到了书中未详细提及的知识和老师从业多年总结出的经验方法，还从患者由原来的痛苦不堪到经过治疗好转后脸上的笑容中树立了成为一名仁心仁术的医者的信心和决心。子曰："学而时习之，不亦说乎？"中医习业，讲究言传身教，我们通过临床实践学到的不仅仅是疾病诊疗的经验，更重要的是作为医者对于病人的那份仁心，这就是"身教"的作用，实践的意义。

作为学生，我们时刻体会到学校为加强我们实践能力训练所做的工作，一方面通过PBL课程、实验、见习、临床基本技能实训等教学环节，使我对所学专业课程理论知识的认识和理解运用上得到了更进一步地加强。有的任课教师会在课下布置一些综述或小论文，利用便利的数据库查找整理文献，在书写论文的过程中，我不仅熟悉了各类数据库的使用，而且通过不断地进行修改，语言组织能力和专业知识得到了拓展和提高。另一方面，学校学科竞赛、科创基金项目等"第二课堂"活动内容越来越多，我也根据自己专业所学，参与了几个课题，通过咨询指导老师和查找大量的文献获取相关技术领域的知识，不断改进，不断提高，最终在结题时取得了不俗的成绩。我还参加了学院青年志愿者协会组织的"中医疗法进社区"义诊活动，运用所学知识帮助社区居民普及中医知识，居民脸上的笑容使我更加坚定了要学好中医的信心和决心。

　　实践平台的搭建，以及许许多多的学习资源和学习平台使得教室不再是我们获取知识的唯一途径，但是自主学习、实践的时间、空间如何获得？开始的时候确实有点不适应，没有了老师的约束，我们的学习效率渐渐降低，甚至变得懒惰。但是随着老师要求的明确和指导的增多、课堂理论授课学时的减少、众创空间的建设使用、网络资源的建设等，特别是将"第二课堂"学分纳入教学计划，最初确有为了完成学分去做的心理，后来就变成了一种自觉，我的体会是"实践一旦开始，想停都停不下来"。实践确实是一个大课堂，这里有规定动作，但是更多的是自选动作，为有兴趣、有精力、有能力的学生提供了尽情施展的平台，而且兴趣、精力、能力也在大家的参与中不断增长，恒心定力也不断增强和巩固。

第十四章　模型要素

——课堂设计的框架与实例

　　课堂设计应该在一定的教育思想指导下，按照一定的规范进行，既要符合高等教育的一般规律，又要尊重中医学科特点与中医高等教育规律，既要学习、借鉴国外设计模式，又要符合中国实际。只有遵循规范、尊重规律，兼容并蓄，才能成为既有先进性，又有特色的课堂设计。

　　课堂教学设计可以基于整门课程进行设计，亦可以基于每一教学单元（一般以教材的章为单元）进行设计，也可以基于每一授课单元（一般为 2 个学时）进行设计。从我们推动教学设计的实际经验来看，基于每一教学单元的设计更为贴近教学实际，也更具有可操作性。

第一节　中医课堂教学设计模型的理论依据

　　课堂教学设计的模型是课堂教学设计的基本流程，表达了课堂教学设计操作步骤，以及这些操作步骤之间的顺序关系，同时也反映了各个操作步骤之间的数据上的依赖关系。在中医课堂教学模型中，可供参考的理论依据有加涅提出的"ADDIE 教学设计模型"、迪克和凯利（Dick & Cary）提出的"系统教学设计模型"、PLANA 模型和四要素教学设计模型。

一、ADDIE 教学设计模型

　　"ADDIE 教学设计模型"是由美国教育心理学家罗伯特·米尔斯·加涅（Robert Mills Gagne）提出的，已经成为经常参照的教学系统设计的一般模型。"ADDIE教学设计模型"由分析（Analyze）、设计（Design）、开发（Development）、实施（Implementation）与评价（Evaluation）五个阶段构成，反映了系统性解决问题的主要步骤，如图14-1。

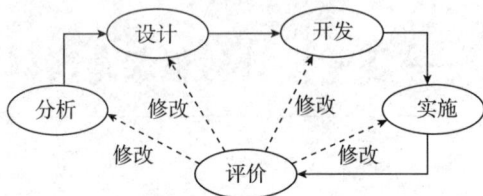

图14-1 ADDIE教学设计模型

1. 分析（确定学习内容） 分析包括需求评价、明确问题、目标分析、行为能力分析、目标人群分析、媒体选择、任务分析、成本分析。

2. 设计（具体阐述如何学习） 设计包括编写教学目标、设计测试项目、面设计、序列设计、课的设计、学习者控制、确定资源等。

3. 开发（开发教学材料） 开发包括通过程序员、绘图艺术家、作家，以及学科内容专家的共同合作将设计蓝图具体化并产生一个工作模型，然后通过对工作模型的形成性评价，以及在开发过程中对评价反馈结果的整合，最终产生一个完整的学习程序。

4. 实施（具体实施教学项目） 实施包括把完成了的程序交付学习者，通过教师培训、实验等得出学生的反馈意见和相关数据等。

5. 评价（决定教学的适当性） 评价包括记录时间、解释测试结果、跟踪调查、修改等，为进一步完善模型提出修改建议。

二、系统教学设计模型

"ADDIE教学设计模型"对于传达教学系统设计的一般特征是有用的，但是作为满足特定教学系统设计理论或者环境需要的具体模型，并不是总适用，正因为如此，出现了很多基于具体情境的教学设计模型，其中最著名的或许是迪克和凯利（Dick & Cary）提出的"系统教学设计模型"[1]，如图14-2。

1. 确定教学目标 教学目标描述了教学完成后学生会做什么，依据是社会需要和学生发展的需要。

① 加涅，韦杰·戈勒斯凯勒.教学设计原理［M］.上海：华东师范大学出版社，2007：35.

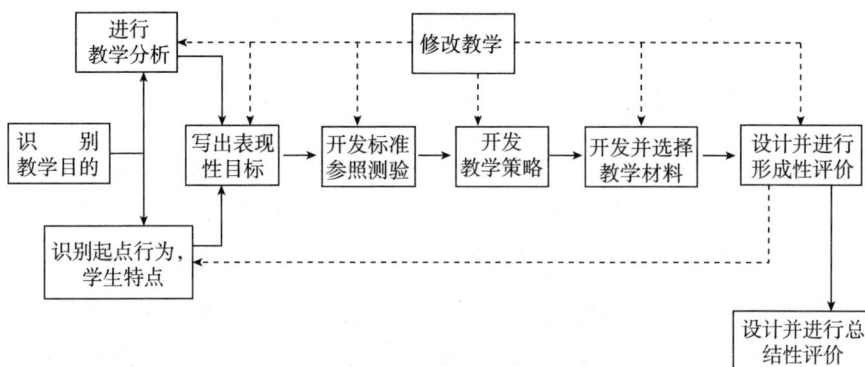

图 14-2 迪克和凯利（Dick & Cary）系统教学设计模型

2. 进行教学分析 教学目标确定后，要确定教学目标所需要的学习类型，并分析目标以确定实现目标所需要的步骤。对下位技能进行分析来确定为了支持目标的主要步骤而必须要学习的技能。

3. 识别起点行为和学生特点 掌握和了解学习者在教学开始之前必须掌握的特定技能是非常必要的，是教学能够顺利进行的基础条件。识别学生起点行为、学生特点包括分析他们的知识结构、兴趣爱好及其与学习有关的个性特征。同时也要分析教师个人所具备的教学能力，并分析教学环境。

4. 写出表现目标 学习者在教学结束后能做什么的具体描述，表现目标必须是可以观察到的具体教学目标，以便于测量和评估。

5. 开发标准测验 教学设计者需要预先开发测量工具来评估目标实现的情况，重点考虑测量与目标之间的对应关系。

6. 开发教学策略 教学策略的范围比较广泛，包括了预备活动、呈现信息、测验，以及课后活动等策略。

7. 开发并选择教学材料 教学材料包括了教材、参考书等，开发与选择教学材料要依据学习知识的类型。

8. 设计与进行形成性评价 形成性评价要在教学过程中进行，目的在于改进教学与学习。

9. 修改教学 根据形成性评价的结果，教学设计者应进行反思并改进教学设计。

10. 设计并进行终结性评价 教学过程结束后，要根据教学目标、教学效果进行终结性评价。

三、PLANA 模型

PLANA 模型的全称为 Planning Instruction under the consideration of subject matter analysis，翻译成中文是指"在考虑学科内容分析的情况下规划教学"，PLANA 由德国得累斯顿技术大学弗兰兹·肖特（Franz Schott）和佩特里克·赛德尔（PetricaSeidl），为了适应学校提出的进行教学任务分析的要求，而开发出来的。通常，我们首先要把各种复杂的要素转化为可以教的部分，会在一定程度上降低教学的复杂性，因此，我们需要设计一个重组学科内容的模型，即 PLANA 模型（图 14-3）。PLANA 模型包括了两个部分，第一个部分是按照教学意图重组学科内容；第二部分是用状态变化所表示的重组的教学任务的表征方式。我们在运用 PLANA 模型时，需要注意以下几个方面：首先，需要以学科的主要概念为标志，明确表述教学任务和表现水平，对教学目标做出清晰的

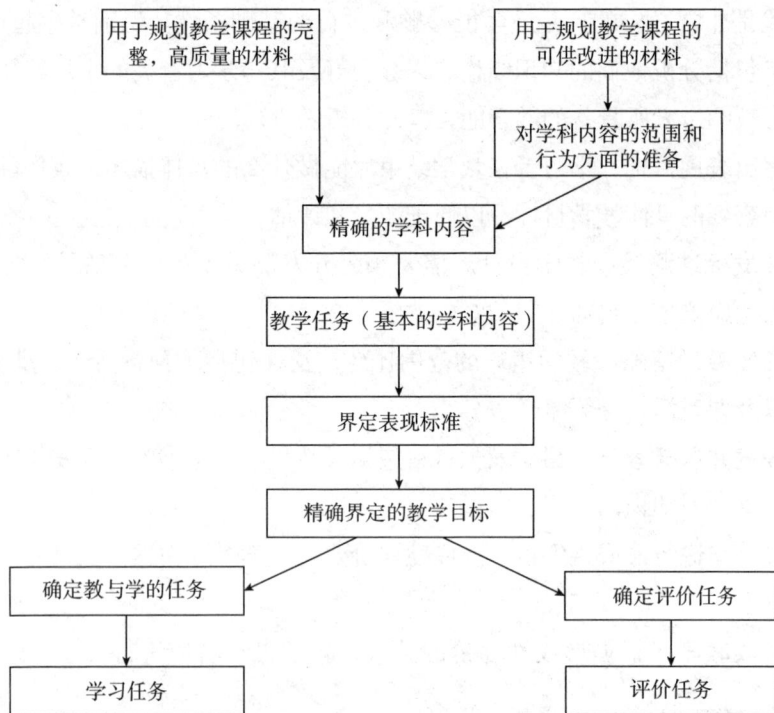

图 14-3 PLANA 模型的主要步骤

界定；其次，要将教学任务（含学习任务、评价任务）与其表现性标准相结合，才能形成以学习任务和评价任务为基础进行表述的教学目标；最后，各类任务组合都必须满足五项一般指标（行为特征、内容特征、解决水平、实现条件、实现形式），同时要校验实现情况，保证行为方面与任务中给定的行为或内容一致。

PLANA 模型严格意义上讲并不是一个完整的教学设计模型，还有很多方面未予以考虑，例如教学方法、媒体选择[①]。

四、4C/ID 模型

4C/ID 模型（图 14-4）又称为训练复杂认知技能的四要素教学设计模型，是由约伦·范·麦里恩博尔（JeroenJ.G.vanMerrienboer）教授最先提出。其理论基础包括了做中学与通过接受而学、陈述性知识与程序性知识、受控加工与自动化加工、规则自动化与图示获得、近迁移与远迁移等。4C/ID 模型包括了关于活动或方法与技术组合的四个层次，即原理性技能的分解、构成技能及相关知识的分

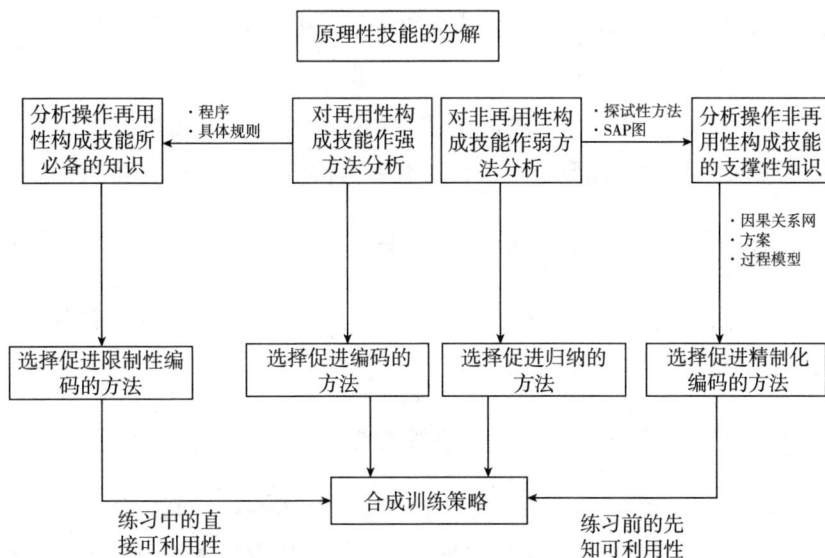

图 14-4　4C/ID 模型

① 罗伯特 .D. 坦尼森等 . 教学设计的国际观 . 第一册，理论·研究·模型［M］. 北京：教育科学出版社，2005：439-455.

析、教学方法的选择、训练策略的合成。其中构成技能及相关知识、教学方法两个层次还需要进一步细化，细化的要素包括关于再用性构成技能的任务分析和实际练习分析、关于非再用性构成技能的任务分析和实际练习设计、关于再用性构成技能的知识分析和信息呈现设计、非再用性构成技能的知识分析和信息呈现设计。经过实践证明，4C/ID 模型对复杂认知技能的教学设计是有帮助的，但是我们也要注意 4C/ID 模型是为了 ID 专业人员，即主要从事技术领域中的设计与开发（通常是以计算机和模拟为基础）技能训练的人而制定的，并不是一种教学系统开发模型，因此，在使用 4C/ID 模型时，最好与某种教学系统开发模型结合起来使用。

综上，四种模型都有不同的特点，进一步说明了教学设计模型要与教学情境紧密结合的特点，同时从不同方面对中医课堂教学设计的模型设计提供了宝贵参考。

第二节　中医课堂教学设计的特点与要素

教学设计模型是与教学情境相结合的产物，中医课堂教学有其自身的特点，为了突出对中医课堂教学设计的指导意义，我们在上述四种模型理论的指导下，根据中医学科特点，提出了中医课堂教学设计模型应该具备的特点与要素（图14-5），希冀能够对中医课堂教学设计具有参考价值。

一、中医课堂教学设计模型的特点

中医课堂教学设计模型以上述四个模型为基础，结合中医高等教育的特点进行了综合，主要特点体现在下列四个方面。

（一）注重学生情感、态度、价值观的养成

中医专业学生的学习情感、态度、价值观决定着在校期间的学习质量，也影响着毕业后，作为中医临床医生的发展成就，是中医课堂教学设计关键的设计对象。中医学对于已经习惯于线性思维的理工科新生来说是陌生和困难的，他们很难适应注重整体思维、抽象思维的中医教学，一方面会质疑中医学科的科学性，另一方面会质疑个人的学习能力，失去学习中医的兴趣，甚至失去继续完成学业

的信心，最终会导致学生学业不良，以致因学业困难而退学。同时，随着社会经济的发展进步和人们健康卫生需求的变化，要求医务工作者除必须具备专业知识和胜任能力外，还要具有良好的素养，包括正确的价值观、社会责任感、公民意识，崇高的医德医风，以及情商等，这样才能担负起"防病治病，救死扶伤"的社会责任。正如习近平总书记到北京大学考察时勉励青年学生说："抓好这一时期的价值观养成十分重要，这就像穿衣服扣扣子一样，如果第一粒扣子扣错了，剩余的扣子都会扣错。人生的扣子从一开始就要扣好。"可见注重学生情感、态度、价值观的养成是一件非常重要的事情。

就中医课堂教学设计而言，我们在进行教学设计时，不仅要关注传授知识，教会技能，学会方法，同时也要将学生的学习情感、道德修养、价值观的培养融入教学设计过程，融入教学过程。教师既要教书，还要育人，要激发学生热爱中医学，认同、热爱自己所从事的专业，中医信念坚定，全身心投入中医药事业，将发展中医药事业作为自己终身的成就追求；具有仁爱之心，关心关爱患者，对患者充满同情心，善于换位思考，善于保护患者隐私与利益，无论患者富贵、贫穷、残疾与否，一视同仁，皆如至亲之想；具有责任心，对工作认真负责，一丝不苟，精益求精，富于敬业精神。

（二）注重教学内容的知识分类分析

在强调知识内容深度、广度、关联度分析的基础上，中医课堂教学设计模型增加了对教学内容知识分类的分析。关于知识分类，在本书的前面章节已经进行了说明。人类的知识广义上可分为两类：一类是陈述性知识，另一类为程序性知识。陈述性知识主要是指言语信息方面的知识，用于回答世界是什么的问题，如"中医的肺是什么""中医的五脏六腑是什么"等。程序性知识是在练习的基础上形成的按某种规则或秩序顺利完成某种智慧任务或身体协调任务的能力，用于回答"怎么办"的问题，如"脉诊的方法及注意事项""舌诊的方法及注意事项"。程序性知识又分为两种，一种是智慧技能，另一种是动作技能，智慧技能又可派生出两个亚类，一类是对外办事的能力，一类是对内办事的能力，这种技能逐渐独立出来后就成为认知策略[1]。

---

① 张大均.教育心理学［M］.第2版.北京：人民教育出版社，2004：112.

不同的知识类别有着不同的学习方法，陈述性知识历来是学校智育的重要内容之一，陈述性知识的学习对丰富学生的知识经验、增长学生的见识、形成各种技能、发展学生的智能具有重要作用。陈述性知识的学习主要包括知识的同化、保持和迁移三个阶段：通过同化学生运用自己已有的知识理解新知识，在自己的认知结构中为其安置一个合适的位置；在保持阶段则通过记忆使新知识得到巩固；最后还需要通过应用，促进知识的广泛迁移，使学生能够举一反三[①]。

中医课堂教学的关键是要将陈述性知识转化为程序性知识，发展中医专业学生的临床能力。程序性知识的学习较陈述性知识有很大的不同，从学习速度上说，程序性知识较陈述性知识慢，必须经过大量的练习才会达到娴熟的程度；从测量上说，程序性知识要通过观察学生的行为，是否能做、会做什么的方式测量，而不能像陈述性知识那样通过口头或者书面陈述的方式测量[②]。

明确知识是属于程序性知识还是陈述性知识，首先是有利于教的方法选择，更具针对性，其次是有利于指导学生学习，促进学生运用中医思维解决临床问题能力的发展；最后能够提高教学效率，保证教学质量，促进教学目标的实现。

（三）注重表现性目标的分析

课程教学大纲阐述的教学目标往往是标志性概念，例如《中医诊断学》教学大纲"诊法"的教学目标为"掌握四诊的内容；熟悉四诊的方法及注意事项；能够识别临床常见症状"。"望诊、闻诊、问诊、脉诊的方法及注意事项"就是标志性概念。以"舌诊"为例，"舌诊"教学目标实现标准不仅是学生记住舌诊概念，而且学生能够进行舌诊，能够区分正常舌象与异常舌象的表现，能够识别临床常见舌象，并且能够说明异常舌象的一般临床意义，判断异常舌象者的身体状态。学生进行舌诊时候的规范性表现就是表现性标准，通过将标志性概念转化为学生的表现性目标，知识就变成了学生可视化的行为，将有利于学生转化式学习，有利于学生将中医药理论与中医临床紧密的结合，促进学生中医临床能力的提高，同时表现性目标也为实施评价提供了评价依据和考核标准。

---

① 张大均.教育心理学［M］.第2版.北京：人民教育出版社，2004：119.
② 张大均.教育心理学［M］.第2版.北京：人民教育出版社，2004：147.

（四）注重教、学、评三位一体的设计教学任务与评价任务并行分析

教学任务和评价任务是并行的关系，教师在设计教学任务的时候，就需要考虑评价任务的实施，二者不能脱节，需要同步进行设计。教学任务与评价任务同步设计能够更好地发挥评价的反馈与改进作用，同时也能够指导教学任务设计，能够为评价创造条件。

综上所述，为了能够充分体现中医课堂教学设计的特点，我们将特点融合归纳，就成为中医课堂教学设计模型，如图 14-5。

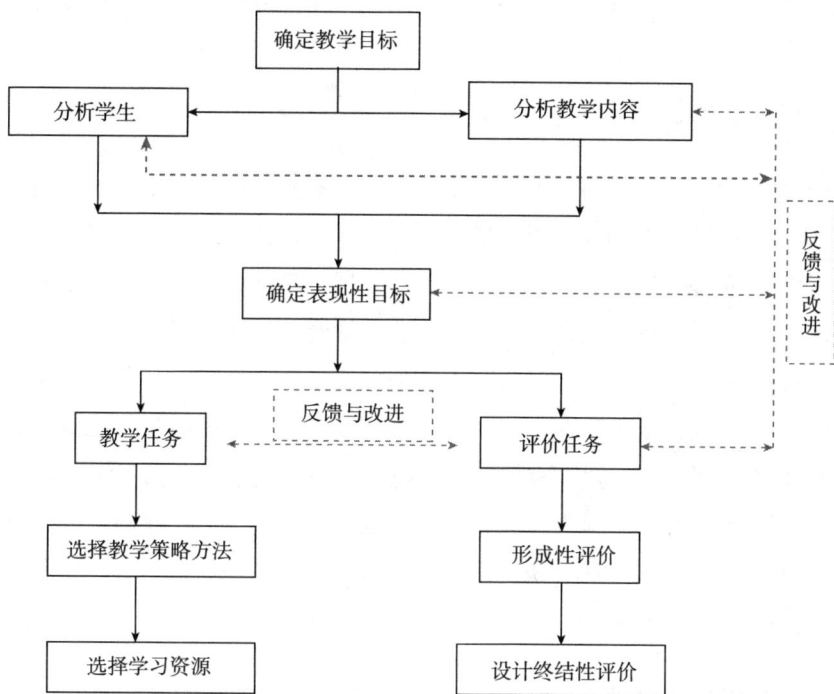

图 14-5　中医课堂教学设计模型

二、中医课堂教学设计要素

根据中医课堂教学设计模型（图 14-5），中医课堂教学设计的要素包括确定教学目标、分析学生、分析教学内容、阐明表现性目标、确定教学任务、评价任务、选择教学策略方法、选择学习资源、形成性评价、反馈与改进、终结性评价。

（一）确定教学目标

基于教学单元的设计应该首先明确本教学单元的目标是什么。需要说明的是，无论课程的总论或各论，都需要将目标进行全面、整体的设计，既包括知识、技能目标，又包括情感态度目标。例如，学习中医学基础理论课程，既要将阴阳、藏象、气血津液、病因等相关的"基本知识、基本理论、基本技能"确定为教学目标，又要将本课程在专业课程体系中的地位与作用，以及阴阳、藏象、气血津液、病因等每一单元知识点（线）与知识体系的价值，以及对后期课程的重要性列入设计方案，从而激励学生学习的主动性，促进学生建立良好的学习态度、正确的价值观念。

（二）分析学生

中医课堂教学目标是为了促进学生的发展，不同中医专业学生的智力组型不同，要求教师在进行教学设计时，要对学生特点进行评估和分析，以了解学习者的准备状态，有针对性地促进学生的学习和发展。教师应主要分析两个方面，一方面是中医专业学生的一般特征，即年龄、生活经验、认知发展水平、兴趣爱好等；另一方面是中医专业学生的知识、能力状态。我们要注意分析不同层次学生的一般特征的不同，如五年制、八年制、九年制中医专业的学生；也要注意分析不同年级学生知识与能力状态的不同，如一年级、二年级、三年级的学生。另外，中医课堂教学往往也是集体授课，我们很难照顾到每一个学生个体，这时候就需要我们加强对班级学风、班级活跃度、班级整体知识与能力状态的分析，为选择合适的教学策略和方法打好基础。

（三）分析教学内容

从教学实际情况看，教学目标确定后，课堂教学内容就基本确定了，但是学生特点和学科的发展又要求教学内容必须是动态的，要相应地进行适当调整，重新组合教学内容，因此，分析教学内容依然是必要的，分析教学内容主要包括下列四个方面：

首先，要注意教学内容的点、线、面的结合，不能只是知识点（难点、重点、疑点），还应该有知识体系的概念，更应该包含能力培养、情感、信仰、态度等方面的设计，以实现对学生知识、能力、情感、信仰、价值观的融合教育。

其次，要注意教学内容的知识分类，不同的知识类型有不同的教的方法和学的方法，要区别对待。中医知识体系包括了两种类型的知识，例如《中国医学史》属于陈述性知识，而《中医诊断学》就属于程序性知识。

再次，要注意由"知识"变为"方法"。单纯的知识传递不是中医课堂教学目标，方法建立才是根本，方法一方面是指中医专业临床相关方法，诸如中医辨证方法、临床查体、针灸推拿等，中医临床相关方法是医学生能够参与临床活动的必要条件，是基础性目标；另一方面是指学生学习的方法，医学生应掌握科学的学习方法，以及终身学习的能力，以适应社会大众健康需求和日新月异的医学发展趋势，保持医学知识的持续更新。传统的课堂教学重视的是知识传递，忽视方法教育，在进行中医课堂教学设计过程中，要注意将知识变为方法进行传递，课堂教学结束后，学生记住的不仅是知识，还有能够运用知识解决问题的方法。方法的教育不能仅依靠实践教学，无论从课堂教学所占比重，还是其发挥的重要作用，课堂教学环节的方法教育都不能被忽视，必须要加强。

最后，要注意教学内容之间的关联，一方面是明确讲授教学内容的基础与后期影响；另一方面是讲授教学内容与临床的关联，适当增补教学内容，解决临床实际与课堂教学的差距。

（四）阐明表现性目标

中医课程教学的教学大纲规定的目标具有概念性，难以测量和操作，必须要转化为教师可以观察到的学生表现性目标，或者称为行为目标，一方面有利于学生内化为自身学习目标，学生知道自己要学到什么程度；另一方面有利于进行评价，尤其是形成性评价，便于测量和评估，教师能够清楚地知道要测量什么。

（五）确定教学任务

按照 PLANA 模型，中医课堂教学设计要分别明确教师教的任务和学生学的任务，统称为教学任务，体现了以学生为中心的教育教学理念。教学不仅是教师讲授完教学内容，也要关注学生是否达到了学习目标。

（六）选择教学策略方法

中医课堂教学要改变以教师为中心、以单纯灌输知识和考核知识复述为主的教和学的方法，实现教学方式从"传授型教学"向"创造型教学"的转变。教学的本质是"学"，"教"要转化为"学"。教学策略与方法包括的范围非常广，包括信息呈现方式（板书、多媒体）、教学形式（讲授、讨论）、教学流程等多方面内容，教学策略与方法的选择必须要依据中医专业学生的起点和特征、中医课程教学内容特点、教学内容的知识分类、表现性目标、教学条件等，不能盲目选择。同时，在选择教学策略方法时也要注意与教师个人能力相匹配，必须是授课教师教学能力所及的。

教师在选择教学策略方法时，必须要重视互动设计，从某种程度上说，互动是进行形成性评价的基础，是形成性评价进行的媒介，中医药思维形成的过程是师生、生生互动的过程，是不断修正和发展的过程，必须要强调互动。

（七）选择学习资源

中医课堂教学不完全以教材为中心，必须根据教学目标、教学任务重新组合教学内容，认真选择学习资源，例如在完成《内科学》教学时，就必须要联系临床发展水平，教材知识具有滞后性，而西医临床的诊断与治疗方法更新又非常快，需要在教材的基础上，增加前瞻性文献等学习材料。

（八）评价任务

评价任务是为了评价目的而确定的教学目标，中医高等教育的评价不再仅仅强调甄别和选拔，更加强调诊断和发展的功能。因此，评价任务的确定必须要以表现性目标为依据，始终要与教学任务目标相一致。我们再以《中医诊断学》中的"脉诊"为例，评价任务就应该是以 A 同学为患者，B 同学能够通过切脉说出 A 同学的脉象，以及所反映的临床意义，能够判断出 A 同学目前的阴阳虚实状况。

（九）形成性评价

形成性评价是在教学过程中对学生的评价，其目的在于根据学生的表现，以及反映出来的情感、态度、策略等方面的发展做出评价。从中医人才成长规律来看，教师的形成性评价对中医专业学生中医思维的形成、医德的提高、学习观念的改变具有重要的作用。教师在设计形成性评价方案时要注重从中医专业学生的需要出发，重视师生间交流，及时反馈学生学习中存在的问题，同时教师要积极总结学生学习反映出的问题，改进教学。

（十）反馈与改进

根据评价任务的完成结果，尤其是形成性评价结果，及时与教学目标、表现性目标相比较，分析发现教学任务存在的问题，并进行及时调整改进。若发现学生未达到表现性目标，学生学习存在困难，教师就要对教学设计和教学任务进行反思，发现问题，进行改进。教师进行反思改进的过程可以促进教师专业能力发展，提高教学质量，同时予以反馈，改进学生的学习。

（十一）设计终结性评价

完成课堂教学后，需要对课堂教学效果进行终结性评价。一般认为课程终结性考试完毕后就是终结，我们认为应该是把每一门课程的结课考核既要看作是终结性评价，也要看作是形成性评价，也要总结、反馈、反思、改进，为了后期教学改进提高，从这个角度说，课程的终结性也要考虑形成性的功能与评价方式的价值。因此，还是作为评价任务的一个环节进行说明。

第三节　中医课堂教学设计参考框架与实例

基于教学设计的基本理论、原则与要素，我们编制了中医课堂教学设计的框架，以期为教师设计提供一个基本模板。

一、中医课堂教学设计参考框架

中医课堂教学框架，既是对教师课堂教学设计思路、技术路线的指导与引导，又是对教学设计科学性、严谨性的规范与约束，更是期望通过这一框架，引导教师转变教育观念，帮助学生转变学习观念，进一步贯彻以学生为中心的理念。详见表14-1。

表 14–1 "基于教学单元"的中医课堂教与学（课堂内外一体化）设计框架表

课程信息	专业：		课程名称：	授课对象：	人数：
	教学单元：	（章或相关章节）		授课学时：	

教与学的目标	■ 情感态度目标与学习结果 一、本单元应具备的情感、态度，及其与专业培养目标、课程目标的契合度 二、本单元学生学习的结果 （一）能够概述本单元某些关键概念、定义 （二）能够说明本单元某一知识点、某一知识体系、某一基本理论的内涵与价值 （三）能够规范进行本单元的某项技术操作 （四）能够运用本单元某一知识点、某一知识体系、某一基本理论、某一技能解决某一问题 （五）能够对本单元某一知识点、某一知识体系、某一基本理论进行精炼与整合 （六）能够对本单元相关概念、相关章节、相关课程内容进行融会贯通、精炼、分析及比较 （七）能够对本单元某一知识点、某一知识体系、某一基本理论、某一技能查阅相关资料进行拓展、分析与评价，或有根据地提出自己的新观点、新方法、新技术
	■ 学情与支持资源分析 一、学情分析 二、教师本人教学经历、体会、教学研究，以及科学研究情况 三、其他教师与本单元有关的教学经验或引以为鉴的问题，教研室对本单元的集体备课与科学研究情况 四、教材分析 五、网络资源分析 六、教与学的硬件环境支持情况

教与学的准备	■ 策略与方法设计	
	教师任务（教学要从点、线、面三个层面进行设计）	学生任务（学习要从点、线、面三个层面进行）
	一、点设计部分教师任务 （一）教师采取哪种策略方法实现学生学会本单元"三基"的目标 （二）教师采取哪种策略方法教授、指导学生分析、解决哪些本单元难以理解的难点与疑点问题 （三）教师采取哪种策略方法教授，指导学生运用本单元哪些知识、技能分析、解决哪些问题 （四）教师采取哪种策略方法教授、指导学生学会获取、拓展知识的方法与途径 （五）教师采取哪种策略方法教授、指导学生对哪一问题提出质疑并给学生部署探究性学习任务，如何指导学生对这一问题提出自己的新观点、新方法、新技术，或者教师认为哪一个问题值得自己深入研究 二、线设计部分教师任务 （一）教师采用哪种策略与方法教授、指	一、点设计部分学生任务 （一）学生需要记忆、背诵、理解本单元哪些基本知识、基本理论 （二）学生需要去做哪些练习？经历哪种体验？学会操作哪项基本技能 （三）学生需要学会运用本单元哪些知识、技能分析、解决哪些问题 （四）学生需要完成哪些作业 （五）学生需要获取哪些拓展知识，了解哪些进展与趋势？分析解决一些疑难问题 （六）学生需要通过哪些内容与方法学会有根据地质疑问题，学会获取知识的方法，学会高阶思维并培养高阶能力 二、线设计部分学生任务 （一）学生需要记忆、背诵本单元哪些相关知识体系，学生需要理解（解释、推理、总结、概括、辨别、判断）哪些知识体系 （二）学生需要采取哪种方式（演示、转换、

课程信息	专业：　　　　　　课程名称：　　　　　　授课对象：　　　　　人数：	
	教学单元：　　（章或相关章节）　　　　授课学时：	

教与学的准备	导学生进行本单元相关知识体系包括课程内、课程间、（学科）专业视域"线"的设计，指导学生建立知识体系的概念 （二）教师采用哪种策略与方法教授、指导学生学会知识精炼、整合的方法 （三）教师采用哪种策略与方法教授、指导学生学会知识比较、分析、评价、创新的方法 （四）教师采用哪种策略与方法指导学生理论与实践结合，提高分析问题、解决问题的能力 　　三、面设计部分教师任务 （一）教师采用什么策略和方法，引导学生投入学习，学生行为表现形式为：出勤率高，上课认真听课，不玩手机，积极参与课堂互动 （二）教师采用什么策略和方法，引导学生敢于表达自己对知识点、知识体系、技能、专业等的观点 （三）教师采用什么策略和方法，指导学生能够理解和说明本单元知识、技能、理论对专业发展有何价值及其依据 （四）教师采用什么策略和方法，引导学生行为与价值观一致，建立正确的思维方式与价值取向	修改、发展、使用），学会运用哪一知识体系解决哪一问题 （三）学生需要采取哪种（区分、图解、分离、细分）方式，学会分析哪一知识体系 （四）学生需要采取哪种（设计、预测、编写、创作）方式，综合分析哪一知识体系；学生需要采取哪种方式（批判、对比、支持、证实、辩护），学会哪一个知识比较、分析、评价、创新的方法 （五）学生需要采取哪种训练方式、达到熟练、规范性的操作 　　三、面设计部分学生任务 （一）学生需要认真听课，关注教与学的内容，学会学习的方法 （二）学生需要积极思考，积极参与课堂互动、参与辩论、积极表达个人对知识点、技能等的观点 （三）学生需要认真归纳总结知识点、技能、专业的价值，认真学习本门课程，热爱专业，形成专业（职业）认同 （四）学生需要做到知行统一，将知识转化为自己的行为与思维习惯。例如学生能够在日常学习与生活中，自然而然地以藏象理论分析人体的生理结构、功能与临床的关系并积极思考取类比象的价值，以及主动探索值得进一步研究的问题等
	■　资源手段开发与利用 一、学习材料：专著、论文、专题讲座、科学问题、科研成果等 二、学习手段：挂图、标本、幻灯片、黑（白）板、视频、移动媒体等 三、新型课堂：翻转课堂、微课、模拟场景、角色互换等	
教与学的实施	■　课堂内外组织与实施 一、课堂组织形式：集体授课、小组讨论、实验、实训、PBL教学、翻转课堂等 二、课堂导入方式：直接导课法、温故导课法、悬念导课法、故事导课法、图片导课法、案例导课法、情境导课法等 三、课堂互动方式：引导阅读、教师提问、讨论、辩论等 四、课堂激励方式：考勤、学生参与度、成绩记录等 五、课堂延伸方式：小论文、讨论题、训练项目、体验活动、探究任务、竞赛、自主评价、个性化学习等	

续表

课程 信息	专业：		课程名称：		授课对象：	人数：
	教学单元：		（章或相关章节）		授课学时：	

教与 学的 评价	■ 实施效果考核与评价 一、形成性评价及结果分析与运用：即时性评价、表现性评价、反馈等 二、终结性考试：考核方式（笔试、技能操作、OSCE等）、命题指导思想与原则、试题结构与各自比例 三、终结性考试结果分析与运用：成绩分析方式、反馈方式、反馈时间，终结性转变为形成性的方法
教与 学后 的反 思	■ 持续更新与改进 一、本单元完成后发现的不足与问题 二、针对不足与问题应对设计进行的修订、补充与完善 三、下一轮授课的改进措施

二、课堂教与学设计框架表说明

为了便于教师理解和使用中医课堂教学设计框架，我们将框架表分为总体和分部两个层次，从"设计目的""撰写说明"两个方面予以解释与说明。

（一）总体说明

1.本表是从教师的教与学生的学两个方面进行的框架约束，其主导思想是从设计开始，即以框架形式指导教师改变以教为中心、以课堂为中心、以教材为中心的观念与习惯，落实以学生、学习、学习效果为中心的理念，并通过撰写设计的过程更新教师教育观念，通过让学生知晓设计内容与要求的过程更新学习观念，将以学生为中心的理念逐步转化为教师的教学行为与学生的学习行为。

2.本框架表不仅仅是为40或50分钟的课堂设计的，也是为课外设计的。这是一个课堂内外有机结合，涵盖教、学、考、评、改全过程的的一体化设计。

3.本框架表撰写要素中包括了教师教的主要环节，也包括了学生学的主要环节，各要素、各环节之间是有逻辑关系的。教师在撰写时需要在阅读、理解本书各章节内容的基础上，将各个要素有机结合、有序衔接，做到一脉相承、环环相扣、相互支撑，不能出现缺项或脱节现象。

4.教师在设计时，应将教学与科研相结合。一方面将新的科学研究成果列入设计，体现科研反哺教学，一方面要有意识地将进展、不同学说、值得进一步探索的科学问题列入设计，或将其作为学生探索未知、培养批判性思维和创新精神的探究性学习任务，或将其作为自己的研究课题，做到教研相长。

5. 设计不等于讲稿。设计是按照预设目标、涵盖教与学活动全过程的技术路线与导向，讲稿是教师在课堂上依据设计进行的教与学内容的呈现与实施载体。设计自起点到目的地，贯穿课堂内外，重在路线与导向；讲稿限于课堂，重在课堂内容的呈现与具体实施方案。设计与讲稿各司其职，相互联系，相互补充，缺一不可，教师不能把设计写成讲稿，也不能以讲稿替代设计。

6. 本设计不仅仅是为教师的教服务的，也是为学生的学服务的。因此，本设计方案应该是公开的，教师应该通过一定的途径如网络教学平台、移动学习终端等方式告知学生，让学生熟悉设计的要求，明确自己的目标，知晓自己的任务，主动投入学习，只有这样才能使设计落到实处，才能做到生师互动、生生互动。以高铁为例，如果将车头比喻为教师，则车厢就是学生，过去的火车是"要想跑得快，全靠车头带"，但现在来讲，这句话只能说是对了一半。高铁之所以跑得快，是因为车头有动力，每节车厢也有动力，共同启动，共同驱动，是高铁更快的根本原因。对于教与学来说，也是如此。

7. 撰写设计时教研室或课程组应该组织集体备课，共同研究，但是不主张一个设计众人共享，而应该是在集体备课的基础上，由教师各自独立撰写，这样，既能体现教师个人的风格与个性，又能整体提高教师设计水平与教学能力。

8. 设计不是为了完成任务，设计是为教与学服务的。教师不能把设计方案放在抽屉里，而是要将其当作工具，或者带着上课堂，或者内化于心，时刻去践行、去指导自己的教学行为。

9. 在目前招生规模较大、教师相对不足、教学任务普遍较重的情况下，可能存在框架要求过高而难以一步设计到位的问题。我们的观点是，可能一时做不到，但是不能不知道，只要目标、方向是对的，只要是对培养学生有利的，则教师的任何付出都是应该的，当然，分部完成、逐步提高设计水平也是可以的，尤其对于青年教师来说，更需要以撰写设计为契机，不断完善设计方案，逐步提高自己的设计水平与教学能力。

（二）分部说明

课程信息	专业：	课程名称：	授课对象：	人数：
	教学单元：	（章或相关章节）	授课学时：	

教与学的目标	■ 情感态度目标与学习结果 一、本单元应具备的情感、态度，及其与专业培养目标、课程目标的契合度 【设计目的】 针对教与学双方不熟悉专业培养目标、课程目标；教师对学生知识价值激励不足、学生学习主动性不够，以及部分教师"只重教书，不重育人"而进行的设计。目的： 　　1. 解决学生目标不明，糊涂地学、应付考试，以及专业（职业）认同与学习动力不足、不具备良好的情感和学习态度问题 　　2. 解决部分教师存在的目标不熟，视野不宽，重教书而不重育人，或一本教材、一个教案、一份讲稿为所有专业授课而出现的教与学针对性不强的问题 　　3. 强化教师"点""线""面"结合的设计意识，提高教师"面"设计的能力，发挥"面"的立德树人，以及对学生学习的激励、鼓动作用 　　【撰写内容】 　　本单元在实现专业培养目标、完成课程目标中的地位、作用、价值，或本单元对专业培养目标、课程目标的支持、作用、贡献 　　1. 本单元内容（某一知识、理论、技能）的价值，学习这些后能够解决什么问题？对学习本门课程与专业，以及对未来工作的价值 　　2. 本单元所采用的教与学的方法的价值，包括对学习能力、创新精神、团队合作、沟通交流能力，以及正确的价值观念、思维方式、良好习惯的价值 　　【撰写说明】 　　1. 教师在设计时需要研读专业培养目标和课程目标，并将本单元教与学的目标与专业、课程目标有机融合，说明本单元都在哪些方面对上述目标具有支持、支撑作用。概要写出即可，如果能以图解形式则更为清晰 　　2. 教师需要在设计中写清本单元知识、理论、技能的价值是什么，所采用教与学方法（如自主学习、合作学习、讨论、辩论等）的价值是什么，这些是情感、态度目标的基础，是对学生所学内容的价值激励，也即让学生体会到专业重要才学，课程关键才学，知识有用才学，技能可以解决问题才学，自主学习对自己未来发展重要、合作学习对培养团队精神重要才去做等。教师需要告知学生所学、所做为什么重要，重要在哪里，不能是为了考试或者让学生感觉到是考试内容才去学、才去做，而是设法让学生建立正确的思维方式，以及良好的学习态度，激励、鼓动学生想去学，主动学、积极做 　　3. 教师不仅需要熟悉目标，以及本单元对目标的支持、支撑及价值，还需要在设计中注明如何告知学生，从而让学生在学习时知晓目标在哪里，本单元与目标的关系是什么，学习这些或者做这些的价值是什么，让学生通过一定的途径知晓目标与价值，就会主动学习和思考如何去实现这一目标，有利于学会、会学，提高能力；否则，教师花心血设计的东西，学生不知道，不知情，也就成了一纸空文 　　4. 专业培养目标与课程目标比单元目标多，不一定都能够逐一得到支持、支撑，只写有支持、支撑作用或教师自己认为应该列入设计的的内容 　　5. 课程总论应该站在整门课程的高度，撰写本门课程的目标，以及在专业培养中的地位与作用

课程信息	专业：　　　　课程名称：　　　授课对象：　　　　人数：
	教学单元：　　（章或相关章节）　　　　授课学时：

| 教与学的目标 | 二、本单元学生学习的结果
【设计目的】
　　针对一般《教学大纲》中"掌握、熟悉、了解"等概念性表述方式难以测量学习结果，以及学生分析、综合、评价、创新等高阶思维、高阶能力不足问题而进行的设计。目的：
　　1.解决学生学习结果表现性目标不够、难以测量问题
　　2.解决学生知识碎片、精炼整合与主动建构知识体系能力不强问题
　　3.加强学生批判性思维能力、创新能力等高阶思维与高阶能力的培养
【撰写内容】
　　1.能够概述本单元某些关键概念、定义
　　2.能够说明本单元某一知识点、某一知识体系、某一基本理论的内涵与价值
　　3.能够规范进行本单元的某项技术操作
　　4.能够运用本单元某一知识点、某一知识体系、某一基本理论、某一技能解决某一问题
　　5.能够对本单元某一知识点、某一知识体系、某一基本理论进行精炼与整合
　　6.能够对本单元相关概念、相关章节、相关课程内容进行融会贯通、精炼、分析及比较
　　7.能够对本单元某一知识点、某一知识体系、某一基本理论、某一技能查阅相关资料进行拓展、分析与评价，或有根据地提出自己的新观点、新方法、新技术
【撰写说明】
　　1.说明本单元在教师教与学生学之后，学生应该达到一个什么样的结果，使用"能够说明、能够概述、能够理解、能够背诵、能够运用、能够进行"等可以测量、评价的语言或行为表述
　　2.教师需要在知晓目标与结果的基础上，研读教材，以及相关拓展资源，熟知教学内容，准确确定教与学的重点、难点、疑点与知识体系
　　3.1～7项内容原则上需保持结构完整，但对于每一项中未涉及的内容可以不写，如一些单元只有理论、没有技能，一些单元只有只能提出观点，不能提出新方法、新技术等
　　4.在撰写时需要注意与《教学大纲》中"掌握、熟悉、了解"表述方式的衔接。一般认为，"掌握"的内容即是重点，"熟悉""了解"的内容依次降低层次与要求。在本设计中，是以学生为中心、以表现性目标进行分类，以记忆、理解、运用、分析、评价、创新进行分层分级的。对于所有学生来说，"掌握"内容可以认为是1～4项，"熟悉、了解"内容可以理解为是5～7项，而对于部分学有余力，求知欲望、学习能力、创新精神比较强的学生来说，5～7项要求又可以作为重点内容。因为这些内容为学生提供了个性发挥、才智展示的平台与机会，即使这样的学生是少数或者是极少数，但是我们也必须进行设计与说明，不然，学生的个性发展就会是空话，培养学生的高阶思维与高阶能力也会是空话，从教育公平的角度说，是对学有余力学生的不公平。因此，"掌握、熟悉、了解"的层次，以及重点的确定，不能是一概而论的，而是基于学生情况分析得出的，这也就是接下来"教与学的准备"环节中首先进行学情分析的原因
　　5.由于受到设计书的性质与字数的限制，重点内容一般不需要写到某一具体的知识点（线），但对于疑点和难点可以写到具体的知识点（线） |
| 教与学的准备 | ■　学情与支持资源分析
【设计目的】
　　针对教师以教为中心，对所教对象了解不足、自我与教研室教学经验总结、反思不足、科研转化教学不足，以及缺乏对支持资源的细致分析问题而进行的设计。目的：
　　1.促进教师将以学生为中心的理念转化为教学行为，加强对学习对象的分析 |

课程信息	专业：	课程名称：	授课对象：	人数：
	教学单元：	（章或相关章节）	授课学时：	

| 教与学的准备 | 2. 形成自我总结、反思与借鉴他人经验以改进教学的习惯
3. 促进科学研究成果转化为教学资源
4. 强化教材、网络资源分析与有效利用意识
【撰写内容】
1. 学情分析
2. 教师本人教学经历、体会、教学研究，以及科学研究情况
3. 其他教师与本单元有关的教学经验或引以为鉴的问题，教研室对本单元的集体备课与科学研究情况
4. 教材分析
5. 网络资源分析
6. 教与学的硬件环境支持情况
【撰写说明】
1. 学生情况分析包括专业、已具备的基础知识与技能、整体班级风气、个别学习困难学生与学有余力的学生情况等
2. 教师个人教学经历包括本单元的教学经验、体会，也可以包括对本单元教学中含有的教书育人、全人教育内容的认识与运用。教研室其他教师对本单元的教学经验、体会或问题，以及集体备课内容也是教学资源之一，也需要进行分析。同行经验值得借鉴，体会需要分享，教训需要共勉，问题需要改进，因此，应该列入设计之中进行分析
3. 教研室与本单元有关的科学研究成果也应该进入设计，以体现科研对教学的支持、反哺作用，也是拓展学生视野，培养创新精神的措施之一
4. 本单元在所选教材中呈现的方式，存在的不足与问题，与其他教材的异同点，为什么选用这本而不选用那本教材，各自的特点是什么，都需要建立在分析的基础上，都需要在设计中予以说明
5. 教与学的网路资源越来越受到重视和利用，但是在网络资源几近"泛滥"的情况下，教师的分析显得十分必要，哪些最有价值、最有权威性，哪些最适合于本单元的学习等，都需要教师提前准备好、设计好
6. 硬件环境支持资源包括教室、多媒体设施、图书馆、电子数据库、网络共享资源等。对于一般院校这些资源都是可以满足的，所以教师在撰写时，不需要一一列出设备清单，只要说明这些硬件设施可以满足本单元需要就可以了。只有一种情况例外，就是当有特殊需要时，应该提前设计并提出要求，以便于有关部门准备 |

■ 策略与方法设计

教师任务（教学要从点、线、面三个层面进行设计）	学生任务（学习要从点、线、面三个层面进行）

【设计目的】

针对教师单纯重视"点"知识传授，忽视"线"与"面"设计而出现的学生知识碎片化以及知识体系主动建构意识不足、分析、评价、创新能力不足、学生学习主体意识与责任不足而进行的设计。目的：

1. 强化"点""线""面"结合的内容设计

2. 强化以学生为中心教学策略与方法的运用

3. 强化学生应承担的学习任务与责任

课程信息	专业：		课程名称：	授课对象：		人数：	
	教学单元：	（章或相关章节）			授课学时：		

| 教与学的准备 | 4. 培养学生分析问题、解决问题的能力
5. 培养学生分析、评价、创新能力等高级思维与高阶能力
【撰写内容】
　　此部分包括"点""线""面"设计三个部分，三个部分各自再分为教师任务与学生任务。具体内容如下：
　　1. 点设计部分教师任务
　　①教师采取哪种策略方法实现学生学会本单元"三基"的目标
　　②教师采取哪种策略方法教授、指导学生分析、解决哪些本单元难以理解的难点与疑点问题
　　③教师采取哪种策略方法教授、指导学生运用本单元哪些知识、技能分析、解决哪些问题
　　④教师采取哪种策略方法教授、指导学生学会获取、拓展知识的方法与途径
　　⑤教师采取哪种策略方法教授、指导学生对哪一问题提出质疑并给学生部署探究性学习任务，如何指导学生对这一问题提出自己的新观点、新方法、新技术，或者教师认为哪一个问题值得自己深入研究
　　2. 点设计部分学生任务
　　①学生需要记忆、背诵、理解本单元哪些基本知识、基本理论
　　②学生需要去做哪些练习，经历哪种体验，学会操作哪项基本技能
　　③学生需要学会运用本单元哪些知识、技能分析、解决哪些问题
　　④学生需要应该完成哪些作业
　　⑤学生需要应该获取哪些拓展知识，了解哪些进展与趋势？分析解决哪一些疑难问题
　　⑥学生需要通过哪些内容与方法学会有根据地质疑问题，学会获取知识的方法，学会高阶思维并培养高阶能力
　　3. 线设计部分教师任务
　　①教师采用哪种策略与方法教授、指导学生进行本单元相关知识体系包括课程内、课程间、（学科）专业视域"线"的设计，指导学生建立知识体系概念
　　②教师采用哪种策略与方法教授、指导学生学会知识精炼、整合的方法
　　③教师采用哪种策略与方法教授、指导学生学会知识比较、分析、评价、创新的方法
　　④教师采用哪种策略与方法指导学生理论与实践结合，提高分析问题、解决问题的能力
　　4. 线设计部分学生任务
　　①学生需要记忆、背诵本单元哪些相关知识体系；学生需要理解（解释、推理、总结、概括、辨别、判断）哪些知识体系
　　②学生需要采取哪种方式（演示、转换、修改、发展、使用），学会运用哪一知识体系解决哪一问题
　　③学生需要采取哪种（区分、图解、分离、细分）方式、学会分析哪一知识体系
　　④学生需要采取哪种（设计、预测、编写、创作）方式，综合分析哪一知识体系；学生需要采取哪种方式（批判、对比、支持、证实、辩护），学会哪一个知识比较、分析、评价、创新的方法
　　⑤学生需要采取哪种训练方式、达到熟练、规范性的操作
　　5. 面设计部分教师任务
　　①教师采用什么策略和方法，引导学生投入学习，学生行为表现形式为：出勤率高，上课认真听课，不玩手机，积极参与课堂互动 |

课程信息	专业：	课程名称：	授课对象：	人数：
	教学单元：	（章或相关章节）		授课学时：

教与学的准备	②教师采用什么策略和方法，引导学生敢于表达自己对知识点、知识体系、技能、专业等的观点 ③教师采用什么策略和方法，指导学生能够理解和说明本单元知识、技能、理论对专业发展有何价值及其依据 ④教师采用什么策略和方法，引导学生行为与价值观一致，建立正确的思维方式与价值取向 6. 面设计部分学生任务 ①学生需要认真听课，关注教与学的内容，学会学习的方法 ②学生需要积极思考，积极参与课堂互动、参与辩论、积极表达个人对知识点、技能等的观点 ③学生需要认真归纳总结知识点、技能、专业的价值，认真学习本门课程，热爱专业，形成专业（职业）认同 ④学生需要做到知行统一，将知识转化为自己的行为与思维习惯。例如学生能够在日常学习与生活中，自然而然地以藏象理论分析人体的生理结构、功能、与临床的关系并积极思考取类比象的价值以及主动探索值得进一步研究的问题等 【撰写说明】 1. 此部分是为了实现"学生学习结果"的而选取的教与学策略与方法。由于内容上已经在其中作了具体介绍，因此，此部分重点撰写内容是策略与方法，是达成目标与学习结果的策略与方法设计 2. 在教师任务上会与"学生学习结果"有些重复，但是因为是从教师"教"的策略与方法角度进行的描述，可以适当重复但是不能简单重复，需要进行凝练、升华，或以路线图的形式表示，注意不能写成讲稿 3. 教师任务与学生任务会有重复，但同样因为是从教与学两个不同角度的描述，因此，必要的重复是可以的，且教师任务与学生任务虽有些重复，但学生任务是教师设计、写给学生看和做的，从这个角度说，也可以认为是不重复的 4. "点"、"线"设计中提出了很多策略与方法，教师只需写出本单元最适合的，不需要逐一列出（需要注意的是不能都是记忆、理解、运用等低阶能力的设计，而应该从记忆逐步递进到分析、评价、综合、创新等高阶能力培养要求） 5. 教师在设计任务时，应该改变以教为中心的习惯，多布置学生学习任务，如重点的知识点（线），部分是学生能够学懂的，可以布置给学生自主学习，教师的重点是教授疑点和难点，即使是疑点和难点，也是在传授的基础上，布置任务让学生探究分析、提出解决方案，教师再去指导、评价，以体现以学生为中心的理念 6. 情感态度目标也有"面"设计的内容，与内容方法策略中"面"设计相互联系但有不同，情感态度目标中的"面"是目标，而内容方法策略中的"面"是实现目标的策略与方式，应该上下呼应，相互支撑，分别撰写 7. 此部分容易写成讲稿形式，可以采用线路框图方式体现设计与实施的思路，不能写成讲稿 ■ 资源手段开发与利用 【设计目的】 针对目前教案或设计中教与学的资源利用效率不高、针对性不强问题而进行的设计。目的 1. 促进教师研读学术专著、论文，参加学术会议，拓展视野，弥补教材知识滞后问题

课程信息	专业：　　　　课程名称：　　　　授课对象：　　　　人数：
	教学单元：　　（章或相关章节）　　　　　　　授课学时：

教与学的准备	2.促进教师及时将科学研究成果转化为教学资源 3.促进教师开发与运用新媒体技术 4.促进教师开发与运用新型课堂 【撰写内容】 1.学习材料：专著、论文、专题讲座、科学问题、科研成果等 2.学习手段：挂图、标本、幻灯片、黑（白）板、视频、移动媒体等 3.新型课堂：翻转课堂、微课、模拟场景、角色互换等 【撰写说明】 1.学习材料是指教材、网络资源之外的资源，教师应该改变以教材为中心的观念，多阅读专著、论文、讲座，多关注科学问题，多进行科研工作，以拓展自己的视野 2.在学习手段越来越丰富的情况下，教师应该积极开发、运用先进的教学手段，除了传统的挂图、标本、幻灯、黑（白）板之外，还应该开发视频、手机微信等更多的教与学的手段。当然，一个单元不是所有的手段都需要开发、撰写，但是对于确实有效的手段应该进行设计并运用 3.本单元如需要利用翻转课堂、微课或模拟场景、角色互换教学时，应该提前做好设计。这些手段尤其是翻转课堂、微课、模拟场景比较复杂，需要花费时间与财力，也需要跨学科团队的支持与协助。因此，教师在本设计中，只需注明哪个部分需要开发翻转课堂、微课或模拟场景、角色互换就可以了，不需要撰写具体的开发方案。具体开发时，可以再参考本书的相关章节另行提出设计方案
教与学的实施	■　课堂内外组织与实施 【设计目的】 针对教师以课堂为中心，课堂内外不能有机结合，课上沉闷、互动不足而进行的设计。目的 1.强化课堂内外一体化设计意识 2.加强课堂互动，提高单位学时内课堂教与学的质量 3.加强课堂内外的有序衔接，强化实践、体验自主学习等环节 【撰写内容】 1.课堂组织形式：集体授课、小组讨论、实验、实训、PBL教学、翻转课堂等 2.课堂导入方式：直接导课法、温故导课法、悬念导课法、故事导课法、图片导课法、案例导课法、情境导课法等 3.课堂互动方式：引导阅读、教师提问、讨论、辩论等 4.课堂激励方式：考勤、学生参与度、成绩记录等 5.课堂延伸方式：小论文、讨论题、训练项目、体验活动、探究任务、竞赛、自主评价、个性化学习等 【撰写说明】 1.按照先课堂、后课外、内外有序衔接、互为补充的顺序进行撰写 2.必须保证结构的完整性，如必须进行课堂内外的一体化设计，组织、导入、互动、激励、延伸不能有缺项 3.对于每一项内容来说，不一定适合所有单元，也不一定全部写入某一单元之中，教师可以根据本单元的需要进行撰写 4.此部分只是组织与实施思路，不是具体的实施方案，具体的实施方案由讲稿完成，因此，此部分也不能写得像讲稿，更不能把讲稿粘贴、复制在这里

课程信息	专业：	课程名称：	授课对象：	人数：
	教学单元： （章或相关章节）		授课学时：	

教与学的评价	■ 实施效果考核与评价 【设计目的】 　　针对教的效果考核尤其是形成性评价不足、期末考试试卷缺乏设计、试卷水平不高、对培养目标支持有脱节问题而进行的设计。目的 　　1. 促进教师对于学习过程以及过程教与学效果的评价 　　2. 促进教师进行形成性评价设计，提高教师教、考、评的水平 　　3. 促进教师对期末考试的设计，提高期末考试质量 　　4. 强化教师反馈与改进意识 　　5. 强化学生高阶思维与高阶能力培养环节 【撰写内容】 　　1. 形成性评价及结果分析与运用：即时性评价、表现性评价、反馈等 　　2. 终结性考试：考核方式（笔试、技能操作、OSCE 等）、命题指导思想与原则、试题结构与各自比例 　　3. 终结性考试结果分析与运用：成绩分析方式、反馈方式、反馈时间，终结性转变为形成性的方法 【撰写说明】 　　1. 教师要有课堂实时性评价、反馈的意识，实时性评价内容、方式等应该即时写入设计之中并及时反馈给学生，从而及时改进教与学 　　2. 对于为第一次授课的教师来说，无法进行正在实施班级的评价，可以根据学校要求或其他教师教学情况进行评价方式、方法的设计 　　3. 期末考试只写出命题指导思想、试题结构即可，不要具体试题 　　4. 设计时需要注意与原教学大纲中"掌握""熟悉""了解"要求的衔接，也需要注意体现新的教育要求。在以往的考试导向倾向下，"掌握"的内容也往往是小测验尤其是期末考试的内容，而"熟悉""了解"内容较少考或基本不考。在目前的能力导向尤其是培养高阶能力的要求下，除了《学习的结果》1～4 项的掌握内容必须列入考核、考试范围外，还要适当加入 5～7 项的内容，这些内容可以在形成性评价中让学生通过讨论、辩论、撰写小论文等形式分析、评价、综合所学知识，或举一反三、有根据地提出自己的创新性观点，也可以通过优化期末考试题型结构，加入一定比例的 5～7 项的内容，以考促教、以考促学，达到培养学生高阶思维与高阶能力的目标
教与学后的反思	■ 持续更新与改进 【设计目的】 　　针对教与学是一个逐步总结、反思、改进的过程以及部分教师完成设计后不再更新问题而进行的设计。目的 　　1. 促进教师及时总结、反思与反馈并改进教与学 　　2. 促进教师不断提高教学水平 　　3. 提高课堂质量 【撰写内容】 　　1. 本单元完成后发现的不足与问题 　　2. 针对不足与问题应对设计进行的修订、补充与完善 　　3. 下一轮授课的改进措施

续表

课程信息	专业：		课程名称：	授课对象：		人数：
	教学单元：		（章或相关章节）		授课学时：	

教与学后的反思	【撰写说明】 1. 本部分是在每一单元教学完成后填写 2. 主要撰写上一轮授课后发现的不足与问题，以及对不足与问题的反思与原因分析 3. 对原有设计的修改、完善，以及对下一轮授课的改进措施

三、中医课堂教学设计参考实例

为了加强理论与实务的联系，便于教师理解框架，按照中医课堂教学设计框架，我们选择了《中医基础理论》"藏象"教学单元、《药理学》"解热镇痛抗炎药与抗痛风药"教学单元进行设计，供广大教师参考。详见表 14-2、14-3。

表 14-2　中医基础理论藏象单元设计实例

课程信息	专业：中医学　　课程名称：中医基础理论　　授课对象：14 中医 1 班　　人数：55 人
	教学单元：藏象　　　　　授课学时：18 学时

教与学的目标	■　目标契合与结果表现 　　一、本单元与专业培养目标、课程目标的契合度以及所应具备的情感、态度

知识
① 掌握藏象学说形成与内涵；掌握五脏、六腑、奇恒之腑、五行、精气血津液神间的关系
② 掌握与藏象学说相关的人文社会科学基本知识，比如秦汉官僚制度、神明

能力
① 初步具有阅读中医药古典医籍的能力；初步搜集、整理、分析医学相关文献能力
② 初步具有运用藏象学说知识，进行较为专业性沟通表达能力
③ 初步具有运用藏象学说分析人体生理病理现象能力
④ 自主学习能力、终身学习能力得到发展

情感态度
① 认识中医理论的博大精深，对藏象学说、对中医学专业产生兴趣，热爱中医事业
② 建立科学地学习中医的态度和方式方法；自主学习能力得到提高，逐步形成终身学习的观念
③ 建立天人相应思想，尊重生命，敬畏生命

（教与学过程中间栏）
- 藏象的基本概念，藏象学说的形成和特点；五脏、六腑、奇恒之腑的生理功能与特性；脏与脏、脏与腑、腑与腑、脏与奇恒之腑之间的关系
- 教师采用支架式教学，综合运用启发式教学、讨论式教学完成本教学单元的教学内容，以翻转课堂形式挖掘藏象学说的价值，强调藏象学与五行、精气血津液神、经络等内容，以及与中医诊断学、方剂学、内经选读等课程的融会贯通
- 学生综合运用朗读、记忆、背诵、图表、归纳、绘图等学习方法，运用取象比类思维方式、推演络绎思维方式完成对藏象学说的探究学习
- 形成性评价以激励学生思考、提问、质疑、形成自己观点为目标，通过系列提问、学生小讲课、课堂讨论进行即时性评价与表现性评价
- 终结性考试以促进学生综合、分析、创新能力发展为目标，注重藏象学说"三基"内容的融会贯通、综合运用，结合取象比类思维方式，推演络绎思维方式从应用、分析、综合三个层次进行考核
- 为对藏象学说学有兴趣、学有余力学生提供个性化指导

知识
① 掌握与中医学相关的人文社会科学、自然科学基本知识和科学方法
② 较为系统掌握中医学基础理论及经典理论，以及基本知识
③ 掌握中医养生、保健、康复的等基本知识

能力
① 具有阅读中医药古典医籍以及搜集、整理、分析医学相关文献的能力
② 具有较强的中医思维与临床实践能力，能够运用中医理论和技能全面、系统、正确地进行病情诊察、病史采集、病历书写、治疗及语言表达的能力
③ 具有对患者和公众进行健康生活方式、疾病预防等方面知识宣传教育的能力
④ 具有自主学习和终身学习的能力

素质
① 热爱中医事业，积极运用中医药理论、方法与手段，指导医疗实践
② 尊重生命，敬畏生命
③ 具有终身学习的观念、科学的学习态度、批判性思维和创新精神

个性发展
在全面发展的基础上，个性得到协调发展

课程目标　　　←　　　教与学过程　　　→　　　专业目标

课程信息	专业：中医学　　课程名称：中医基础理论　　授课对象：14中医1班　　人数：55人
	教学单元：藏象　　　授课学时：18学时

教与学的目标	二、本单元结束后学生的学习结果 （一）能够概述藏象的基本概念；脏、腑、奇恒之腑的生理特点；藏象学说的特点；五脏的生理功能、生理特性；六腑的生理功能和生理特性；奇恒之腑的生理功能；能够说明与藏象学说相关的人文社会科学、自然科学知识，比如秦汉官僚制度、神明 （二）能够说明藏象理论、取象比类思维的内涵与价值 （三）能够使用规范的中医术语，表达说明脏腑生理特性、功能及其关系；能够初步阅读中医药古典医籍；能够初步搜集、整理、分析医学相关文献；能够初步运用中医思维认识分析人体生理病理现象 （四）能够运用"取象比类"思维方法解释说明五脏的生理特性和功能，与五行的关系；运用"推演络绎"的思维方法说明五脏与六腑、与体窍志液时的关系 （五）能够建立以五脏为中心的人体自身整体性及五脏与外界环境统一性的整体观念；尊重生命，敬畏生命 （六）能够将五脏、六腑、奇恒之腑的生理特性和功能与阴阳学说、五行学说、病因学说、病机学说等内容进行分析比较、融会贯通，为《中医诊断学》、《中药学》、《方剂学》、《内经选读》的学习以及临床实践奠定坚实的基础 （七）能够绘制五行与五脏的关系图；能够从精气血津液神角度，绘制五脏、六腑、奇恒之腑生理功能和生理特性，及其关系图；能够绘制本教学单元知识点关系图；能够形成藏象学说价值的个人体系，建立科学的学习态度，带着问题进行学习，尝试有根据地提出质疑与自己的观点；能够分析评价"取象比类思维"，有根据地提出自己观点；能够建立藏象学说指导下的中医健康观、中医治病观、中医预防观
教与学的准备	■ 学情与支持资源分析 一、教师个人教学经历 本教学单元的内容在个人研究方向内，针对"五脏应时"理论先后发表多篇论文。对本教学单元有较为系统的研究，能将"五脏应时"、"天人相应"理论与藏象学说紧密结合，并及时将最新国内外研究进展介绍给学生，拓宽学生的视野；能够很好地引导学生在中医思维指导下，建构藏象知识体系 二、教研室其他教师对本单元的教学经验或问题 教研室非常重视本单元教学内容，对藏象学说进行了较为深入的研究，主要涉及肺系统、脾系统、肝系统、肾系统，发表有关藏象理论研究论文50余篇。从各个学期期末考试成绩分析结果看，都能够高质量的实现教与学的目标。由于本单元与传统文化结合的紧密性，教师普遍反映需要提高学生的传统文化素养，需要向学生推荐和指导阅读与教学内容相关的涉及传统文化的书籍 三、学生情况分析 （一）学生已经学习了"精气学说""阴阳学说""五行学说""中医的思维方法"等基本知识和基本理论，为进一步学习藏象单元内容奠定了一定的基础 （二）经过前面单元的教学，学生进一步认识和了解了中医，体会了中医学理论体系的博大精深，产生了浓厚的学习兴趣。但随着学习任务的加重，学生可能会产生畏难情绪 （三）上课气氛较活跃，学习兴趣浓厚，互动效果较好，大多数学生能做到课上认真听讲，课下复习和预习，并能在课间就不理解问题与教师及时沟通，或者通过电子邮件、BB平台和QQ询问，尤其由14级转专业来的10位学生学习非常认真

课程信息	专业：中医学　　课程名称：中医基础理论　　授课对象：14中医1班　　人数：55人
	教学单元：藏象　　授课学时：18学时

教与学的准备	四、教材 　　本教学单元的内容以《中医基础理论》（第九版）（孙广仁，郑洪新主编）为蓝本，该教材属于全国中医药行业高等教育"十二五"规划教材，在充分吸收以往几版教材所有优点的同时，适度增加了一些教学内容和成果，以适应中医学现代化发展要求，在保持中医学的传统特色的基础上，注重中医基础理论的完整性、系统性、科学性；突出中医思维，在着重阐述课程中的基本理论、基本概念和基本知识的同时，着重叙述中国传统文化、古代哲学思想及中医思维方式，提高学生对中医基础理论和概念的认知能力，开发学生的思维潜能，拓宽学生的视野 　　就本教学单元内容来说，教材在编排上便于学生学习和教师讲授，但是不能很好体现藏象理论的整体性、系统性，没有给予"取象比类"和"整体观念"思维足够的重视，一定程度上导致学生单纯记忆生理特性和生理功能，而忽视了"取象比类"和"整体观念"的思维培养，需要教师在教学过程有目的地去调整 　　五、教与学的硬件环境支持情况 　　学校具备良好的教学硬件环境，比如：多媒体设备、文献数据库、BB教学平台等，能够很好的支持教师采用各种教学方法进行教学
	■　策略方法设计
	教师任务（教学要从点、线、面三个层面进行设计）　　学生任务（学习要从点、线、面三个层面进行） 　　在已有五行知识网络结构下，进行支架式教学，构建五行与五脏的最近发展区，帮助引导学生，建构出新　　一、能够熟练运用取象比类思维方法、推演络绎思维方法分析五行关系

287

续表

课程信息	专业：中医学　　课程名称：中医基础理论　　授课对象：14中医1班　　人数：55人		
	教学单元：藏象　　　授课学时：18学时		

| 教与学的准备 | 的知识网络。以整体观念为指导思想，以阴阳五行学说、精气血津液神、经络为纽带，将藏象学说内容进行整合教学，并运用翻转课堂形式完成部分教学内容
一、整合本单元教学内容
（一）整合单元内容
1.运用"整体观念"的思维方式，介绍藏象学说的特点
（1）以图表形式说明"五脏为中心的人体自身的整体性"
（2）以"取象比类"、"推演络绎"和"天人相应"的思维方式介绍"五脏与外界环境的统一性"
2.通过结合社会文化背景介绍藏象学说形成的历史背景，以加深学生对藏象学说构建的理解
（二）整合课程内的内容
1.以五行特性为基础，运用"取象比类"的思维方式引导学生理解脏腑的生理特性和生理功能；运用"推演络绎"法，介绍脏腑与体、窍、志、液、时的关系，说明藏象学说是以五脏为中心，将自然界的各种事物和现象以及人体的生理病理现象，按其属性进行归纳，从而将人体生命活动与自然界的事物或现象联系起来，形成人体内外环境的整体性
2.将五行之间生、克、制化、相乘、相侮、母子相及的内在规律代入五脏间关系进行类推，说明五脏之间的生理联系和病理关系
3.将阴阳学说代入藏象学说，说明脏腑气机之间对立制约、互根互用、消长转化和动态平衡的关系。如："肺气的宣发与肃降"、"肝主疏泄与肝藏血"、"肝主升与肺主降"、"心火下降与肾水上升"、"肾气的封藏与肝气的疏泄"、"脾主升与胃主降"
4.以精气血津液神为纽带，通过分析、归类、比较等方法将知识点整合，如：津液代谢与脏腑的关系；气血生成、运行与脏腑的关系；五神脏
5.将脏腑功能失调与病因学说、病机学说相联系
（三）整合课程间的内容
1.指导学生通过对藏象理论的学习，初步了解《内经选读》中的藏象学术思想及中医原创性思维
2.指导学生明确脏腑的生理病理表现与《中医诊断学》关系紧密
3.指导学生认识到药、方的应用离不开基础理论的指导，藏象理论的学习对《中药学》、《方剂学》的重要 | 二、能够熟练运用取象比类思维方法说明五脏与五行的关系、五脏之间的关系
三、记忆背诵藏象的基本概念；脏、腑、奇恒之腑的生理特点；藏象学说的特点；五脏的生理功能，生理特性，及与形、窍、志、液、时的关系；六腑的生理功能和生理特性
四、能够熟练运用推演络绎的思维方法、结合精气血津液神学说，说明六腑生理功能和特性；说明五脏与六腑关系、六腑之间关系
五、能够熟练运用推演络绎的思维方法、结合精气血津液神学说、经络学说，说明奇恒之腑生理功能和特性；说明与五脏、与六腑关系、奇恒之腑之间关系；能够绘制五行与五脏的关系图；从精气血津液神角度，绘制五脏、六腑、奇恒之腑生理功能和生理特性，及其关系图；绘制本教学单元知识点关系图
六、以中医学整体观念为指导，建立"单元内的关联线"、"课程内的关联线"和"课程间的关联线"，进一步建构藏象理论知识体系
七、逐步提高分析解决问题能力
（一）结合日常生活，运用比较、演绎、类比、司外揣内、试探和反证等中医具体思维方法，分析生理病理现象，逐步培养中医思维。如：肝为何能疏通畅达全身气机？小肠如何发挥"泌别清浊"的功能
（二）有意识地使用中医规范术语进行表达
（三）利用文献数据库、电子图书、视频数据库资源来拓展阅读，针对具体疑难点展开分析思考，完成相关讨论题或小论文
八、自觉建立中医思维模式，体会中医价值
（一）积极查阅文献，参与取象比类 | | |

续表

课程信息	专业：中医学　　课程名称：中医基础理论　　授课对象：14中医1班　　人数：55人	
	教学单元：藏象　　授课学时：18学时	
教与学的准备	理论指导意义 　　二、加强学生学习能力的培养 　　（一）专业术语表达能力：鼓励学生尽量运用中医专业术语进行表述，从熟悉到习惯地运用中医表述方法 　　（二）阅读文献能力：指导学生阅读古代专著中关于藏象的部分典型重点章节段落，加深理解中医理论及中医原创思维；阅读教材相关章节的补充材料和期刊文献，了解藏象理论研究新进展，实验研究新发现，以及现代科学新技术、新方法和新成果在中医学中的应用 　　三、加强学生情感态度价值观的培养 　　（一）分析讨论取象比类思维在现代中医研究、中医基础理论、中医病理、中医诊断、中医治法、中药学、方剂学中的运用，总结概括该思维的价值，突出中医药应用范围和前景广泛，尤其独特思维模式对于疾病诊疗具有十分重要的指导意义，提高学生对本单元教学内容和中医学专业的认同感和自豪感 　　（二）通过脏腑关系，分析讨论中医学的健康观、治病观、预防观。将传统文化知识与本教学单元内容相结合，使学生体悟到"整体观念"、"天人相应"和"致中和"思想	思维在现代中医研究、中医基础理论、中医诊断、中医病理、中医治法、中药学、方剂学中运用的讨论，总结概括取象比类思维的价值 　　（二）查阅文献，通过脏腑关系，分析讨论中医学的健康观、治病观、预防观的讨论，主动将传统文化知识与本单元教学内容相结合，归纳总结"整体观念"、"天人相应"和"致中和"思想 　　（三）总结挖掘本教学单元内容的价值，感受中医理论的博大精深，热爱中医事业 　　九、提高与藏象学说相关的与中医学相关的人文社会科学、自然科学基本知识，熟悉和了解秦汉官僚制度、神明

■　资源手段开发与利用
　　一、学习材料
　　为了更好地理解藏象，提高本教学单元的学习质量，学生还需要阅读以下学习材料，并鼓励学生自己发现学习材料
　　（一）论著
　　1.郭霭春.黄帝内经素问校注语译［M］.第2版.天津：天津科技出版社，1999
　　2.郭霭春.黄帝内经灵枢校注语译［M］.天津：天津科技出版社，1999
　　3.卜宪群.秦汉官僚制度［M］.北京：社科文献出版社，2002
　　（二）期刊文献
　　1.刘晓燕，郭霞珍.试论中医藏象理论中应时特征的内涵［J］.广州中医药大学学报，2012，29（3）：320-322
　　2.胡冬斐.中医心藏象理论规律研究［J］.上海中医药大学学报，2007，21（4）：16-19.
　　3.覃骊兰，蓝毓营，马淑然.关于中医"肾应冬"理论内涵的探讨［J］.中国中医基础医学杂志，2013，19（5）：482-485
　　（三）网络视频
　　1.李德新教授录制的《中医基础理论》讲座视频中"藏象理论"，网址
　　http：//list.youku.com/albumlist/show?id=4215344&ascending=1&page=1
　　2.北京中医药大学《中医基础理论》国家精品课程资源，网址
　　http：//course.jingpinke.com/details?uuid=8a833999-1e4881f5-011e-4881fc97-0b37&courseID=S0700473

课程信息	专业：中医学	课程名称：中医基础理论	授课对象：14中医1班	人数：55人
	教学单元：藏象	授课学时：18学时		

教与学的准备	3. 山东中医药大学《中医基础理论》国家精品课程资源，网址 http://resource.jingpinke.com/details?objectId=oid：ff808081-29587567-0129-5875da74-6b51&uuid=ff808081-29587567-0129-5875da74-6b50 二、学习手段 制作了PPT，一方面提高课堂信息量，另一方面更加直观的体现五行与五脏、脏与腑等之间的关系
教与学的实施	■ 课堂内外组织与实施 一、以集体授课为主要形式，局部教学使用翻转课堂，在教学过程中穿插随堂讨论、学生小讲课等教学方法 二、根据教学策略、教学方法、学时安排，分别使用不同的导课方法 （一）温故导课法，复习五行知识，掌握学生基础知识的学习情况，引出藏象教学单元教学内容 （二）故事导课法，结合《医古文》中的扁鹊传，扁鹊见齐桓侯的故事，引出藏象概念 （三）结合传统文化知识导课 秦汉封官制度为背景，说明《内经》中取类比象，将脏腑分为十二个官，比喻说明其生理功能。如：心为"君主之官"、肝为"将军之官"、脾为"仓廪之官"、肺为"相傅之官"、胆为"中正之官"等 三、课堂互动方式 本教学单元教学内容多，占用学时较多，结合教学策略和方法，采用了以下几种互动方式 （一）课上提问，引导思考 根据前次课程的教学内容，设计一定量的问题，在课堂上进行提问，检验学生学习质量，例如：为什么说肾主水？肾主纳气的机理是什么？六腑的共同生理特点是怎样的？为什么"六腑以通为用"？怎样理解胆既属于六腑，又属于奇恒之府？怎样理解"利小便以实大便"？怎样理解心肾相交？肺与肝在气机调节方面的作用是怎样的？六腑之间的关系是怎样的？五脏与六腑的关系是怎样的？试述脾胃之间的关系 （二）学生小讲课 1. 在学习完心、肺、脾、肝后，请学生按照取象比类的思维方法，带领大家学习肾的生理特性和功能 2. 分析讨论取象比类思维在现代中医研究、中医基础理论、中医病理、中医诊断、中医治法、中药学、方剂学中的运用，总结概括该思维的价值，通过脏腑关系，分析讨论中医学的健康观、治病观和预防观，每个小组分别汇报研究成果 3. 总结挖掘本教学单元内容的价值，每个小组分别汇报，感受中医理论的博大精深，热爱中医事业 （三）随堂讨论 本单元教学内容与传统文化有着紧密的联系，需要提高学生对传统文化的重视程度，因此，针对下列的内容，采用了随堂讨论的互动方法 1. 心为五脏六腑之大主，而不是脑 2. 呼吸与肺关系密切，但是肾能纳气 3. 中医通过"以象测藏"的方法就可以探知内在脏腑的生理病理变化，而不要仪器设备的检查 4. 中医脏腑生理功能病理变化与自然界密切关系 5. 中医脏腑研究重视功能轻形态

课程信息	专业：中医学　　课程名称：中医基础理论　　授课对象：14 中医 1 班　　人数：55 人
	教学单元：藏象　　　授课学时：18 学时

| 教与学的实施 | 四、课堂激励方式
　　本单元教学内容在中医基础理论课程中占据重要的位置，为了激励和引导学生高质量完成学习目标，赋予本单元的平时成绩为 30 分，其中学生考勤占 5 分，课堂提问与随堂讨论占 10 分，学生小讲课 10 分，小论文占 5 分
五、课堂延伸方式
　　学生从下列题目中任选一个，完成一篇 1000 字的小论文，要求参考文献不能少于 10 篇，题目一分析评价藏象与脏器的异同点，提出自己的观点；题目二分析评价"取象比类"思维，提出自己的观点 |

| 教与学的评价 | ■　实施效果考核与评价
　一、形成性评价及结果分析与运用
　（一）教学过程中，采用即时性评价与表现性评价相结合方式
　1.课上提问、随堂讨论环节采用即时性评价。与提问、讨论同步开展，以表扬和鼓励为主，激发学生学习藏象学说的兴趣，敢于回答老师的提问，并发表个人的观点。对于敢于发表个人观点的学生，在正常记载平时成绩的基础上，给予鼓励性加分。此外，认真汇总分析学生参与度、学生回答正确率、学生回答质量，分析学习结果的实现程度，反思问题设计质量、讨论话题设计质量、教学设计、教学方式方法，能够改进的及时进行改进
　2.学生小讲课环节采用表现性评价，分为小组表现评价，组员表现评价，并折算成学生平时成绩 |

小组表现评价表

评价标准	自评	他评	教师评价
提出了与其他组不同的观点			
汇报准备充分			
文献检索数量多、范围广			
语言表达清晰、有条理			
对于同学提出的质疑，能够给出令人信服的解释			
注：采用 5 级评分法，即最好 5，最差 1，以此类推			

组员表现评价表

评价标准	自评	他评
积极参与文献搜集、归类、分析		
积极参与汇报准备工作：制作 PPT、撰写汇报稿		
积极回答组外同学提出的问题		
团结同学，能够进行合作学习		
注：采用 5 级评分法，即最好 5，最差 1，以此类推		

续表

课程信息	专业：中医学 课程名称：中医基础理论 授课对象：14 中医 1 班 人数：55 人		
	教学单元：藏象 授课学时：18 学时		

课程信息	教与学的评价

3. 小论文环节采用表现性评价

评价标准	得分
字数达到 1000 字	
参考文献达到 10 篇	
提出了自己的观点	
语言表达清晰、逻辑清楚	
中医专业术语使用规范	
总分	

教师在进行评阅同时，要进行统计分析，发现共性问题，一方面向学生反馈，另一方面教师要根据共性问题采取相应措施

（二）结果分析与运用：形成性评价的结果经分析后，一方面成为教师指导学生的依据，进行有针对性的帮助；另一方面成为教师反思的依据，针对问题，分析查找原因，进一步完善和修改教学设计

（三）反馈：反馈对象包括学生、教师、教学。即时性评价采用当面实时反馈的方式，表现性评价经数据汇总整理后，以组为单位进行反馈。本教学单元结束后，反馈每一位同学的在本教学单元获得的平时成绩情况

二、终结性考试

（一）考核方式：笔试

（二）命题指导思想与原则：以促进学生综合、分析、创新能力发展为目标，对于五脏、六腑、奇恒之腑的生理功能与特性，及其之间的相互关系等"三基"内容，在考核目标上，仍注重记忆、理解、应用低阶思维；但是就本教学单元内容，为了突出其重要性，强化"三基"融会贯通、综合应用，将综合、分析、创新高阶思维目标纳入考核范围，设置开放性的主观论述题，系统考核藏象教学单元学生学习质量，是否形成了个人独特的观点

（三）试题结构与各自比例

考核属于该教学单元知识点占比要达到 20%，以百分制计算要占到 30 分，其中高阶层次试题的分数达到 10 分

试题类型主要采用选择题、论述题两类，其中论述题采用开放性命题方式，按照高阶层次试题要求命题，由教师采用 SOLO 分类评价方法进行评分

三、终结性考试结果分析与运用

（一）成绩分析方式：借助教务处的考试管理系统，由系统从试卷整体、学生个人、题目多个维度自动分析成绩

（二）反馈方式：反馈方式主要依托考试管理系统，将分析结果分别反馈到不同对象，反馈至试题库，以完善题库；反馈至授课教师，以分析教的目标实现程度；反馈至学生，以分析学的目标实现程度；反馈至教研室，以分析课程及教师教学质量；反馈至院部、教学管理部门、校领导，以分析学校教学状况

（三）反馈时间：成绩分析完后，核验数据后，马上向各个对象进行反馈

（四）终结性转变为形成性的方法：成绩分析结果通过反馈，影响了题库建设、教师教学设计、学校规章制度建设，为更好的组织实施下一轮次的期末考试、课程教学、规章制度建设提供好的评价信息

续表

课程信息	专业：中医学　　　课程名称：中医基础理论　　授课对象：14 中医 1 班　　人数：55 人
	教学单元：藏象　　　　　　授课学时：18 学时
教与学后的反思	■　持续更新与改进 　　一、本单元完成后发现的不足与问题 　　（一）学生传统文化学习需要进一步加强 　　（二）学生参与度低 　　二、针对不足与问题应对设计进行的修订、补充与完善 　　（一）进一步激发学生学习传统文化的兴趣，提供更加丰富的与教学内容相关的传统文化背景资料，并加强学生文献资料学习质量的考核 　　（二）提高问题设计质量，努力将问题的难度控制在学生的最近发展区，稍微努力就能回答，同时提高问题的兴趣性，使学生愿意思考愿意回答 　　三、下一轮授课的改进措施 　　（一）加强学生文献资料学习质量的考核，督促学生提高传统文化修养 　　（二）加强形成性评价，丰富形成性评价的手段，适应不同的学生需求

表 14-3　药理学单元设计实例

课程信息	专业：中医学　　课程名称：药理学　　授课对象：2013 级中医临床（1）班　　人数：60 人
	教学单元：解热镇痛抗炎药与抗痛风药　　　　　　授课学时：2 学时
教与学的目标	■　情感态度目标与学习结果 　　一、本单元应具备的情感、态度，及其与专业培养目标、课程目标的契合度 图 1　本单元知识目标对课程目标、专业目标的支持作用示意图

课程信息	专业：中医学　课程名称：药理学　授课对象：2013级中医临床（1）班　人数：60人
	教学单元：解热镇痛抗炎药与抗痛风药　　　　　　　授课学时：2学时

教与学的目标

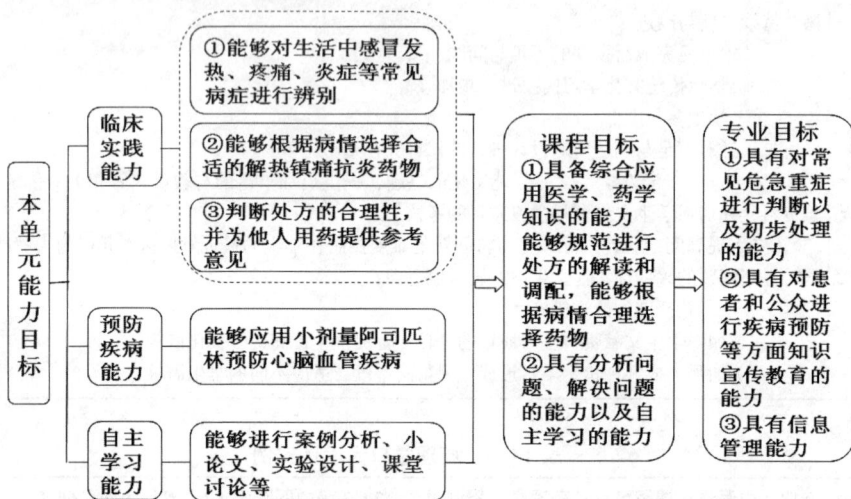

图2　本单元能力目标对课程目标、专业目标的支持作用示意图

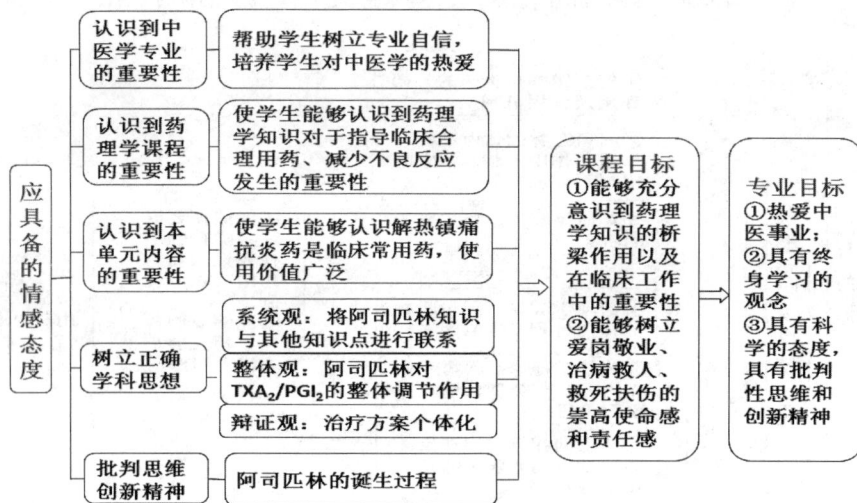

图3　本单元情感态度目标对课程目标、专业目标的支持作用示意图

二、本单元学生学习的结果

（一）能够概述解热镇痛抗炎药、NSAIDs、水杨酸反应、阿司匹林哮喘、瑞夷综合征等概念

（二）能够说明解热镇痛药的共同作用及作用机制；能够扼要概述阿司匹林的体内过程、作

续表

课程信息	专业：中医学　课程名称：药理学　授课对象：2013 级中医临床（1）班　人数：60 人
	教学单元：解热镇痛抗炎药与抗痛风药　　　　授课学时：2 学时

| 教与学的目标 | 用、作用机制、临床应用与不良反应；能够运用本单元所学知识为感冒发热等常见病症的临床合理用药及防治，提供理论基础

（三）能够掌握常用解热镇痛抗炎药的临床适应证及使用剂量，规范进行处方的解读和调配

（四）能够掌握常用解热镇痛抗炎药的使用剂量、临床适应证、不良反应的表现及防治措施，能够具有对生活中感冒发热等常见病症进行处理，并为他人用药提供参考意见

（五）能够对"阿司匹林抑制血小板聚集的作用与其他抗凝血药物，以及具有活血化瘀的中药"这一知识点进行精炼与整合，并能在中医理论的指导下，设计活血化瘀中药的药效试验，从而将相关课程内容进行联系

（六）能够将"抗炎药与抗菌药""NSAIDs 与 SAIDs""阿司匹林与氯丙嗪在解热方面的不同、与吗啡在镇痛方面的不同、与糖皮质激素抗炎方面的不同"等方面内容进行融会贯通、分析比较

（七）能够理解"解热、镇痛、抗炎"作用的含义，并且能够与"清热、解表"等中医理论联系，通过查阅资料，进行分析和评价，并提出自己的看法和观点 |
| 教与学的准备 | ■　学情与支持资源分析
　　一、学情分析
　　课程授课对象为中医学专业本科三年级学生，他们经过两年的基础课学习，已经初步掌握生理、生化、解剖、病理等相关知识，有利于解热镇痛药物作用机制的掌握及理解，但面对本章繁多的知识内容，部分学生尚未找到恰当的学习方法，感到吃力，所以，教师应该注意相关基础知识的补充。对一些求知欲比较强的学生，可以布置一些开放性的试题，让学生课下查阅资料，小组讨论，并通过网络平台和大家进行交流。对于个别学习困难的学生，可课下个别辅导，并且要鼓励其树立学习的自信心，增强其学习的主动性和积极性，争取"人人皆成有用之才"
　　二、教师本人教学经历
　　（一）教学经历、经验：笔者于 2003 年 7 月任教至今，一直工作在教学第一线，针对本单元内容，共教授了 13 届、约 4000 余学生，包括中医学、针灸推拿学、骨伤学、护理学、药学、中药学等专业，具有丰富的教学经验。能够将枯燥的理论知识与生活经验、临床案例结合起来，营造出良好的课堂互动氛围，实现学生"乐中学""做中学""有机会学""有方法学"，并且要对学生学习的结果"有评价"
　　（二）教研情况：笔者目前承担安徽省教育厅省级教学研究项目（项目名称：基于教考分离制度的药理学试题库建设研究，编号：2015jyxm185）一项，安徽中医药大学教学研究项目（项目名称：哲学思想在药理学教学中应用的研究，编号：2013xjzc009）一项
　　三、教研室对本单元的集体备课与科学研究情况
　　教研室共有专职教师 8 位，均有硕士以上的学历，具有丰富的教学经验。在本章的教学过程中，老师、学生总体反映良好，如 PPT 制作精良、板书规范、注重师生互动等。但是很多教师认为需要加强与临床的结合，利用高质量的具有真实性临床案例进行分析，更加有利于体现药理学的临床桥梁作用
　　四、教材分析
　　本教学单元内容源自孙建宁主编的《药理学》（第九版），该教材属于全国中医药行业高等教育"十二五"规划教材，适用于中医学类、中药学类等专业使用。该教材按照先总论、后各论的顺序，按照人体的各个系统对药物进行分类，有助于学生掌握《药理学》的知识体系，提高学生的学习效率
　　在本教学单元中，该教材重点介绍代表药物阿司匹林，对其他药物的特点用列表形式进行比较，并且用思维导图的形式分析药物的作用环节，有助于提高学生的学习兴趣。但其内容还不够 |

续表

课程信息	专业：中医学　　课程名称：药理学　　授课对象：2013 级中医临床（1）班　　人数：60 人
	教学单元：解热镇痛抗炎药与抗痛风药　　　　　　　　授课学时：2 学时

全面：本教材中未介绍相关中药有效成分的药理研究，而在苏云明主编的《药理学》中，介绍了具有清热、解表作用的单味中药及复方制剂，有利于巩固学生的专业思想

　　五、网络资源分析

　　在信息化社会，网络资源已经成为学生获取知识和自主学习的重要手段。在"鱼龙混杂"的网络信息里，要教会学生如何去识别并利用这些信息。例如，国家精品课程网站、中国知网及 PubMed 数据库、杂志社的官网等都是比较可靠的资源

　　六、教与学的硬件环境支持情况

　　教室具有多媒体、黑板等基本设施。本单元翻转课堂所需要的微课视频，可在校录播室进行录制。图书馆可提供纸质以及电子图书资源，并且拥有先进的文献及视频数据库，可为学生的自主学习环节提供资源

■　策略与方法设计

教师任务（教学要从点、线、面三个层面进行设计）	学生任务（学习要从点、线、面三个层面进行）

教与学的准备

课堂设计流程示意图

课程信息	专业：中医学　课程名称：药理学　授课对象：2013级中医临床（1）班　人数：60人	
	教学单元：解热镇痛抗炎药与抗痛风药　　　　　授课学时：2学时	
教与学的准备	一、点设计 （一）以药物的作用机制为主轴，分析阿司匹林的药理作用、临床应用和不良反应 （二）采用案例法引导教学，从药物因素、机体因素及环境因素等三个方面分析合理用药的原则，解答案例中所提问题，解决难点问题"解热镇痛抗炎药临床用药的选择" （三）首先分析影响血小板聚集的因素，然后采用天平的动态平衡动画来模拟、分析阿司匹林对TXA2/PGI2的影响。帮助学生理解疑点"小剂量的阿司匹林抑制血小板的聚集，而大剂量的阿司匹林对血小板聚集没有明显" （四）通过案例分析，指导学生掌握常用解热镇痛抗炎药的使用剂量、临床适应证、不良反应的表现及防治措施，能够具有对生活中发热、疼痛、炎症等常见病症进行处理 （五）通过课下学习任务的拓展及延伸课堂的设计，培养学生自主学习的能力，并且教会学生如何查阅资料、获取知识、整合信息 （六）为什么选择性COX-2抑制剂的胃肠道不良反应呈明显下降，但肾脏、心血管的不良反应依然存在，这是不是说COX-2本身也参与一些生理过程而COX-1同样能介导炎症反应呢，教师可指导学生自主探究、查阅资料、分析COX的类型及生物学研究进展，以解答疑点，并提出新观点 二、线设计 （一）将不同类型解热镇痛抗炎药的特点进行横向比较，使单元内各个药物之间形成"线"；分别将阿司匹林的解热作用与氯丙嗪的体温调节作用比较、镇痛作用与吗啡比较、抗炎作用与糖皮质激素比较，形成课程内相似知识点上的"线"；在学习药物分类时，需要用到《药物化学》知识；讲到发热、疼痛的产生时，要用到《生理学》的体温调节机制、神经冲动传导过程等知识；讲到炎症的症状表现时，又需要用到《病理学》的炎症渗出、增生、变质理论，从而形成不同课程之间的"线" （二）分别设置小剂量阿司匹林抑制血小板聚集的作用与"活血化瘀"中医理论有何联系呢，如果让学生设计一个活血化瘀中药的药效及机制实验，该从哪方面入手呢，等研究性问题，指导学生自主设置通线 （三）将具有相似作用的药物（如NSAIDs与SAIDs、阿司匹林与氯丙嗪、吗啡、糖皮质激素）、容易混淆的概念（如抗炎药与抗菌药）等进行融会贯通、比较分析，并且指导学生掌握这种学习方法 （四）指导学生将中西医理论进行比较，如现代医学的	一、点任务 （一）能够概述阿司匹林的体内过程、药效学以及药物相互作用的相关理论，并且能够记忆阿司匹林的药理作用、作用机制、临床应用及不良反应 （二）学生能够掌握常用解热镇痛抗炎药的使用剂量、临床适应证、不良反应的表现及防治措施，能够具有对生活中感冒发热等常见病症进行处理、并为他人用药提供参考意见。深入医院或者药房，对常见的解热镇痛抗炎药剂型和成分进行一些调查，并列表总结，以增强自身的实践能力，最终目的是能够规范进行处方的解读和调配，指导临床合理用药 （三）学生需要完成课堂上教师布置的复习题、思考题以及课外作业等 二、线任务 （一）分析比较归纳阿司匹林与其他解热镇痛抗炎药的特点、与相似作用药物的异同点以及与相关课程的内在联系，并且能够记忆重点知识线（如阿司匹林的药理作用、作用机制、临床应用及不良反应） （二）采用列表式的方法，对具有相似作用的药物、容易混淆的概念进行比较；通过形象图示法，对相关联的课程之间的知识体系进行融会贯通 （三）查阅资料将"解热、镇痛、抗炎"与"清热、解表"的中医理论联系、比较、分析，撰写小论文，在论文中提出自己的新观点、新方法 （四）根据药动学及药效学理论，进行处方分析、合理选药 三、面任务 （一）学生应主动去了解COX家族的生物学研究进展；并养成阅读

续表

课程信息	专业：中医学　课程名称：药理学　授课对象：2013 级中医临床（1）班　人数：60 人
	教学单元：解热镇痛抗炎药与抗痛风药　　　　　授课学时：2 学时

	"解热、镇痛、抗炎"与传统中医理论"清热、解表"的关联性，并且能够就此知识点进行分析、评价，提出新观点，最后以小论文形式完成作业 　　三、面设计 　　（一）将阿司匹林抑制血小板聚集的作用与丹参、三七等活血化瘀中药预防心脑血管疾病的功效进行比较，使学生充分认识到中医药的优势，坚定中医药可靠性的信念 　　（二）学生表现的机会，通过小组讨论、课堂汇报等形式，引导学生表达自己的观点 　　（三）列举数据，引导认识到解热镇痛抗炎药在临床上的广泛用途，使学生充分认识到本单元内容对于指导临床用药能的重要性，从而建立起良好的学习态度 　　（四）通过德育教育的渗透，引导学生树立正确的价值观；通过角色扮演，使学生真正体会到患者的痛苦，从而设身处地的为患者着想，引导行为与价值观保持一致	文献的习惯、持续更新知识，以此来了解最新研究进展和发展动态，以解决学习过程中遇到的疑点问题 　　（二）学生要认识到不同类型的 COX 对 PG 生成的影响不同，正是由于对这种机制的质疑，才有了选择性 COX-2 抑制剂的发现。因此，学生应尊重知识而不是盲从书本，不迷信权威，在批判思维中创新实践，以培养高阶能力

■ 资源手段开发与利用

一、学习材料

（一）专著

1.魏伟主编的《抗炎免疫药理学》（第 1 版），该书从多个侧面系统的介绍了抗炎免疫药理学的主要内容，并且对各系统的炎症免疫性疾病的病理机制及其药物治疗等进行了全面的阐述，对详细阐明药物作用机制及特点，具有重要意义

2.杨宝峰主编的《药理学》（第 8 版），此书是目前全国临床医学专业使用最广泛的教材，具有权威性

3.沈映君 主编的《中药药理学》（第 2 版），此书中相关中医药的知识，对中医临床专业学生有很好的启发和拓展作用

（二）论文

1.Nasef SA, Shaaban AA, Mould-Quevedo J, et al.The cost-effectiveness of celecoxib versus non-steroidal anti-inflammatory drugs plus proton-pump inhibitors in the treatment of osteoarthritis in Saudi Arabia. Health Econ Rev, 2015, 5（1）: 53

2.Afsar T, Khan MR, Razak S, et al. Antipyretic, anti-inflammatory and analgesic activity of Acacia hydaspica R. Parker and its phytochemical analysis.BMC Complement Altern Med, 2015 ,15(1): 136

3.Chausova SV, Gurevich KG, Bondareva GP, et al. Possibility of diagnostics of the non-steroidal anti-inflammatory drugs intolerance with a change in the chemiluminescent glow of the polymorphonuclear leukocytes of the peripheral blood.Patol Fiziol Eksp Ter, 2014,（4）: 127-32.

4.Temporelli PL, Zito GB, Pedretti RF, et al. Nonsteroid anti-inflammatory drugs（NSAID) and risk of cardiovascular events. Literature review and clinical implications. Monaldi Arch Chest Dis, 2014, 82（3）: 165-170

5.孔繁亮，吴同果.阿司匹林在心血管病的一级预防地位［J］.心脏杂志，2016，28（2）: 237-240

教与学的准备

课程信息	专业：中医学　课程名称：药理学　授课对象：2013 级中医临床（1）班　人数：60 人
	教学单元：解热镇痛抗炎药与抗痛风药　　　　　授课学时：2 学时

| 教与学的准备 | 6. 霍志军，王金鑫，王瑞雪，等 . 阿司匹林抗血小板聚集的监测和机制研究［J］. 世界临床药物，2016，37（2）：124–128

7. 金国泰，李博，王树荣 . 中药柴胡解热的物质基础、药效及机制的实验研究［J］. 成都中医药大学学报，2013，36（4）：28–30

（三）网络资源

学生可以以解热、镇痛等为关键字，在中国知网、万方医学网、超星电子图书，检索更多的文献资料，更加全面了解本单元的基本理论和基本内容

二、学习手段

（一）从提高课堂教学信息量角度出发，将部分内容以 PPT 形式呈现，包括导课内容（介绍阿司匹林的诞生过程）、新课内容（介绍阿司匹林的作用机制、药理作用、临床应用及不良反应）、结课内容（列表总结）、课后作业（复习题、思考题、小论文等）、展示自主学习资源等

（二）为了学生巩固课堂教学内容，推荐学生学习视频资源

1. 药理学精品课程视频教程（http：//video.1kejian.com/medical/yixueks/16644/）

2. 解热镇痛抗炎药 – 陈时宏（http：//v.youku.com/v_show/id_XMzY4ODAyMDY0.html）

3. 解热镇痛抗炎药 – 孙霞（http：//video.chaoxing.com/play_400005108_92062.shtml）

（三）黑板

利用黑板配合 PPT，板书设计主要采用图解式，见图

图解式板书设计示意

三、新型课堂

（一）翻转课堂

本单元共有两节内容，第一节为解热镇痛抗炎药，采用课堂教学方式完成，第二节为抗痛风药，采用翻转课堂的方式完成

（二）角色互换、体验体悟

在讲授阿司匹林的临床应用时，可分别由学生扮演发热的病人和医生，模拟临床医患沟通场景如告知患者药物作用、使用方法、注意事项等，最后由教师进行评价和总结，可提高学生的学习兴趣与学习效率 |

课程信息	专业：中医学　课程名称：药理学　授课对象：2013级中医临床（1）班　人数：60人
	教学单元：解热镇痛抗炎药与抗痛风药　　　　　　授课学时：2学时

教与学的实施

■ 课堂内外组织与实施

一、课堂组织形式

在本单元中，针对第一节内容主要以集体授课的形式为主，中间可进行小组讨论，并结合实验、实训等形式。而对于第二节内容则采用翻转课堂的教学形式

二、课堂导入方式采用案例导课法

展示案例、提出问题，使学生带着问题去学习，从而有效吸引了学生的注意力，大大提高了学习兴趣

三、课堂互动方式

（一）语言互动：教师和学生之间通过语言互动互相影响，教师通过讲解、提问、表扬、鼓励等方式影响学生，而学生通过被动回答教师问题以及主动表达观点等方式参与课堂

（二）思维互动：在讲到阿司匹林的作用机制时，通过层层深入的方式，问题环环相扣，保持学生思维时刻运转、注意力高度集中，最后得到问题的答案

（三）情感互动：在整个教学过程中，引入典故（阿司匹林的诞生过程、阿司匹林"延年益寿药"美誉的由来），激励学生奋发、进取的精神

四、课堂激励方式

（1）考勤方式：随机点名

（2）学生参与度：对学生"情感投入、行为投入、认知投入"等方面进行考核

（3）成绩记录：参照形成性评价

五、课堂延伸方式个性化学习等

（一）讨论题：一风湿性关节炎患者，因上呼吸道感染，以发热就诊，医生为其开出以下处方，请分析是否合理？为什么？

处方：阿司匹林片 0.5g×30 片

用法：一次 0.5g，3 次／日

泼尼松片 5mg×60 片

用法：一次 10mg，3 次／日

（二）自主设计实验方案：以阿司匹林为阳性对照药，设计活血化瘀中药丹参的药效学实验。（以上两部分内容分别为每6人为1组，分10组进行课下讨论、课堂汇报，考核方法参照形成性评价）

（三）完成小论文：指导学生就以下问题进行分析和讨论（你如何认识"解热、镇痛、抗炎"与"清热、解表"理论的？它们之间有无联系、区别，你从中可以获得哪些启示？）最后能够以课后小论文的形式，完成任务，并提出自己的看法和观点，考核结果参照形成性评价部分

教与学的评价

■ 实施效果考核与评价

一、形成性评价及结果分析与运用

表1 《药理学》课程形成性评价量化表

专业		班级		姓名		学号	
得分		课堂表现					
项目	2	1	0	自我评价	同学评价	教师评价	反馈改进
课前准备	认真预习、并及时复习相关基础知识	仅预习或仅复习基础知识	未预习及复习相关基础知识				

续表

课程信息	专业：中医学　课程名称：药理学　授课对象：2013级中医临床（1）班　人数：60人						
	教学单元：解热镇痛抗炎药与抗痛风药		授课学时：2学时				

<table>
<tr><td rowspan="27">教与学的评价</td><td>课堂答题</td><td>积极回答问题</td><td>仅回答简单问题</td><td>发呆、不回答问题</td><td></td><td></td><td></td><td></td></tr>
<tr><td>小组活动表现</td><td>积极发言、提出个人的观点</td><td>偶尔发言、极少表达个人观点</td><td>沉默、不发言</td><td></td><td></td><td></td><td></td></tr>
<tr><td>课堂纪律</td><td>认真听课、积极思考</td><td>出勤</td><td>缺席或者玩手机等</td><td></td><td></td><td></td><td></td></tr>
<tr><td>得分
项目</td><td colspan="3" align="center">完成小论文情况</td><td rowspan="2">自我评价</td><td rowspan="2">同学评价</td><td rowspan="2">教师评价</td><td rowspan="2">反馈改进</td></tr>
<tr><td>2</td><td>1</td><td>0</td></tr>
<tr><td>论文选题</td><td>选题具有前瞻性，能体现关键问题，具有现实意义</td><td>选题观点普通，理论或者现实意义不强</td><td>选题不具备前瞻性，无理论及现实意义</td><td></td><td></td><td></td><td></td></tr>
<tr><td>研究内容</td><td>论点明确，论据充分，具有科学性和创新性</td><td>论点不够明确或者论据不够充分，创新性不足</td><td>观点不明确、论据不充分，无科学性及创新性</td><td></td><td></td><td></td><td></td></tr>
<tr><td>研究方法</td><td>方法科学、应用得当，数据翔实</td><td>方法存在漏洞或者数据不够详实</td><td>方法不具备可行性、数据涉嫌造假</td><td></td><td></td><td></td><td></td></tr>
<tr><td>写作水平</td><td>论证严谨，结构完整，格式规范，语言准确，文字流畅等</td><td>论证不够严谨、结构不够完整、或者表达不够流畅等</td><td>论证不严谨、结构不完整、格式不规范以及语言晦涩、表达不流利等</td><td></td><td></td><td></td><td></td></tr>
<tr><td>研究价值</td><td>具有较高的理论价值和实践价值</td><td>仅具有一定的理论价值或者实践价值</td><td>既不具备理论价值也不具备实践价值</td><td></td><td></td><td></td><td></td></tr>
<tr><td>得分
项目</td><td colspan="3" align="center">实验方案的设计</td><td rowspan="2">自我评价</td><td rowspan="2">同学评价</td><td rowspan="2">教师评价</td><td rowspan="2">反馈改进</td></tr>
<tr><td>2</td><td>1</td><td>0</td></tr>
<tr><td>获取信息能力</td><td>能熟练查阅文献、整合信息</td><td>仅能获取一般信息</td><td>不会查阅文献或者从文献中获取信息</td><td></td><td></td><td></td><td></td></tr>
<tr><td>自主学习能力</td><td>能出色完成布置的探究任务</td><td>仅能完成基本任务</td><td>不能完成布置的探究任务</td><td></td><td></td><td></td><td></td></tr>
<tr><td>PPT制作及汇报水平</td><td>PPT制作水平较高、汇报时表达流畅</td><td>PPT制作水平一般、汇报时表达不够流利</td><td>PPT制作水平较差或者不能独立进行汇报</td><td></td><td></td><td></td><td></td></tr>
<tr><td>团队协作精神</td><td>具有较强团队协作精神、乐于助人、甘于奉献</td><td>团队协作精神一般、或者参与度不足</td><td>不具备团队协作精神、自私自利</td><td></td><td></td><td></td><td></td></tr>
</table>

课程信息	专业：中医学　课程名称：药理学　授课对象：2013 级中医临床（1）班　人数：60 人		
	教学单元：解热镇痛抗炎药与抗痛风药　　　　　授课学时：2 学时		

| 教与学的评价 | 二、终结性考试
（一）考核方式：笔试
（二）命题指导思想与原则：以考核学生发展能力为指向，在考核本教学单元"三基"内容的基础上，通过与其他教学单元内容的整合，考核学生知识融会贯通、综合运用能力，引导学生发展综合、分析、创新高阶思维能力
（三）试题结构与各自比例：根据本教学单元在课程中的位置，以及所占学时，考核本教学单元的知识点要达到 10% ～ 15%，分数占到 15 分左右，采用选择题、简答题、论述题三种形式，以论述题考核学生高阶思维能力。高阶思维层次试题设计为 5 分
三、终结性考试结果分析与运用
（一）成绩分析方式：利用学校的 SPASS 软件，从试卷形式、试卷内容、考试成绩结果等方面进行分析考试质量分析，分别形成试题、学生、试卷、课程、教师分析报告单
（二）反馈方式：以分析报告单的形式，分别反馈给学生、教师、教研室、院部及管理部门
（三）反馈时间：在每学期初，将分析报告单分别送交反馈对象
（四）转变为形成性评价方法：各反馈对象要根据反馈内容，分析总结，确定问题原因，进行改进，对于学生来讲，提升了学习能力，以新的水平迎接新的学习任务；对于教师来说，进一步提高本教学单元的教学设计水平；对于题库来说，提升相关试题的质量；对于院部和管理部分来说，进一步完善管理的规章制度 |

| 教与学后的反思 | ■　持续更新与改进
一、本单元完成后发现的不足与问题
（一）课堂上有的同学出现困倦、开小差、注意力不集中的现象，影响教学效果
（二）课堂案例分析时，出现短时间的混乱现象，有些知识面涉及较广的问题，课堂上不能立即找到满意的答案
二、针对不足与问题应对设计进行的修订、补充与完善
（一）注重互动设计
当课堂上有的同学出现困倦、开小差、注意力不集中的现象时，要更加注重课堂的互动设计，如可以引入更多的典故、趣事，更多的联系生活，以和学生产生更多的共鸣，提高学生的学习兴趣
（二）注重课后的延伸设计
案例分析应在充分理解案例相关知识的基础上进行分析与讨论，因此可将一部分复杂问题利用 BB 网络平台开展课后讨论与交流，为了鼓励学生广泛参与讨论，可以把学生的参与度纳入形成性评价之中
三、下一轮授课的改进措施
（一）加强课前的诊断性评价，如课前进行诊断性测验，以了解学生的知识基础与课前预习情况，从而更加有针对性地设定教与学的目标
（二）注重形成性评价，及时关注学生对学习的投入情况，如出勤率、注意力、作业按时提交率、作业质量等，并及时作出反馈，以进一步提高教与学的效率 |

第四节　学生的认识

孙颖（2012级中医学专业本硕连读学生）

为了适应中医临床发展的新要求，紧跟信息化时代的步伐，促进中医课堂教学的改革和发展迫在眉睫。但中医课堂教学改革不能是盲目的、随意的，并且"改革"的意思是变革、革新，既然要改革就要有进步、有提高，所以这就需要改革有依据、有设计。

中医课堂教学设计必须遵循一定的模式，对要素进行设计，并且很多教育学家都提出了各有特色的课堂教育模型，如加涅提出的"ADDIE教学设计模型"、迪克和凯利提出的"系统教学设计模型"、乌美娜教授提出的"教学设计的一般模式"，每一种模型都有各自的优势和不足，中医课堂教学模型不能完全复制其中一种模型，必须要在认真分析的基础上，设计出具有自己学科特色的模型。

中医课堂教学设计模型要有中医学科特色。中医院校教育不同于其他的教育，拥有自己鲜明的特色，它需要传承与创新并行，模型中的每一个环节都应根据中医院校的特点精心设计，例如：通过分析教学内容和分析学生确定教学目标，充分考虑到中医学中不同学科的学科特点和不同学院、年级、不同年制学生的水平差异进行设计，更利于学生接受。

中医课堂教学设计模型要强化形成性评价。在我们现在学习的很多课程中都有形成性评价，如PBL综合实训课上经常采取以学生为主体的教学方法，让学生畅所欲言，发表自己的观点，并进行小组内的互评和自评，充分展示每位学生的特色和优点。在教学中进行形成性评价能使教师及时发现教学中存在的问题和不足，重视学生在学习中的体验。但我认为，我们现在进行的形成性评价的标准尚需要加以规范，课堂上同学们的互评和自评存在一定的随意性，所以需要制定相应的标准和措施来保证评价能够真实反应学生的表现和水平。

中医课堂教学设计模型要体现"教有法而无定法贵在得法"。同一位老师在面对不同的学生时要在遵守教学基本规范的基础上，根据不同学生的特点和水平，当下课堂的氛围等因素采取不同的教学方法，以使教学效果达到最佳。在我们的课堂教学中，这一点体现的很明显，有的任课老师拥有自己独到的方法和教学特色，并在对不同的班级和年级的教学中进行调整，即便是同一年级的不同班在上课时方法也会略有不同，这样"因人而异"的教学方法使我们在有限的课堂上获得了更加丰富的知识。

许雅倩（2012级中医学专业本硕连读学生）

中医课堂教学具有阶段性，要根据不同阶段的特点，遵循医学生成长规律，进行设计，才能达到事半功倍的效果。

对于低年级的学生来时，夯实基础知识是第一要务。教师虽以讲授为主要形式，但应加强课堂内容的趣味性设计，使内容易于被学生接受，而不应是晦涩难懂，同时应逐渐调动学生的积极性，培养学生的自主能力。低年级医学生年龄多在18～20岁，他们已经处于最佳记忆年龄的边缘，并且中医知识对很多学生是新鲜事物，要有很长的适应过程，因此，老师在讲课的时候不能一蹴而就，需要将教学内容细化，加强反馈和强化。

对于高年级的学生，需要构建临床思维模式，不再是我学会了什么，而是我学会了应用什么解决临床问题，并在此过程中，对理论知识有了更深刻的认识。此时，教师可以加强对模拟临床情境的设计，锻炼学生的思维能力，引导学生发表自己的观点，并对学生的疑惑进行解答或引导学生自主思考。使他们逐步适应临床。

第十五章　课堂评价

——注重过程，改进"教"与"学"

课堂评价是课堂教学过程的有机组成部分，是改进"学"与"教"、提高课堂教学质量的有效手段，也是课堂教学设计的主要内容。

第一节　课堂评价

课堂评价是与课堂教学有关的测量与评价的总称，是对学生"学"的过程与结果、教师"教"的过程与结果所进行的测量与评价，是为了促进学生学习和全面发展、改善教师教学、提高教学质量而实施的。课堂评价贯穿整个教学过程，是成功教学和进行教育教学决策的基础。

课堂评价一般分三个阶段：诊断性评价、形成性评价、终结性评价。诊断性评价是在学期开始或单元教学开始时对学生现有水平进行的评价；形成性评价，是在课堂教学过程中实施的评价，主要用于监控学生学习进步，检验学生学习中存在的问题并予以分析，为学生学习和教师教学提供反馈，为教师发展和学生发展提供指导性意见；终结性评价是对一个学段、一个学科教学的教育质量的评价，其目的是对学生阶段性学习的质量做出结论性评价，评价的目的是给学生下结论或者给学生一个分数。

一、课堂评价的原则

（一）过程性原则

过程性原则主要是指在课堂教学过程中要不断地实施评价，以多次性的过程性评价取代一次性的终结性评价。过程中的评价主要评价两个方面：一方面是对学生"学"的过程评价，以促进学生全面发展为目标，以课堂教学过程中医学生的真实表现作为评价的主要对象，将医学生的准备状态与其发展变化过程联系起来，由一次性终结性评价转变为多次性评价；另一方面是对教师"教"的过程评价，将教学效果与教学能力的发展变化联系起来，促进教师的专业发展。

（二）多维性原则

多维性原则是指要从多个角度、运用多种方法对课堂教学进行评价。多维性主要表现在三个方面：评价主体多元化、评价内容多维化、评价方法多样化。评价主体多元化，是指评价主体不能仅是教师，还要有学生、同行、督导组等；评价内容多维化，是指在传统评价学生知识掌握程度的基础上，还要评价教师的教学能力和水平、学生的学习能力和水平、学生的学习情感与学习态度等，要努力实现对课程教学过程中所有因素进行评价；评价方法多样化是指在传统纸质测验、提问的基础上，更多采用新的评价方法，如在线测试、学生互评、成长记录袋等。多维性评价使得评价更加注重教学过程的完整及其学生的真实表现。

（三）真实性原则

真实性原则是指在课堂评价时要在"真实"情景中对学生发展进行评价。所谓"真实"是指"有意义的真实任务"，即根据学生情况，为学生呈现阶梯性或复杂的、不确定的、开放的问题情境，以及需要整合知识和技能的任务，以任务模拟现实生活。由于往往难以提供现实情境，所以，有时也可以提供"有意义的真实任务"，通过模拟情景来取代真实的任务。

实例 15-1：

【实例】

小男孩 5 岁，体温 38℃，腹疼，来医院的路上有过呕吐，有鼻涕。请阅读实例，模拟医生进行诊断和治疗。

【设计思路】

学生完成了《中医儿科学》"积滞"部分的学习，学生对内容不是很陌生，有一定的生活经验，并且学生已经学完《中医内科学》，基于这样一种学情，再加上教师具有丰富的儿科临床经验，因此能够实施基于真实情景案例的形成性评价，以检验教学目标实现情况。评价内容要具有综合性、开放性，才能更全面地了解学生的学习质量。我们选择"积滞"分证论治为评价内容，该部分既是教学的重点，也是学生学习的难点，涉及神曲、麦芽、陈皮、厚朴等中药的性味归经，还有针灸治疗的选穴原则，也能够体现中医临床医师的责任意识，具有很强的综合性和开放性。以随堂测验的形式，对学生进行考核评价。从分证论治、中药性味归经、针灸治疗选穴、责任意识等几个方面评价学生，同时给予学生相应指导，最后，教师反思教学设计与教学过程。

（四）发展性原则

发展性原则是指课堂评价要以促进学生发展和教师专业发展为目标，通过观察衡量和分析学生的表现，给予学生有针对性的指导，同时教师要评价教学目标的实现程度，自我反思教学过程、自我探索改进措施，实现自身的发展。

（五）全面性原则

全面性原则是指评价信息采集要全面，一方面要将课堂教学过程中全部有价值的教育教学活动信息都纳入评价的范围，不能以是否符合预期目标如期末考试分数为标准进行简单的评价；另一方面要能够注意到全体学生，不能仅是个别学生，这样采集的信息才有代表性。

例如，有些课程由于各种原因在课堂教学的时候，学生缺勤严重，教师不闻不问，同时课堂气氛也非常沉闷，教师讲自己的，学生干自己的，互不干涉，可是该门课程成绩却呈正偏态分布。在这种情况下，无论是教师、教研室、学校都不能以课程成绩为分析依据，而是要将课堂教学过程中学生的表现纳入分析范围，不能仅将课程考试成绩列入分析对象，而要考虑教学的全过程，要将课堂教学时的"门可罗雀"与课程成绩的"凯歌嘹亮"现象做对比分析。

二、课堂评价的功能

（一）课堂评价在学生方面的功能表现

1.诊断学生准备状态　一个班级学生在完成一个学期的学习，在进入下一个学期教学的时候，学生的准备状态可能会不一致，如果教师仅凭猜测学生的准备状态设计教学，效果就会大打折扣。因此，教师若需要充分了解学生的准备状态，就可以通过课堂评价中的诊断性评价、形成性评价收集有价值的学生学业信息，加以分析，从而更加科学合理地进行课堂设计。

✎ 实例 15-2：

【实例】

提问什么是泻下药？泻下药适用的主要证候？泻下药的主要功能？泻下药主要药是什么？泻下药有哪些应用的注意事项？

【设计思路】

泻下剂是以泻下药为主组成，具有通便、泻热、攻积、逐水等作用，治疗里实证的方剂，学生学习和教师讲授都要以《中药学》泻下药知识为基础，学生掌握《中药学》泻下药的情况决定着教学方法选择和教学效果质量，学生掌握《中药学》泻下药的情况就是学生学习《方剂学》"泻下剂"的准备状态，是教师需要了解的。因此，我们设计系列相关问题检验学生的掌握程度，同时也是帮助学生进行知识的再识记。

2. 监测学生发展　课堂评价有一个重要的功能就是及时确定学生是否正在朝着教师预设的教学目标前进，时时了解学生发展状态，并同步进行反思教学内容的选取和教学方法运用的科学性，以便及时就教学内容和教学方法做出调整，帮助教师建立一个对自身教学过程的形成性评价。

3. 评定学生等级　课堂评价具有评定等级的功能，也是课堂评价的传统意义的主要功能，每学期教师有一项重要的工作就是收集信息对学生学习成绩进行等级评定。评定学生等级的最好方式是收集与学生学业相关的各种证据，收集的证据数量越多、种类越丰富，也就越容易对学生的等级做出更加客观的判断。

（二）课堂评价在学校管理和教师方面的功能表现

1. 促进教师评价的客观化　在大学阶段，学生考试成绩仍然在一定程度上影响着对教师的评价，例如，授课班级学生总成绩的分布状态，总成绩所处的分数区间，通过学生的课程成绩来判断教师教学是否实现了教学目标。事实上，学生课程考试成绩仅仅反映了学生对所考内容的掌握程度，有一定的随机性，并不能完全代表学生的真实水平。另一种评价教师的方式是学生评价，由于学生尚不具备评价能力，评价结果并不能完全反映教师的真实状况。因此，我们需要寻找更为有效、正确和更加丰富的信息来评价教师的教学质量，课堂评价表现出了非常强的优势，通过多样的评价方法、多维的评价内容、多元的评价主体可以获取更加丰富的有价值的教学信息，从而有助于客观化地评价教师。

2. 促进教师教学目标的清晰化　教师在开始授课时一般不会通过一次有针对性的考试来了解学生的准备状态，而往往是根据前期的教学经验，就确定了课程和课堂教学目标。从这个角度说，教学目标是泛化的、不明确的，也不具备很好的针对性，更容易忽视班级之间、同学之间和教学环境之间的差异性。积极组织实施课堂评价，特别是诊断性评价、形成性评价能够有利于教师掌握学生的准备状态、学生准备状态和个人教学能力间的差距、学生准备状态和学习任务之间的差距，很大程度上能够促进教学目标的清晰化，保证教学有的放矢。

3. 促进教师客观化地判断个人教学效果　清晰的学生学习准备状态、教学目标和学生发展变化为教师判断个人教学效果提供了用于做比较的参照，教师能够清楚地看到通过个人教学后的学生的发展程度，可以较为客观地评价个人的教学效果。

第二节　形成性评价

形成性评价经常被人们提到，现在已经成为中医院校改革的热点。各学校都已经认识到，在现代课堂教学中，课堂评价应重在过程中的形成性评价，重在通过形成性评价改进"学"与"教"。但是在中医院校推进形成性评价改革过程中，出现了一些对形成性评价理解和认识不到位的问题，例如，不能准确定义形成性评价的概念、以平时成绩取代形成性评价，以及不重视反思与反馈等，提示我们全面准确了解形成性评价的内涵和价值十分必要。

一、形成性评价的定义

自从 1967 年形成性评价正式提出后，很多学者对其进行了研究，其中不乏有代表性的观点，例如，布拉克和威廉将形成性评价定义为"所有教师和（或）

学生进行的活动，并以这些活动提供的信息作为反馈去修正他们正在进行的教学活动和学习活动"①；普通高等教育精品教材《教育学基础》将形成性评价定义为"在教学和学习过程中进行的，一般以学习内容的一个单元为评价点，采用及时的反馈和根据学生个体的差异进行有针对性的矫正"②。但是目前形成性评价还没有公认的唯一定义，我们认为，形成性评价的定义具有一般性的同时，还有特殊性，必须要与专业结合，体现专业的特殊性。因此，我们将中医高等教育背景下的形成性评价定义为"师生双向的评价活动，以培养学生学习能力、创新能力与中医临床实践能力为主线，及时采集教与学过程中全部有价值的信息，及时反馈学生"学"与教师"教"的状况，师生共同反思与改进的过程"。

彼得·艾拉西恩（Peter Airasian，1994）将形成性评价定义为："互动的、主要用于形成和改变中的过程或活动。相反，过程或活动最后出现的评价叫终结性评价，这时已很难改变或纠正已经发生的一切。"[1]

王道俊、王汉澜在《教育学》中提出："形成性评价是在教学进程中对学生知识掌握和能力发展的及时评价。"[2]

李慧燕在《教学评价》中提出："形成性评价是在教学活动过程中对学生学习情况和教学效果进行的连续性评价。"[3]

【资料来源】

[1] Airasian，p.w.（1994）.classroom assessment（2nd ed）.New York：McCraw–Hill.

[2] 王道俊，王汉澜.教育学［M］.北京：人民教育出版社，1989：294.

[3] 李慧燕.教学评价［M］.北京：北京师范大学出版社，2013:4.

---

① black，P.，&Wiliam，D.（1998）.Assessment and classroom learning.Assessement in Education，5（1）：7–75.
② 全国十二所重点师范大学联合编写.教育学基础［M］.北京：教育科学出版社，2008：311.

二、形成性评价源流

（一）形成性评价的提出

形成性评价的思想萌芽最早见于泰勒思想。1937 年，泰勒提出在教学中教师要根据从学生那里看到的微妙提示，不断进行现场评价，这些评价能够影响教师对正式评价（例如测验）结果的说明[①]。此观点充分说明泰勒在当时已经关注到教学过程中的评价问题。20 世纪 60 年代中期，克龙巴赫（Cronbach，L.）开始关注评价的形成性功能，他认为评价的形成性功能是指项目的实施者和委托人在项目实施中提供的建设性的反馈[②]。1967 年，斯克利文（Scriven，M.）在其所著的《评价方法论》（the Methodology of Evaluation）一书中首次正式提出"形成性评价"，他把在开发过程中为了使课程的内在结构更为合理而做的各种评价统称为形成性评价。1969 年布鲁姆进一步指出，形成性评价目的是在教与学过程中的每个阶段提供反馈和矫正，而总结性评价目的是判断学习者在课程或项目的结束所获得结果的评价[③]。我们可以清楚地看到，布鲁姆已经将形成性评价纳入到教与学过程中，强调形成性评价是教学和学习过程中的一部分，其目的在于了解学生掌握所学内容的情况，对学生学习过程进行诊断，帮助学生解决疑难问题，而不是在于对学生进行划分等级或者评定成绩。

经过第一个时期，形成性评价从关注课程或教学材料转向关注学生，从强调改进和完善课程或教学方案转向提高学习成效，建立了形成性评价与教学、学习的联系，时至今日，这种作用和影响愈加强大和持久，目前世界许多评价专家和广大教师依然对此持有浓厚的研究热情。

（二）形成性评价的发展

20 世纪 80 年代末期，在研究者的推动下，形成性评价获得了进一步的发展。1987 年，纳特洛（Natriello，G.）提出了包括八个阶段的课堂评价模式，强

---

① 布鲁姆等著．邱渊等译．教育评价［M］．上海：华东师范大学出版社，1987：34.

② Alltin，M. Evaluationroots：tracing theorists' views and influences［M］.California：Sage Publications，2004：176.

③ Bennett，R. Formativeassessment：A critical review［J］.Assessment in Education：Principles，Policy&Practice，2011，18（1）：5–25.

调了课堂情境下的形成性评价，八个阶段分别为制定评价学生的目标、给学生布置任务、为学生表现制定标准、为学生标准制定指标、根据学生表现收集筛选信息、评价学生表现、为学生提供反馈、监控学生评价的结果[①]。1988年，克鲁克斯（Crooks，T.）通过研究课堂评价对学生动机、成就和学习策略的影响，提醒人们认识并重视评价的形成性功能及对学生动机、学业成就的作用和影响，启发人们致力于通过评价增加学生的自主感和对学习的掌控[②]。1989年，萨德勒在其论文《形成性评价和教学系统的设计》（Formative Assessment and the Design of Instructional Systems）强调了反馈在形成性评价中的必要性，提出反馈是支持和促进学习的决定性因素，将反馈概念化为能够以某种方式缩小当前实际水平和目标水平之间差距的某种信息，并将形成性评价视为缩小学习者当前学习水平和预定目标之间差距的反馈循环[②]。

根据学者赵士果的观点，形成性评价在纳特洛、克鲁克斯、萨德勒研究的推动下，从发生在某一段的教与学之后转向于教与学的过程中。同时，形成性评价的内容得到扩展，包括了形成性测验、课堂提问、课堂观察、小组交流及全班讨论等多种方式；反馈在形成性评价中的作用被重新认识和概念化，成为促进学习的有力工具；形成性评价的权力由教师控制转向师生共享，学生在评价中的权力受到尊重，开始允许学生参与课堂评价，着力发展学生自我监控、自我主导学习的能力。

（三）形成性评价的趋势

1998年，通过布莱克和威廉研究的推动，形成性评价在实践中开始大放异彩，他们及其领导的评价改革小组，赋予了形成性评价新的名称——促进学习的评价，进一步清晰地描述了形成性评价的目的，即利用课堂评价获取证据，并改进教学。

在新的时期，形成性评价、教学和学习融合为一个有机整体，同时反馈的地位得到进一步强化，各种有效的反馈形式成为研究者关注的核心问题。在新时期，学习者与教师及同伴之间积极互动交流愈加必要，学习者要承担学习的责

---

① Natriello，G.The impact of evaluation on students［J］. Educational Psychologist，1987，22（2）：155-175.
② 赵士果.促进学习的课堂评价研究［D］.上海：华东师范大学，2013：54.

任，主动地建构意义。

综上，随着形成性评价研究的深入，评价重心按照评价专家、教师、学生的顺序在下移，形成性评价促进学生学习的本质和规律正在被逐步揭示，以形成性评价促进学生自主学习与终身发展的目的正在或已经实现。

三、形成性评价的原则

形成性评价在遵循课堂评价一般性原则的同时，还有其自身的原则。

（一）激励性原则

形成性评价的作用在于教学的动态调控，而不是区分学生的优劣和简单地判断答案的对错，促进学生发展的评价不能只对学生的学习情况做简单的好坏区分，重点在于强调其形成性的作用，要通过形成性评价激励学生，让学生体会到发展的成就感。

（二）经常性原则

形成性评价不是一次性评价，必须是经常性的，经常性的评价与学生学业成就存在紧密的关系。罗伯特·班格特德劳恩斯、詹姆斯·库利克和陈林·库利克（1991 年）的元分析验证了这一点，他们分析了 29 项经常性评价研究得出了上述结论（如表 15-1）[1]。通过下表我们可以清楚地看到，在 15 周的学习期间内，进行 5 次评价，效应最强的一次能够提高 13.5%；评价效果会随着评价的次数和时间的推移逐渐减弱，直至趋于平稳，所以并不是评价次数越多越好。

表 15-1　与 15 个星期的评价次数有关的提高

评价次数	效应规模	百分点的提高
0	0	0
1	0.34	13.5
5	0.53	20.0
10	0.60	22.5
15	0.66	24.5

---

① 胡庆芳. 程可拉有效的课堂评价手册［M］. 北京：教育科学出版社 2009：9-10.

续表

评价次数	效应规模	百分点的提高
20	0.71	26.0
25	0.78	28.5
30	0.80	29

备注：效应规模来自罗伯特·班格特德劳恩斯、詹姆斯·库利克和陈林·库利克（1991）报告的数据。

（三）双向性原则

教学是由学生和教师构成的实践活动，教学效果是由师生双方共同决定的，仅评价其中的一方是不合理的。因此，形成性评价必须兼顾学生和教师双方，通过收集教学过程中的全部有价值的信息，评价学生的学习活动和教师的教学活动，不仅评价是双向的，改进也是双向的，根据评价的结果，学生要改进学习方法和态度，教师要改进教学安排和提高教学能力。

（四）清晰性原则

形成性评价就是要为学生学习提供有效反馈，既然是有效反馈，那么这种反馈必须是清晰的。根据清晰性原则，反馈学生的学习信息应是清晰的，同时教师的指导也必须是清晰的，这样学生才能进行改进、巩固、提高，教师才能有针对性地完善教学设计、改进教学。

（五）符合学习心理学原则

学生学习的积极性和创造性是保证教学质量的一个重要条件，中医学专业的大学生有其自身的心理特点，必须要遵循中医药大学生心理活动规律开展评价和教学工作，要通过评价努力创设良好的教学环境，建立和谐的师生、生生关系，形成融洽的心理气氛，只有这样才能真正实现评价促进学生发展目标，促进教学质量提高。

四、形成性评价的作用

形成性评价作为课堂评价的一部分，无疑具备课堂评价的功能，但也有所区别，形成性评价的作用差异在完整信息作用、及时反馈作用、实时调节作用三个方面。

（一）形成性评价对教学的作用

1. 完整信息作用　完整的信息收集是形成性评价与其他评价的主要区别之一，是其调节作用、反馈作用的基础，只有收集学生日常表现中的全部有价值信息，包括学生课堂活跃度、课下自主学习、作业及测验完成质量等，其反馈才具有客观性，调节才具有科学性。

2. 及时反馈作用　反馈是形成性评价发挥调节作用的基础，也是形成性评价的重要价值之一。评价结束后，必须进行双向反馈，一方面为学生个人提供有价值的反馈，另一方面为教师教学提供有价值的资料。

3. 实时调节作用　任何评价都具有调节作用，形成性评价的调节作用的最大不同在于他的实时性，能够在反馈基础上，实时调节、改进学生的"学"与教师的"教"。

（二）形成性评价能够影响社会对中医药院校教育效能的评价

目前普遍存在一种现象，即社会难以判断大学在促进学生学业和其他方面的贡献率，也没有任何大学公布过大学生学业进步与发展的情况，大学第一位的功能是培养人才，我们却没有更多更好的办法评价大学教育"输出"的质量[①]。

中医药院校也同样存在这样的问题，例如中医学专业，根据《本科医学教育标准·中医学专业（暂行）》（以下简称《标准》），中医学专业培养目标为："培养能够从事中医医疗，以及预防、保健、康复工作的毕业生，并为他们将来在中医教育、科研、对外交流、文化传播，以及中医药事业管理等方面的工作奠定基础。中医学专业毕业生应具备良好的人文、科学与职业素养，较为深厚的中国传统文化底蕴，较为系统的中医基础理论与基本知识，较强的中医思维与临床实践能力，较强的传承能力与创新精神；掌握相应的科学方法，具有自主学习和终身学习的能力。最终达到知识、能力、素质协调发展。""较为系统的中医基础理论与基本知识"尚可通过我们现行以纸笔考试为主要形式的终结性评价方式进行评价，但是通过分数，社会了解的仅仅是这个学生《中医基础理论》《方剂学》《中

---

① 德雷克·博克. 回归大学之道：对美国大学本科教育的反思与展望［M］. 上海：华东师范大学出版社，2012：23-24.

医内科学》等课程的分数如何，但是分数并不能完全代表这个学生具备了"较强的中医思维与临床实践能力"，也不能完全代表"最终达到知识、能力、素质协调发展"这一中医学教育的终极目标。出现了学生课程分数很高，但其不被用人单位或社会认可的现象，从而影响了对中医药院校教育效能的评价。导致这种质疑的根本原因在于以纸笔考试为主要形式的终结性评价方式，难以全部适用于对学生"中医思维和临床实践能力"或"最终达到知识、能力、素质协调发展"的考核与评价。因此，我们需要加强教学过程中的评价，围绕中医学教育目标，广泛、深入、有质量地推进形成性评价工作。

五、形成性评价的实施过程

根据我们对形成性评价的理解，我们认为形成性评价的实施过程（图 15-1）应该包括分析教学目标、确定教学内容、确定形成性评价点、确定形成性评价目标、确定形成性评价方式、确定形成性评价标准、实施并收集信息、评价学生表现、判断教学目标实现程度、教师反思和学生反思 11 个环节。分析教学目标环节是形成性评价实施过程的起点也是终点，其中教师反思与学生反思之间是相互反馈关系，教师反思结果反馈给第一个环节，构成一个封闭的形成性评价的实施过程。

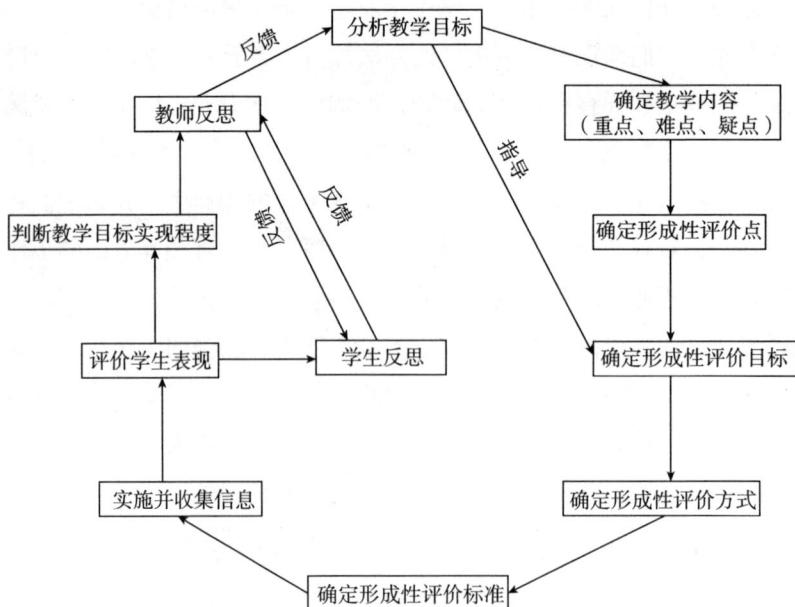

图 15-1　形成性评价的实施过程

六、形成性评价的设计

设计依据

形成性评价在课堂教学过程中有着非常重要的作用，但是我们在实施形成性评价时，一定要根据教与学的实际情况，不求形式，但求实效。进行形成性评价设计时需要考虑的实际情况包括班级规模、知识类型、学生特点、教师教学能力和教学条件等。

1.班级规模 班级规模通过教育关照度影响着课堂教学管理，也影响着教学效果，班级规模与"教育关照度"成反比。教育关照度是指在以班级为授课单位的条件下，教师对每个学生关心与照顾的程度，班级规模越大、教育关照度越小，表明教师对每个学生的关心和照顾越少，师生个别交往的机会和时间越少，学生的发展可能会越差。教育关照度＝〔（周上课时数 × 上课单位时间）/ 班级编制标准〕/60。以某两校的《中医基础理论》课程为例，A 校周学时为 5，单位上课时间为 50 分钟，班级编制为 50 人；B 校周学时为 5，单位上课时间为 50 分钟，班级编制为 30 人，A 校教育关照度为 0.14，B 校教育关照度为 0.1，同样一门课，两所学校教育关照度差异明显，在没有相应保证教学质量措施的情况下，B 校《中医基础理论》的教学质量会明显高于 A 校。

目前中医院校往往采用合班形式上课，班级规模往往在 70 人以上，甚至超过了 100 人，因此教育关照度会更低，直接影响着教学目标的实现程度，因此，我们在实施形成性评价的时候，一定要充分考虑班级规模，通过形成性评价改善教育关照度低带来的影响。

2.教师能力 "百年大计，教育为本；教育大计，教师为本"，教师的教学能力是影响高校教学质量的关键因素。我们在进行教学设计的时候，更多关注学生的准备状态，而忽视了教师的准备状态，教师能力直接决定着形成性评价实施的质量。而教师能力是由教师专业学科能力和教育教学学科能力共同构成的，两者缺一不可。

根据教育部统计的数据显示，高等院校专任教师的总和达到了 1343127人，其中 35 岁（包括 35 岁）以下的占专任教师总数的 46%，共计 620745人，36 ～ 45 岁占总数的 31%，共 425527 人，46 ～ 55 岁占总数的 18%，总共240505 人，56 ～ 65 岁占 4%，共有 58962 人，66 岁（包括 66 岁）以上有 7285

人，仅在专任教师中占 0.5%。35 岁（包括 35 岁）以下的专任教师已经占据绝对比重，这个年龄阶段的教师思维活跃，易于融入学生群体，同时又具有深厚的专业知识，接受新信息的速度快，具有创造力等，但教学能力还有待提高，还无法和经验丰富的中老年教师相比。在这种情况下，在实施形成性评价时，一定要结合自身专业修养和教学能力水平，选择适合自己教学能力的方式。

3. 知识类型　根据现代知识观，知识可以分为陈述性知识和程序性知识两大类[①]。陈述性知识主要是指言语信息方面的知识，用于回答世界是什么的问题，如"经络是什么""中医的六腑是什么"等；另一类是程序性知识，是在练习的基础上形成的按某种规则或程序顺利完成某种智慧任务或身体协调任务的能力。用于回答"怎么办"的问题，如"切脉""舌诊"等，程序性知识又分为两种：智慧技能、动作技能。

不同的知识类型的学习方式不同，陈述性知识的学习强调的是同化、保持、迁移，通过应用知识产生广泛的迁移，使学生能够举一反三；智慧技能类程序性知识学习强调变式、练习，动作技能类程序性知识学习强调认知、练习、联系、自动化。学习方式的不同，评价的内容就不尽相同，需要选取更适合的形成性评价方式。若按上述方法进行分类，《中医基础理论》《中药学》《中国医学史》《医古文》《中医各家学说》等属于陈述性知识；《中医诊断学》《方剂学》《针灸学》《推拿学》等属于动作技能类程序性知识；《中医内科学》《中医儿科学》《中医外科学》《中医妇科学》等属于智慧技能类程序性知识。

中医药院校教师在实施形成性评价时必须要根据各科知识类型选择恰当的评价方式，只有这样才能促进课程目标的实现，有助于培养目标的实现。

4. 学生特点　学生是教授的对象，也是学习的主体。学生的特点决定着教师选择形成性评价的形式与方案。中医药学专业的大学生年龄基本处于 17～22 岁，与其他专业大学生的生理特点、心理特点、学习兴趣、学习态度、学习观念都有着一定的区别，甚至中医学专业与中药学专业、针灸推拿学专业、中西医临床医学专业的学生都存在着差异。因此，中医学专业的教师必须要了解学生特点及学科特点之间的差异。例如，中医学专业中国传统文化的底蕴要求与现代大学生数理化思维的反差，就需要教师在实施形成性评价时根据并尊重学生特点，注

---

① 张大均.教育心理学［M］.第 2 版.北京：人民教育出版社，2004：111-200.

意学生已有知识基础和思维定式上的不同，注意基础课和专业课不同阶段的区别，重视每个阶段学生的特点与变化，采取不同的形成性评价方式。

5. 教学条件　形成性评价的实施需要教学条件支持。例如，我们开展混合式教学下的形成性评价，那么我们就需要有类似 Blackboard 的网络教学平台，同时校园网的网速和便利性要有保证，学生能够随时随地进行网络学习和网络互动。

七、形成性评价的方式

形成性评价可以分为四类：即时性评价、表现性评价、测验性评价、档案袋评价。本书重点介绍即时性评价和表现性评价，其他不做介绍。

（一）即时性评价

1. 即时性评价概念　即时性评价是指在特定的具体环境下，通过教师的情感流露、言语激励、行为暗示等方式对学生的行为表现给予及时鼓励、调控及引导的评价活动。即时性评价具有适用条件广、评价内容丰富、评价方式多样、情感互动强、导向功能明显、体现个性化和差异化等多方面特点，并且操作简便，很容易被教师和学生接受。

根据即时性评价的内容，即时性评价可以分为鼓励性评价、包容性评价、引导性评价、延迟性评价。鼓励性评价是指授课教师对课堂教学中学生的行为表现，进行即时的、积极的反馈与评价，培养学生的学习兴趣，激发学生的学习动机；包容性评价是指授课教师要尊重学生的差异性，允许学生有不同的观点，关注学生的独到见解，努力发现其中的价值，积极进行创意性的评价；引导性评价是指授课教师要能够尊重学生学习的准备状态，允许学生不能全面思考问题，当出现这种情况时，给予学生一定的肯定，引导学生进一步深入思考；延迟性评价是指授课教师要在自然状态下，针对学生的课堂表现，充分给予学生思考问题的时间，甚至可以就问题在同学间进行讨论，直到形成正确的观点，总之不要急于给出结论或者评价。

即时性评价可以应用在各类评价载体中，例如课堂提问、课堂纪律等。

2. 即时性评价的设计　即时性评价融合在教学过程中，起到了很重要的"育人"作用，如果不能正确实施，会影响教学效果，带来一定的消极作用，因此，必须要经过设计，我们在实施即时性评价时要注意以下几点：

（1）提前预设课堂教学情景。教师在进行教学设计时，要对教学过程中可能出现的评价点进行适当的设计和规划，根据班级规模、学生的准备状态、教学内容的重点、难点、疑点，在可能出现的评价点选择预先设计评价方式。

实例 15-3：

【实例】

提问物理学、风水学、中医学中阴阳的区别。

【设计思路】

阴阳在中医的应用是很广泛的，它渗透在中医学的各个方面，中医学虽然复杂，但都可以用阴阳来概括，正如《黄帝内经》所说："人生有形，不离阴阳。"以生理病理来看，正常的生理活动，全依靠人体内的"阳气"和"阴精"保持协调的结果，如果阴阳失调，发生阴阳偏盛偏衰现象，就会生病。就诊断治疗来说，正确的诊断，首先要分清阴阳。所以，中医说理离不开阴阳。阴阳同时也存在于风水学、物理学中，并且中医学专业的学生对物理学中的阴阳更加理解，对风水学中的阴阳也有耳闻，那么学生一定会对中医学中的阴阳、风水学中的阴阳、物理学中的阴阳三者之间的关系产生疑问，在这个地方就形成了一个评价点，是一个能够了解学生对阴阳学说掌握情况的关键评价点，教师要精心设计系列问题，激发学生思考，加深对阴阳学说的理解。

问题一：物理学的阴阳是什么？

问题二：风水学的阴阳是什么？

问题三：三者的关系是什么？

（2）利用好预设中的"意外"。教学过程虽然经过了教师的精心设计，但是在实际教学过程中，由于学生差异和教学环境变化都会在预设之外生成"意外"，也被称为"教学中的课堂生成"，成功解决"意外"会产生意想不到的教育价值。

在课堂教学中"意外"是常常发生的，例如，安静的教室里面突然被学生刺耳的手机铃声打断，全班学生的注意力全部被分散，突然响起的手机铃声不会在教师的"意料之中"。但是对于中医学专业的学生来讲，突然响起的手机铃声具有很高的教育价值。教师不同的处理方式会产生不同的"育人"效果。处理方式一：严肃批评学生，批评会导致学生注意力进一步向手机铃声转移，反而会进一步影响课堂教学秩序，同时也会影响教师自身形象；处理方式二：以幽默方式化解，例如学生是在用铃声提醒教师该休息了，学生因铃声而紧张的精神会得到放松，学生注意力又能够很快被集中起来；处理方式三：以课堂上铃声比喻查体时的铃声，展开进行互动。教师马上提出问题"如果医生正在给病人查体，突然手机铃声响了，会发生什么事？"围绕问题与同学们一起讨论，经过讨论，课堂气氛不仅得到活跃，学生的医德意识也得到了强化，同时也严肃了课堂纪律。

（3）要清晰具体地说明评价目标，这样能够便于学生理解，能够让学生更加客观地认识自己的问题所在，能够明确努力方向。

（4）要在平等的课堂气氛中评价。在平等的课堂气氛下，学生的表现才能趋于真实，教师收集的信息才能更具客观性，评价才能更有科学性。教师必须要能够接受学生的实际水平，不过度追求对错，并能够充分发挥肢体语言的作用，让学生感到亲切。

（5）在教学过程中的无缝评价。评价是教学过程的有机组成部分，不要为了评价而评价，导致评价与教学过程割裂开，评价必须是融入教学过程的评价。同时要控制评价时间与教学时间的比例，不能因评价影响了正常教学。

（6）重视学生评价主体的作用。学生评价主体作用主要表现在学生自评、学生互评、学生评教等方面，即时性评价也要体现学生参与评价的理念，培养学生的责任意识，学生在参与评价中的表现也是即时性评价的内容之一，同样蕴含了丰富的教育价值。

（二）表现性评价

1. 表现性评价的概念　表现性评价也常被称为"真实性评价"或者"替代性评价"，是在对传统的学业成就测验进行批判的基础上形成的，主要是指通过观察学生在完成实际任务中的表现，对学生的知识、技能及发展水平做出价值判断的活动。表现性评价体现了重视过程评价、重视质性评价、重视非学业成绩评价等最新的评价理念。但这并非是一种创新，因为中医药传统的师承教育方式蕴含着表现性评价，师傅通过观察徒弟日常表现和执行具体任务的表现评价徒弟，一方面看徒弟思想道德是否发展，另一方面看徒弟中医临床能力是否提高。

表现性评价主要有以下四个方面的特点：一是评价内容的全面性，不仅能反映学生知识技能的掌握情况，还能通过对学生表现的观察分析，判断学生在创造能力、实践能力、与人合作的能力，以及健康的情感、积极的态度、正确的价值观等方面的发展情况；二是评价方式的多样化，表现性评价收集信息和呈现结果的方式多种多样；三是评价过程的开放性，表现性评价从时间上看不限定在一个固定的时间段，而是贯穿整个学习过程，并且是持续性的；从空间上看，不限于课堂，还可以包括第二课堂；四是评价标准的多维化，表现性评价的着重点在了解学生知道了什么、能做什么，因此其评价的标准不具有唯一性，具有个体差异性，其评价标准呈现出多维化。

表现性评价的主要载体是表现性任务，就形式和应用而言，表现性任务由三个类组成，包括简短评价任务、事件任务和延续性任务。本文在后面还将详细介绍三类表现性任务的设计方法。

2. 表现性评价的设计　表现性评价可以成为一个完整的教学评价过程，主要包括确定评价目标、制定表现性任务、确定评价标准、学生完成任务与教师收集信息、评价学生表现、判断教学目标实现程度、评价反思七个环节。七个环节共同构成一个完整的封闭的表现性评价过程。

第一个环节：确定评价目标。表现性评价的目标必须要根据课程目标确定，并要涵盖知识、能力（技能）、学习情感与价值观，表现性目标明确，表现性任务的设计才能具有针对性，表现性任务是对评价目标的回应。

第二个环节：确定表现性任务。表现性任务是表现性评价的基础和核心，表现性任务必须要有助于学生融会贯通知识、综合运用知识，否则很难保证表现性评价的效度，也就失去了开展表现性评价的意义。如何确定表现性任务将在下面内容详细介绍。

第三个环节：确定评价标准。评价指标要与表现性任务密切相关，而且要保持一致，同时在制定评价标准的时候还要注意以下几点：首先，评价标准要兼顾过程和结果，学生在完成表现性任务过程的表现、态度等也是重要的评价信息；其次，评价标准要具有适当的激励性，正确处理学生实际水平与评价标准之间的差距，学生能够感受到挑战性，同时又不能打击学生的自信心；最后，评价标准要体现表现性任务的各个细节，要将关键表现行为列出来，作为观察与判断的关键点。

第四个环节：学生完成任务、教师收集信息。授课教师要根据评价标准收集全部有价值的信息，信息的收集贯穿任务的全过程。

第五个环节：评价学生表现。授课教师根据编制好的评价指标与标准，依据收集到的信息，对学生完成表现性任务质量，以及学生知识、技能、学习情感（价值观）的发展情况做出评价。

第六个环节：判断教学目标的实现程度。授课教师根据学生完成表现性任务质量，以及学生知识、技能、学习情感（价值观）的发展情况，判断教学目标的实现程度。

第七个环节：评价反思。反思是评价的最重要环节，是评价促进教师发展和学生发展的必要条件。在完成评价学生表现和判断教学目标实现程度之后，教师一方面要引导学生反思自己完成表现性任务的过程，发现自己表现的得与失；另一方面反思自己在教学中的不足，制定的表现性任务、评价标准是否合理，收集信息是否全面。

3. 表现性任务设计　如前面所述，表现性评价的主要载体是表现性任务，就形式和应用而言，表现性任务由三大类组成，包括简短评价性任务、事件性任务和延续性任务。

（1）简短评价性任务设计

简短评价性任务一般用来判断个体学生对某一知识领域的基本概念、程序、关系，以及思维技能的掌握情况。简短评价性任务可以在几分钟内完成，操作非常简便。就中医药学科的特点来说，简短评价性任务的主要形式就是开放性任务。既然是开放性任务就很难有对错之分，这一点恰恰符合了中医理论体系的特点，即"辨证论治""同病异治""异病同治"。

实例 15-4：

【实例】

评价辛温解表剂的异同。

【设计思路】

辛温解表剂是《方剂学》的重点内容，主要介绍了麻黄汤、桂枝汤、九味羌活汤、小青龙汤、香薷散、止嗽散。教材逐个方剂分别从组成、用法、功用、主治、方解、运用、附方、文献摘要、方歌九个方面进行了说明，每一个单独方剂介绍的都很详细，非常便于学生阅读和学习。我们希望学生不仅能够了解每个方剂的特点，同时也要能够对他们进行评价，加深记忆。因此，授课教师在讲的基础上，就要特别关注学生的理解深度，是否能够区别教材所列的辛温解表剂，能够评价异同。为了引导学生深入思考，并检验学生掌握程度，我们设计了简短评价性任务，请同学们评价辛温解表剂的异同。学生们想要评价，就必须要全面理解，并能够准确找出异同点，并且发现教材未提及的其他禁忌。学生进行评价的过程，也是培养学生批判性思维的过程，在全面了解客观事物的基础上，客观地进行判断。

（2）事件性任务设计

事件任务主要是通过个体学生或者团队（小组）完整地完成一个事件，来了解学生知识应用的情况或能力发展水平。事件任务必须以学科为基础，其目标是以检验学生知道什么为基础，检验应用知识解决问题的能力。事件性任务的完成时间较简短评价性任务长。事件性任务在中医药教学过程中，能够被广泛使用。

例如，中国医学史介绍了中国医药学的起源、形成、发展过程和发展规律。中医药学专业的学生学习《中国医学史》不仅是为了了解医学史，还在于掌握中医学发展的规律和当前发展的阶段，明确中医学发展的方向。为了检验学习目标的实现程度，学生必须通过学习中国医学史，能够自觉判断未来中医学发展趋势，以转变学习观念，自觉适应医学未来发展。因此，可以设计一项事件性任务"分析中国医学史，请判断未来中医学发展趋势，我们如何应对"。

（3）延续性任务设计

延续性任务是一种长期的，由多种任务综合起来的表现性任务。延续性任务的完成时间较事件性任务更长，因此在学期初或者单元教学开始时就需要布置。

实例 15-5：

【实例】

分析我校水痘发病的原因，并提出预防方案。

【设计思路】

正值讲授《中医儿科学》的水痘部分，按照教学大纲需要学生掌握水痘的诊断和鉴别诊断，辨证论治；熟悉水痘的病因病机；了解水痘的预防和调护。水痘对于高年级的中医学专业学生已经很熟悉，部分学生小时候患过此病，为了提高学生的预防意识，促进"治未病"思想的发展，设计了一项调查性任务，即每年冬季学期的考试周前和考试周期间都会发生若干例水痘，这种状况已经持续很多年，请同学们分析我校水痘发病的原因，并提出预防的方案。通过此任务一方面加深学生对水痘的理解，另一方面培养学生中医"治未病"能力和流行病防控意识。根据学生调查报告和预防方案，能够很好地反映出学生学习的质量。

八、平时成绩与形成性评价的关系

平时成绩是课程总评成绩的重要组成部分，是学生日常学习状况的一种重要的表现形式，是加强教学过程管理的重要手段。平时成绩与形成性评价同属评价范畴，两者相辅相成，相得益彰。

（一）平时成绩是形成性评价的结果之一

教师根据学生日常教学过程中的表现经过量化之后就形成了平时成绩，平时成绩仅是评价结果，适用于各种评价。因此，平时成绩不能等同于形成性评价，那种以平时成绩取代形成性评价的做法是不正确的。

（二）平时成绩是提高形成性评价质量的手段之一

形成性评价结果其中一种表达方式就是量化，给予学生一定的分数，这个分数往往就成为平时成绩的一部分，学生为了追求高的平时成绩，会表现出更积极的学习态度和参与教学的热情，例如学生发言的积极性，在教师的鼓励下，学生会从课堂上、课本中解放出来，充分发挥想象力和创造力，学生的创造性得到培养，从而提高了形成性评价的质量。

（三）平时成绩不反馈、不用于改进教与学，就不能称其为形成性评价

部分教师为了有平时成绩而记录，记录完就放在抽屉里，计算课程总评成绩的时候，拿出来用一用，存在着不重视、不分析平时成绩所反映出来的问题、不反馈教与学的现象。平时成绩不反馈、不用于改进教与学同形成性评价原则是相背离的，形成性评价的关键是反馈、反思、改进，那么这种平时成绩及其采集过程不能称其为形成性评价。

第三节 学生的认识

聂雅静（2012 级中医学专业本硕连读）

"课堂评价"在我的印象中，只有学生对老师的单方面教学评估，而老师对学生"学"的评价只有期末考试，偶尔有些老师会有一两次小测验，对于学生而言，偶尔的小测验又不能引起重视。分数高低是期末考试好坏的主要标志，同时也是相应课程学习好坏的主要标志，为了能够获得高的分数，我们常常会考前突击复习，而不重视过程中的努力。通过学习该章的内容，意识到期末考试并不是学生学习质量和水平的完整体现，在大学阶段，取得一个高的分数并不是学习的最终目的，而是在评价的引导下能够实现个人充分发展。

为了实现个人的充分发展，作为一名中医专业的学生，我们希望在教学过程中，能够不断获得老师的积极反馈和指导。提以下几点建议。

第一点，老师要尽可能地为学生创造自我展示的机会。老师不要总是一个人站在讲台上讲，老师讲的越多，学生表现的机会越少，老师都不知道我们想的是什么，是否听明白了，是否愿意听，老师就没有办法对我们进行评价和指导。

第二点，老师要改变以实践为主的课程的考核方式。对于以实践为主的课程，单纯的考试成绩并不能说明问题，例如《针灸学》《中医诊断学》等课程，需要在平时教学过程中，定期对学生的实践技能掌握情况进行检验，这样才能完整地展现出学生对课程的掌握情况，单纯的期末理论考试只能说明学生对理论的掌握情况，但真正实际操作的效果不能表现。因而，会出现分数高但不被用人单位认可的现象。

第三点，老师要丰富平时成绩采集方式。学生很在乎平时成绩，都希望有一个好的平时成绩，但是老师现在方式过于单一，尤其是考勤所占比重过大，用记载考勤的方式虽然把学生们留在了课堂，但是学生们却是"身在曹营心在汉"。

第四点，老师要加强对学生平时成绩的反馈。"平时成绩与形成性评价之间的关系"中提到"平时成绩不反馈、不用于改进教与学就不能称其为形成性评价"，我觉得这一条至关重要。在旧的课堂评价模式下，平时成绩只是作为老师期末给同学成绩的一个参数，这就成了为了测验而测验，而失去了测验的最初目的。"形成性评价"恰能纠正这一无意义的做法，让平时测验成为老师了解学生学习效果、指导老师今后教学工作的工具，而不仅仅是为了最后期末给学生一个成绩。

总的来说，我认为形成性评价不仅能提高老师教学质量，还能督促学生学习，提高学习积极性，客观的评价学生的学习成果，无论对老师还是对学生来说，都大有裨益。

施茜馨、屈明霞（2012 级中医学专业本硕连读）

在中医课堂教学过程中，实施形成性评价具有重要的意义，个人认为主要表现在两个方面：一个方面是促进学生更好地掌握课程内容，在我们每个学期的学习中，课程知识体系是逐渐形成的，积极开展形成性评价是非常必要的，能够有助于学生更好地掌握课程内容，同时教师能及时根据教学情况做出更好的调整，这对我们的学习是很有利的；另一个方面是增加师生之间的信任度，形成性评价是在教学过程中，师生间相互作用的一种方式，具有良好的沟通互动的作用。在交际学中，"沟通"具有信息传递、情感交流和控制的功能，形成性评价在一定程度上增加了师生间相互的熟悉感，从学生的心理层面来说，对熟悉的老师信任度更好，因此对知识的接收程度也会越好。

形成性评价的价值非常明显，但是从实施情况看，可能还达不到十全十美的效果，首先，对于观念比较传统的教授和学生来说，可能无法接受这种"下级"对"上级"的评价方式，在传统教育中学生应对老师保持绝对服从，而这种方式并不适用于规模较大的课堂中，不过在教师评价普遍的今天，从中小学到大学，形成性评价还是容易被大众所接受的；又如对于授课的老师来说，要完成全面的课堂评价再进行针对性的授课调整或许还是有难度的，尤其是在调整后的授课方式是为授课老师所不熟悉的情况，也可能出现新的教学问题；对于同时肩负临床、科研等工作的老师可能也会是负担加重；其次，关于课堂评价的"真实性"，也是在评价分析阶段中应该考虑的内容，毕竟也有部分学生会出现不认真对待或反馈回虚假的评价，就算老师再细致的监督也很难完全杜绝这个问题。因此，形成性评价并不是一个简单的过程，而对承担此重任的学校教务和任课老师是项新的挑战性工作。

　　为了提高形成性评价的质量，我们也建议老师在实施形成性评价时，一定要结合中医药课堂教学特点，能够根据中医学科内容进行场景模拟，若是能加上学生和授课在设计实践中的体验和感言的话，可以更进一步体现形成性评价的可行性和真实性，也更能体现师生的互动性。

第十六章 考试设计

——"指挥棒"的作用十分关键

期末考试是教学过程的重要环节，具有重要且关键的作用，它是检验教师"教"与学生"学"效果的重要手段。考试具有"指挥棒"的作用，正因为其有指挥、导向作用，所以其重要性更是不言而喻。但是，通过对近年多所院校试卷的分析，发现普遍存在着试卷缺乏整体设计、考核以知识复述等低阶能力为主、试卷质量分析水平不高、考试分析对教学改进促进作用的有效性不足等问题。说明如欲提高期末考试质量，就需要在一定的教育与考试理论的指导下，对期末考试进行设计。

目前，虽然期末考试的手段与方式越来越多，但是笔试、闭卷仍然是各院校必修课程所采用的考试方式，因此，本章以笔试、闭卷考试为重点，讨论期末考试的设计问题。

第一节 期末考试的价值及其指导理论

一、期末考试的价值

期末考试作为终结性评价的重要手段之一，其价值在于帮助师生评测教学目标的实现情况，其根本目标是为了改进教师的"教"与学生的"学"。正如布卢姆在他的《为改善学习而评价》一书中提道："我们主要关心的是它用来改进教和学。"

由此可见，期末考试的关注点应主要放在教师的"教"与学生的"学"上。

通过对考试信息的汇总、分析和反馈，确认教与学需要调整、改进的方向，从而避免教与学的盲目性。因此，要正确对待教学与考试的关系，不能主观地将教学和考试两者割裂开来，它们之间有着密切的关系。一般人会认为老师教得好，学生的成绩就会好。但很少有人会从另一方面理解，即老师如何考，考试如何设计等同样会深刻反映出老师教的好坏。因此，教与考的关系也是至关重要的，如何能够更好地把握这一关系，将对教学起到非常微妙的作用①。从另一方面说，考试的反馈信息不仅可以促进教学的改进；而且通过提高教学质量可以促进学生在未来考试中更加充分地展现自己的学业水平。两者都是为学生的发展服务。

（一）期末考试是促进学生发展的有效方式

学生作为教育评价的核心对象，其在教育活动中的表现是教育评价的主要关注点。期末考试作为一种主要的评价手段，能够检验学生知识记忆程度、贯通运用程度、评价创新程度，让学生了解自己在学习中的成功与失败，弄清哪些知识掌握了，哪些知识没有掌握或掌握不牢固，发现学习中存在的主要问题，明确今后努力的方向，并有针对性地采取改进的措施。可以说，期末考试根本目的是鼓励、督促、引导学生学习，是为了学生发展。

校内考试可分为学校层面"对学习的考试"和课堂层面"为学习的考试"两个层面，学校层面"对学习的考试"是学校管理者根据课程标准要求对学生某一阶段学业成就进行的测试，属于总结性考试，目的在于检视学生阶段性学业水平达到课程标准要求的程度，对教师阶段性教学和学生阶段性学习的效果进行问责……无论是学校层面对学习的"问责"式考试，还是课堂层面为学习的"促进"式考试，校内考试的最终目的都是为了促进学生的发展。

——李家林.考试评价概论［M］.广州：世界图书出版广东有限公司，2014：134.

对学生学业成绩的考查与评定，主要有以下几个方面的作用：

---

① W. James Popham. Test better, teach better–the Instructional Role of Assessment. Association for Supervision and Curriculum Development, Alexandrea, Virginia USA.

1.经常地、系统地考查与评定学生的学业成绩，可以鼓励和督促学生勤奋刻苦地学习，可以控制学生兴趣和爱好的转移、注意力的分散和意志力的不稳定，使学生能按时完成学业。

2.经常地、系统地考查与评定学生的学业成绩，可以帮助学生正确地、及时地了解自己在知识、技能技巧的掌握上，以及能力的发展上有哪些缺陷、漏洞和不足，并且知道产生这些问题的原因，以及今后如何改进。

3.经常地、系统地考查与评定学生的学业成绩，也是考查与评定学校教学工作的一个手段。对教师来说，通过对学生学业成绩的考查与评定，可以反映教学工作的优缺点，可以从中分析总结经验和教训，研究改进教学方法和措施。对学校领导来说，通过对学生学业成绩的考查与评定，可以检查教师教学工作质量，及时指导，改进学校教学工作。因此它也是检查学校工作的一个手段。

4.它还具有一定的教育意义，特别是对提高学生学习的自觉性、责任感，以及养成良好的学习纪律，培养克服困难的意志品质等具有特殊的教育作用。

——孙喜亭，等.简明教育学［M］.北京：北京师范大学出版社，1988：248-249.

判断考试是否有利于学生的发展，关键在于如何看待考试成绩。是认为考试成绩代表了学生学习的全部，还是学习的一部分？是将考试成绩用于同其他学生横向比较，还是用于跟自己的过去比较？考试是只限于纸笔测试，还是努力探究对能力考核的多种形式？考试的试题是否具有开放性，以有利于学生创造能力的形成和发挥？考试的试题是否具有综合性，引导学生密切联系生活实际和自己的成长实际，等等。如果这些问题处理得好，考试同样能够发挥其促进学生发展的功能。

——王斌兴.新课程学生评价［M］.北京：开明出版社，2004：14-15.

（二）期末考试是促进教学改进的有效方式

期末考试是对教学质量基本情况做出判断和评价的有效方式，其主要目的是诊断学生通过一个阶段的学习，学科课程目标的达成情况。

教师作为评价的主体，让学生了解自己学习达到何种程度，并且在考试中发现问题，从而有针对性地指导学生弥补缺陷，全面提升学生的学习能力和心理素质，有效促进学生的发展。另一方面，从考试信息里诊断出教学哪个环节有问题，分析原因并有针对性地提出教学改进的措施，为以后的教学提供决策依据。

人们通常说，考试是教学的"指挥棒"，从考试对教学的促进作用看，这个说法有一定道理，但从另一方面说，教学和考试都应遵循同一个教学目标展开，考试或教学两者任何一方都不能脱离教学目标这一"指挥棒"。

如何通过期末考试实现对学生的知识、能力和素质进行考查，从而促进教学的改进呢？考试内容的设计是关键。教师只有具备一定的考试命题和考试分析的专业素养，才能够对考试有深刻的认识，才能够正确使用考试、分析考试，才能重视和有效吸收考试的反馈信息以指导教学的改进。

为了能够正确地发挥考试对教与学的指导作用，科学、合理的期末试卷设计十分关键。我们在进行期末考试的设计时，应注意关注以下几方面。

第一，学校要进行考核与评价体系改革，积极推进多元教学评价机制，将形成性评价和终结性评价有机结合，并根据医学教育的特点，课程性质的不同，使考试形式更突出多样性、针对性与生动性。

第二，教学管理者尤其是考试管理工作人员，必须认真学习考试相关理论，不断关注考试最新进展与发展趋势，及时组织教师进行考试理论培训，同时做好试卷结构的顶层设计。

第三，考试内容应能反映学生"三基"的掌握情况，并能反映学生分析、解决问题的综合运用能力，甚至是创造、创新能力，而不是课堂内容的简单重复。

　　加州大学洛杉矶分校帕崔西娅·特纳（Patricia Turner）教授是负责本科教育工作的院长同时兼任副教务长。对于本科教育中如何培养创造性，特纳教授将答案集中在考试环节。她认为在大学的考试中，50%应该考查学生是否掌握了既有知识体系的事实、理论和方法；50%应以前沿问题挑战学生，鼓励学生创造性思考和表达。如果将50%的比例分配在理解考试的内容层面，意味着50%的考试内容应该考查学生对既有知识的掌握；另外 50% 内容应该在前沿。能够设计出这样的考题，要求教师本身参与科研，本身就在学术前沿。如果将 50% 的比例分配理解在评分标准，那么掌握了目前既有的知识只能获得基本及格成绩，而取得高分必须具有创造性思考和表达。

加州大学伯克利分校文理学院负责本科教学的泰勒·斯托沃（Tyler Stovall）院长在谈到如何培养学生的创新能力时，他的答案之一也在考试环节。他认为，大学的考试中应该有一些题目在前沿并且具有开放性。对这样的考试学生取得高分不容易。伯克利的教师们已经取得共识的标准是，学生必须发现并且阐释一些对于教授而言新的观点，找到材料支持自己的论点，这样的答卷才能获得 A+。当然，由于这些问题是前沿问题并且尚未解决，因而判卷的标准并不是仅仅判断对错。在开学初，所有学生都知道考试中将面临前沿问题的挑战，了解教师评分的标准，知道考试是对学生普遍的挑战。

——卢晓东. 挑战：激发创造的教学方法［M］. 中国高教研究. 2015（12）：11–12.

第四，明确考试目标，制定命题多项细目表，运用布卢姆教学目标分类法，合理设计并规划测试知识和能力的题目分配。

第五，合理设置评分标准，通过答案的灵活多样，给学生的发展创造一种弹性的空间，注重学生个性发展，使具有特殊能力和才能的学生能够脱颖而出。

第六，重视考试后的质量评价和反馈，重视分数中反馈的有益于改进教学的大量信息。

二、期末考试指导理论

（一）终结性评价

1. 终结性评价理论　课程终结性评价（Summative assessment）是相对于课程形成性评价（Formative assessment）而言的，它们是教学评价按照评价功能分类的两个子目，因此，它们有各自不同的目的和功能。当学习评价的目的是监测学生的学习情况，形成性评价既为教师也为学生提供了一个即时的教学效果的反馈，它是为及时发现教与学中的问题而进行的评价。而当学习评价的目的是检测学生在某学习单元结束时或是在学期学年教学结束时，学到了多少知识时，就用到终结性评价。因此，终结性评价是用来帮助师生评测教学目标的实现情况。它常常是一种在教学活动、某个计划完成后对其最终的活动成果进行的评价，如期末考试、毕业考等。它的应用和实施是对教学最终效果的"回顾性"评价，并且可以判断学生学习达标程度和学生独立学习的智能和素质，为学生和教师提供重要反馈，另外，它对预见学生后续学习的潜能，确定学生后续学习的基础也起到了一定作用。

2.终结性评价的内容　终结性评价不仅片面地局限于对一次考试或一份试卷结果的评价，还包括对学生学习态度，对接收新知识的反应程度，以及新知识在实际应用中的效果等内容。早在20世纪50年代末Kirkpatrick就已经在他的《评估培训项目的方法》一书中提到终结性评价的内容。2006年，Brown和Green将Kirkpatrick的四层次评估模型应用在了课程的终结性评价中，即①反应（reaction），②学习（learning），③迁移（kehavior）（又称行为），④结果（results）[1-2]。

层次1：反应。收集有关学生对新课程喜欢程度的信息。这些信息不仅包括新知识的多少，而且包括所教授的新知识是否与学生息息相关，新课程的内容是否贴近学生的社会认知、情感需要，以及知识水平的需要，学生的反应是否是积极。这里重要的不仅是得到反应而是要得到积极的反应。一个课程目标的取得是取决于积极的反应。另外，如果学生的反应不积极，他们很可能是没有动力去学。积极的反应不能保证学习的有效性，但是消极的反应几乎肯定会影响到学习的有效性。因此，这一层次的评价是接受学生意见反馈的过程，学生对教学目标是否合理，教学的情景设置是否贴近实际生活工作，教学设备是否完整，教学方式是否合适，教师是否具备相应的学识水平等[3]，都可以通过访谈或问卷形式得知。

---

① Abbie Brown, Timothy D. Green.（2006）. The essentials of Instructional Design. Upper Saddle River, NJ: Pearson, Merrill, Prentice Hall（pp.249–250）

② Ludmila Praslova. Adaptation of Kirkpatrick's four level model of training criteria to assessment of learning outcomes and program evaluation in Higher Education. Educational Assessment Evaluation Accountability（2010）22: 215–225.

③ 郝艳青，张敏，孙铮. 基于柯氏模型的护理管理学情境模拟教学效果评价. 中华护理教育 .2013（8）: 351–353.

层次 2：学习。在课程讲授中学生在多大程度上掌握了既定的知识、技能和态度。在《评估培训项目》一书描述到，只要存在以下一种或几种，学习就算发生了：a）态度的改变，b）知识的增容，c）技术的精进。可见学习层次反映的是学生的知识掌握情况。收集这一层次的信息，评价者通常会在课程的许多节点进行一系列的课程前测验和课程后测验。

层次 3：迁移（又称行为）。学生在今后的工作和学习中多大程度上有效地应用了他们在新课程中学到的知识和技能，以及学习态度是否调动到了最佳状态。这一层次不但可以判定学生在生活中、工作中，以及之后的学业中是否应用了他们学到的新知识、新技能，以及良好的学习态度，还可以对教师的授课内容、教学方法、手段是否有助于提升学生的思维能力进行判定。

层次 4：结果。对教师来说，这一层次具有巨大的挑战性。新课程的最终结果不会马上体现出来。一些学校采用毕业生访谈等方式来评估新课程对他们的影响，或者也可以通过召开讨论组类活动以实现对这一层次的评估。

3. 终结性评价的方法　终结性评价可以采用很多种方法，Burton 在他所著的《教学活动指南》（The Guidance of Learning Activities）中列出以下 12 种[1]。传统的论文式考试；改良的论文式考试；标准测验；教师自制的客观测验；问题情景测验；行动观察记录；自我诊断测验；问卷法；洽谈法；创作、作品分析；实验报告、研究报告，作品，实演及其他业绩分析；个案研究。

按照标准化的要求，一般将测验分为两大类，即标准测验和非标准测验。由专家依照一定科学程序制作的测验称为标准测验，由教师亲手编制的测验称为非标准测验。在学校教育教学中，大量和经常使用的测验通常都是由教师自己编制的。因此，本章第二节将重点讨论教师自制的非标准测验如何设计。

Scriven 曾说所有教学评价的方法都可以是终结性的，而只有一部分是用于形成性的[2]。因此，可以说在终结性评价时，我们不应只局限于课程结课测验考试这一种形式，而应根据课程的特点，采取灵活有效的多种评价方式。

4. 终结性评价的不足　终结性评价相对于形成性评价有很多不足。首先，它

① William H. Burton（1962）. The guidance of learning activities; a summary of the principles of teaching as based upon the grows of learner, New York, Appleton–Century company incorporated.
② R.W.Tyler，R.M.Gagne &M.Scriven（Eds.）（1967）. "The methodology of evaluation". Perspectives of curriculum evaluation. Chicago, IL：Rand McNally. pp. 39–83.

对学生表现的评价相对形成性评价过晚[1]，而且高校的课程评价存在终结性评价不能有效地反馈给师生的弊端。其次，它常常与实际的课堂实践脱节[2]；第三，一次评价不能完全反映整体评价内容或者说一次考试中的试题所测量的内容太局限，即所谓 CUR 问题（Construct Underrepresentation）[3]，因此不能依靠一次评价来评判学生整体水平或教师的授课水平。第四，缺乏结果效度（Consequential validity）[4]，即测试结果运用不当。所谓结果效度是指利用测试分数而产生的具有研究价值的潜在成果，以及一项测试对教育和社会系统所产生的影响。对于 Kirkpatrick 的四层次评估模型来说，第 4 层次不易被教师获得。

因此，在课程教学设计中应将形成性评价和终结性评价有机结合起来，取长补短，更好地发挥它们各自的作用。

（二）教学目标分类理论

为在课堂设计中更好地制定教学目标，更准确地对学习结果进行评价，我们不仅在课堂设计中，在期末考试中也需要对教学目标进行分类。关于教育目标分类，当前最著名、最有影响的要属美国心理学家和教育家布卢姆（Bloom）和他的同事们于 20 世纪 50 年代提出的教育目标分类法[5]。布卢姆等把教育目标分为认知领域、情感领域和动作技能领域三个领域。其中认知领域将教育目标分为知识、领会、运用、分析、综合、评价六个类别。该分类方法对教学测验和教学评价的发展产生了重大影响。90 年代 Lorin Anderson[6] 等教育专家进一步发展了布卢姆的分类方法，新的分类方法于 2001 年出版，修订版的最大变化是将教育目

---

① Popham, W. J. (1999). Where large scale assessment is heading and why it shouldn't. Educational Measurement: Issues and Practice, 18 (3), 13–17.

② Shepard, L. A. (2001). The role of classroom assessment in teaching and learning. In V. Richardson (Ed.), Handbook of research on teaching (4th ed., pp. 1066–1101). Washington, DC: AERA.

③ Messick, S. (1989). Validity. In R. L. Linn (Ed.), Educational measurement (3rd ed., pp. 13–103). New York: Macmillan.

④ Messick, S. (1989). Validity. In R. L. Linn (Ed.), Educational measurement (3rd ed., pp. 13–103). New York: Macmillan.

⑤ Bloom, B.S., Engelhart, M.D., Furst, E.J., Hill, W.H., &Krathwohl, D.R. (1956). Taxonomy of Educational Objectives: Handbook I: Cognitive domain. New York: David Mckay.

⑥ Anderson, L., Krathwohl, D., (2001) A taxonomy for learning, teaching, and assessing – a revision of bloom's taxonomy of educational objectives. New York, NY: Longman.

标分为两个维度。一个是知识维度，另一个是认知过程维度。知识被分为事实性知识、概念性知识、程序性知识和元认知知识 4 种类型。认知过程维度分类调整为记忆、理解、运用、分析、评价和创造 6 种水平。由于每一种知识的掌握都可分为上述 6 种水平，所以 4 种知识类型 ×6 种水平，总共构成 24 个目标单元。每一个目标单元所指的就是某一类知识的某种掌握水平。分类框架可以用下面的表 16-1 表示。

表 16-1　教学目标分类框架

知识维度	认知过程维度					
	记忆	理解	应用	分析	评价	创造
事实性知识						
概念性知识						
程序性知识						
元认知知识						

以下对认知领域的知识维度、认知维度、情感领域和动作技能领域分别进行介绍。

1. 知识维度　修订办法将布卢姆原有分类中"知识"类别中的具体指标单列为一个维度，同时依据教育心理学研究的新进展，增加了元认知知识。所以，修订分类中的知识维度有四种水平，依次是事实性知识、概念性知识、程序性知识和元认知知识。

（1）事实性知识：事实性知识（Factual knowledge）是学习者在掌握某一学科或解决问题时必须知道的基本要素。具体包括以下两个方面。

1）术语知识（Knowledge of terminology）。这是指具体的言语和非言语知识与符号（如词语、数字、信号与图片等），也是人们在沟通交流时必须用到的知识。

2）具体细节和要素的知识（Knowledge of specific details and elements）。这是指事件、地点、人物、日期、信息源等知识。这些信息往往可以从一个更大的情境中分离出来。

事实性知识区分于概念性知识和程序性知识集中在以下几点：一是事实性知识的点滴性或孤立性。例如我们在回答"娇脏"是哪个脏腑的别称的时候，我们会回答是肺脏的别称，而不需要知道肺为什么别称为"娇脏"、肺脏的生理特点等方面的信息，因而这条属于点滴性的事实性知识。二是这种知识的抽象概括水平较低。如学生能陈述"金元四大家"中张从正是"攻下派"，即证明了他掌握了一条历史方面的事实性知识。三是事实性知识的基础性。如学生通过看图谱或在临床观摩病人知道了"胖大舌"的一些事实（事实性知识），才有可能形成"胖大舌"这样一个概念（概念性知识）。

（2）概念性知识：概念性知识（Conceptual knowledge）是一种较为抽象概括的、有组织的知识性类型。各门学科中的概念、原理、理论都属于这类知识。概念性知识的特点是抽象概括性和组织性。如学生第一次见到患有白化病的病人，知道白化病病人全身皮肤呈乳白或粉红色，毛发为淡白或淡黄色。患者皮肤对光线高度敏感，会有晒斑和各种光感性皮炎。眼部虹膜为粉红或淡蓝色，有畏光、流泪、眼球震颤及散光等症状。这些特征对所有的白化病病人来说是共同具有的，学生此时的认识就超越了单个白化病人的特征而有了一定的概括性，也可以说，学生形成了有关白化病的概念性知识。白化病的概念还与细胞蛋白缺陷、酪氨酸酶缺乏、家族遗传病等概念密切联系，并按一定结构组织起来的就属于概念性知识。又如，"气虚的人通常伴有血虚"的描述不是我们认识的单个人的情况，但我们能够理解气虚的人群伴有血虚的特点。这种知识具有一定的概括性，也属于概念性知识。

（3）程序性知识：程序性知识（Procedural knowledge）是完成某项任务的行为或操作步骤的知识，是关于"怎么办"和"如何办"的知识。程序性知识通常采用一组有序的步骤，它包括了技能、算法、技巧和方法的知识，统称为"程序"。程序性知识还包括了运用标准确定何时何地运用程序的知识。

如果说"事实性知识"和"概念性知识"代表着"什么"类的知识；程序性知识则关注"如何"类的知识。换言之，前者关注"结果"，后者看重"过程"。因此，程序性知识与概念性知识有联系也有区别。运用程序性知识可以获得概念性知识，而对概念性知识的理解则是程序性知识运用的前提条件。

与元认知知识不同，程序性知识一般都是与具体学科挂钩的，当然也反映了具体学科的思维方式。也就是说，科学学科的程序性知识和社会学科的程序性知识相去甚远，两者之间可迁移性甚少。

程序性知识的教学是培养学生自主性、创造性的重要途径，教师应该重视程序性知识，通过程序性的训练来培养学生的认知策略，让学生主动在学习过程中调节和控制学习的行为，特别是掌握对学习方法的选择和使用技能。

（4）元认知知识：元认知知识（Metacognitive knowledge）是关于一般的认知知识和自我认知的知识。虽然不同的研究者观点各异，术语有别（如元认知意识、自我意识、自我反思、自我调节等），但是都强调了元认知知识在学习者成长以及发挥其主动性中的地位。简言之，元认知是学习者对认知活动的自我意识、自我评价和自我监控和调节的过程。元认知知识具体包括以下三个方面。

1）元认知知识。①关于个人因素的元认知知识，例如：认识到自己的学习兴趣、习惯、能力，知道如何克服自己在认知方面的不足等。②关于任务因素方面的元认知。例如：认识到给出的材料的性质、特点等因素会影响我们的认知活动。③关于策略因素方面的元认知。例如：在认知过程中，学习者运用了哪些策略，这些策略的优点和不足是什么等。

2）元认知体验。包括认知体验和情感体验。例如：对某一学科的学习后学习经验的总结。

3）元认知监控。元认知监控是对认知行为的管理和控制，是主体在进行认知活动的全过程中，将自己正在进行的认知活动作为意识对象，不断评价，适时调整，以保证任务的有效完成。

2.认知维度　20世纪90年代Lorin Anderson[①]进一步发展了布卢姆的分类方法，相对于旧版分类，新版分类用动词对分类进行了描述，它们分别为记忆、理解、应用、分析、评价和创造（Remembering, Understanding, Applying, Analyzing, Evaluating, Creating）。这些类别按照由简至繁的顺序排列，而且，前一种类别是后一种类别的基础，后一种类别又涵盖了前面的类别。这六个层次根据思考水平可分成低阶思维和高阶思维。前三个层次，即知识、理解和应用属于低阶思维，日常教学及考试中应用比较广泛。后三个层次，即分析、评价和创造都属于高阶思维（Higher-order thinking, HOTS）[②]。

---

① Anderson, L., Krathwohl, D., (2001). A taxonomy for learning, teaching, and assessing – a revision of bloom's taxonomy of educational objectives. New York, NY: Longman.

② Stanley. Critical Thinking and Formative Assessments: Increasing the Rigor in Your Classroom [M]. Hoboken: Taylor and Francis. 2013.

（1）低阶思维：根据布卢姆目标分类方法，前三个层次——知识、理解和应用都属于低阶入门级的思维方法。

1）记忆：了解事实，布卢姆常常用以下词语作为关键词：谁（who），什么（what），为什么（why），什么时候（when），哪里（where），哪一个（which），选择（choose），发现（find），如何（how），定义（define），标示（label），显示（show），拼写（spell），列举（list），命名（name），挑选（select）和区分（tell）。简言之：是什么？什么是？

例如：麻黄汤的组成是

A. 麻黄、杏仁、甘草、桂枝

B. 麻黄、桂枝、芍药、甘草

C. 麻黄、桂枝、甘草、生姜

D. 麻黄、石膏、桂枝、甘草

该类问题要求学生辨认某物，回忆某事物，罗列某物或者为某事物下定义，没有其他更多的思考。

2）理解：此层次仍属于比较低层次的认知分类。学生初步理解概念，公式或其他知识点。会用自己的语言解释概念，或者解释某件事情。常用以下词语作为关键词：比较（compare, contrast），演示（demonstrate），解释（interpret），说明（explain），扩展（extend），说明（illustrate），推断（infer），概述（outline），涉及（relate），重新整理（rephrase），重述（restate），翻译（translate），总结（summarize），展示（show）和分类（classify）。

例如：麻黄汤的组成，功用，主治。麻黄汤为什么可以治疗外感风寒，麻黄在方中起到了什么作用？

麻黄汤的组成，功用、主治何病症仍属于记忆层次问题，第二部分麻黄汤为什么可以治疗外感风寒，麻黄在方中起到了什么作用是理解层次问题。第一部分可以引导学生过渡到理解层次的部分问题，并且通常理解层次问题会以"为什么"开始。虽然这一层次问题需要学生的进一步思考，但因为它的答案仍然是具体固定的，它仍属于低层次认知分类。也可以说，低层次认知并不意味着简单容易，它只是思考方式不同于高层次认知分类。

再举一个有关"突触"的试题：以下 A、B 图示各属于什么类型的突触？

该例题以图像的形式诠释了突触根据神经冲动通过突触的方式进行的分类，学生在理解了相关知识后，很容易判断出 A 为电突触，B 为化学突触。

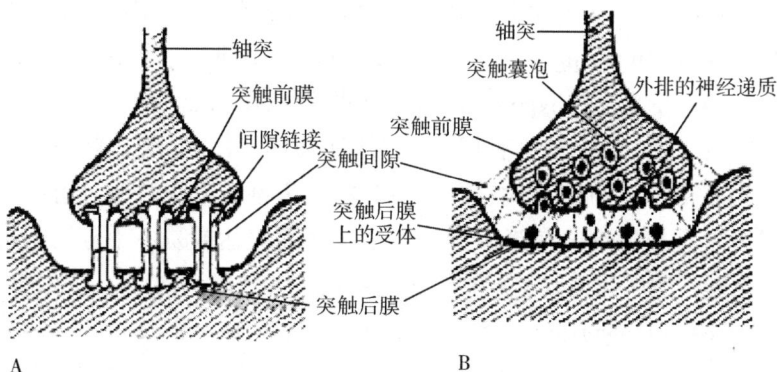

A　　　　　　　　　　　　　　B

3）应用：这一层次认知是低阶思维的最后一层分类，通常人们会以为当学生能够在实际生活中应用到所学知识，他们的思考水平就达到了一个高的层次。但事实并非如此，其原因简单地说就是它的答案只有一个。其中如何应用的过程可能是多种多样的，但结果是唯一的。常用以下词语作为关键词：应用（apply），建立（build），选择（choose），建设（construct），开发（develop），面试（interview），利用（make use of），组织（organize），实验（experiment with），计划（plan），选择（select），解决（solve），识别（identify）和模拟（model）。

例如：患者，男，39岁，恶寒发热1天，无汗，全身疼痛，脉浮紧，舌淡苔薄。属什么证候，应用什么方剂治疗，为什么？

再举一个选择题类型的该层次问题：患者，男，25岁。5天前冒雨参加马拉松比赛，2天前发热40℃，胸痛，咯红褐色痰，呼吸急促，口周有疱疹。听诊在右肩胛区可闻及管状呼吸音，未闻及干湿罗音。X线检查右下肺大片致密阴影，边界模糊。该患者最可能的病变是：

A.肺气肿　B.小叶性肺炎　C.肺结核　D.支气管炎　E.大叶性肺炎

以上归为知识应用层次问题，要求学生将所学知识及他们对知识的理解应用到实际生活中，它比理解层次的思考更深入一步，所以我们通常还将知识应用层次的思考称为低层次的高水平思考。而它之所以仍属于低阶思维是因为只是将我们已经学习过的理念或是概念应用到一个新的环境，最基本的观点并没有变化。

（2）高阶思维：根据布卢姆目标分类方法，后三个层次（分析、评价、创新）都属于高层次的思维方法。即所谓的高阶思维（Higher-order Thinking Skills，HOTS）。高阶思维需使用推理能力（包括演绎和归纳）、思辨能力或是解决问题的能力等，并且对于知识应用于新的情景更有效[①]。常用以下词语作为关键词：相比之下（comparing），排序（sequencing），图形（patterning），网页预测（web forecasting），假设（hypothesizing）和批判（critiquing）。

1）分析：这一层次是所有层次中人们误用最多的层次。它需要学生将信息分解成很多部分，通过寻找它们之间的联系来重新审视这些分解的部分。分析层次另一个重要的部分是当事物不完全是字面表达或是不十分清楚时，学生需要做出推理，然后找出证据来支持这些结论。常用以下词语作为关键词：分析（analyze），归类（categorize），分类（classify），比较（compare），对比（contrast），发现（discover），解析（dissect），划分（divide），检查（examine），检验（inspect），简化（simplify），调查结果显示（survey），参与（take part in），测试（test for），区分（distinguish），区别（distinction），关系（relationships），函数（function），动机（motive），推理（inference），假设（assumption）和结论（conclusion）。

布鲁姆将分析层次分为区分、组织和归属三个步骤[②]。所谓"区分"就像刑事调查员在犯罪现场收集证据，从众多线索中分辨出有用的、重要的线索，所谓"组织"，就是明确这些区分出的有用的、重要线索之间的联系，然后试图通过这些线索推演出凶案是如何发生的，最后通过"归属"，确定犯罪嫌疑人。

这一层次与"应用"层次是有区别的，应用这一层次是对知识简单、初步、直接地应用，而不是通过分析、综合地运用知识，如上所述的应用层次因为答案的唯一性，而属于低层次的高水平思考。其中如何应用的过程可能是多种多样的，但结果是唯一的。

在医学课程的实际应用中，很多病例分析试题的编制实际属于应用型认知分类，如上面应用层次的例子：患者男，39岁，恶寒发热1天，无汗，全身疼痛，脉浮紧，舌淡苔薄。属什么证候，应用什么方剂治疗，为什么？

此病例症状典型，学生不用通过过多的思考，即可认定其证候分型为麻黄汤证，因此，它仍属于低层次的高水平思考。它只是将我们已经学习过的理念或是概念应用到一个新的环境，最基本的观点并没有变化。而分析层次则需要区分－组织－归属这样一个复杂的思考过程。

例如：黄芪，红花，茯苓，当归，桃仁，生地，柴胡，大枣，党参，白术，川芎，赤芍，甘草。此方主治病症是什么，方义是什么？

---

① Higher-order thinking［EB/OL］. https://en.wikipedia.org/wiki/Higher-order_thinking.

② 安德森. 学习、教学和评估的分类学——布卢姆认知领域目标分类手册［M］. 皮连生译. 上海：华东师范大学出版社，2008：70-75.

　　这个问题需要学生审视此方，区分出此方是在哪个基础方的基础上的加减，通过组织联系基础方的主治病症及加减药物作用之间的联系，推测出此方主治病症的归属。首先，四君（党参，白术，茯苓，甘草）、四物（当归，赤芍，生地，川芎）合为八珍汤，作用是补气、补血，后又有红花、桃仁活血之药，以及黄芪、柴胡益气固表之药，合在一起推断应该是气血不足而造成的血瘀内阻、气不达表之证。在这样一个过程中，学生需要做出推理，最重要的是找出支持结论的证据。从此可以看出这类分析综合层次的问题不同于其他层次的问题之所在，这类问题需要许多所学知识以外的思维，或者说是更复杂的思考。

　　同样是"麻黄汤"，我们可以设计一个分析层次的问题。

实例 16-1：

【实例】

　　患者丁某，男，26 岁，1986 年 4 月 28 日初诊。月余前外出淋雨，回家后即发热恶寒，头身疼痛，腹部胀满，恶心欲吐，呃逆。他医以感冒治疗，予 APC、桑菊感冒片等，除呃逆如故外，余症悉减。又治呃一个月，呃逆反有加剧之势。患者表情痛苦，面白神疲，呃逆频频，声音响亮，胃内食物常因呃逆而涌出，脘腹时痛，厚衣裹体，身困头昏，舌淡苔薄白，脉浮稍紧[①]。

　　试分析患者目前的病症性质、中医诊断、立法和处方。

【设计思路】

　　学生完成了"麻黄汤"部分的学习，并且之前已经学完《中医基础理论》和《中医诊断学》，基于这样一种学情，给予学生一个实际诊治中的实例，以检验教学目标实现情况。我们选择以"麻黄汤"为主方的一个病例，这个病例需不同于应用层次中典型的麻黄汤证，需要学生经过区分 – 组织 – 归属这样一个思考过程。学生通过了解病情区分出几个重要线索：患者主诉为呃逆，但从病情发展上看，患者感冒的典型症状虽然消失，但因病因未除，患者厚衣裹身，呃声洪亮，脉浮紧有力，仍属表实的病机。通过联系以前所学，手太阳经贯膈络胃，此患者风寒束表，肺卫闭遏，太阳经输不利，致膈动呃逆，脘腹疼痛。最终可以将呃逆的病因病机归结为太阳表寒未解，郁闭肺卫，经输不利使然。其治疗应辨证求因。治宜以发汗解表，宣肺止呃。给予麻黄汤加味。以麻黄汤祛其病因以治本，加柿蒂治标，标本同治，则病愈。此类分析层次问题可以课堂讨论形式或笔试论

---

　　① 邓鑫，胡久略，梁健.临床仲景方剂学［M］.北京：中国古籍出版社，2012：42.

述题形式，对学生综合分析能力进行评价。从辨证论治、立法方药等几个方面评价学生，同时给予学生相应指导，教师反思教学设计与教学过程。

同样是感冒起病，以下举《内科学》一例。

患者男性，40岁，10天前感冒后出现发热、咳嗽，继之尿量减少，食欲减退、恶心、呕吐，近5天胸闷、气短来院就诊，4年前曾因浮肿查尿常规：蛋白（+++），颗粒管形0～2个/HP。体检：T38.5℃，P120次/分，R26次/分，BP190/110mmHg，面色苍白，眼睑面部浮肿，神志清楚，端坐位，皮肤有抓痕，心率120次/分，律齐，心尖部可闻及3/6级收缩期杂音，两肺底湿罗音。肝于肋下1cm可触及，双下肢凹陷性水肿。化验：WBC11.5×10⁹/L，N80%，血肌酐685μmol/L。问：（1）请写出该患者的完整诊断。（2）治疗要点是什么？

这个病例需要学生从众多症状体征检查中区分出重要的线索，并根据所学对其进行组织分类，最后将诊断归属为：慢性肾小球肾炎、慢性肾功能不全（尿毒症期）、肾性高血压、心力衰竭、呼吸道感染。根据最终诊断确定其治疗要点为：①限制水钠摄入；②低蛋白、高热量饮食；③纠正贫血EPO、铁剂、叶酸；④治疗并发症，控制高血压；⑤控制心力衰竭，如限盐、利尿、强心等；⑥使用非肾毒性抗生素控制呼吸道感染；⑦肾脏替代治疗，血液透析等。

2）评价：要求根据相关的评价标准，明确表达，做出某些判断，提出批评。常用以下词语作为关键词：奖励（award），批判（criticize），判断（determine），判别（judge），比较（compare），建议（recommend），同意（agree），意见（opinion），支持（support），证明（prove），估计（estimate），选择（choose），决定（decide），争执（dispute），标志（mark），裁定（rule on），解释（interpret），重视（importance），反驳（disprove），认为（perceive），影响（influence），得出结论（conclude），辩解（defend），评价（evaluate），衡量（measure），速度（rate），确定优先次序（prioritize），标准（criteria），评估（assess），价值（value）和推断（deduce）。

这一层次也许是高层次水平中最容易的层次。这是因为这一层次我们有很多应用的经验。评价需要学生对某个事物给出一个基于某种标准的观点。布鲁姆将评价分成两类，即核查和评判[①]。

核查是检查事物的内部一致性，所谓检查事物的内部一致性，即检测一项运

① 安德森.学习、教学和评估的分类学–布卢姆认知领域目标分类手册［M］.皮连生译.上海：华东师范大学出版社，2008：70–75.

作或一件产品是否符合提前给定的标准，或是检测某一个结论或数据是否支持假设，或呈现的材料的各部分是否自相矛盾。例如，给出一个病例及相应的治疗方法，要求学生判断医者给予的治疗方法是否适合，并加以说明。

而评判是依照外部标准进行的评判。例如：针对某一病症，给出两种治疗方法，要求学生比较哪一种是最好的或最有效的，并说明原因。

上面"麻黄汤"的例子，我们可以把它改写成评价层次题目。

丁某，男，26岁，1986年4月28日初诊。月余前外出淋雨，回家后即发热恶寒，头身疼痛，腹部胀满，恶心欲吐，呃逆。他医以感冒治疗，予APC、桑菊感冒片等，除呃逆如故外，余症悉减。又治呃一个月，呃逆反有加剧之势。患者表情痛苦，面白神疲，呃逆频频，声音响亮，胃内食物常因呃逆而涌出，脘腹时痛，厚衣裹体，身困头昏，舌淡苔薄白，脉浮稍紧。医者认为此为太阳表寒未解，郁闭肺卫，经输不利使然。治应发汗解表、宣肺止呃。予以麻黄汤加味：麻黄12克，桂枝10克，杏仁15克，炙甘草6克，柿蒂50克[①]。

试分析医者治疗方法是否得当？

可见评价这一层次我们应用起来很灵活。再举一例。

实例16-2：

【实例】

患者55岁，患支气管炎20年，因受寒发生肺感染，出现发热和神志不清1天入院。其血气分析报告：pH：7.30［N：7.35～7.45］，$PaCO_2$：52mmHg［N：33～47mmHg］，PaO_2：50mmHg［N：100mmHg］，［HCO_3-］：34 mmol/L［N：24mmol/L］。医生给予吸氧处理（高浓度持续给氧）。

问题： 1. 呼吸衰竭有哪几种类型？缺氧有哪几种类型？

2. 该患者存在何种类型的呼吸衰竭？依据是什么？

3. 该患者存在何种类型的缺氧？依据是什么？

4. 医生的处理方式是否恰当？如果你是医生会如何处理？

【设计思路】

学生完成了"呼吸性衰竭"部分的学习，通过实例检验教学目标实现情况。

【设计】

该例题第1问，需要学生回忆呼吸衰竭和缺氧的分型，属于记忆型问题，第

---

① 邓鑫，胡久略，梁健. 临床仲景方剂学［M］. 北京：中国古籍出版社，2012：42.

2、3问需要学生理解分型的区别后，判断病例中的患者呼吸衰竭和缺氧的所属类型，属于应用型问题。学生依据血气分析（$PaCO_2$ 52mmHg，PaO_2 50mmHg）判断属于Ⅱ型呼衰，依据 PaO_2 50mmHg 判断属于因外呼吸功能障碍造成的低张性低氧血症。第4问，要求学生根据所学判断病例中医生的处理方式是否恰当，属于评价型问题。从实例中给予高氧判断医生处理不恰当。正确的处理原则应是防治原发病，抗感染；吸氧（低浓度低流量间歇给氧）；纠正酸碱平衡及电解质紊乱。以论述题形式，对学生综合分析能力进行评价。从学生对概念分类等几个方面掌握情况评价学生，教师同时反思教学是否得当。

　　3）创造：常用以下词语作为关键词：建立（build），选择（choose），组合（combine），编译（compile），撰写（compose），建设（construct），创建（create），设计（design），开发（develop），估计（estimate），制定（formulate），想象（imagine），发明（invent），构成（makeup），创立（originate），计划（plan），预测（predict），提出（propose），解决方案（solution），假设（suppose），讨论（discuss），修改（modify），变更（change），完善（improve），适应（adapt），最小化（minimize），最大化（maximize），删除（delete），推论（theorize），精心制作（elaborate），测试（test），发生（happen）和变化（change）。

　　这一层次很容易识别但很难评价。"创造"要求学生将知识信息以一种不同的方式组合起来以获得某些新的东西。创造是通过将信息拆解（即分析过程）然后再将其重新组装成一个全新的、完全不同的产品。就好像你提取许多不同品种的玫瑰花的组成部分，然后合成一种全新的、独一无二的之前从未被种过的玫瑰品种。创造也就是我们通常所做的要求学生重新改写一个故事的结尾或是提出一个新的解决问题的办法。它包括发表一篇内容独特的演说或文章，拟订一项操作计划或概括出一套抽象关系。创造思维的评价也非常困难，因为答案并不是只有一个。

　　例如：给出麻黄汤治疗咳喘、水肿、风疹、呃逆等若干病案（此处省略）。仔细阅读以上有关麻黄汤的医案，结合所学解释为什么麻黄汤可以治疗众多病症，并以此为例，说明你对中医遣方用药的理解。

　　该实例希望通过对"麻黄汤"治疗多种疾病的例证，启发学生总结和探究中医遣方用药的特点，需要学生根据自己的理解发表一个独特的观点。

　　再如，可以让学生自己拟定一项计划或实验：基于肝性脑病氨中毒学说，设计动物实验进行验证。

以上这六种类型的问题中，前三种属于低阶思维方法，一般有直接的、明确的、无歧义的答案，而后三类属于高级认知问题，通常没有唯一的正确答案，学生从不同角度做不同的回答，通常我们采用 SOLO 的评价方法进行评价。如上面的例 16-9 中对中医遣方用药的理解，我们可以编制以下评价标准：

①没有任何关联的答案属于前结构层次，只能得 0 分。

②列出中医遣方用药的特点的其中一项，可得 2 分。

③能够罗列中医遣方用药众多特点的，属多点结构，可得 4 分。

④能够罗列中医遣方用药众多特点的，并将这些特点与现代医学做一个比较全面、有序陈述的，属关联结构，可得 6 分。

⑤基于对中医遣方用药特点的深刻理解，能够在理论层面上对其加以概括、分析的，并阐明今后中医处方发展方向的，属拓展抽象结构，可得满分。

3. 情感领域　由于认知心理学重视认知行为的影响，以及个人经验（包括情感）对认知的左右能力，情感的教学逐渐重新被提出与重视。布卢姆与同事克拉斯沃尔（Krathwohl D.R.）于 1964 年提出情感领域的教育目标分为五个类别，即接受、反应、赋予价值、组织和形成品格①。这些类别仍按上升的等级顺序排列。

（1）接受（Receiving）：包括感觉事物的存在，愿意接受事物，控制或选择事物。接受是情感的起点，旨在培养学生感觉并愿意接受耳濡目染的事件的能力。把学生的思想、情绪带入由刺激引起的情境，使学生从半意识水平产生对客体的意识，发生选择性注意而主动接受。通俗地说，就是唤起学生的注意，准备接受。如学生乐意听教师讲有关"五味"的知识。

（2）反应（Responding）：包括默许反应、愿意反应和满意反应。这是较低程度的积极注意，只是从单纯地感受外界刺激到引起兴趣。这个阶段学生从默许的反应、愿意的反应向满意的反应发展，而且从积极的反应中获得满足感、喜悦、热情和乐趣等情绪。如完成教师布置的阅读作业等，在课堂上愿意发言，认真做实验，按要求使用实验仪器等。

（3）赋予价值（Valuing）：指接纳某事物（例如数学）并认可对该事物所赋予的价值，进而爱好相应的有价值之事，并逐渐将此爱好稳固下来。这个阶段分为两个层次，起初是价值接受，即对某个命题在情绪上加以接受，表达了个人最

----

① Krathwohl D. R.（1964）. The taxonomy of educational objectives：Its use in curriculum building. Pittsburgh：University of Pittsburgh Press.

低信念的确信；其次是价值的参与和追求，在这个水平上信念具有高度的确定性，并以某种方式促进价值的实现，也力图使别人信服，而成为自己事业或信仰的追随者。如对"攻下"的治疗方法有一定的见解；崇敬课上所讲的代表医家，愿意课下查询有关医家的背景知识，在与学习有关的行为上表现稳定性和持久性，而不只是某一节课认真听讲。

（4）组织（Organization）：指价值的观念化与体系化，即将各种价值予以整理归类，然后予以系统地组织，使价值间不相冲突，反而彼此隶属，相互作用，从而建立价值概念，组成价值体系。例如，在日常生活中愿意用学习到的中医思维对待身边的人和物。建立一种与个人的价值观体系协调的生活方式等，如愿意遵循"天人合一"的观念改变自己的生活方式。

（5）形成品格（Characterization）：指价值被内在化后，成为学生的价值观或人生观，从而约束和统御其言行，价值至此成为品格的一部分。这是情感领域教育目标的最高境界。

4. 动作技能领域　布卢姆认识到这一领域的存在，但并没有制定出具体的目标，直至 1981 年才由克布勒等（Kibler）完成，提出动作技能领域的教学目标按照发展的程序有四个步骤：

全身运动。包括上肢运动、下肢运动，或两个肢体以上的部分肢体的运动。如掷球、跑步、游泳等。

精细的协调运动。包括手指与手指协调、手眼协调、手耳协调、手眼足协调、手足眼耳协调。如书写、打字、弹琴等。

非语言交流动作。包括面部表情、手势、身体运动语言。如打手势传递信息、递眼色等。

语言行为。包括发出声音、音与字词的结合，声音投射，声音与手势协调等。如朗读、表演等。

我们在阐述学习目标时，可根据克布勒的分类，先确定全身运动技能目标，然后逐步列出细微协调动作技能目标。

第二节　期末考试试卷的设计

期末考试设计在课堂设计中非常重要且关键，好的考试的实施必须要在期末考试之前进行设计。考试的设计包括规定考试目标、考试内容和考试标准，一是解决"考什么"的问题；二是决定考试方法和类型，解决"怎么考"的问题；三是编制命题计划，即将"考什么"和"怎么考"的规定变为实际工作的蓝图[①]。我们这里只讨论以笔试形式进行的考试设计，即期末考试试卷的设计问题。

一、设计的基本程序

一般课程考试有四个主要阶段：试卷设计、试卷编制、试卷应用及试卷分析，每个阶段又由若干个环节组成，如图16-1[②]：

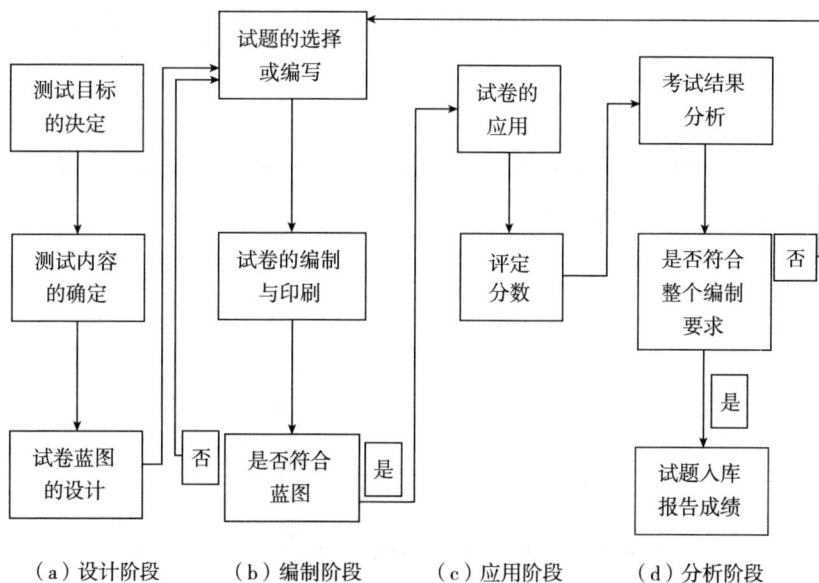

（a）设计阶段　　（b）编制阶段　　（c）应用阶段　　（d）分析阶段

图16-1　课程考试四个主要阶段

二、试卷设计的关键要素

（一）确定目标

确定考试目标是试卷设计的首要前提。试卷的设计要以预定的考试目标为基础，只有如此考试才能保证有向性，避免盲目性。参加考试的是学生，考试目标自然就是学生的受教育结果。而考试目标来源于课程目标。督导人员、教育管理人员和考试命题人员等也应以同样的目标，对学生学习过程进行测量、评价，对

[①] 于信凤.考试学引论.沈阳：辽宁人民出版社.1987（1）：59.

[②] 肖鸣政.试卷编制的方法与技巧.南昌：江西教育出版社.1989（5）：45.

教师的教学过程进行考核。确定了此目标，就意味着考试目标的确定。

> 对于大学课程目标这一概念，我们可以参照廖哲勋先生所给出的课程定义来描述：大学课程目标是指对大学生经历某一大学（或专业）课程的学习应该达到的素质标准的设计或预期，通俗地说，就是大学生经过某一大学（或专业）的学习后应该成为一个什么样的人。在具体的某一大学里，大学课程目标包括宏观层面的学校人才培养的总体目标、各专业的专业培养目标和微观层面的某一门课程的教学目标。它是大学生从事大学学习的航标和指南。也是大学教育者开展大学教育活动的具体规范。
>
> ——刘旭.从知本到人本：我国大学课程研究范式变革［M］.北京：人民出版社.2011：140.

高等中医药教育的目标应使中医学专业本科生达到素质、知识、能力兼备，适应当前社会对中医学专业毕业生的需求，在制定课程目标及考试目标时，应力求达到以需求为导向、素养为根本、知识为基础、能力为关键、协调发展为目的的中医学专业培养目标。此目标是我们中医药教育工作的出发点，也是评价中医药教育工作成效的基本依据。

因此，在制定课程考试的目标时，应体现促进学生全面发展的教育目标，立足于促进每个学生的进步和个性的发展，并兼顾以下几个方面[1]：

1.注意培养学生自我评价的态度。

2.引导学生注重知识结构的合理性，建立坚实宽厚的知识基础，重视实践动手能力的培养。

3.引导学生注重自身学科能力发展的结构合理性。

4.鼓励学生的独立思维、独立见解，避免学生只会亦步亦趋地跟着老师走，甚至只会按照老师规定的思路解决问题。

5.在学生达到基本教学要求的基础上，鼓励他们发展自己的兴趣特长，鼓励学生具有超脱书本的创造精神，促进其成才过程。

---

① 臧铁军.考试评价分析及诊断——基础与实务.北京，首都师范大学出版社.2011：19.

为使试卷设计科学化，我们要对考试目标进行分类，即对其内含的知识与能力做深入的心理与教育学的分析。通过对试题进行知识结构和能力结构的细化，我们才真正能够做到对学生的认知水平、知识掌握水平和能力水平等进行分析。此处可参考第一节中有关布鲁姆教学目标分类法的详细论述。

（二）制定三维细目表

试卷设计的第二个步骤就是确定考试所要覆盖的内容，制定由内容 – 目标 – 题型组成的三维细目表。

确定了教学目标，根据目标的具体要求，选择能够充分体现这种要求的具体知识和能力。其次要研究考生的具体特点，哪些知识和能力是他们的共同优势，哪些是他们的薄弱环节，选择足以反映他们真实水平，又最能体现目标要求的具体内容。一次考试的时间和测试内容有限，不可能覆盖所有教学内容。因此，考试内容只是教学内容的一个很小的抽样。试卷设计者一般必须通过命制三维细目表来确定以下几个问题：

第一，考试内容所涉及的每一个内容范围的相对比例。

第二，考试目标中每一层次目标的相对比重。

第三，每一考试目标层次在每一考试内容范围上的相对比重。

第四，每一试题类型的相对比例。

因此，三维细目表由 4 个要素构成：考试目标；试题类型；考试内容；试题类型、考试目标和考试内容的比例，即权重。

考试目标即教学目标；考试内容则可依本学科的教材内容纲要或教材内容体系来制定；题型可根据考试目标来制定。

权重可依据以下两条标准来确定：第一，每一内容范围的比例应与该内容项目在整个教学领域里的相对重要性相符合，这种相对重要性可由该内容项目的教学课时的多少来体现。第二，每一目标层次所要求的比例应当与试卷编制者认为这个目标对受测学生的水平所具有的重要性相符。这种相对重要性的量化主观性较大，一般是主要参考专家或有经验教师的意见而定。

表 16-2 是一例遵循上述原则而设计的三维细目表[1]。

---

[1] 周永凯，王文博，田红艳.现代大学教学设计与实例.北京：中国轻工业出版社.2010：226.

表 16-2 试题编制三维细目表

学习目标	知识			理解							简单运用				综合运用					创见			合计
试题类型 题量/分值 满分值	填空题	配对题	名词解释	单项选择题	双项选择题	多项选择题	是非判断题	推理证明题	填图绘图题	简答题	问答题	辨析题	读图作图题	计算题	计算题	问答题	论述题	分析题	设计题	创作题	设计题	论述题	
知识单元内容　章节(课)																							
总计																								

编制细目表需要做几项工作：

第一，课程学习目标的确定。细目表中学习目标的作用相当于布卢姆的目标分类表，把题目与认知活动的水平联系起来了。表中将学习目标分成记忆、理解、简单运用、综合运用和创见五类，我们也可以按照实际布卢姆的分类将学习目标分成记忆、理解、应用、分析、评价、创造六类。另外，值得注意的是，不同课程对测试内容和能力目标有不同的要求，不是所有考试都必须要达到布卢姆提出的六级认知能力的目标，因此不能把六级认知目标当作刻板的公式机械照搬。

第二，根据确定的学习目标，选择合适的题型。在决定以什么试题类型评价某个教学效果时，主要应从两个方面来考虑：一要考虑学习结果与目标行为的特征。二要考虑试题类型的品质。

例如，知识或记忆类型可以使用选择题，扩展的配对题或是填空和名词解释。理解水平可以使用选择题、是非判断题或是简答题等。具体使用何种试题类型应该根据各个题型的特点来确定。总的来说，较低层次的目标适合用客观性试题进行测试，如填空题、是非判断题、选择题、搭配题和简短答案题等。而较高层次的目标适合用非客观试题（或主观性试题）测试，如问答题、论述题、分析题等。更高层次的目标，则适用于如一题多解的设计题或创作题等。

表16-3即比较了客观性和非客观性试题（或主观性试题）的优缺点。

表16-3　客观性和非客观性试题（或主观性试题）的优缺点

	客观性试题	主观性试题
评价或测量的功能	适用于评价或测量各种事实、知识等其他内容之间的搭配和其他问题的解决、应用，也能用于评价或测试某些技能，但对评价或测量分析、评价、创造等能力的效果较差	适合评价或测量组织材料、分析问题、解决问题等高层次的认知活动，但对基本知识、事实、搭配、记忆等学习结果的测量，效果较差
编写与评分	能提供广泛的内容样本但要编写出许多高质量的试题并不容易，评分客观且比较容易	仅能提供一个很小的测试样本，但试题的编写相对容易些，评分较难且不客观
优势与劣势	使学生集中于回答特点的内容，使学生的学习细致并力求掌握一般的原理、知识概念，但若试题编得不好，往往会使学生侧重于记忆性学习	使学生回答相对广泛些，使学生广泛学习各单元内容，若试题编写得不好，往往会使学生学习不扎实

客观性试题包括填空题、是非判断题、选择题、搭配题和简短答案题。实际上在它们当中只有是非判断题与选择题是完全客观的。因为它们的评分仅需要比

较解答与标准答案即可，而不需要其他任何的主观思维。

客观性试题和非客观型试题（即主观性试题）各有所长，往往一方的长处恰好是另一方的短处。因此，在选择题目类型时，需要综合选择与利用各种试题类型来评价或测量学生的成就或学习内容。一般来说，在大规模的统一考试中，可以多采用一些客观性试题，这样既可以扩大试卷覆盖面，又可以提高试卷评分效率。

第三，测验题目量的确定。测验题目数量的多少取决于许多因素，主要有：规定的测验时间；测验所采用的题型：使用客观题一般题量较多，使用主观题一般题量较少；阅读、计算和文字书写量；测验内容覆盖面：对于终结性考试和大规模统一考试，题量应相对多一些；测验的性质：教师自编测验应保证在规定时间内 90% 以上学生能解答完每一道题。

第四，根据确定的目标、题型、题量在三维细目表中每一章节或知识单元中填写题量／分值。

在试题的选择过程中应严格依据考试目标及教学大纲的要求，注重知识本身的逻辑结构，不但要保证试卷有一定的覆盖面，同时应突出重点，体现考试能力的层次要求。

可见，编制细目表可以避免我们用一些容易的试题或用一些肤浅的事实、名词等内容来填塞试卷，从而缺乏测量高水平思维的试题，或者可以避免胡乱找几个超出学生实际水平的题目充当试题考学生，甚至还可以避免由于自己的偏好而加重某一部分的试题，使试题在测量内容上失去平衡。

三、试题的编制

按照应答的方式及判分手段的性质分类，试题可以分成客观性试题和主观性试题两种。客观性试题是因评分客观而得名，这种试题一般答案形式固定，给分标准容易掌握，评分可以完全克服主观因素影响，故称为客观性试题，又称作固定应答型试题。常见的有选择题、判断题、填空题、填图题等。主观性试题指应试者在解答问题时，可以自由组织答案，评分者对给分标准难以做到完全客观一致，需要借助主观判断确定，易受主观因素影响，故称为主观性试题，又称自由应答型试题。常见的有简答题、论述题、计算题、作文题等。两类试题，各有利弊。

（一）编制试题应遵循的基本原则

1. 客观题编制原则

（1）题目能体现测验目标的要求。

（2）题目取材要有代表性，应能包括测验的全部内容。

（3）题目不应对本题答案或另一题答案具有暗示性，题目之间尽量避免相互的关联性。

（4）题目行文浅显、简短，题意明确，不使回答者发生误解，更不能用生涩难懂的文字。一般应避免使用复杂句结构，以免妨碍学生的阅读与理解。

（5）题目应有正确确定的且唯一的答案，不应是引起争论的答案。

（6）试题题干最好不要直接抄写教材原话，应重新组织改写。

（7）题目内容不要超出学生的知识能力范围。

2. 主观题编制原则

（1）试题应考查教学内容中的重要问题。对限制性试题而言，每一道题都应考查某个比较重要的知识点，而不是一些琐碎的东西。对自由应答式题目来说，由于其主要目的在于考查被试对象对知识的综合应用情况，因此应以本学科中实质性内容为测验内容。

（2）要把问题和实际情景相结合，强调知识的应用。试题应选择新的，贴近社会生活或工作的材料，只有这样才能真正考查出被试者的分析问题、解决问题和创新的能力。

（3）要给被试者发挥自己创造力的余地。自由应答式主观题的一大特点就是可以测量被试者的创造力，因此应充分发挥其特点，编制开发性、扩展性的试题。

（4）编制主观题答案和评分标准时，要使答案的复杂程度与被试的成熟程度相符。自由应答式主观题答案的编写可参考 SOLO 评价方法，对几个分级都给出可能的示例或关键词，这一部分内容可参见本节有关评分"合理化"的论述。

（二）选择题的编写

选择题，一般是由一个题干和两个或更多的选项组成的。题干可以是直接提问或者是以不完整的句子形式出现，其目的是为了设置问题情景。而选项则提供可供选择的答案，这些选项中，有的正确，有的错误。正确的选项称正答，其余的叫诱答。要编写出高质量的选择题，其关键在于题干明确简单，设计的诱答能吸引那些不知道答案的考生，这些考生常常只能获得一些错误的信息，他们依据这些错误的信息或不充分的信息来作为选择答案的基础。如果一个题目是测量知识的好题目，则就必须符合这样一个标准：使具有正确知识的考生正确地回答它，而其他考生不能回答它，除非机遇造成。

一般认为，选择题只能让学生完成一些较低水平的认知活动，问题通常要求学生再认在课堂上或书本中学过的概念定义。然而，选择题并非只能评价学生对定义的再认，教师也可以通过设计多重选择题来评价学生的高阶思维技能，提出布卢姆教育目标分类学中较高层次的认知问题。例如，让学生比较不同点、寻找相同点、应用知识、做出因果关系的预测或推论等。

1. 选择题的优点　与其他题型相比选择题具有以下四个基本的优点：

（1）广泛性：选择题使测验可以容纳更为充分的内容样本。因为应答时间少，使选择题可以容纳更多的题目。

（2）有效性：选择题可以灵活设计，以达到不同的教学目标。

如：选择题能够较好地测量程序性知识。

（X型选择题）慢性肺源性心脏病加重期治疗措施应包括：

A. 缓解支气管痉挛　　　　　B. 清除痰液，畅通呼吸道

C. 持续低浓度给氧　　　　　D. 纠正酸碱平衡度电解质紊乱

E. 足量应用强心剂

选择题的题干可以要求学生确定一个特定概念的例子，这些选项可以由一些该概念的例证和非例证构成。

同病异治的实质是

A. 证同治异　B. 证异治异　C. 病同治异　D. 证异治同　E. 病同治同

同样，还可以让学生应用一个特定的规则。这种题目的选项可以是由一些夹杂着应用这种规则而得出的正确的和错误的解决方案。选项也可以用对这些正确或错误答案性质的描述来代替直接给出解决方法。

选择题易于更有效地编制一些要求学生处理的问题。对选择题的回答常常帮助我们清楚地定义我们要考查的问题。如下例：

简答题：治疗肺源性心脏病，我们首先应做什么？

选择题：治疗肺源性心脏病首先应：

A. 控制感染　　　　　B. 改善呼吸功能　　　　C. 控制心衰

D. 控制心律失常　　　E. 处理并发症

知识比较丰富的学生中回答上面一道简答题时，可能会预想到一系列的行动，其中任何一个都可能被看作是治疗肺源性心脏病首先应做的事情。而在选择题中，由选项规定的范围就使得选择题比其他各种形式的题目更容易编制一个问题。

（3）简捷性：选择题的评分速度快，还可以借助光电阅读机阅卷，节省了时间和人力。

（4）客观性：教师对学生答案的评判是客观的。论述题的评分常常会受到不一致性的影响，简答题如果设计不仔细，也会出现不一致性的问题，但在选择题中，这种不一致性几乎可以忽略不计。

2. 选择题的不足

（1）学生对选择题的回答有猜测之嫌。这一点可以影响到试卷的信度问题，但我们可以通过运用一些技术使得错误答案看起来似是而非，使那些试图猜测答案的学生无从选择。

（2）选择题常常必须间接地测量目标行为，其考查功能具有一定的局限性。与其他题型相比，选择题不能够使教师直接观察到学生在想些什么或者为什么会选择一个错误或正确的答案。论述题有时可以给学生一个思考步骤的表现平台。但相比之下，选择题因为规定了答案，学生只能循着命题人的思路去寻找答案，创造力得不到应有的发挥。

（3）编制选择题比较耗时，对命题人的编制技术要求高。教师需要花费大量的时间在对每一道题目编写选项上。论述题主要因为其在测验中编制的数量较少，相对选择题花费的时间要少，但在编制评分标准时，论述题同样也是很耗时的。

3. 选择题的编制原则

（1）题目能够测量到具体的技能，最好能与学生的生活实际相结合，利于学生知识的应用和迁移。

（2）试题题干文字简练，但也不能过简而表意不清，应保证每一个学生能够读懂题目。

（3）题干应清楚地表达要求学生处理的问题。

（4）每题选项中有一个词干，是必要的叙述或相同的字词叙述。要求完整且能显示题意，并且以简短的文字表示。选项中的语法结构和题干应保持一致。

（5）无关的内容应排除题干之外。

（6）题干或是选项中使得整个句子意思相反或发生显著变化的形容词或副词应给予强调说明。如下题：

依据"阴阳转化"，下列说法中不确切的是：

（7）错误答案与正确答案看起来应很相似，应具有一定的迷惑性。备选答案之间不能同意或相互间排斥。应避免使用以上皆是或皆非这一类的答案。

（8）选择题答案选项一般4个或5个为宜，且各试题备选项的个数应相同。在内容上应保持平行。正确答案形式或内容上不应有突出的地方。

（9）在没有更好的逻辑顺序时，每个题目的选项应按拼音或部首的顺序进行排列，以防学生猜测。

4. 选择题编写的一般方法与建议 一般常采用如下几种方法进行编写：

借助于其他题型作答的信息来编写选择题：开始先用简答题或填空题等去测量某种特定的知识，且记录考生在每个试题上常犯的错误，然后用这些错误编成诱答。

从一句正确的话出发，构思出一个选择题：填空题就是从一句正确的话出发构思出来的。它把一句正确话中的某几个重要的词删掉，留作空白，只把其余的字写出来。由此出发，把写出的字作为题干，把删掉的字作为正确答案，再拟几个诱答，就转化为选择题了。

从一句错误的话出发，构思出一道选择题：这是由是非判断题改换为选择题的方法。如从"意识障碍是以觉醒改变为主的意识障碍，分为嗜睡、昏睡、昏迷三种类型。（错误判断）"出发，可以拟出如下选择题：

以觉醒改变为主的意识障碍分为：A.嗜睡、昏睡、昏迷 B.嗜睡、昏睡、浅昏迷、中昏迷、深昏迷 C.嗜睡、昏睡、浅昏迷、中昏迷、深昏迷、谵妄 D.嗜睡、昏睡、浅昏迷、中昏迷、深昏迷、谵妄、植物状态。

将一段话概括为一个选择题：一是把一段话概括出一个问题作为题干，把段意概括为正确答案；二是把要考核的关键话语作为正确答案，其他部分概括为题干。这是由简答题改换为选择题的主要方法之一。

提出一个现象或设计一个特定的问题情境为题干，要求考生依据某一原理去选择给出的几种解释或论断，这是应用题的转换形式。

以上五种方法基本属于改写。如果想全部重新编写，可以参考以下程序进行：

①选定被测试的特定知识；②以问题的形式表达出来，写出题干，最好能设计一种情景；③写出正确答案与诱答。尽量设法使有错误知识或没有任何相应知识的考生会去选择的那些诱答。因此编写时，应考虑考生是否会选择正确答案以外的诱答，如何才能使诱答去吸引那些缺乏知识而渴求得到线索的考生。尽量不要写出不能被任何一个考生选择的选项。

5. 选择题类型的简单介绍

（1）A1 型题（单个肯定式最佳选择题）

结构：以简明扼要地提出问题为特点，考查考生对单个知识点的掌握情况。由一个题干与 5 个备选答案组成。

说明：从每道试题的 5 个备选答案中，选择 1 个最佳答案，错选或多选均不得分。

例如：其性"重浊"的邪气是：

A. 寒邪　　　B. 暑邪　　　C. 燥邪　　　D. 火邪　　　E. 湿邪

（2）A2 型题（摘要型最佳选择题）

结构：叙述一段简要病历为特点，考查考生的分析判断能力。提出一个问题形成题干；该问题（题干）有 5 个备选答案。

说明：每一道试题是以一个情景出现的，其下面都有 A、B、C、D、E 五个备选答案。从中选择一个最佳答案。

例如：患者，男，35 岁。健忘失眠，眩晕耳鸣，五心烦热，胁痛腰酸，口干咽燥，舌红少津，脉细数。其证候是：

A. 肾阴虚证　B. 心阴虚证　C. 肝肾阴虚证　D. 肝血虚证　E. 肺肾阴虚证

（3）A3 型题（组型最佳选择题）

结构：以叙述一个以患者为中心的临床情景，针对相关情景提出测试要点不同的、2～3 个相互独立的问题。每个问题均与开始的情景有关，但测试要点不同，且问题之间相互独立。

说明：2～3 个试题是以同一个情景出现的，其下面都有 A、B、C、D、E

五个备选答案。从中选择一个最佳答案。

例如：初产妇，30 岁，因停经 41 周，规律腹痛 2 小时，入院，查宫高 38cm，腹围 110cm，LOA，头浮。肛查：宫口开大 1cm 先露部 S-2，B 超：双顶径 10cm，估计胎儿体重 4000 克，5 小时后宫口开大 6cm 出现宫缩乏力，做阴道内诊：宫口开大 6cm，胎头 S-1，LOT，有产瘤 2cm×2cm×1cm，无骨缝重叠，骨盆内测量各径线正常，故行 1% 催产素静点，宫缩转频，4-50″/1′；产妇烦躁不安，脐下出现凹陷环，半小时后腹痛突然缓解，阴道少量鲜血流出。

1）此时首先考虑的诊断是：

A. 先兆子宫破裂　　　　　　B. 胎盘早剥　　　　　C. 子宫破裂

D. 子宫痉挛性狭窄环　　　　E. 前置胎盘

2）此时检查，哪项征象不会出现？

A. 下腹部压痛，反跳痛　　　B. 胎体可清楚触及　　C. 胎心音消失

D. 阴道内诊检查，先露部消失　E. 内诊子宫下段可触及狭窄环

3）（假设信息）如该产妇下次怀孕为了避免这次妊娠结局重又发生，哪项措施不恰当？

A. 按时做产前检查，宣传保健知识　　　　B. 有剖宫产史者，提前住院

C. 根据上次手术情况，决定本次分娩方式　D. 疤痕子宫不可再次怀孕

E. 严格掌握催产素使用原则及严密观察产程

（4）B1 型题（标准配伍题）

结构：一组备选答案（一般为 5 个）与几个问题（一般 2 个）形成的一组题干构成。

说明：由 5 个备选答案与两道试题题干组成。请为每一道试题题干从本组备选答案中，选择一个最佳答案。同组中的每个备选答案可选用一次，或多次，或一次也不选用。

例如：A. 肝阳化风　B. 热极生风　C. 阴虚动风　D. 血虚生风　E. 外感风邪

1）颈项强直，角弓反张的病机是：答案（B）。

2）潮热盗汗，手足蠕动的病机是：答案（C）。

注意在编制 B1 型题时，两个题干的问题应是同一类型题目，如都问病机，或都问治法。两个题干的表述方式也应一致，如都用叙述式或都用问答式。

（5）C 型题（综合分析选择题）

说明：综合分析选择题包括一个试题背景信息和一组试题（2～5 题）。这一组试题是基于一个情景、病例、实例或者实例的背景信息逐题展开，每道题都有其独立的备选项。题干在前，备选项在后。每道题的备选项中，只有一个最佳答案。多选、错选或不选均不得分。

例如：患者，男，42 岁，自诉近日因未关空调而致感冒，晨起即头痛昏重，胸膈痞闷，脘腹胀痛，呕吐泄泻。同时舌苔白腻，口黏不欲饮食。中医辨证论治之后处方藿香正气水。

1）藿香正气水的主治病证是：

A. 外感风寒，内伤食积　　　B. 外感风热，内伤湿滞

C. 外感风寒，内伤湿滞　　　D. 外感风寒，内有湿热

E. 外感风热，内有痰热

2）藿香正气水的功能是：

A. 解表散寒，祛风胜湿　　　B. 发散风寒，解热止痛

C. 疏风散寒，解表清热　　　D. 发汗解表，祛风散寒

E. 解表化湿，理气和中

3）如果患者为高空作业者，曾有过乙醇过敏史，对其合理用药指导意见或者解释存在错误的是

A. 藿香正气水含乙醇，不适用于从事高空作业者

B. 藿香正气水含乙醇，乙醇过敏者禁用，过敏体质者慎用

C. 服用藿香正气水后不宜直接驾驶车辆工作或者外出

D. 建议换为藿香正气软胶囊，软胶囊采用新剂型，不含乙醇且药效更加峻猛

E. 建议换为藿香正气口服液，口服液辅料为聚山梨酯 -80、桂皮油，不含乙醇

（6）X 型题（多项选择题）

结构：由一个题干与 5 个以上备选答案组成。

说明：从每道试题的备选答案中，选出 2 个或 2 个以上的正确答案，并将其答案的英文字母代码填入本题题干后的（）内。答案之间可以没有任何联系，多选、少选或错选均不得分。要求应试者准确无误地选出全部准确答案，否则不

得分。

　　例如：知母能：A.清实热　B.清肺热　C.清虚热　D.清肝热　E.清心火
　　答案（A、B、C）。

（三）是非判断题的编写

　　是非判断题是要求学生对一则陈述的命题给予是非（正误）判断的一种试题形式，也称正误题或判断题。

　　1. 是非判断题的优点　编写相当容易，回答和评分都很方便，取样范围较广，可以有效地测量学生对一些知识点的掌握情况。

　　2. 是非判断题的不足

　　（1）是非判断题测量的常常是一些较低水平的细节性的知识点，而不是测量对知识的应用、分析、综合、评价等。

　　（2）是非判断题猜测正确率是 50%，它的可靠性较差。

　　3. 是非题的命题原则

　　（1）一题只包含一个概念，防止两个以上的概念在同一题中出现。

　　（2）尽量采用正确肯定的叙述，避免反面或双重否定的语句。例如：生物体没有不是由细胞组成的。这种双重否定的语句，会造成理解困难。

　　（3）避免含混不确定的文学叙述，这样会使回答难以确定答案。

　　（4）避免使用具有暗示性的语言。例如"有时""可能"暗示对，而"所有""绝不"暗示错。

　　（5）题目陈述应简单明了，避免使用复杂的句式结构，以减少因被试者的阅读能力而对测验产生的不良影响。

　　（6）试题中的语句应避免直接抄写教材内容，应进行重新组织改写。

　　（7）一般是与非的题数应该基本相等，属于"非"的题目稍多于属于"是"的题目，因为有数据显示学生猜测时倾向于选"是"的机会较多。是与非的题目且随机排列。

　　（8）不要在枝节问题上做文章，而应当考核学生对重要概念、原理的理解和应用，使考核有一定的价值和深度。

（四）填空题与简答题的编写

填空题（包括完成题）和简答题均属"补缺型"试题，它们都只要求一个词（字），一个短语，一个数字或一个符号就能作答。两种试题本质是相同的，其不同点仅仅在于提出问题的方式。填空题或完成题都是一个不完全的句子。简答题是一个简单的问句。

1.填空题与简答题的优点　比选择题容易编写，猜测作答的机会也较少；答案规范、简短，使得评分可靠而容易。

2.填空题与简答题的不足　填空题可以用来考查学生对知识的记忆和理解能力层次的掌握，不适于较高水平的认知能力的应用。

3.填空题和简答题的编制原则

（1）填空题编制原则

1）注意问题明确化，一个题目不要留过多的空白。避免像"＿是＿的原因"之类的题出现。

2）保证试题本身能使学生明白用什么形式的字或词来回答试题，即对于用于填空的那些词的性质，是名词，还是动词，要明确地限定。例如："这种证候是"应调整为"这种证候的名称是"。

3）应注意其功能只能测量某些少量的特定的内容，因此，当它用来测量特定知识时省略部分应是一个关键词或词组，而不应该是某些无关紧要的词，而且省略的词通常应该是一个名词，而不是动词或修饰语。

4）注意不要给考生露出答案的线索。

5）各题留出的空白长度应相符，而不要有长有短，以免空白的长度对正确答案的字数产生暗示作用。

6）避免直接引用教材中的词句。

7）为每题准备一个正确答案和可接受的变式的标准，并具体规定是否答案一部分正确也可适当给分。

（2）简答题编制原则

1）应注意使所编写的试题对所要回答的内容有个明确的范围或确切的要求。

2）要注意不要去测验一些不确定的或者是零散、琐碎的知识。

3）要求考生的答案尽可能地短，而且答案有且只一个。

4）应注重知识的应用，避免只出考机械记忆的题，避免直接从教科书原文抄写试题。

（五）论述题的编写

论述题是一种自由反应型试题，要求考生以评述、论证、分析等方式进行，自己立意、选材、组织与表达。论述题不但包括一般的科学论文、问答，还包括综合计算、应用题、证明与作图等。

1. 论述题的优点

（1）可以用来测量复杂的学习结果，对高层次的教育目标能进行有效地反馈。

（2）题目编写容易，不存在猜测和简单背诵。

（3）可促进学生的思维发展和应用，以及解决问题的能力，也能增进学生组织、表达能力。同时答案能够反映学生对问题理解的深度和广度，了解学生解答问题的思维过程。

2. 论述题的不足

（1）由于时间所限，一次测验中只能有少数几个论述题，因此其对教育内容的涵盖面较窄，难以全面评价学生的学习成就，影响考试的信度与效度。

（2）作答和阅卷都较花费时间。

（3）评分易受到多种因素的影响，如学生的字迹、用词，评分者的主观色彩较浓。因此，评分较难客观公正。

3. 论述题类型

（1）论文式论述题：论文式问题是指要求学生用文字论述方式回答的题目，其目的在于评价学生的表达能力、组织能力，以及对各种不同领域知识的综合能力。论文式论述题可按题意的限制与否分成两种：一种是限制反应题，要求学生在所限制的范围内发表自己的意见，如："大承气汤的组成和功效是什么，主治何证？"或者以"列出""根据……回答""根据……说明"等来限制。另一种为引申论述题或称"扩展型论述题"，给学生较大的自由，学生可以根据给定的主题自由发表见解，如："试分析汤剂有哪些优缺点，如何对其进行改良？"

这两种类型的问题在制定评分标准时宜采用不同的方法。对于限制反应题，应事先准备好一个范文的纲目或答案要点，并给每一个要点分配适当的分数。评分时按学生是否答对各题的要点给予分数。对于引申论述题，由于没有固定的答案要点，所以不能按要点给分，只能采用等级评分的方法，将学生的答案分为优、良、中、差或 A、B、C 几个等级。

（2）问题解决式论述题：问题解决式论述题通过创设问题情境，激发学生的学习兴趣，培养学生的创造性思维能力，增强学生的成就感和自信心，促使他们努力克服思维障碍而主动地学习。问题的解决过程是学生主动建构、积极参与的过程，是他们真正学会运用高级思维的过程。此类考试形式主要为：①运用学过的知识解决一些实际问题；②采用"缺点列举法"指出某一事物的缺点，并加以改进等几种形式。一般而言，问题解决式论述题的语境是情境下的特定背景，它包括问题形成的所有细节要素。

在编写试题中，用大块的材料作为情景或背景，将可以在这一背景之下编写出一系列有效的试题来。

例如：护士小李在护理一急性白血病患者时，发现该患者体温高达 38.6℃，口唇干裂，颜面潮红。左腿腹股沟及右小腿外侧有少许出血点。因此，小李立即嘱患者多喝水，给予酒精擦浴进行物理降温，同时密切观察体温、皮肤黏膜出血及实验室指标血小板、出凝血时间情况。请问，小李在护理该患者时有哪些不妥的地方？为什么？应该如何做？

4. 论述题的编制原则

（1）试题应尽量与所有测量的较高层次的教育目标有关。唯有如此，论述题才能充分发挥其与客观性试题相比之优势。

（2）明确陈述问题，使学生能了解作答的任务和要求，从而才可能清晰系统地回答。并且，由于论述题的目的在于考查学生复杂的学习结果，因此，题目陈述中最好采用"为什么""描述""解释""分析""比较""评价"等词语，从而使学生的反应冲破知识层次的界限。

（3）能有效地测量学生对课程中重要的原理与方法的掌握。

（4）对试题所涉及的范围有明确的限制，使学生在适当的时间内能充分表现他的能力。

（5）论述题的答案应有若干比较好的范例，明确、具体、完整地制备标准答案，以便方便评分。编制这类试题时一般要限制学生所用的观点，例如说"请以……观点来分析……"等字句，避免有争议的问题。

（6）一般不应允许学生择题而答，因为不同的论述题之间很难做到等值，所以对选做不同题目的学生得分无法比较，因而无法区分这些学生的水平。

（7）尽量出些具体的有情景的问题或论题。论述题变成活题的关键就是设计一个新颖的问题情境。

5. 论述题分数的评定及改进　为了克服论述题的不足，目前主要从论述题客观化，活化和评分合理化进行改进[①]。

（1）论述题的"客观化"

论述题的主要缺点是题大、试卷容纳题量少和答案不规范、评分不客观。改进的办法主要是把某些大题变小，使答案单纯、规范，从而增大试卷的题量，使给分较为客观。这一过程，也就是论述题"客观化"的过程。

一般地说，一道大题，考查的是一条"线"或一个"面"，这线和面通常都可分解为许多要点，这些要点大都可以单独拟题考核，这就为大题变小提供了可能。

如上例"如何理解阴阳学说？"这道大题，就可以分解为多道小题：

什么是阴阳？如何理解阴阳之间的关系？二者的辨证关系是什么？正确处理两者的关系有何意义？正确处理两者关系的原则是什么？阴阳学说如何应用于疾病的诊断？如何应用阴阳学说说明人体的生理和病理变化？

把大题变多道小题的意义在于：从被分解出的小题中选留一两道关键性试题，省出篇幅再编制安排考查其他内容的试题，从而达到增加题量、扩大考查面的目的。同时，分出的小题的答案总要比原来的大题答案单纯一些，评分标准容易掌握一些，给分可以更客观一些。

但也并不是说每种测试都要把大题化小，都要追求这种试题小型化、答案规范化。在实际的考试中，哪项测试的试题要小型化，应根据实现测试目的的具体情况来确定。

（2）论述题的"活化"

论述题的长处是能够更方便地根据需要创设不同问题情境，从不同角度进行考核，增加考查的深度。但目前的问题是长期编制这种类型的试题，老师们往往形成了出题的定式，考生长期解答这种题，也形成了相应的解题定式，特别是死

---

① 于信凤著 . 考试学引论 . 沈阳：辽宁人民出版社 .1987：112–120.

记硬背某些应付测试的小册子，降低了学习的效果，最终形成了出题和解题都僵化的现象。

改变这种状况，使论述题"活"起来是当前测试研究的重大课题。所谓活题，就是单靠死记硬背难以回答的问题，就是使押题者感到"预料之外"，又是"情理之中"的问题。

论述题变成活题的关键就是设计一个新颖的问题情境。所谓新颖，就是它不单是书本上原话照搬，再加一个"是什么"或"为什么"；就是对它的解答不能单靠对书本的记忆，而要靠对知识的透彻理解和灵活应用。但同时活题不等于怪题，也不等于偏题，编制试题时应注意三个问题：一是不能脱离考试的范围和要求，随意拔高；二是不能脱离学生的实际水平，一味追求灵活；三是不能出偏题怪题，刁难学生。应考查实质性的重点内容，要问得巧而不怪，学生很容易明白题目的意思，然而要正确回答，却需要具备一定水平。

举一例属于布鲁姆认知分类中评价类的一道论述题：

护士小李在护理一急性白血病患者时，发现该患者体温高达 38.6℃，口唇干裂，颜面潮红。左腿腹股沟及右小腿外侧有少许出血点。因此，小李立即嘱患者多喝水，给予酒精擦浴进行物理降温，同时密切观察体温、皮肤黏膜出血及实验室指标血小板、出凝血时间情况。请问，小李在护理该患者时有哪些不妥的地方？为什么？应该如何做？

评分要点：不应该给予酒精擦浴进行物理降温（2分），因为白血病患者已经有出血倾向（2分），应用酒精擦浴会加重皮肤黏膜出血（2分）。应该给予冰敷（2分）或遵医嘱给予药物降温（2分）。

（3）论述题评分的"合理化"

论述题评分要实现"合理化"，就需要有一个合理化、客观化、科学化的评分标准，我们在制定评分标准时，需要注意以下几点：

首先，针对老师容易出现的一些影响评分的主观因素，我们应给予重视。在评分过程中要求老师严格遵守评分规则，认真分析并把握考生回答的精神实质，不受文笔优劣的影响而看其理解程度、判断方向、认识深度、论点和论据；批改时，尽量将同样的试题放在同一时间中评定，可能的话由两人独立评定，最后算出平均分。

其次，教师应掌握论述题的各种评定方法。常见的评定方法有以下几种[1]：

1）基于标准的评定法：

就是根据标准答案中各要点所配给的分数来权衡学生的回答应得的分数。这种方法，目前在高等中医药学校中应用比较广泛，它对于限制型和扩展型的论述型测试题都适用。对于限制型，因为其回答受到某些限制，故可以预先准备一个记分标准。其程序包括为每一个试题写出一个模拟答案，决定每个答案的分数，以及每个答案各部分分数的比重。当然答案及其中的各个部分分数的分配也必须考虑到所测量的教学结果或成就中所有可能记分的单位。如：①使用的例证是否合适、贴切；②答案的组织是否良好；③答案内容是否充实。

对于扩展型，因为其答案的扩展性，我们一般是从对回答的宏观要求来制定评分标准。例如，可以从以下几个方面来拟定扩展型的论述题的评分标准：

①广度：回答中对教学大纲所规定的知识范围掌握的情况或论述中涉及的有价值的知识范围。

②深度：回答中对所学知识的理解程度或论述的深刻性。

③回答中所表现的运用知识原理分析问题、解决问题的能力，在解决或论述问题中所表现的创造性因素的数与质，以及表现出的理由能力、表达知识和观点的能力。

④回答中有否应用有关课外参考资料的知识，以及运用这些知识的程度。

⑤回答中错误的数量与程度。

2）分析评分：是指使用一个详细的评分方案对学生的答案做出评价。在某种意义上说，评分方案就像一个核对表一样，教师在学生的答案中核对那些对应的项目。对于理想答案的关键部分，经过分析后，分别评给或多或少的分数。它不仅注意到构成理想答案的各个要素的分量，也注意到这些要素之间的关系，也就是注意答案的结构布局做得如何。然而，如果碰到一些复杂的论述题时，或者学生对于问题的回答较为灵活多样时，由各种非常细致的部分来代表学生总体回答的质量就显得很不充分了。因此要改用其他方法。

3）总体评分：是指教师通过阅读学生答案在整体背景下的各个项目，对学生答案的整体质量做出评价。也就是说教师先浏览解答一遍，对它各方面的恰当

① 肖鸣政.试卷编制的方法与技巧［M］.南昌：江西教育出版社.1989：198.

性得到一个整体的印象，然后把印象用具体的分数记录下来。

按一般情况来看，总体评分比分析评分更为简便，在经验丰富的情况下，它显得更可靠。但它不能为评定的分数明白地说清道理，所以为了解决这一问题，目前常采用建立一个称之为评分指南的东西。评分指南描述了学生不同水平的答案，这些答案从好到差。教师评分时，将学生的答案对应到评分指南最相匹配的水平上去。通常每种水平代表一种分值。

4）SOLO评价方法

SOLO评价即"可观察的学习成果的分类体系"（the structure of organized learning outcome），是从能力、思维操作、一致性与收敛、应答结构四个方面区分学生的回答水平，具体归纳出学生思维水平的五个层次，目前针对一些开放性试题，有很多尝试使用SOLO评价的方法进行评价。

①前结构层次（Prestructural）：学生基本上无法理解问题和解决问题，只提供了一些逻辑混乱、没有论据支撑的答案。

②单点结构层次（Unistructural）：学生只能联系单个素材解决问题，但却就此收敛，单凭一点论据就跳到答案上去。

③多点结构层次（Multistructural）：学生能联系多个有限的、孤立的素材解决问题，但却未能把这些思路有机地整合起来，解答不完整。

④关联结构层次（Relational）：学生能够利用问题线索、相关素材及其相互关系解决问题，并且能够把这些思路结合起来思考，并能在设定的情景或已经历的经验范围内利用相关知识进行概括。

⑤抽象拓展层次（Extended abstract）：学生利用问题线索、相关素材及其相互关系对问题进行抽象地概括，能对未经历的情景进行概括，从理论的高度来分析问题，而且能够深化问题，使问题本身的意义得到拓展。

为了更好地理解题目的思维层次，应联系课程为每道开放性试题提供相应的参考，在每个层次的后面需附具体的答题例子，以方便教师更好地评分。

如上面"你认为汤剂有哪些优点及不足，如何对其进行改良？"的例题我们可以根据SOLO评价方法给出评分标准，满分10分。

1）没有任何关联的答案属于前结构层次，只能得0分。

2）列出汤剂优点和缺点的其中一项，就直接解释如何进行改良，可得2分。

3）能够罗列汤剂多种优点和缺点的，属多点结构，可得4分。

4）能够罗列汤剂多种优点和缺点的，并将这些优点和缺点做一个比较全面、有序陈述的，并联系这些特点阐述如何改良，属关联结构，可得 6 分。

5）基于对汤剂特点的深刻理解，而且能够在理论层面上概括、分析的，并阐明改良措施的，属拓展抽象结构，可得满分。

第三节　期末考试的质量评价和试卷分析

期末考试的质量评估指标包括效度和信度，试卷的质量指标有难度和区分度等。试卷，作为一种考试测量工具应注意保证其在测试中具有一定的效度、信度、客观性、难度、区分度和效率。一份试卷质量的好坏往往取决于它在这些指标上数值的高低，但是信度与效度两者之间并没有必然的联系。一个测验可能很有信度（即能给出可靠的结果），但却对于任何的测试目的都缺乏效度。

一、效度

效度是一个测试测量了它所想测量的东西的程度，所反映的是测试结果与测量目标之间的一致性，它是我们编制试卷时应保证的第一个质量指标。如果应用某一试卷进行测试，能如愿地测量出我们所期望测量的东西，则就可以说这一测试具有很高的效度。

效度可分为很多种，一般来说有内容效度、结构效度和预测效度（或关联效度）三种。

（一）内容效度

内容效度即试卷覆盖全部教学内容的程度，也就是测试实际测量了它所要测量的教学内容的程度。可能有人会说在试卷编制中，很少会有这方面的缺点，但往往问题就出在这里。例如，用一个由论述题形式组成的试卷来测量学生对某些事实性知识的掌握，很可能就会缺乏内容效度。因为论述题的解答是很费时间的，学生不但要花费一定的时间来思考，而且还要把它全部写出来，有的甚至还要先打草稿，再写正稿。因此，在正常的考试中，试卷中所能包含的试题数目就受到限制。换句话说，试卷中所包括的内容难以作为某门学科知识一个全面性的代表。若试题的形式采用客观型，例如是非判断题、选择题、填空题等形式，则试卷就能在内容上保证试题对所测量的学科的知识有一定的覆盖面。然而就在这种情况下，稍不注意试卷中包括的知识就可能会偏重学科的某一个方面，而忽视其他重要部分。因为任何试卷的编制都可能在内容上失去平衡，那就是对本来同样重要的内容，但在试卷中却常常一部分的试题数量比另一部分的试题更多。因此，效度内容是试卷编制应特别注意的问题。

要使编制的试卷具有内容效度，需做到以下三点：首先，要考虑选择合适的试题形式。某种形式是否合适，是由测验目标中所期望学生表现的行为来决定的。如果我们所期望的是要学生列出、说出，或确定某些概念、原理、结论，则选择是非判断题、填空题、搭配题或选择题是比较好的，因为它们可以使试卷中包括许多试题，覆盖学科中较多的知识，使学生能有充分的机会来表现我们期望他们表现的那些行为。如果我们所期望的是要学生解释，或描述某些概念、原理、方法，用自己的话阐述某种观点等则应选择简答题和论述题。因这些试题形式可以使学生有机会充分地在解题过程中表现相关的行为。其次，必须使试卷包括的内容能真正作为学科内容的代表，即要使试卷中测试的内容包括学科的所有重要部分。再次，对于学科中各重要部分内容的覆盖量（试题数）要平衡。

内容效度的检验方法是比较测试的内容和所欲测量的教学目标或教材或试卷蓝图的内容是否一致，一致性越高，试卷的内容效度越高。

（二）结构效度

结构效度的检验是根据所建立的理论框架推出各种假设，然后收集资料来验证它，由此来检验假设是否成立。结构效度主要是针对智力、心理测验来说的，指的是测试所能测出的个人特征的程度。对于课程测试来说，则应主要考虑内容效度。

（三）预测效度

预测效度的检验是通过计算前后测试分数的相关系数来决定的。预测效度保证我们的测试能作为预测学生成绩的一个工具。它主要反映从这份试卷中学生获得分数与实际标准或以后行为的相关程度。具有预测效度的试卷，能使学生在考试中获得的分数比较真实地代表他的实际水平。因此，这一效度是教师比其他试卷编制者更关心的一点。

（四）表面效度

表面效度，严格地说，它不能算作是一种效度。但是就测试的实施而言，表面效度也是重要的。如果考生在感觉上对试题的内容与形式感到有兴趣、明白题意，则会增加应试的信心。这种效度主要是从试题的形式、试卷的排版、印刷等方面来保证试卷的效度，它与考生所具有的水平有很大的关系。在相同班级中测试的同一张试卷对天才的学生与低能的学生所具有的表面效度也是不同的，因为他们的理解水平有所不同。

总之，效度不是试卷本身固定了的性质，是试卷应用中表现出的一种重要性质，它是随着测试情况的不同而有所变化，对于甲班有效度的试卷对乙班可能就会差一点。试卷的编制中，我们要努力使试卷能充分地覆盖学科的内容，成为对各种学习成就（知识、理解、应用等）都能进行测量的有效工具。

二、信度

试卷编制的第二个质量指标是信度。一个测试具有信度，是指它能给出一致或可靠的结果。这就是说，如果以同一试卷对同一对象重复测试，每次测试后学生在他学习小组中都能保持同样的等级或取得同样的分数。然而任何教师绝对不会第二次给他的学生以同样的测试，为什么还要关心结果的一致性呢？因为试卷的试题仅仅是组成学科知识的一个样本，它容易发生取样误差。人们常会发现如果给一个班级 50 个小试题的测试，接着进行第二套 50 个小试题的测试，毫无疑问，尽管二次测试内容、难度都相同，由于试题取样不同，某些人第二次的测试分数与第一次的测试分数将会有所不同。因此仅根据一次考试获得的分数来评价学生的成绩是相当不可靠的。总之，信度是指一个测验（试卷）所测结果的一致性程度。

影响信度的因素很多，主要有试题形式、试题难度、试题数量三个因素。试题形式引起学生的猜测越多，学生越不能保持同样的分数；试题难度与学生成就水平相关，整个试卷试题过于容易或过于困难，分数将集中于高档或低档而难以区分学生实际的水平；试题数量与测试时间相关，测试时间越长，则测量的结果越可靠，但要注意，这并不意味着信度与测试的长度是成正比例的。实际上，100 个试题的测验不可能就是 50 个试题测验信度的 2 倍。但两者有一定的关系，

其关系常用公式 $r_{nn}=n\times r_n/[1+(n-1)r_n]$ 来估计。这里 r_{nn} 为延长测验长度后的信度，r_n 为已知测验的信度，n 是延长测验长度与原测验长度之比[①]。

总之，测验的信度受制约于试卷的测试内容对整个教学内容的覆盖性，受制于考试中的猜测程度和试卷中试题的数量。因此信度和效度一样，也是一种相对的性质，没有一种测试是绝对可靠的。同样地，我们不能简单地说某个测试可靠或不可靠，任何测试的结果都存在着不同程度的可靠性。要保证测试的信度，在编制试卷时应注意如下几点：首先，试卷中的猜测机会必须设法减少到最低的限度。这就必须把猜测机会最大（50%）的是非判断题和其他的二项选择题删除或改写成具有三个以上选择项的选择题。其次，写明指导语，以保证测量到的是我们所期待测量的行为，而不是对试题文字阅读或其他无关的行为，保证测量结果的纯粹性。第三，在编制试卷的同时，就要准备试题的标准答案，保证评分的一致性。对于填空题、简答题、论述题和作文题都必须明确规定评分要点，提出一致性的要求，若在一张答卷上允许用某个词或词组，则在所有的答卷上都应该允许使用。

三、其他质量指标

（一）客观性

所谓客观性，指的是评分时反映评分者独立于主观影响的性质。客观的测验，能使学生的分数不受评分者的情绪、个人爱好等的影响。如果在评分的过程中缺乏客观性，则会产生不一致或不可靠的结果。因此，保证客观性常认为是改进信度的一种手段。然而，在评卷中，客观性没有评分的一致性来得重要，因为一致性是保证测试结果可信的关键。

试题的形式对客观性的影响非常大。是非判断题与选择题是完全客观的，评分是通过把学生的解答与标准答案直接比较而决定的，中间不需要经过任何主观的判断。而论述型试题的客观性就差很多。评分者对这种试题的每一解答，都必须先读认或解释，然后再评分。显然在这一过程当中，要进行一系列的主观分析与判定。

① 郝德元. 教育与心理统计［M］. 北京：教育科学出版社 .1982：427.

对于介于完全客观型与论述型试题之间的填空题和简答题，其客观性在某种程度上，也存在一定的缺陷。对于填空题的空格，有时可以填入好几个类似或相近的正确答案，倘若没有把正确答案同类的词做出明确规定或建立一个评分标准，则评定的结果很难保持一致。对于简答题，由于它的答案通常是一个名词、短语或简单句，因此各个人的解答会有所不同，评分也就会有出入。因此，根据测试目的与测试目标，认真地选择适当的题型，对于试卷客观性的保持有重要的意义。

（二）难度

难度指试题或试卷上各题平均的难易程度。试题的难度，是以所有考生得分的平均数除以该题的满分值所得的商来计算的。难度既影响效度也影响信度。当试题不太容易也不太难时，各个人测试分数之间相距较宽，因此这些分数所表明的结果也就比较可靠。同时，效度也在某种程度上依赖于难度。要想使测试具有一定的效度，试卷的编制必须使它们试题既不太难，也不太容易，以便人人都能有机会在试卷上表现出他们各自的学习行为来，对于能力稍弱的学生，必须提供一些足够容易的试题，使这些学生能够充分地表现出他们已学会的东西；相反，对于那些能力强的学生要提供一些具有一定难度的试题使他们有机会表现他们所具有的超过一般人的成就。

测试的目的制约着测试的难度水平，并且试题的难度随着考生水平的不同是会有所变化的，因而适合不同水平的学生的难度，其大小也是不一样的。难度的适合程度又与教学目标有很大的关系。例如，适合数学专业学生的高等数学试题对于物理、化学专业的学生来说就可能偏难了，这是因为专业的培养目标不一致，要求也就不同。对一些公式定理，数学专业的学生要求自行推导与证明，而理化专业的学生只要求能运用它们就行。因此，对于低能的学生，测量的重点应放在特定知识和简单技巧上，而天才的学生，测量他们的重点应放在理解、分析、问题解决等创造型试题上。

（三）区分度

区分度是指测验题目对被试者情况反映的区分程度或鉴别能力。即考出学生的不同水平。区分度越高，越能把不同水平的受测者区分开来，该道题目被采用的价值也就越大。通常区分度用 D 表示，D 值范围在 –1 ～ 1 之间。

$$D=2（\sum Hi - \sum Li）/nWi$$

$\sum Hi$ 为高分组 i 题得分总和，$\sum Li$ 为低分组 i 题得分总和，n 为高分组和低分组学生人数总和，Wi 为 i 题的满分值。D 值在 0.15 ～ 0.3 之间区别良好，D > 0.30 时属于区别极好的试题；D < 0.15 表示试题区分度差。试卷整体区别指数可由各题区分度加权平均求出。D > 0.4 时，为优秀试题，一般可作为选拔性考试；0.3 < D < 0.4，为良好试题，多作为课程合格性考试；0.15 < D < 0.3，说明这类试题区别被试者优劣的能力相当弱；0 < D < 0.15，说明这类试题区别被试者优劣的能力很差；D < 0，说明这类试题高水平的学生得分比低水平的学生得分还低，即毫无区分度，这种题目应删掉。

区分度与难度紧密相关。题目难度过高，很少人能答对，大部分人得分都很低；或者难度很低，很少人会答错，大多数人分数分布都在高分段。以上两种情况都可以导致区分度低。因而也可以说当题目难度为中等时，区分度最高。但也不是说我们所有题目都要中等难度，这就又走向另一个极端，即对中等程度的人群有最佳鉴别力，而对水平高和水平低的人不能做很好地区分。简言之，不同难度的题目对于不同水平的人来说区分度是不同的。鉴于全体受试者的能力分布往往呈正态分布，测验中题目的难度分布也应基本为正态分布，即难、中、易都有分布，中等难度题目最多。只有这样才能保证整个测验有较高的区分度。

四、试卷分析

试卷分析分定量分析和定性分析。定量分析是借助统计的方法对题目质量进行分析，以计算出的各种数据作为评价题目质量的依据。它包括题目的难度分析、区分度分析、信度分析和对选择题各项选项质量的分析等。定性分析是依靠分析者的知识、经验，经过逻辑判断，对题目的质量做出质的分析。它包括，检查试题类型的选择是否适宜，能否适应考试目标的需要，是否符合考试目标，试题陈述是否准确、清晰，题目本身有无知识性、科学性的错误，作答说明表述是否简洁、明确、无歧义等。对试卷的评价是以数据统计的定量分析为基础，结合教师的主观经验的定性分析，从试题命题的立意、试题材料、设问方向、考生反应等角度，以理性的科学的分析得出的评价结论。试卷分析可以从以下五个方面进行。

（一）整体分析

整体分析是基于整张试卷、整体学生进行宏观概括并阐述总的命题和答题情况，反映试卷命制整体水平及学生学业整体水平。整体分析包含以下几方面：

1. 教学目标是否实现　试卷是否符合最初设定的教学目标或考试目标，试卷内容是否覆盖教学大纲的大部分知识点，试题考查的能力水平是否与事先预订相符。

2. 试卷命题质量分析　教学预期是否达成：试卷分析结果是否检测出了教学过程的薄弱点，试卷的难度、信度、效度是否与预期一致，对学生知识能力水平的评测是否有良好的区分度。

3. 学生作答质量分析

（1）成绩总体情况：学生整体的平均分、优秀率、及格率，成绩分布状态与同类水平比较是否处于正常状态。

（2）群体差异情况：比较不同班级或不同类型人群成绩差异及分布是否延续之前的成绩分布规律，班级（群体）差异或波动是否出现与预期不一致的变化。

（二）结构性分析

结构性分析是指对试卷的题型结构、知识结构、能力结构等，结合双向（或多项）细目表，进行的具体分析。

将试卷的全部试题按照课程的知识结构划分，或者按照知识类型划分，或者按照教学单元、知识点进行划分。或者教师还可以按照自己所关注的观测点对试题进行划分。

（三）试题分析

1. 试题命题立意是否反映了设计试题的目的，是否对学生的学业水平起到一定的甄别作用。有的试题可能对全体考生的水平高低产生区分作用，优点试题可能只是对某一分数段的考生产生作用。这一点可以通过将考生按总分分成若干分数段后对试题的统计反映出来。

2. 情景设置是否合理，是否符合学生的学习经验、生活经验及理解程度，情景表述是否合理，试题设置的情景对所有学生是否是公平的、无歧义的。这一点需要在每一道试题的分析结果中找寻线索。

3.试题的设问是否合理，设问是否有明确的指向性和限定性，是否有助于考生正常发挥，选择题的选项设计是否具有合理性等。

（四）典型性分析

典型性分析是基于考试中的典型问题进行的分析，这里的典型问题不能只理解为是错误或非正常状态，是要针对学生对某些典型试题反应的表现进行分析，通过具体分析学生对知识掌握程度、学生学业水平，以及学科能力表现等，对教学效果给予评价和意见。

典型性分析应重点关注典型的易错试题、典型的综合分析类试题、典型的创新类试题、典型与预期不符的试题、试题设计存在问题的、难度或区分度明显存在的问题，以及从不同试题结构出发，或题型结构、知识结构、能力结果，具有典型意义的问题等。

（五）教学改进策略

根据以上对试卷的分析与评价，发现教学过程的优势与不足，对具体出现的问题，能够进行合理的解释，总结经验，对今后的教学提出改进策略。

五、试卷反馈

试卷分析的目的是为了教与学的改进，而改进需要通过反馈来实现。反馈的前提是必须建立一个有效的信息反馈渠道，这一点在计算机技术发展如此迅捷的今天已不难实现。学生的答题、得分情况等数据可以通过答题卡的读取或是图像扫描方式进入考试管理系统的数据库，各种复杂的试卷定量分析可以通过计算机自动完成；定性分析通过任课教师对定量分析数据的分析后，后期录入完成。试卷的整体情况和试题的分析数据可以完整地反馈给管理者、教师和学生。

管理者通过试卷分析结果及时客观地了解考试的情况，对考试活动中出现的种种偏差进行分析，探明考试造成偏差的原因，并进行调节和控制。试卷分析的信息反馈是保证考试宏观决策正确的重要依据，也是促使考试走向科学化的必要措施。

教师通过对试卷分析信息的掌握，一方面改进教学计划、教学内容或是教学方法，另一方面对试题的各项指标进行评价，对不合理的试题进行调整改进。

　　学生通过对自己试卷完成情况的了解，一方面了解自己的学习状况，另一方面，可以在教师的引导下，自我分析、自我改进，提高自我教育的能力。

　　运用成果反馈法，需要注意以下要点：

　　（1）反馈要及时，一旦时过境迁，将降低激励效果。

　　（2）既要了解成果信息，又要分析和理解造成这些成果的原因和条件，形成规律性的认识。

　　──邢明丽，周文杰.成功学习技巧，苦读与高效巧学，献给你苦读巧学的技巧.哈尔滨：黑龙江教育出版社，2004：18.

　　考试结果分析与反馈－保证标准：

　　开设中医学专业的院系在考试结束后必须运用教育测量学方法对考试结果进行考试分析与结果反馈，并建立相关机制使分析和反馈不断改进、提高考试质量。

　　──《本科医学教育标准·中医学专业（暂行）》

第四节　学生的认识

刘瑞鑫（2009 级中医学专业本硕连读）

（一）对期末考试试卷设计的认识

　　试卷设计首先要明确考试目标，试卷的设计要以预定的考试目标为基础，而所谓考试目标即"考纲"正是核心的教育目标。试卷的复审应依据教学大纲的主次内容，完善题型及分数的设计。对于学生来说，期末复习阶段是对一学期课程的回顾和梳理，依照考纲，可以帮助我们更好地重新回顾课程的教学目标，掌握重点知识，当然很多同学会依据考纲"猜题"，当然这并无不可，试卷中涉及的题型有选择、填空、判断、简答、论述等，不同的知识点适合不同的题目，但是简答题和论述题正是考察对一个有完整结构的知识模块的掌握程度，主次分明才能让同学们集中复习精力，掌握核心技能。因此，我个人认为期末试卷的设计应该在学期初就制定完毕，考察重点也不应是课程的"不传之秘"，试卷的设计和完善应服从于教学计划上的教学重点。明确的考纲应该是精简版的教学大纲，同时在期末发放给同学们，这不是功利的应试教育，对于大学课程来说，这可以帮助学生们更好地回顾课程，系统而主次分明。

（二）对期末考试的质量评价和试卷分析的认识

试卷分析是对考试结果的分析，其目的是为了教与学的改进，而改进需要通过反馈来实现，试卷的整体情况和试题的分析数据可以完整地反馈给管理者、教师、学生。教师可以通过结果反馈对下一步的教学进行相应调整；学生可以通过结果了解自己对知识的掌握程度，同时，考试对学生的学习也可以起到一定的鞭策作用。

试卷应当具有合理的难度和区分度。试题的难度，是以所有考生得分的平均数除以该题的满分值所得之商来计算的。难度既影响效度也影响信度。当试题不太容易也不太难时，各个学生测试分数之间相距较宽，因此这些分数所表明的结果也就比较可靠。区分度是指测验题目对被试者情况反映的区分程度或鉴别能力。即考出学生的不同水平。区分度越高，越能把不同水平的受测者区分开来，该道题目被采用的价值也就越大。我觉得平均分 75 分，15% 的 80 分，5% 的 90 分的，并且有 100 分的试题才是一套能够提升能力较弱的学生自信、发掘有潜力的学生的能力的好试题。在考试题目上，基础知识不必赘述，高分段区分点不应该在简答和论述题的判卷找漏，应该有一道考查学生理论联系实践的题目，考查学生所学内容的理解和掌握程度，也许不需要有标准答案，但是一定要区分水平，这无疑会加大判卷难度，但是这种题型的出现会让同学们上课时就注意发掘知识和实践的关联。在此基础上的 100 分，才是真正的 100 分，一个掌握所学知识的全部内容，并能合理应用于实践的好学生。

谷鑫桂（2013 级康复治疗学专业）

跨入中医药校门迄今已有三年，作为一名大三学生，在此简要说一下我对于期末考试的认识和体会。

相信多数人走到现在都经历了大大小小无数次各种形式的考试。将这些考试分类，无非是选拔性考试和以检验学习成果为目的的考试。期末考试显然更倾向于后者。通过考试，检验个人的学习成果，找出自己的知识漏洞并为下一步的学习提供方向，其最终意义无非是促进学生整体素质和专业能力的提高。从这个观点出发，期末考试的检验要求明显高于其区分度要求。

目前的期末考试考查内容以基础为主，多由选择题、判断题、填空题、名词解释、简答题、论述题几部分组成，多为课本上直接可找到标准答案的客观题，围绕教学目标必然有大量客观知识的记忆要求，这一点无可厚非。但应归为开放性试题的简答，尤其论述部分也因出题方向、老师已给过标准答案等种种原因，留给学生发挥的空间很少，多数下几乎没有。显然，这样的出题方式却不利于学生养成独立思考的能力。也基于这个原因，学习风气受到影响。一些学生大胆地将学习放到考试前一周或两周，短时间内突击学习，最后也同样通过了考试甚至取得了不低的分数。个别考试作弊者也可通过事先押几道大题，准备好小抄的方式蒙混过关。如此一来，既打压了刻苦学习者的积极性，埋没了思维活跃者的能力，也让学生头脑里形成了学习、考试都只需要背一背书不用动脑、学霸都是高分低能的错误认知。

就个人经历来看，身边的学霸都头脑清晰、思维敏捷，并非只会死读书的书呆子。西方将这种能力称作批判性思维能力，并将其作为教育的重要部分。2015年《新苏黎世报》指出：中国教育体系存在分层教学不足和倾向死记硬背两大薄弱点，中国学生则表现出虽然勤奋、守纪，却缺乏独立思考能力、批判性思维能力和创造力的特点。

解决这一问题，体现在期末考试试卷设计上是应让开放性主观题真正发挥起其作用。刚刚过去的2015年秋季学校期末考试各学科中新加入的病案部分，个人以为就是一个很成功的尝试。以这种形式，既将知识与临床相结合，又引导学生认识到死读书无用，动脑才是硬道理。另外论述部分可以让知识活起来。某种程度上，中医的精妙就在于其独特的思维方式：天地人合一、辨证思维、取象比类、司外揣内等。可就某一例如写出关于某一有争论的理论，列出不同医家的解释，让学生自由发挥，写出其所支持的观点及理由。不必拘泥正确答案，有理即可。客观题部分也应从临床中发现的问题出发，在完成教学目标检测的同时，尽量靠向临床。如中药学中药剂量用法部分，学生若不辨中药炮制后形态，对方药中某味药剂量、煎煮方法就无法形成清晰认识。若先入为主地认为磁石是矿物药就质量较重，减量少开；辛夷是质态轻、浮就加量多开，殊不知如此开出的药与想象中大相径庭。故考查时可以该药理论为题干，将答案以图片形式列出。例如：下列哪味药为"疮家圣药"？或是列出某实例中某方药的用量、煎煮方式，令其找错误有几处等。

总之，期末试卷应在检验教学目标的基础上，激励学生培养自己的中医思维与临床实践能力、创新精神。认识到掌握扎实的理论基础只是学习最低级的部分，学习更应主动锻炼自己的思维，形成一套分析问题、解决问题的方法。唯有如此，毕业后走上临床才不至于面对各种复杂情况手忙脚乱。

第十七章 学习设计
——学生要更新理念，从"学会"变成"会学"

伴随着知识经济社会的发展，学习已经成为劳动的新形式，成为生产性活动的中心。在当下的信息化社会，谁拥有了更强的学习能力，谁就具有了更强的适应与发展能力。教育部高等学校中医学类专业教学指导委员会在《中医教育标准·中医学专业（暂行）》中提出了"中医学专业毕业生应掌握相应的科学方法，具有自主学习和终身学习的能力，最终达到知识、能力、素质协调发展"的要求，使"改变学习方式，倡导自主学习"成了新一轮教学改革的重点。毫无疑问，作为新世纪中医学专业的学生，必须要更新理念从"学会"变成"会学"，具备自主学习与终身学习的能力。

第一节　学的方式不再仅仅是记忆

过去很长一段时间里，人们一直认为，记忆是学习的主要方式，记住是学习的主要目的，记忆力是衡量学生能力的主要评价方法。21世纪以来，教育理论与学习理论的发展改变了人类对学习方式的很多认识。

记忆是学习的基础，但不是全部

人类在历史发展的过程中，发现了大量可以揭示自然现象或社会规律的知识，这些知识是重要而关键的，需要我们去记忆并运用这些知识分析解决问题。同时这些知识也是人类发挥创造力的必要条件，人们记忆的越多，可供人们思考、解决问题，甚至激发创造力的可用素材也会越多。科学发明创造就是广泛吸取前人的经验，才能得以发展，医学也是这样。在本科阶段，我们反复强调基本知识、基本理论、基本技能的重要性，在很大程度上都是以记忆为基础的。毫无疑问，记忆是基础，也是关键，但是如果我们把记忆当作学习的唯一或主要方式，把记住当作学习的唯一目的，就是过于偏颇了。随着知识的不断更新，以及记忆手段如芯片的发展，学习不再仅仅是储存记忆知识、形成某种技能的过程，而更重视身心的发展与思维方式、学习策略和方法的探索，更加注重创造潜能的开发，实现学习与创造的并存与融合。所以，医学教育委员会在21世纪医学教育报告[①]中提到学习的过程有三个层次，记忆式学习、形成式学习和转化式学习。

通过记忆式学习，以增加或延展已有知识为主要目的，可以获取知识和技能；而形成式学习着重于社会价值观的形成；转化式学习是层级最高的一级，是一种深层次的质变性学习，需要改变知识结构，转变认识体系。然而学习过程的这三个层次，不是互相孤立的，而是循序渐进的过程，在前一层次的基础上不断推进才能实现下一层次。第一层次的记忆式学习是以知识为基础的，学习能力的获得也是在知识积累过程中习得的，而对知识的记忆，就是记忆式学习的基础。学生能够记忆的知识越多越扎实，可供思考、解决问题、激发创造力的素材就会越多，对于进一步学习也有积极的促进作用。因此记忆力的提升可以提高学习效率，是学习非常重要的一项学习能力。传统的中医教育模式，也是以记忆为重要基础的。然而，记忆并不是学习的全部，记住的东西是否能够理解、是否能促进思考、是否能灵活运用、是否有助于创新，这些才是学习和工作中更重要的部分，现代中医高等教育目的不能停留在第一层次，不能忽视转化式学习的作用与意义。

因此，在记忆式学习的基础上要进行形成式学习和转化式学习的推进是必须的、必要的。学生在中小学学习阶段可以掌握记忆式学习和形成式学习所需要的能力，而转化式学习更适合于大学阶段的成人学习领域。转化式的学习使学生从死记硬背式的学习转化为主动收集、分析并综合获得的信息从而做出决策；从为获取文凭而学习转化成为有效协作和获取核心竞争力而学习；也使教育从照搬模

---

① Julio Frenk, Lincoln Chen, Zulfiqar A Bhutta, Jordan Cohen, Nigel Crisp, Timothy Evans, Harvey Fineberg, Patricia Garcia, Yang Ke, Patrick Kelley, Barry Kistnasamy, AfafMeleis, David Naylor, Ariel Pablos-Mendez, Srinath Reddy, Susan Scrimshaw, Jaime Sepulveda, DavidSerwadda, HudaZurayk.Health professionals for a new century: transforming education to strengthen health systems in an interdependent world. The Lancet. 2010（376）1932–1968.

式转化成创新性的采纳广泛的经验和资源。可见，转化式的学习不仅是知识结构的改变，也包括认识体系的转变。

转化式学习理论的核心思想集中反映在其理论模型中（参见表 17-1）[①]。转化性学习起始于学生（成人学习者）在现实生活中遇到的困境，仅靠学生现有认识体系很难理解、阐释和应对。学生会带着一定的情感对困境进行审视，继而批判性地评价困境背后所关联的认识体系。但仅有自身的批判性反思并不足以解决困境，学生需要积极地与他人交流，在综合反思他人和自己的各种认识的基础上进行探索，在批判性反思和交流中形成的新理念。为使新的理念通过实践的检验，学生需要对学习行为进行规划，获取相关知识及能力，并实际尝试新角色、新行动、新关系，进而对新理念产生信心，最终用新理念指导更多实践。转化式学习过程的模型体现了三个特点[②]：

1. 转化能够触动学生的世界观、人生观和价值观，指向学生在认知、情感和行为各方面的深度转化和发展；

2. 实践中的迷惘困境是学习转变的前提；

3. 批判性反思和反思性交流是学生认识体系转变的关键要素。转化式学习的这些特点使它的理论模型成为成人学习者学习研究的重要理论。

近年来，转化式学习的研究不仅在成人学习者的学习中开展，在教师学习研究领域也得以快速发展。因此在教学改革的过程中，不仅可以实现大学生学习层次的提升，还能够促进教师本身的转化式学习。（表 17-1）

表 17-1　转化式学习理论模型

阶段	步骤
1. 迷惘困境	（1）迷惘困境
2. 批判性反思	（2）带着恐惧、愤怒、内疚和羞愧感进行自我审视
	（3）对假设进行批判性评价
3. 反思性交流	（4）意识到个体的不满和转化过程是共享的
	（5）在实践中探索新角色、行动、关系

① Mezirow，J.. Learning to think like an adult：Core concepts of transformation theory ［M］.J. Mezirow& Associates（Eds.）. Learning as transformation：Critical perspectives on a theory in progress.San Francisco：Jossey-Bass，2000：3-33.

② 陶伟，顾佩娅.国外教师转化性学习研究述评 ［J］.外国教育研究，2015，42（295）：118-129.

续表

阶段	步骤
4.行动阶段	（6）计划行动路线
	（7）获取执行个人计划的知识与技能
	（8）尝试新角色、行动、关系
	（9）在探索性活动中建立能力和自信
	（10）带着新信念进入实践

　　教学理论的发展，促进了教学变革，也使得新的教学理念的普及、新的教学方法和手段的实施成为必然。为了培养医学专业人才，我们要在记忆式学习传授基础知识的基础上推广形成式的学习，而为了实现更高的教育目标，即培养专业领域的领军人才，则需要实行转化式的学习。在课堂教学中，转化式学强调学生学习方式的改变，即从被动学习向培养学生学会学习转变，需要我们采用适当的方式方法促进学生主动转变成为学习者，尤其是自主学习者，主动去面对学习的建构性、社会性、情境性和复杂性，促使学生的自主性、独立性、能动性和创造性得到真正的张扬和提升，最终成为学习和教育的主人，满足学生终身发展的需要。

　　而自主学习则是快速适应当前时代发展需求的最佳方法，它是科技发展和时代进步的必然。因此，培养学生自主学习的能力不仅是学生实现终身学习和自身价值的关键，更是教育发展和社会发展的需要。

　　旧的知识观：

　　知识由不可更变的、永恒不变的、绝对完美的真理组成，学生只需要接受；

　　对于所要学习的新知识，学生是一无所知的，学习是新知由教师传授给学生的过程。

　　新的知识观：

　　随着客观世界的变化、随着人的经验随时空延伸、拓展，原有知识的客观性会发生改变；

　　学习是认识主体（学生）与客观世界相互作用的过程，是以学生的经验为基础的。

第二节　从"学会"转变为"会学"

在知识经济社会，学生在社会中是否具有竞争，取决于学生是否具有独立于教师和课堂的学习能力，因此，学生必须能够在开放的环境中，积极主动地进行自主学习，即主张学生必须由"学会"变成"会学"。

一、自主学习

不少学生认为自习不就是自主学习吗？实际上，我们一直从小学到大学所说、所做的自习只是一定形式上的自由支配学时间和学习方法的学习，并不等于自主学习。自主学习的要求是学生能自主选择学习内容，自主支配学习时间，自我评价学习效果，调控学习过程中的情绪、策略、方法和技能。

（一）自主学习的含义

自 20 世纪 80 年代 Henry Holec 正式提出"自主学习"这一概念以来，自主学习引起国内外教育界的普遍关注。随着它的发展壮大，各领域都对它开展积极的探究，也出现了许多与自主学习相关的名称，如自主性学习、开放式学习、自我管理学习、自我导向学习、个别化学习、自控学习、独立学习、主动学习、自我组织的学习、自我计划学习、自我监控的学习等。从这些多样化的名称可以看出，由于视角、理论基础和研究方法的不同，不同学者对自主学习的内涵有着不同理解[①]。

其中，人本主义的学习理论比较关注学习者的内心世界，认为人的潜能是自我实现的，突出情感在教学活动中的地位和作用，强调人的自主性。人本主义的学习理论强调在教学过程中尊重学生、培养学生的自我意识和自我概念，使学生参与教育的决策过程，允许学生拥有更多自主学习的自由。教师应以学生的"自我"完善为核心，采用以学生为中心的促进学生学习的教学方法，注重启发学习者的经验和创造潜能，激发其内在的学习动机，重点关注如何利用各种学习资源为学习者创造一个和谐的、双向交流的学习环境，让学生从自己的角度感知

---

① 金延风，吴希红.自主与引导——基于自主学习的课堂教学引导策略研究［M］.上海：华东师范大学出版社，2004：38-40.

世界，发展出对世界的理解，最终促使其个性得以完善，达到自我实现的最高境界。人本主义学习理论重视的是教学过程和教学方法，它把教学活动的重心从教师引向学生，把学生的思想、情感、体验和行为看作是教学的主体[①]，教师不是教学的组织者、领导者，转而成为学生成长和发展的指导促进者，给学生以充分的信任，相信其发展的潜力，并以真诚的态度对待学生，满足学生的自我需要[②]。

与人本主义的学习理论不同，建构主义学习理论认为学习是学习者在自己原有的知识和经验的基础上对所要学习的知识进行信息编码或者建构的过程，学生不是被动的信息接收者，而是信息加工的主体，是知识意义的主动建构者。学生根据新旧知识之间的关联对原有知识经验进行改造重组，在新旧知识经验之间的双向相互作用，才能完成对知识的真正理解。反之，就只是死记硬背或生吞活剥，成为被动的复制式学习[③]。学生以自己的经验为基础来建构现实或者解释现实，由于个人的经验以及对经验的信念不同，所以对知识的理解便也迥异。因此，建构主义的学习理论主张，知识的获得需要学习者在一定的社会文化情境下，借助教师和学习伙伴的帮助，利用必要的学习资料，通过意义建构的方式而完成，具有社会性和情景性。所以"情境""协作""会话"和"意义建构"成为理想学习环境中的四大要素[④]。

建构主义提倡教师要以学生为中心，成为学习者意义建构的指导者和帮助者，而不应成为知识的传授者。在教学中不是把知识按照教师的理解灌输给学生，而是设置一定的情境让他们以自己的经验背景来完成对新知识的理解和建构。要把学习者现有的知识经验作为新知识的生长点，引导其从已有的知识经验中"生长"出新的知识经验[⑤]。

> 学习不是把知识由外部传输给学生的过程，相反，学习是以学生已有的经验和原始观念为基础，主动建构意义的过程。

---

① Willianms, M., BurdenR.L., Psychology of Language Teachers［M］.Cambridge：Cambridge University Press，1997：34–35.

② 梁荣慧.基于资源的大学生自主学习能力培养研究［D］.山西师范大学，2013：11.

③ 裴新宁.建构主义·多元智能［J］.全球教育展望，2004（10）：23–27.

④ 赵蒙成.建构主义的教学方法评析［J］.外国教育研究，2002（9）：17.

⑤ 崔雅萍.多元学习理论视域下大学生英语自主学习能力可持续发展研究［D］.上海外国语大学，2012：31.

——任长松.探究式学习——学生知识的自主建构［M］.北京：教育科学出版社.2011：170.

认知主义学习理论基于"信息加工心理学"，认为学习不是被动的，不是在外界环境支配下通过练习、强化所形成的刺激－反应联结，而是学习者主动发现和建构知识的过程。在当前的问题情境中，当学习者面对所要解决的问题时，内心经过主动的探索和组织，最终发展并形成认知结构的过程。认知学习理论充分肯定学生在学习活动中的自觉能动性，学习者在学习过程中是一个积极的参与者，学习者运用认知技能控制他的认知理性，对知识进行接收、编码、操作、提取、利用。这个过程强调意识在刺激－反应之间起着中介的作用；重视学习活动中人的准备状态；重视内在动机和学习活动本身带来的内在强化作用；主张学习具有创造性。基于此，认知学习理论认为学习的成败与否在很大程度上取决于学习者是否具有调节和控制学习的能力，承认学习者的个性差异对学习的不同方面有着不同的重要影响，这些差异对学习的不同方面有着不同的影响。因此教学必须坚持以学生中心，尊重学生的个性发展的特点，强调学生的选择权利，在课堂教学中实行有针对性的分层教学。

以上各种理论虽各有不同，但无论哪种理解，都突出了学习过程中学习者主观能动性的发挥这一重要特征，强调学生对"学"的愿望和能力的提高。自主学习应该使学生从"学会"转变为"会学"，因此，如美国华盛顿城市大学的齐莫曼的观点[1],[2],[3],[4]：自主学习的动机应该是内在的或自我激发的；自主学习方法应该是有计划的或经过练习已经达到自动化程度的；自主学习学习时间是定时而有效率的；自主学习的学生应该能够意识到自己的学习结果，并能对自主学习过程做出适当的监控，他们还可以主动营造有利于学习的物质和社会环境。（表17-2）

---

① Schunk D.H & Zimmerman B.J. Self-regulation of learning and Performance .Lawrence Erlbaum Associates, Publishes, 1994：8.

② Zimmerman, B.J. & Martinez-paris, M. Construct validation of a strategy model of student self-regulated learning［J］. Journal of Educational Psychology.1988，80：284-290．

③ Zimmerman，B.J.self-regulatedlearningand academic achievement：anoverview［J］.Educational Psychologist，1990，25（1）：3-17.

④ Zimmerman, B.J. Becoming a elf-regulated learner［J］. Theory in practice, 2002,（41）：64-67.

表 17-2 自主学习的研究框架

科学的问题	心理维度	任务条件	自主的实质	自主过程
为什么学	动机	选择参与	内在的或自我激发的	自我目标、自我效能、价值观、归因等
如何学	方法	选择方法	有计划的或自动化的	策略使用、放松等
何时学	时间	控制时限	定时而有效	时间计划和管理
学什么	学习结果	控制学习结果	对学习结果的自我意识	自我监控、自我判断、行为控制、意志等
在哪里学	环境	控制物质环境	对物质环境的敏感和随机应变	选择、组织学习环境
与谁一起学	社会性	控制社会环境	对社会环境的敏感和随机应变	选择榜样、寻求帮助

（二）我国教育界对自主学习的认识

齐莫曼自主学习的观点是一种理想化的状态，但是在实际的学习环境中，完整意义上的自主学习和极端的不自主学习都是比较少见的。我国学者则借鉴了各个学派的理论和时间，对自主学习进行了应用性的演绎，形成了更适合我国教育背景的自主学习体系。（表 17-3）

表 17-3 我国自主学习研究现状

认知层面	代表性定义	代表人物
能力观	自主学习一般是指个体自觉确定学习目标、制订学习计划、选择学习方法、监控学习过程、评价学习结果的过程或能力	庞维国（2002）[1]
活动观	自主学习是学习者自我激励并且主要自我承担学习责任的一种学习方式，通过自我监控和自我管理来构建以及确认有意义的学习行为	宋伟等（2010）[2]
方式观	自主学习是指学生自己主宰自己的学习，是与其他学习相对立的一种学习方式	余文森（2001）[3]
	自主学习就是学习者在学习活动中具有主体意识和元认知能力，发挥自主性和创造性的一种学习过程或学习方式	钟志贤（2003）[4]

---

① 庞维国. 从自主学习的心理机制看自主学习能力培养的着力点［J］. 全球教育展望. 2002（5）: 26-31.

② 宋伟, 张学和, 胡海洋. 远程自主学习者个人学习因素研究［J］. 中国电化教育, 2010（1）: 47-53.

③ 余文森. 略谈主体性与自主学习［J］. 教育探索, 2001, （12）: 32-33.

④ 钟志贤. 深呼吸: 素质教育进行时［M］. 北京: 教育科学出版社, 2003: 381.

我国研究者认为：在不同的学习阶段，自主学习有不同的具体内涵。在高等教育阶段，自主学习是指在教师指导下，大学生根据自己学习的基础和特点，自觉确定学习目标，制订学习计划，选择适合自身发展要求的学习内容、学习方式、学习场所以及所需要的学习材料等，调控学习过程，评价学习结果，以实现自觉主动学习的学习理论和学习模式。

> 在自主学习中，对于学习目标的确定、学习内容的选择、学习活动与学习进度的设计、学习结果的评价等学习过程的各个环节，学习者都有较大程度的参与决策甚至自主决策的权力。
>
> ——任长松.探究式学习——学生知识的自主建构［M］.北京：教育科学出版社.2011：27.

二、自主学习的特点

自主学习的意义广泛而深远，有利于大学生创新能力的培养，有利于自主学习，有利于促进教育资源的合理分配，有利于缓解扩招带来的压力，提高毕业生质量，有利于终身学习发展的需要等。自主学习的核心就是"自主"，同时还要兼顾以下几个特点[1]、[2]、[3]：

（一）能动性

自主学习是学习者积极、主动、自觉地从事和管理自己的学习活动。其最基本的要求就是发挥学习者主体的能动性。学习者应该在明确的学习动机、高度的责任感、强烈的学习意识和自我控制、自我激励下，为完善自身条件主动地获取学习信息，并对自己的学习活动进行监控和调节，而不是受外界压力和要求强迫被动地从事学习活动。

---

[1] 王玉兵，赵在民.自主学习特点及其教育环境构建［J］.中国教育学刊.2003（1）：38–39.

[2] 庞维国.论学习者的自主学习［J］.华东师大学报，2001（6）：19–21.

[3] Pintrich P.R. The role of goal orientation in self–directed learning Handbook of self–regulation［J］. Academic Press，2000（10）：453.

（二）独立性

自主学习要求学习者在学习的各个方面和整个过程中尽可能摆脱对教师或他人的依赖，由学习者凭借自身的能力和知识自主选择学习策略，自主选择学习内容，自主进行学习评价和调控。但独立性是相对的，它不是指学生完全不需要他人的帮助和指导，而是在需要帮助时会及时主动地求助他人。

（三）相对性

在实际的学习环境中，自主学习并不是齐莫曼定义的绝对理想化状态，而是相对的。学生的学习在某些方面或阶段可能是自主的，而在另一些方面或阶段可能是不自主的，因此不可能完全对教师或者外界管理依赖。作为教育者需要分清学生的学习在哪些部分是自主的，在哪些部分是不自主的，或者说学习的自主程度有多高，才能做到针对学生学习的不同方面和阶段进行自主性的教育和培养。

（四）有效性

自主学习的出发点和目的是尽量协调好自己学习系统中各种因素作用，是学习者充分调动自己的主动性充分利用学习资源，让学习资料发挥出最佳效果，使学习的效能发挥到最大的程度，以期得到学习过程和学习效果的最优化。因此，自主学习实际上是学生采取各种调控措施使自己的学习达到最优化的过程，自主学习可以促进学生的学习有效性。

（五）开放性

自主学习有别于传统的课堂教学模式，它的组织形式可以是独立的，也可以是小组合作式的，学习的策略和方式也可以多种多样，学习者在学习过程中可以根据需要随时相互交流；同时也解开了时空对学习行为的限制，学习者不必为学习而在一个固定时间和地点参加某一个群体学习。因此自主学习从学习氛围、学习资源、学习场所到学习方式、学习过程各个方面都是开放的。

（六）反思调节评价性

自主学习倡导自我规划、自我监控、自我反思、自我评价的学习活动，在自主学习过程中，学习者必须时刻不断积极反思自己的学习过程、学习结果，并根据反思结果对学习计划、学习目标等进行重新规划，也必须能根据学习条件和学习情况的变化，进行积极的反省评价，并快捷、灵活地做出自我调整。

三、自主学习的影响因素

学生的自主学习一般不会自发地产生，即使能发生，也不一定会达到教学目标的要求。在学习过程中，学生的自主性是个动态增长的过程，由不自主到渐趋自主的状态。因此，为了更好地促进和帮助学生自主学习，教师需要深入地分析影响自主学习的各个因素，才能在教学过程中灵活运用恰当的方法和策略，有目的有计划地为学生设计自主学习环节并进行有效的监督和指导，从而不断提高学生的自主学习能力。（图 17-1）

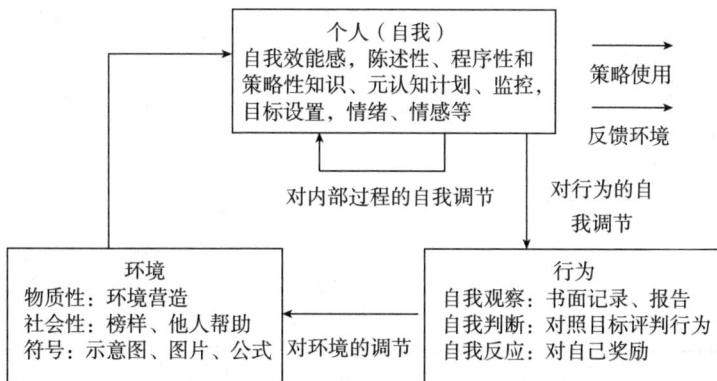

图 17-1　齐莫曼的自主学习模型

齐莫曼的自主学习模型认为，自主学习是自我、行为和环境三者互为因果、相互影响的结果。要求自主学习者不仅要对自己的学习过程做出主动控制和调节，而且要根据外部反馈对学习的外在表现和学习环境做出主动监控和调节。因此，探讨影响自主学习的因素应从个人内部、行为和环境三个方面入手。

（一）学生的内在因素

影响自主学习效果的内部因素诸多，其中最受关注的有：自我效能感、归因、意志水平、认知策略、元认知策略、目标设置、性别角色等。

1. 自我效能感　自我效能感是学生在某项学习任务开始前对自己是否具备从事此种学习能力的自我评估，是学习自信心在某项学习任务上的具体体现。它是影响自主学习的一个关键的内在动机性因素。自我效能感强的学生，通常表现得自信、积极、勇于挑战困难，往往会选择挑战性较高的学习任务，对学习的自我调节能力也越强，能够运用更多的认知策略和元认知策略，学习过程动力充足，遇到困难时更容易持之以恒，也能够更为有效地监控自己的学习过程。随着其在自我评价中对学习结果所做出的认可，使得自我效能感得到不断的提高，从而进入一种良性循环状态。

2. 归因 归因是个体对自己的成功或失败所做出的因果解释。学生一般会将自己学习成败归因于能力、努力、任务难度和运气等因素[1]。（表 17-4）

表 17-4　Weiner 的成败归因理论的三维度分析[2]

归因类别	成败归因维度					
	稳定性		因素来源		能控制性	
	稳定	不稳定	内在	外在	可控	不可控
能力高低	√		√			√
努力程度		√	√		√	
任务难度	√			√		√
运气好坏		√		√		√
身心状态		√	√			√
外界环境		√		√		√

　　学生对学习成败的归因倾向对自主学习有非常重要的影响。如果学生把自己的学习成功归因于能力，把学习失败归因于努力不够，这样就更容易激发学生学习的自主性；如果把学习成功归因于不可控制的外部因素，把学习失败归因于自身能力不足，则往往会引发学生消极的自我反应；如果学生把成功或者失败归因于策略的运用，则会直接诱发他们积极的自我反应，改善学习策略。可见，积极的归因态度有助于自主学习能力和水平的提高。

　　3. 意志控制水平 在人们的学习动力系统中，既有动机成分，又有意志成分。动机激励人们去学习，意志控制人们的学习行为，从而使学生克服困难、坚

① Weiner, B. An Attributional theory of achievement motivation and emotion［J］.PsychologicalReview，1985（92）：548-573.

② Weiner, B. A theory of motivation for some classroom exercises［J］.Journal of Educational Psycholog，1979（71）：3-25.

持进行。随着学习的进行和学习难度的增加，在学习过程中，学生难免会遇到一些困难和干扰，学习动机的推动作用会逐渐减弱，这个时候就需要学生用意志努力来控制自己，使学习坚持进行。具有较强的意志控制能力，学生才能够顽强地克服学习过程中所遇到的困难，排除外界干扰，实现自己的学习目标。

4. 认知策略水平 认知策略是学生对外部信息的加工方法。运用认知策略，学生能够主动建构自己的学习，将旧经验与新知识交互，形成新的认知体验。而认知策略的学习与运用受学生整个认知水平的制约。学生为了提高自己的认知操作水平需要采用各种程序和方法。因此，自主学习受到学生拥有认知策略的数量和习得水平（包括获得关于各种认知策略的知识和熟练的运用认知策略）的影响。

5. 元认知发展水平 元认知是学生对认知活动的自我意识和自我体验，是学习策略结构的核心和调节机制。学生在对所完成的任务及相关因素进行分析的基础上，管理学习资源、选择学习操作和对学习过程进行有效调控的策略，因此元认知水平是改善学习效果的关键，包括：①计划策略：设定学习目标，制定学习内容，安排学习计划等；②监控策略：在学习过程中及时对自己的学习行为进行监控，进而能随时发现并及时解决和改正所出现的问题，并做出评定与反馈，以保证学习计划的实施；③调节策略：及时调整学习节奏和学习行为，将新旧知识有效地整合，经过认知处理，存储于长时记忆中。元认知策略通常与认知策略一起作用，促进学习的完成。

（二）行为因素

影响自主学习的行为分为三类：自我观察、自我判断、自我反应。每一类行为都是可以观察、可以训练的，并且彼此有相互影响[①]。

自我观察是指学生对自己的学习过程的状况（包括学习的进度、学习的质量和学习操作中的相关要素的情况）进行的系统的审察和了解，这是自主学习的基础，只有在学习过程中经常进行自我观察，才能及时掌握自己学习进展的态势，发现学习中的问题，并分析产生问题的原因，便于采取措施。

自我判断是对观察到的学习行为的适宜性和有效性进行分析，并将之与设立

---

① 林斯坦.科学化学习导论［M］.海峡书局.2010（11）：150–155.

的学习目标相比较而做出的判断和评价。经过自我判断所提供的信息，对学习过程进行调整和控制，推动学习活动的深化发展。

自我反应则是在自我判断的基础上对学习行为进行自我纠正和强化。通过自我判断和分析发现问题，找到偏差的原因，进而积极地采取相应的措施去纠正偏差，保证学习任务的顺利完成和学习计划正常的实施。

（三）环境因素

自主学习并非仅仅由内部自我过程来决定，它还受到外部环境事件和行为事件集的影响[①]。环境因素不仅影响着学生对学习的计划、监控和评估，同时也对学生的学习动机，以及学习资源和策略的选择都具有潜在的影响。

由于宗教信仰、民族文化、区域风俗、价值观念等文化背景的不同，学生的自主学习具有不同的特征。在自主学习过程中如果能将学习资源与学习支架所承载的社会文化价值与其很好吻合，可以极大地提高自主学习的学习效果。

在学校教育中的各种因素，如教师、教学模式、课程管理方式等也会对学生的自主学习产生重要的影响。一般来说，有利于自主学习的教学应该以学生为中心，在整个教学环境中，教师作为学生学习的组织者、指导者和促进者，应该利用情境、合作、会话等方式，建立和维持良好的学习气氛，帮助学生获得自主学习所需的调控能力，充分发挥学生的学习主动性、积极性。

学生的自主学习还会受到同辈群体的影响，一方面同伴的自主学习行为会产生榜样示范作用，学生通过模仿学习来改进自己的学习策略，另一方面，学生常常会以同伴的能力或成就为参照来评价自己的自主学习能力，使自己的能力得到提升。另外在合作中，同伴的帮助也会对学习产生重要的影响。

而在物质环境中，信息资源的可利用性以及学习场所都对自主学习具有一定影响。学习内容的活泼性和与生活的贴近程度、内容结构的合理性和适应性，都能够影响学生学习的愿望和学习的主动性。而随着网络和多媒体等信息技术的发展，为学生自主决策和实施自己的学习策略提供了丰富的学习资源，也为学生根据自己的学习需要和学习兴趣进行主动学习创造了便利的条件和更多的机会。此外，安静、舒适、个性化的学习环境能够帮助学生排除外来的干扰，网

---

① 马晓燕.基于元认知的网络自主学习环境设计研究［D］.东北师范大学硕士学位论文.2007：6-9.

络环境使学生不再拘泥于传统教学环境的种种限制，学生可以选择自己喜欢的时间、地点甚至学习方式进行个性化学习，这无疑更有利于调动学生自主学习的积极性。

四、教师在学生自主学习中的角色

虽然自主学习强调以学生为中心，自主学习的主体是学生本身，但是为了促进学生的自主学习，必须强调教师在教学中的作用。在自主学习的教学模式中，教师和学生的角色都发生了变化。在自主学习的教学活动中教师的作用没有减弱反而增强，教师要做的工作比传统教学中要做的更为繁重和复杂，对教师提出了更高的要求[①]。为了促进自主学习的进行，教师不仅必须有大量的知识储备，而且要在完成自己角色转变的同时，肩负着帮助学生完成角色转变的重任。

作为激发者，在教学活动开始时，教师可以通过情感教育，尽可能帮助学生提高其自我效能感水平，强化学生的心理优势，激发学习动机；在学习进行中，常与学生沟通，增强学生对学习活动的情感体验和完成学习目标的信心，坚定学生的学习信念，帮助学生提高其意志控制水平，使学生更加投入地进行自主学习。

作为组织者，教师需要对教学活动的计划、实施过程和评价进行组织和部署。可以利用网络资源和各类自主学习平台，创设学习情境，组织学生有秩序的进行自主学习活动。

作为引导者，当学生不确定该怎样采取行动，或者下一步该做什么的时候，教师应该根据不同的内容和学生学习的特点建议完成目标的方式方法，引导学生朝着目标努力。教师还可以作为一个"平等的伙伴"加入到整个活动过程中，以参与者的角度给予相应的引导或提示，在建造良好教学氛围的同时，促进学生自主学习的完成。

作为评估者，在教学设计时，教师应该先建立客观、公正、富有艺术性的评价体系，既要有反映学习结果的终结性评估，也要有反映自主学习过程的形成性评估，关注学生的成功和进步，建立良好的学习氛围，增加学生自主学习的积极

---

① 黄宗科."自主学习"指导下的物理教学设计的研究［D］.南京师范大学硕士学位论文.2004（12）：17.

性，有效促进教学目标的实现。在形成性评价及反馈过程中，教会学生学习和使用元认知策略，提高学生的元认知能力，从而提高学生自主学习的能力。另外很重要的一点，作为评估者，教师必须帮助学生建立起积极而富有成效的归因信念，即把学习结果与可控制的因素如努力、策略应用等联系起来，以促进学生的自主学习。

作为帮助者，除了帮助学生制定学习目标和学习计划外，还可以利用自己的背景知识，为学生提供相应的学习资源，帮助学生了解、认识信息分类，增强其查阅筛选信息的能力，避免学生在烦冗的信息中找不到头绪浪费时间。

作为监控者，教师可以通过作业提交、演讲汇报、小组讨论、互联网方式交流（E-mail、QQ及微信等）方式对学习计划的执行进度和学习目标的完成情况进行监督，及时予以反馈。

作为诊断者，教师应定期对学生自主学习情况进行诊断，及时发现、排除阻碍学生下一阶段自主学习进展的障碍。

作为学习顾问，当学生面临学习困难或陷入困境时，教师要能及时为学生提供有效学习建议，让学生掌握大量的认知策略知识，激发学生运用策略的动机，在学习过程中训练学生对认知策略的熟练运用，明确何时、何地以及为什么使用何种认知策略。在鼓励学生通过自己的努力寻找解决办法问题克服困难的同时，增强学生的主观能动意识和积极的自主学习动机。

与其他学习方式一样，学生在自主学习过程可能出现各种大大小小的矛盾与问题，如学生与学生的矛盾、学习目标与学习资源的矛盾、学生与老师之间的矛盾等。需要教师在整个自主学习过程中充当协调者的角色，对这些矛盾进行协调和化解。

因材施教是教学的重要原则，作为个体差异的发现者和指导者，教师要还从生理、年龄、环境等角度分析学生的个体差异，了解个体不同的学习风格，在监控、指导、诊断、评估等教学活动中实行个性化辅导。

第三节　课堂教学要设计自主学习环节

自主学习在学习过程中是无处不在、贯穿始终的。同样在高等学校教育中，教师对学生自主学习能力的培养也不是一蹴而就的，需要在长期的学习活动中逐步积累①。教师要充分发挥上述所提到的各种角色的功能，有计划、有步骤地促进和强化学生进行自主学习，实现教学目标，需要将自主学习在教学设计予以详细地规划和设计。

自主学习环节的设计要素

为了促进学生自主能力的发展，在课堂教学设计过程中，特别是在专业性较强的中医学课程中，需要重点注意以下几个要素：

（一）分析学生学习阶段

对于刚刚进入大学校园的大学一年级学生来说，短时间内从高中的被动接受教育的方式转变为主动的学习、从单纯的知识获取到解决实际问题能力的形成是比较困难的。因此在这个阶段，培养学生对专业的学习兴趣，使学生适应中医类学科独特的思维方式并适应大学的学习规律和学习特点尤为重要。一年级的中医专业课程主要为《中医基础理论》《医古文基础》《中国医学史》等中医的基础课程，概念性和抽象性较强。在这个阶段中，教师应注重利用学生生活经验和以往对中医学和中医专业的认识，引导学生从直觉概念与专业概念的主要特征相容的部分出发，再扩大这个起点，重建学生已有的观念和概念。在教学过程中采用适当的方法和策略，将渊博的中医基础知识深入浅出地加以讲解，使学生意识到中医理念的独特魅力，同时引入中医学科内的基本简便技能和基本功的训练，如诊断脉象的基本手法、持针的手法、拔罐的流程、中药的辨认等，通过实践激发学生的学习兴趣，树立专业思想。鼓励学生以多种形式谈自己对中医的认识，发表自己的见解，在学习中形成自己的理解。例如，在《中国医学史》《中医各家学说》课程中，可以设计安排学生总结历代名医的学医动机，进一步分析个人的学习中医的"初心"。还可以通过参观学校的博物馆，阅读古代著名医家的生平，培养学生入门的信心和好奇心。

二、三年级的学生对中医基础理论有一定的了解，在此基础上，主要进行专业知识的学习和专业思维的训练。本阶段设置了《解剖学》《生理学》《生物化

---

① 和学仁．基于概念图原理的《电声原理与技术》导学——自主学习教学设计研究［D］．云南师范大学硕士学位论文．2007：6–11.

学》《中医诊断学》《中药学》《方剂学》《针灸学》《推拿学》《中医内科学》、四大经典等专业及相关知识的课程。教师需要根据学生在一年级中已学习的知识和学生来自于日常生活中的经验，在已有知识和需要学习的新知识之间建立纽带，引导学生完成对新知识的解读和理解，不断扩大和加深学生的知识面。在这一阶段涉及一些实验课，教师可以通过一些接受式探究学习情境引导学生自主实验，学生就需要解决的问题进行实验设计、试验方法选择、试验实施、结果分析，同时还可以分享自己设计实验的体会，以及对本次试验优缺点的自我分析。这样做，既巩固了本堂课实验需要掌握的知识要点，又充分发挥了学生的主观能动性，培养了学生分析问题、思考问题、解决问题的能力及团队合作的能力。对于学习资源的获取，学生应学会如何寻找专业领域的知识，并从文献中获取筛选有用信息，用于解决实际的问题。教学设计中，教师可以利用发现式探索学习，给学生选择自主学习内容的权利，在学习的各个环节中发挥自己的主动性，全面提升学习能力。

> 探究学习可以是发现式的，也可以是接受式的，两种探究学习都是一种主动的学习行为。
>
> 接受式探究学习，主要是通过书本学习（一般为教科书）或上网查询科学资料等方式探究问题，旨在让学生获得系统的科学知识和科学探究能力。
>
> 发现式探究学习，没有现成信息可以直接搜集到，学生需经过观察、实验、调查、解读、研讨等活动过程，通过整理分析来获得或发现。
>
> ——张玉保.论自主合作探究的学习方式［D］.内蒙古师范大学.2004：14-18.

四年级主要包括内、外、妇、儿等在内的临床课程的学习，学生要在这个阶段构建完整、科学的中医诊疗思路，这就需要将已有知识相互联系，为进入临床做好准备。同时，学生还应找到自己感兴趣的领域，掌握相关领域的最新研究进展，学生的自主学习能力也应该在这个阶段得到快速的提升。此时自主学习环节的设计应该能够使学生发挥更高的能动性，教师可以引导学生临床见习，通过解决在临床上遇见的问题，巩固基础知识，探索知识之间的相互联系。

实例 17-1：

【实例】

分析病例，对患者进行诊断，指出下一步处理方法，并说明中医外治法保守治疗该病的优势。

实例摘要：彭某某，女，30岁，护士，已婚，未育，人流1次。

主诉：下腹痛2小时。

现病史：现停经44天，一周前开始出现少量阴道流血。2小时前突然右下腹剧痛，伴恶心、呕吐，肛门坠胀感，到市内某医院就诊，诊断为肠道疾病，进行抗感染治疗，症状进行性加重，晕厥1次，随送入我院。

既往史：2年前患过"盆腔炎"。

个性：易紧张，但脾气尚好。

月经：5～7/30～37天，月经偶尔延期，量少一年多，色鲜艳，有少许血块，经前腰酸，无经痛。

查体：P108次/分，Bp60/40mmHg。一般状态差，神志淡漠。

望诊：精神差，痛苦表情，体型偏瘦。面色苍白，唇色苍白。

闻诊：无特殊气味，语音低微，无力。

切诊：手足冰凉，脉细数。

妇科检查：阴道有少量流血，宫颈光滑，有明显举痛。后穹隆饱满，宫体稍大，软，右附件区触痛明显。

对该患者的病症进行诊断，并给出下一步处理方案。

【设计思路】

中医学专业大学生经过四年专业课程的学习，学生自主学习的习惯和方法已经基本养成，需要将学习的难度提高，以实现对学生自主学习能力的提高，满足学生不断上升的认知水平和自我效能感的需求，因此临床病例的解析是这个阶段最好的教学和学习的内容，教师可以利用临床积累的病例设置模拟真实的情境，把学生带入"医师"这个角度，引导学生从医生的角度分析解决问题。

对于四年级的学生来说，学习这门课前已经学习了《中医基础理论》《中医诊断学》等专业课程，具有一定的中医诊疗思维体系，而且已掌握解剖学、组织胚胎学、诊断学等西医基础课程，对西医诊断及治疗思维有了一定的基础，但是对治疗方案的制定仍然缺乏经验。以《中西医结合妇产科学》为例，本门课程中前面讲述过妇产科解剖、生理等基础知识，学生对妇产科疾病诊断有了初步的了解，也学习过《中药学》《方剂学》等课程，对妇科常用药物有了一定的认识，基本具备了完成上述自主学习设计所需要的基础知识。这时以具体的临床病例为例，可以引导学生通过将已有知识进行关联解决案例中的问题"该患者的诊断及下一步处理"。而关于进一步深入的学习任务"分析中医外治法保守治疗该病的优势"，对学生自主学习能力要求较高，学生需要融会贯通、综合运用中西医知识在对病例分析的基础上，获取中医各家治疗方法在异位妊娠中运用的方案，再在学习过程中形成自己对各种治疗方法的看法，完成对案例的深刻分析和延伸研究。通过类似的实例分析，学生可以逐步实现角色的转换，从学习者转变成准医师，同时掌握了案例分析的能力，能够在未来的临床实践中不断吸取已有案例中的诊疗思路，提高自己的诊疗水平。

大部分的五年级医学生已经进入临床实习，直接参与临床实例，这是实现理论与实践相结合的时机。这一阶段学生要参与到临床医疗实践中，遇到错综复杂临床问题。学生需要探索如何将理论知识在短时间内恰当运用的实际病例中，依据临床病例的需要调取所需的相关知识，主动获取能够解决实际问题的信息资料，从已有知识中做出解决问题的方法判断，对采用措施进行评估，在带教教师的指导下，分析解决方案的可行性，并在临床予以实施。通过这个阶段的事件，学生不断积累经验，为做一名真正的临床大夫打好基础。

在不同的学习阶段中，自主学习的形式不同，在初始阶段可以采用授受式的学习，调动学生的学习的主动性，但是知识的建构过程由教师引导完成；随着学生基础和经验的积累，在中级阶段可以采用探究式的学习，让学生充分发挥学习的自主性，根据学生的能力采用接受式探究的方式，逐渐实现学生对知识信息的自主获取和学生对学习过程的自主掌控；在高级阶段，自主学习环节的设置应以学生进行自由探索为主，实现学生自主学习能力的进一步提高，在从事专业工作中，能够自主地进行学习，解决实际问题。

（二）学习情境的设置

自主学习活动的开展需要环境加以承载与支持，对于自主学习情境的营造和利用，是教学设计中自主学习的重要设计要素。学生在课堂教学中所获得的知识和技能在日常情境中予以应用时常常会遇到困难，主要原因就是书本和课堂存在一定的孤立性，学生所学多与情境相脱离。因此，教学设计中进行自主学习环节的设计，首要考虑的主要内容便是为学生创设合适的"情境"。教学设计中教师可采用的情境类型非常丰富，常用于医学教育的主要有模拟情境、真实情境和问题情境等。真实情境能够使学生在真实的生活与工作场景中学习知识，运用所学知识解决实际问题，在这种情境下学生能够学以致用，他们仿佛身临其境，品尝着受阻的焦虑和成功的喜悦，在积极思考中提高解决实际问题的能力。模拟真实情境的作用与真实情境类似，对于一些具有危险性、不易或不宜真实接触学习内容可以采用模拟现实情境的方式来满足教与学的需求。问题情境需要教师引导，将问题有意识地、巧妙地寓于各种各样符合学生实际的知识基础之中，在他们的心理上造成一种悬念，从而诱发学生的好奇心和求知欲。

好的情境可以使学生的联想翩翩，调动起学生的热情与主动性，能够更积极参与教学活动，将新知识与旧知识更好地融合在一起[①]。教师应当利用"情景"的优势，创设出有利于学生学习的环境，便于学生在一定的情景之下通过人与人或人与物之间的沟通协调进而实现有意义的建构。

> 情境，就其广义来理解，是指作用于学习主体并使其产生一定情感反应的客观环境。狭义的理解则指教学环境中作用于学生而引起积极学习情感反应的教学过程。
> ——赵玉.基于情境创设之教学模式的探究［J］.中国电化教育，2001（6）：17-19.

1. 以学生已有的经验为基础　在以往学习中，学生已经建构了丰富的知识和经验，在学习专业知识时有一定的相关基础，这是学生建构新知的起点。而自主学习环节的顺利完成，与学生已有经验基础有关，已有知识和经验准备不足会导致新知识学习的失败。因此，教师要充分认识到学生的已有经验对学习新知识的重要性，在教学设计中进行自主学习环节设置前，教师需要对学生的基础进行

---

① 田泽林.促进自主学习的教学设计研究——来自"投入学习理论"的视角［D］.东北师范大学硕士学位论文.2007：5-6.

"摸底"，收集全面的信息；或者为开展自主学习提供必要的准备工作，运用一定方式方法使学生掌握应有的基础；在设计自主学习环节时，要对学习内容和目的进行调整，使学生在学习过程中纠正已有经验中错误的部分，并进行进一步的扩大和延伸学习，完成对新知识的学习。

2. 注重知识网络的建构　在大学的学习中，我们要培养能够从事专业工作的专业人才。而在专业学科中，知识是结构化、相互联系的网络体系，因此教学的目标不仅要学生实现新知识的获取，而是要对知识之间的关系进行梳理贯通。在知识网络不断形成时，学生就能更加自由地运用已有知识以多种方式和途径完成相关的学习任务，获得更多更复杂知识的能力也不断提高，形成螺旋式上升的良性循环。然而学生并不会自动去完成知识之间的关联，缺乏知识量和融会贯通的能力，这就需要教师的引导，在自主学习环节设置时，铺设一定的道路，指引一定的方向，促进学生对知识网络的构建。

3. 多样、自然、真实的情境更能使学生全身心地投入　与单一的情境相比较，多样化的情境更容易使学生不"受制"于特定的情境，使学生灵活地将知识迁移。自然、真实的情境，对于医学类学生来说，更能以"感同身受"的处境完成知识的获取。可以对已经学习过的情境，设置类似的情境，引导学生进行归纳、概括，对原理性知识进行学习；也可以设置具体情境，提出问题，引导学生解决问题；还可以引导学生根据抽象的问题，自己创造出一个具体合理的情境……面对与教学目标相关的难点和重点，教师可以根据教学内容与教学目标，设计真实的项目，将项目分解为一系列细小的问题，创造或者引导学生创造形式、目的各异的问题情境。这些情境可以指向解决令人困惑的问题，也可以带来一定的悬念引起学生思考，进而引导学生进入这样的情境中。

实例 17-2：

【实例】

通过各种途径了解近视临床治疗方法和进展，评价准分子激光角膜切削术（PRK）、准分子激光角膜原位磨镶术（LASIK）、准分子激光上皮瓣下角膜磨镶术（LASEK）、眼内屈光手术（LCL）的优点、缺点、适用人群。

【设计思路】

我国青少年近视率高，不少学生对于近视疾病有切身的体会，因此在《视器》这一章节中设计自主学习环节，更能制造出真实的情境，借助学生对生活中的实际问题关注度高的情况，可以充分地调动学生自主学习兴趣。

对于大学一年级新生来说，对于大学的学习方法和学习习惯还有待于进一步训练和培养，需要教师通过教学的技术和方法逐步激发学生自主学习的主动性，培养和强化学生自主学习的能力。在这个自主学习环节的设计中，以学生课堂学习的内容作为基础，设置以"治疗近视"为主题的探究式学习，能够使学生产生较强的自我效能感，运用视器解剖学机理与眼科临床实践中主要相关疾病发生、发展和预后等的关系。在学生完成任务过程中，教师可以提供相关的学习资料，引导学生从资料中提取与治疗近视相关的技术和方案，对既有信息进行归纳整理。在引导过程中，教师可以制作表格，将学习项目细化成多个小问题，对思路不清晰以及学习过程自控能力差的学生予以提示。学生在完成表格填写的过程中可以利用这些提示，比较查阅的资料与表格所需填写内容和符合程度，对学习过程进行审视和反思，及时对学习策略进行调整。

通过这个自主学习环节的完成，学生不仅可以巩固课堂知识，理解近视治疗技术是以人体视觉器官构成为基础的。还可以锻炼一年级学生查阅资料和整理资料的能力，将所查阅的近视治疗技术与课堂所学相联系，在分析各种治疗近视方法原理的基础上，探究各种治疗方法的优缺点，完成自主学习的基本目标。通过这种方式的推动，在扩大学生的学习资源的同时丰富学生对学习过程的自我意识和体验。

4.情境实施中的诊断 尽管在情景设计时，教师对自主学习的内容和材料进行了精心的准备，但是学生在学习过程中因为观察能力和理解方向不同，或者选择了不合适的学习方式，最终偏离了教学的目的。因此教师还需要在学习过程中诊断学生的思维，指出问题，帮助学生建构新的理解，促进学生走向更为成熟的学习过程。

（三）合作学习的方式

学生可以独立或者以小组合作的形式，在了解情境的基础上，对问题进行深入分析，学习隐含于项目和问题之中的知识和技能，提出解决问题的假设，通过资料收集整理，形成解决方案，并解决问题，完成项目。

合作学习通常是以两个或者两个以上的个体组成小组或团队的形式，在教师的指导下，合作完成某项既定的学习任务[①]。这也是在教学设计中进行互动的一种重要方式。在学习情境下，进行合作学习的效果是显而易见的，能够大范围提高学生的学习成绩、改善班级内的社会心理气氛，也能加强学生自我概念和修养的发展与形成。合作学习可以营造轻松融洽的学习氛围，积极的学习环境。学生互相交流相互合作，对同一问题运用多种不同观点进行观察、比较、分析和综合，表达自己的想法，分享他人的见解，共享信息和资源，相互支持，相互学习，共同承担学习责任，达到优势互补、共同提高的效果[②,③]。在教学设计中，教师需要关注学生的个体差异，尊重学生的需求，合理分组，使每一个小组成员清晰地意识到自己的职责，具备一定人际交往技能，通过小组成员间的积极交互，不断反省自己工作进行的情况。

教师在学生学习过程中要注意进行师生合作，及时给予学生一定的反馈和引导；使合作学生之间做到资源共享、相互尊重、相互信任和相互理解，即使在面对困难和矛盾时，学生之间也应携手并进，共渡难关。

（四）情感体验

在学习过程中，每个学生都具有鲜明的个性特征，其自主学习的方式也会具有一定的差异性。因此，在自主学习的教学设计中，教师应注重学生的个体差异和个性特点、认知能力以及学习方式等的不同，遵循一定的教学原则因材施教。有意识地发展每个学生的特长和个性，重视学生对知识的学习和探索的过程，减少学生在学习过程中消极和负面的情感体验，使他们在学习过程中的获得积极轻松具有成就感的情感体验。这样能够更好地增强教学效果，充分展示学生的风采，促进学生的意义学习[④]。

教师要真诚地对待学生，尊重学生在学习过程中的情感和意见，接纳学生的个性化的观点和情感，理解学生的想法来源，积极地与学生沟通交流。这样师生

---

① 张筱兰. 信息技术与课程整合中的关注焦点———投入学习的研究［J］. 电化教育研究, 2004, 140（12）: 36-39.

② 王坦. 论合作学习的基本理念［J］. 教育研究, 2002（2）: 68-72.

③ 马红亮. 合作学习的内涵、要素和意义［J］. 外国教育研究, 2003, 30（5）: 16-19.

④ 崔雅萍. 多元学习理论视域下大学生英语自主学习能力可持续发展研究［D］. 上海外国语大学博士学位论文.2012: 31.

之间也会营造出更和谐的氛围，以更加真诚的态度认同彼此，教学相长。在教学设计时，教师有计划地帮助学生选择合适的学习方法，从资源方面帮助学生探索知识，鼓励学生自我评估和反馈，并为学生留有探究的余地，展开开放的教学，才能使情感促进认知发展，使自主学习更好地进行。

（五）评价方式

自主学习的评估可以帮助学生对学习效果进行总结，弄清症结所在，明确学习方向。传统的评价方式通过最终学习成果成绩的形式直观地将学习情况反映给人们，但这种方式忽视了学生在学习过程中的情感、态度、努力程度等。但是自主学习强调学习能力的提升，更关注学生的学习过程。如果制定的监控和评判标准忽略了学生的学习过程，忽视学生与教师的自我实现，会导致学生学习热情的降低，造成教师与学生产生只看重结果的消极渡时态度。

因此要促进大学生进行自主学习，养成良好的自主学习习惯，就必须在教学设计中针对自主学习建立全面、多元、发展的评价机制，将评价的方式多元化。在对学习结果进行评价，确定问题是否已解决的同时，需要总结所学的知识，反思解决问题和学习完成的过程，对自主学习和合作过程进行评价。这就需要教师对学生进行考查，了解认识学生的实际情况，对不同的学生尽量在评价激励机制上兼顾学生间的差异，既要关注他们获得的知识技能，还要关注他们在学习过程中表现出来的态度是否积极、学习目的和学习习惯是否正确、学习计划和进度是否吻合、学习方式和策略是否合理。从学习计划、过程进展、阶段性成绩、过程记录以及最终结果（成品展示、论文提交、汇报等）等各个维度进行评价，从各个角度激励学生的学习动力、改进学生的学习方法，让他们能够适时获得成就感[①]。

学生在自主学习过程中占据中心地位，对于自身的自主学习过程有最直观、最主动的了解。因此，教师可以引导学生把学习结果与原来的学习目标进行比较，依据自我评估结果知道哪些目标已经达到，哪些目标还没有完成，进而对自己学习的进展做出主动评判。

---

① 钱曼.大学生英语自主学习调查研究——以湖北省某高校非英语专业为例［D］.中南民族大学硕士学位论文.2013：11–12.

同时，由于教学设计中采用了合作学习的范式，在评价时也可以采用小组评价包括小组之间评价和同小组成员互评的等方式，让学生在评价阶段也实现自主性。

第四节　学生的认识

郑婉（江西中医药大学，2011级中西结合临床医学专业）

（一）设计将要学习的课堂的目的

学习过程虽然是由教师与学生的双边活动所构成，但归根结底学习是属于学生自己的事情。中国过去就有"师傅领进门，修行在个人"的谚语，印欧也有类似中国的"牛不喝水别摁犄角"的谚语，大意是"你只能将牛牵到河边，而不能强行让它喝水"。所有这些谚语都说明了一个意思，也就是学习是学生的本分，学生的天职在于学习。设计学习课堂才能明了学习过程中的地位问题，才能有的放矢地进一步充实自我。"知识是学会的，而不是教会的""能力是练就的，而不是教出来的"。教师的作用在于帮助学生学习，在于引导学生形成各方面的能力。从这个意义上讲，教师的作用并不是如何使自己教得更好，而是如何使学生学得更好，而学生想学得更好的方法在于如何更好地提高学习效率。

学生的学习效率实际上是学生的可用学习时间与学生实际学习时间的比值。学生的可用学习时间，按课堂教学设计时间范围讲，不会超过课堂教学时间。学生的实际学习时间是指学生学会某些知识所用的时间。从这个意义上讲，提高学生的自身的效率就是要最大限度地充分利用课堂教学时间，尽量减少课堂上为学会课本中概念的内容所占用的时间。影响学生课堂学习时间利用的因素主要包括学生的个人能力、学生的人格特点、学生的学习方法以及来自教师方面的非智力因素等。同样的课堂学习时间45分钟，有的学生可能只学习了35分钟，有的学生可能连一半时间也没用在学习上。究其原因，有的来源于学生，有的来源于教师。无论来自教师还是来自学生，从学习课堂的设计角度上分析，都属于学生的学习课堂设计没能做到最好。那么，学生自身的能力有多强，天赋有多高是一个方面，更重要的是在学习课堂设计中如何发挥在课外时间里，通过自学能力获取的知识储备。离开这一点，作为学生我们的学习动机、学习兴趣，以至于情感、注意、毅力、耐力、信心等因素不起作用，提高自身的学习效率就是一句空话。"向45分钟学习课堂要质量"就是指的这个意思。

学生实际学习所用的时间是一个变量，而不是定值。影响我们学会某些知识的因素也有很多，最主要的因素当属于学生与教师的智力方面的因素，也就是学生的理解力和教师的教学能力等。学生的理解力也就包括了学生学习课堂设计的能力和把学习课堂设计高效率地转化为学习课堂实践和理解的能力，当然也包括学生如何应对课堂教学，尽量使自己的学习课堂设计构想与老师的课堂教学实践的差距缩小到最低程度的能力，更应该包括学生如何充分发挥自身与课堂教学智力活动有关的非智力因素参与课堂教学活动的能力。学生只有尽量充分利用课堂教学所占用的45分钟时间，又尽量缩短了老师为教会某些知识所占用的时间，学生的学习效率才有可能提高，提高了学生的学习效率，同时也就提高了教师的课堂教学效率，教学相长，这也就是作为学生学习课堂设计的最终目的。

（二）学习课堂设计的中心策略及设计实例

影响学习课堂的因素很多，几乎所有影响学习课堂的因素都属于变量因素，各因素内部都蕴含着不确定因素或不可预测因素。对这些变量因素的深入分析，就形成了学习课堂设计的中心策略所在，即所有学习课堂设计的策略都必须建立在对诸多可变因素的深入分析上面。学习课堂设计的成功与否，关键在于对影响学习课堂效果的各种可变因素的分析是否切合实际。但是，从一定意义上讲，任何学生也不可能把影响学习课堂效果的各种因素都分析得恰如其分，最重要的是学习设计构想与学习实践之间的差距大小不同。学习课堂设计者对各种影响因素分析得越是接近实际境况，则学习课堂设计的能力越强，水平越高。在对学习课堂设计影响明显的多种可变因素中，最主要的也是最值得学习课堂设计者考虑的是来自教材、教师和自身三个方面的因素。

关于学习课堂的设计，个人认为并非是学生取代了教师对于整个课程的安排和教师在课程设计中发挥的教学作用。相反，作为学生的学习课堂设计，更多的是学生如何利用课外时间发挥自学能力来精简教师在教学过程中的烦琐和浪费的多余的时间。以下主要探讨作为学生我们该如何设计学习课堂，如何采用学生之间团队学习的方式，以便最大化地达到课堂的学习效果。

　　我是来自江西中医药大学 11 级中西医临床 2 班的学生，同时是江西中医药大学双唯实践班、中医摇篮班成员，双惟实践班以"惟学惟人"为班训，坚持"四自一养"的理念——自我管理、自我激励、自我教育、自我提高和养成良好习惯。我在双惟实践班的基础上创立了不弃疗（也称不弃聊）团队，将双唯实践班的理念应用在团队的管理中。下面具体展示我们是如何将"四自一养"的理念贯穿学习课堂的设计中。

　　凡谋之道，周密为宝——计划是保证事情进行的有效措施。因此，不弃疗每年都会有年度计划，每学期也会有学期计划，有了学期计划，每月就有每月的安排，每周就有每周的任务。

　　有了计划，如何实现有效的自我管理？

　　1. 关于英语　　中医的发展逐渐走向国际化，熟练地掌握英语刻不容缓，而背单词却是学英语一个永恒不变的话题，关于英语单词记忆，与时俱进的不弃疗采用的是扇贝网络背单词机制。（图 17-2）

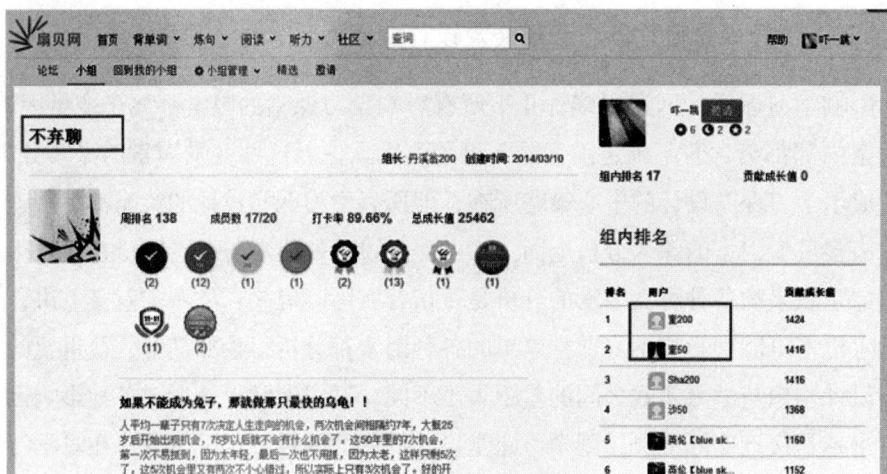

图 17-2　扇贝网络背单词机制 1

　　同时导入柯林斯词典，采取英英译的方式背单词。（图 17-3）（注：吓一跳是我注册的网名）

　　同时，在扇贝网上有不弃疗自己的小组社区，根据后台的数据可以显示组员每天的打卡情况。它是一个方便的监督机制。在双惟的纪律的影响下，不弃疗成员对 100% 的打卡率有着执着而狂热的追求。（图 17-4）

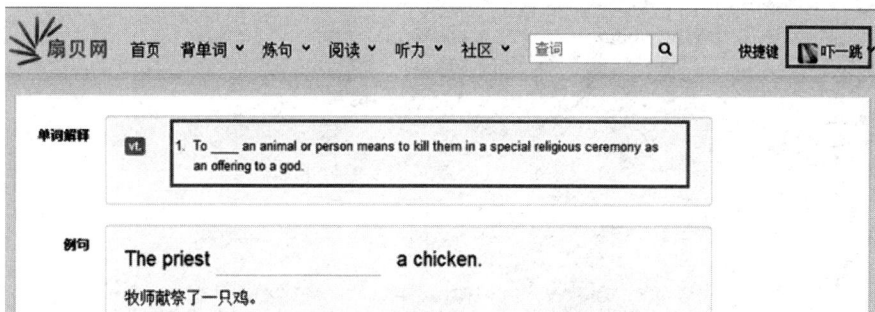

图 17-3　扇贝网络背单词机制 2

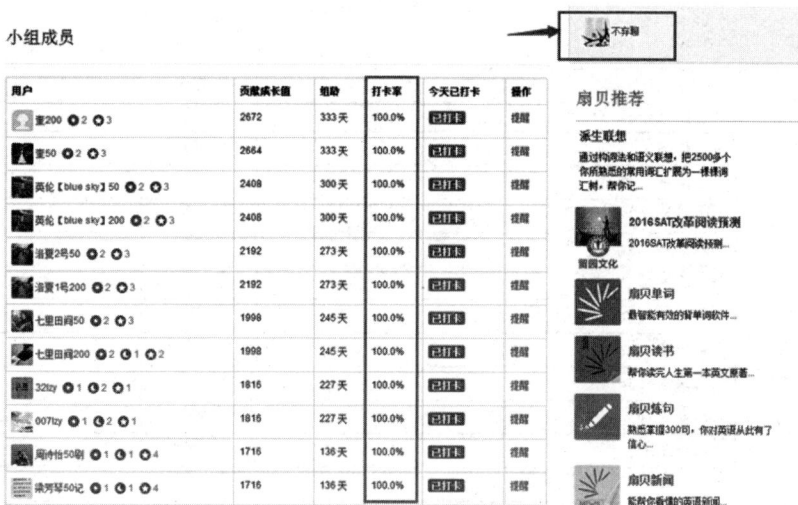

图 17-4 扇贝网络 100% 的打卡率

每个成员要求每天坚持背单词，否则将会被踢出小组，重回小组时就得成为相应的单词负责人，负责监督自己和组员的打卡情况，这是对缺卡懈怠的惩罚，也是团队中自我管理的体现。（图 17-5）

2.关于专业　以西医外科为例。开学初期不弃疗都会做出学期计划。将该学期的相应专业要求的课程以表格的形式呈现。（图 17-6）

同时所有的团队成员自己出题，做练习。为了避免争议，所有试卷的知识点，都可以在书本上找到相应的理论支撑。（图 17-7、图 17-8）

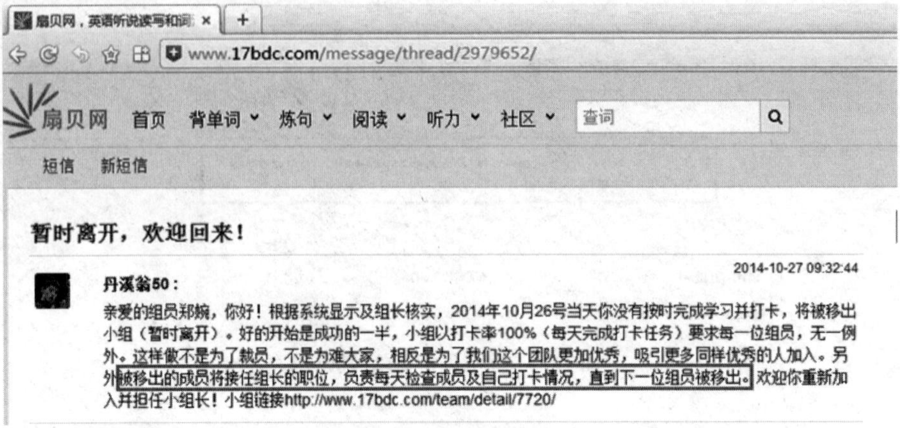

图 17–5　重回小组

	试卷范围	出卷人	时间
西外学习计划安排表	第二章第一节+33.34.35	郑婉	
	第二章第二节	吴丹	
	第三章第二节	李惠珍	
	第四章第一节+115+190	陈秀萍	
	第四章第二节	刘莎	
	第五章全部	赵彬彬	
	第六章第一节	叶国柱	
	第七章第一节	郑婉	
	第七章第三节	邹小星	
	第八章全部	吴丹	
	第九章全部	吴丹	
	第十一章第一节+闭经名解	刘莎	
	第十一章第三节	刘莎	
	第十一章第四节	赵彬彬	
	第十一章第五节	叶国柱	
	第十四章第四节	邹小星	
	第十四章第六节	郑婉	
	第十五章第三节	李惠珍	

图 17–6　学期计划

3. 中医经典　关于经典的背诵，我们的理论依据是——艾宾浩斯记忆曲线。（图 17–9）

根据这个曲线设计循环来背诵和记忆经典。从下图我们可以看到，例如第一天的内容，会在以后的学习中得到循环记忆至少四次。这样做最大的好处是减少

遗忘。（图 17-10）

双惟摇篮班不弃疗学习小组专用试卷

第七章第一节正常分娩的决定因素

一、选择题（前七道单选题 3 分/题，后三道多选题 5 分/题，共 36 分）

1. 临产后的主要产力是（　）p73
A 子宫收缩力　　B 腹肌收缩力　　C 提肛肌收缩力　　D 膈肌收缩力

2. 骨盆的入口前后径平均值是（　）p74
A　11.5cm　　B　11cm　　C12.75cm　　D13cm

3. 骨盆的出口平面，由两个不同的三角形组成，前三角形的底边，顶端和两侧分别是（　）p75
A 骶尾关节　　耻骨降支　　结节韧带　　B 坐骨结节　　耻骨联合下缘　　骶结节韧带
C 坐骨结节　　骶尾关节　　耻骨降支　　D 坐骨结节　　耻骨联合下缘　　耻骨降支

4. 在哪个时间段分娩者成为早产（　）p73
A 妊娠满 14 周不满 28 周　　B 妊娠满 28 周不满 37 周
C 妊娠期满 37 周不满 42 周　　D 妊娠期满 14 周不满 37 周

5. 非孕是子宫峡的伸展和临产后的变化，分别是多长（　）p75
A　1cm　　7-9cm　　B　1cm　　7-10cm　　C　2cm　　7-10cm　　D　2cm　　7-9cm

6. 腹压在第三产程的作用是（　）p74
A 胎儿产出的重要辅助力量　　B 促使胎盘娩出　　C 协助胎头娩出　　D 协助胎先露在盆腔内旋转

7. 临产后，宫口扩张住主要是子宫收缩及缩复向上牵拉所致，（　）起协助作用。p76
A 羊水囊　　B 腹肌及膈肌收缩力　　C 提纲肌收缩力　　D 肌纤维

8. 胎位主要有哪些（多选），其中对母婴威胁最大的是（单选）(只有一个空选对不得分，p77)
A 枕先露　　B 头先露　　C 肩先露　　D 臀先露

9. 下列哪些说法是错误的（　）

图 17-7　理论支撑 1

选择题：
1D　2A　3C　4C　5B　6A　7C　8ABC　9ABCD　10ABCD

填空题答案：

1. 腹肌紧张　反跳痛　肠鸣音减弱或消失　壁层腹膜受到炎性刺激　化脓　坏疽
2. 腹腔脓肿　内外瘘形成　门静脉炎
3. 切口感染　腹膜炎　腹腔脓肿　出血　粪瘘　阑尾残株炎　粘连性肠梗阻
4. 阑尾腔梗阻

简答题：
1. 急性阑尾的临床表现

详细的分数说明

症状：

（1）转移性有下腹疼痛（2 分）：腹痛多起始于上腹部或脐周围，数小时后疼痛转移至下腹。（2 分）

（2）胃肠道症状（2 分）：初期恶心、呕吐（1 分，答出个症状即可）等

（3）全身症状：早期不明显。体温正常或升高，可有头晕、头痛、乏力等（2 分，至少答出三个症状）

体征：

（1）压痛：有下腹压痛（2 分）

（2）反跳痛（2 分）

（3）腹肌紧张（2 分）

（4）有下腹包块（2 分）

图 17-8　理论支撑 2

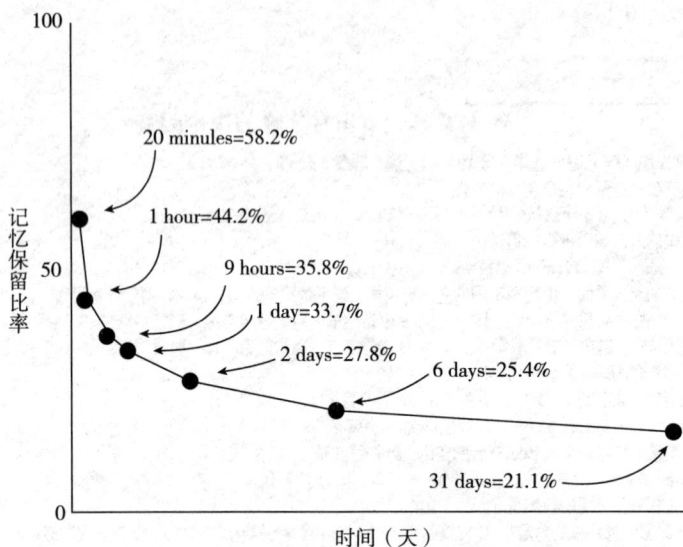

图 17-9　艾宾浩斯记忆曲线

	项目	时间
金匮要略安排表	金匮背诵第一天	
	第一天+第二天 P22	
	第一天+第二天	
	第一天+第二天+第三天 P54、P64、P65	
	第二天+第三天	
	第二天+第三天+第四天 P16、P78、p81、p83	
	第三天+第四天	
	第三天+第四天+第五天 P17、P88、P92	
	第四天+第五天	
	第四天+第五天+第六天 P109、P110、P113	
	第五天+第六天	
	第五天+第六天+第七天 P124、P125、P127、P129	
	第六天+第七天	
	第六天+第七天+第八天 p157、p159、p161	
	第七听+第八天	
	第七天+第八天+第九天 p195、p197	
	第八天+第九天	
	第八天+第九天+第十天 P230、P232、P233、P241	
	第九天+第十天	
	第九天+第十天+第十一天 p287、p295、p297	
	第十天+第十一天	
	第一天至第六天	
	第七天至第十一天	

图 17-10　时间安排表

（三）实验成果展示

1. 团队整体成绩展示（图 17-11 ～图 17-17）

图 17-11　不弃疗成立后相关成员的专业成绩截图 1

图 17-12　不弃疗成立后相关成员的专业成绩截图 2

图 17-13　不弃疗成立后相关成员的专业成绩截图 3

图 17-14　不弃疗成立后相关成员的专业成绩截图 4

图 17-15　不弃疗成立后相关成员的专业成绩截图 5

图 17-16　不弃疗成立后相关成员的专业成绩截图 6

　　以上是不弃疗学习制度实施后的成绩截图，通过总结上述截图我们可以绘制出如下表格，此表格清晰地展现了部分组员的部分专业成绩可以达到 90 分甚至 95 分，同时所有组员的专业平均分都达到 80 分以上。（图 17-18）

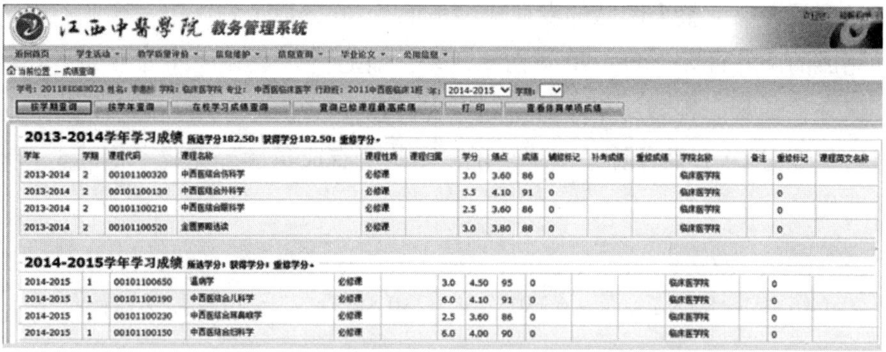

图 17–17　不弃疗成立后相关成员的专业成绩截图 7

不弃疗学习模式后成绩汇总列表										
	第一学期					第二学期				
序号	骨伤	西外	眼科	金匮	成绩均分	中西儿	耳鼻喉	妇科	温病	成绩均分
1	86	91	86	88	87.8	91	86	90	95	90.5
2	81	87	81	89	84.5	82	81	85	91	84.8
3	87	87	81	77	83.0	86	89	73	94	85.5
4	96	77	80	85	84.5	84	76	86	87	83.3
5	80	95	79	87	85.3	86	86	84	87	85.8
6	81	87	80	87	83.8	78	85	81	92	84.0
7	90	88	72	92	85.5	83	86	87	86	85.5
8					84.9					85.6
注：由于成绩涉及个人隐私，故图片采用马赛克部分掩盖，图表不显示人名，如有需要佐证请通过官方途径。										

图 17–18　不弃疗学习模式后成绩汇总情况

2. 数据说明

以下是不弃疗在校期间所整理的自学资料汇总，我们来看看具体的数据：（图 17–19）

（1）在校期间资料汇总：

783（资料份数）×4（页）×1000（字）=313，2000（字）

（2）第一轮考研资料汇总：

37800 方剂 +42000 灸 +73000 中内 +18000 中基 +75000 中药 +43000 中诊 + 78000 英 =33，5800（字）

（3）资料总字数（保守估计）：

313，2000（字）+33，5800（字）=346，7800（字）

以下是在保证整个团队的专业成绩最低分80分以上情况下，团队所有成员额外完成的课外视频学习：70集伤寒视频，加上学了2遍的80集新东方在线视频，保守估计每个视频一个小时，同时我们以江西中医药大学里一个大专业72课时，每课时40分钟计算，也就是说，团队所有成员额外完成了将近5个大专业的选修。

（4）视频学习：

70（伤寒）+80×2（英）=230个　　　230×60÷72÷40≈4.79（个）

序号	姓名	性别	班级	分数
\multicolumn{5}{c}{2016年不弃疗成员考研成绩汇总}				
1	奈	女	11针推二班	356
2	刘	男	11中医文二班	400
3	杨	女	11临床一班	323
4	李	女	11临床一班	373
5	胡	男	11临床一班	368
6	叶	男	11临床三班	347
7	贾	女	11临床二班	361
8	郑	女	11临床二班	330
9	赵	女	11临床二班	357
10	仲	男	11针推一班	347
11	邹	男	11骨伤二班	366
12	陈	女	11临床二班	317
13	刘	女	11临床二班	307
14	吴	女	11临床一班	372
平均分	超过国家线57分，上线率100%			352
由于成绩涉及个人隐私，图表不完全显示人名，如需佐证请通过官方途径				

图17-19　不弃疗成员考研情况

（四）学习设计实例总结与体会

关于学习课堂设计的实例展示，以上的文章写得更多的是学生如何在课外时间、运用自学能力完成的能力之内的学习任务，而非设计整个课堂的学习时间、教授时间等。当然，以上数据无论是成果展示，还是成绩截图都无意于炫耀和自夸，同时也无意于贬低传统教学课堂在学生的学习方面发挥的不可或缺的作用，更无意于掩盖甚至否认教师在教学上所给出的贡献。相反，更多地想说明，学习过程虽然是由教师与学生的双边活动所构成，但归根结底学习是属于学生自己的事情。教师对于课堂的设计能保证使学生学得更好，而学生真正想学得更好的方法在于充分地做好学习的预习提高学习效率，"一堂需要老师花时间讲解单词的英语课程"与"一堂掌握了应有的词汇让教师来具体讲解相应的语言特色的英语课程"，以及"一堂需要教师花时间设计如何讲解原文在课本上原有注释的金匮经典课程"与"一堂完全记忆了相应的条文和了解相应的原文注解，让教师充分引导思考、讲解临床应用的金匮课程"，像这样对比的两种课程，后者的收获与拔高明显是前者不能比较的。

学习课堂的设计虽不像教学课堂设计那么高要求，但学生只有尽量充分利用课堂教学所占用的 45 分钟时间，又尽量缩短了老师为教会某些概念知识所占用的时间，学生的学习效率才有可能提高，提高了学生的学习效率，同时也就提高了教师的课堂教学效率，有效地促进教学相长，这也就是作为学生学习课堂设计的最终目的。

马晨欢（2012 级中医学专业本硕连读）

现如今是一个知识信息大爆炸的时代，作为正在接受高等教育的学生，我们必须正视这个社会现状，教材已不是我们获取知识的唯一途径。也许，当越来越丰富的校园、教材以外的知识涌现在我们面前时，我们甚至会比缺少信息资源时更加迷茫。但我们不得不承认，计算机网络和搜索引擎的产生，信息储存与快速检索的结合，确实为我们获取更多专业知识及各类学科前沿研究进展提供了良好的平台。而此时，我们必须学会从巨大的知识信息资源中构建自己的观点和理解，并随着知识的发展不断更新。将别人所得的知识加入自己的理解和发挥，转化成真正属于自己的观点，并能灵活运用，这才是所谓的"转化式学习"，这是一种深层次的质变性学习。转化式学习强调的是学习方式的转变，要求我们从被动式学习转化为自主学习。自主学习包括学习的整个过程，从合理制订规划到计划的实施、监督、调整，再到最终的自我评价，这个过程受诸多因素影响，有内因、行为和环境等。

在文中描述内部因素中，首先提到的就是自我效能感与归因对自主学习的影响，我认为这两种影响因素之间也互相影响。自我效能感体现的是学生学习的自信，勇于克服困难的心态，而正确的归因也能提高自我效能感，反之则会产生消极的心态。如果我们将成功归因于不可控制的外部因素例如运气，而认为失败是由于自己自身能力不足，那我们就会对自己的能力产生偏低的错误的认识与评价，产生消极的自我反应，也会降低自己的自我效能感。而这种消极的心态又会进一步影响自主学习的积极性，从而形成恶性循环。增强自我效能感，正确归因，是正视自己，提高学习效率的重要影响因素，虽将其列为内部影响因素，但其不仅仅取决于学生自己。换言之，学生的自信不是仅仅源于自己，自信也取决于老师的正确引导和教学任务的合理安排。过难的任务，过多的时间花费，过大的压力可能会挫败学生学习的兴趣，而没有压力又不能调动学生的积极性，故而教师心中要有一把标尺，合理适当地安排教学任务，正确地对学生加以引导，并能给予学生适当的奖赏和鼓励，这才能激发学生自主学习的热情，提高学习效率。如实例引用《感觉器——视器》这一节内容，并结合如今近视人群较为普遍的现状，借助学生对生活中实际问题的关注度，确实能充分地调动学生自主学习的兴趣。在这个过程中，老师的引导作用是至关重要的。一年级的学生毕竟灵活运用知识以及解决问题的能力相对薄弱，老师通过表格的方法，不仅可以梳理清课堂脉络，让学生学过后思路更清晰，同时也锻炼了学生查阅资料、整理资料的能力。在知识信息爆炸的社会，获得区分大量信息，摘取有用知识，构建自己的观点与理解的能力的确显得尤为重要，而这种教学方法确实有助于这种能力的培养。同时，考虑到课时及学生个人精力的问题，我认为教师如果采取分组分配不同章节任务，课上汇报或利用网络资源共享、讨论的方式会更有助于学生的自主学习。每个小组只需研究查阅自己固定的章节，故可投入更多的精力于此，问题也能够研究得更为深入，这样既节约了时间，提高了效率，同时也锻炼了学生查阅、整理资料、制作与汇报PPT等诸多能力，一举多得，确实是提高学生自主学习能力的有效方法。

李家兴（2012级中医学专业本硕连读）

通过认真学习自主学习篇的内容，我自己认为受益良多。书里有一段我特别感兴趣，就是影响自主学习的因素，反观我自己的学习经历，自我效能感虚高，但意志控制水平低下，导致贪多嚼不烂，现在看来，唏嘘不已，要是有缘分可以有老师指导的话，学习会更加轻松加愉快，少走很多弯路。否则，只说自主学习却不知如何自主学习，那么，自主学习只能成为一句空谈。所以说，这本书对于老师和学生是十分重要的!

　　对于大一新生来说，文中提道："一年级的学生学习缺乏自主性，灵活应用知识的能力和分析问题解决问题能力相对薄弱，因此，对于自主学习的控制，应当有及时的反馈，帮助学生能力的提高。"就我自己的体会来说，我认为，这句话说得很对，的确是这样，但是在解决这个问题的时候，不能把学生作为个体单独来看，而是要看作是小整体、小团体。我认为书中前面提到的内在因素、行为因素和环境因素中，环境因素对于大一新生是最重要的。刚经历过高考的孩子，其实内在的学习习惯还是很强的，虽然自主学习的意识有待教师的培养，但是大多数人还是会老老实实地完成教师制订的计划。可是，一个班里，如果有那么几个人不想做自主学习的作业，并且散播一些负面消极影响，再拉上同宿舍的同学各种玩儿，可能一个宿舍的人或者一个班的人就因为从众心理，"他还不做作业呢我凭什么做，大家都不做我做了会不会显得我不合群啊"等，而使教师的心血大打折扣。所以，建议对于大一的同学，自主学习要有强制性与不可抗性，例如，赏罚分明，直接与成绩挂钩并且比重要大，不掺水分，以儆效尤，树立正确的观念和良好的习惯。

　　而对于大学三年级的学生，已经具有了比较强的自主学习意愿和能力，但是对于新知识特别是在自主学习中主动获取的专业性信息的接受程度和理解深度仍有待提高。我认为，应该注意开拓学生视野，进一步完善知识结构，同时要注意引导学生养成谦逊的学习态度。

第十八章　学生投入

——学生主动投入学习是达成设计目标的关键

　　教师的课堂设计做得再好，课堂上教得再认真，没有学生的主动投入，设计就不会取得预期的效果。为了落实好"以学生为中心"的理念，一方面需要学校的管理者和教师在课堂教学设计中更多地关注学生的"学"，另一方面，也要求学生自己必须主动投入到学习中来。只有这样，才能实现教与学的真正统一。因此，研究学生投入，分析影响学生主动投入学习的因素，采取相关措施促进学生主动投入学习，既是学校、教师应该做的工作，更是学生自己应该关注并着力解决的问题。

第一节　学生投入理论

　　学生投入理论是一系列以"学生投入"为视角，研究学生收获与学业成就的高等教育理论的总称。学生投入是目前高等教育研究的热点之一，学生投入不仅能够为学生的学习带来积极的正向影响，促进其成长、成才、成功，同时也是衡量高等教育是否实现主体性教学的重要标准。

一、学生投入的相关理论

　　由于研究者解决问题的角度和所持的哲学观不同，且其所处的时代背景和研究立场的差异，学生投入经过三十多年研究和发展的积淀，在不同的时代分别形成了各自不同的理论，并逐步走向成熟。

（一）"任务的时间性"理论

1932年，教育心理学家泰勒（Tyler）提出任务时间性（Time on Task）理论[①]。该理论指出学生投入与学习收获呈正相关，即投入到学习中的时间越多，学到的知识也就越多。

（二）"以学生为中心"的观点

1952年，哈佛大学教育学院举办的题为"课堂教学如何影响人的行为"的学术研讨会上，美国著名心理学家卡尔·罗杰斯（Carl.Rogers）首次提出了"以学生为中心"的观点。1998年联合国教科文组织召开的世界高等教育大会也明确提出了"以学生为中心"的教育是21世纪高等教育的新视角和新模式。

"以学生为中心"的教育模式充分体现了学生在学习过程中的主体地位。它是学生投入理论的核心理念，突出强调了学生的学才是教育的真正目的。学生应主动学习并掌握知识，教师只起到传输教导的作用。

（三）"努力质量"理论

罗伯特·佩斯（Robert. Pace）经过三十年的研究，在20世纪70年代提出了"努力质量（quality of effort）"理论。

Pace认为学生在学习过程中所投入的时间并不能全面地反映出学生的努力程度，学生在学习时的努力质量也应该是被考虑的另外一个方面。努力质量的内涵就是学习的主动性。如果学生想在大学阶段取得好的学习效果，那么他们就必须主动地投入学习。Pace认为努力的对象范围很广，并不仅仅局限于课本知识的学习。在高校获得的体验由所有在高校提供的环境下所发生的事情构成。这些事情就是努力的对象，也被他称为行为集。行为集可以是教室、图书馆、实验室等一系列场所以及如学生会活动、体育比赛、文化交流等各种各类的活动，还可以包括写作的体验、对自我进行反思等更大范围和更深层次的与同学接触的活动。Pace还认为与老师在课下的交流，如关于某项项目的讨论、非正式的访问老师、针对一篇论文的严肃讨论、有关职业生涯的规划、甚至涉及学生私人问题的讨论等，都可以使学生受益匪浅。最重要的是做这样的事情一定需要学生的主动

[①] 刘志红. 学生投入的内涵及其应用［J］. 中山大学研究生学刊.2014（2）：84-93.

投入。

（四）"学生涉入"理论

1984 年，艾斯汀（Astin）提出"学生涉入"理论（student involvement），它是对"努力质量"理论的进一步完善和普及。Astin 认为：学生的学习及其发展与他在学习活动中涉入的质和量都成正比例，学生的收获和发展是学生投入到学习活动中的时间和努力程度的函数[①]。任何教育实践的效能与其增进学生涉入的能力直接相关。该理论指出教师不应只关注课程内容、教学技巧或教学资源等方面，更应关注学生的行为特征、学生被激励的程度以及学生投入到学习活动中的时间和学习质量，以促使学生学习的效果最佳化和学生能力发展的最大化。

（五）"本科教育良好实践七项原则"

1987 年 3 月，以 W.Chickering 和 Zelda.E.Gamson 为首的美国教育学者们经过讨论研究的"本科教育良好实践七项原则"发表在 AAHE（American Association for Higher Education）公报的头版。（表 18-1）

表 18-1　本科教育良好实践七项原则

	内容	目的
本科教育良好实践七项原则	1. 鼓励师生多交流	激发学生学习动机和主动学习 促使学生清晰自己的价值和未来规划
	2. 鼓励学生之间的合作交流	加强学生的参与度 在交流过程中加深自己对问题的理解
	3. 鼓励学生主动学习	开展具有挑战的讨论、组织学生互相评价促进学生主动学习
	4. 给学生迅速的反馈	对学生的已有知识和能力进行评估，使学生获得如何提高的建议
	5. 强调学生花在学习任务上的时间	使学生学会如何有效管理时间、分配时间，提高学习效率
	6. 向学生表达出高度的期望	给予学生激励和肯定及前进的动力，使学生更好地投入学习
	7. 尊重不同的才能和学习方式	使学生有更多的机会发挥自己的能力，形成适合自己的学习方法

[①] 赵晓阳. 对大学生发展影响的实证研究：以学生参与度及学校环境感知为视角［J］. 西安交通大学学报（社会科学版）2014（2）：108-115.

以上七项原则从两个层面提出了如何促进学生投入学习的原则。一方面为教师提供了有效教学的方法以促进学生的学习投入，另一方面直接为学生提供了促进主动投入学习的策略，使学生学习效果和学业收获的正向引导更加有力。该理论是"以学生为中心"教学理念的实践方法和基本准则。

二、乔治·库（George. Kuh）的"学生投入"理论

随着教育理念的发展，上述理论已经不能满足现代高等教育的研究需求。2006 年以 George. Kuh 为首的一批教育学者，在总结上述各理论研究的基础上，第一次提出"学生投入"（student engagement）的概念。该理论是目前高校各进行学生投入相关研究的理论基础。

（一）"学生投入"理论的内容

乔治·库（George. Kuh）的"学生投入"理论是对艾斯汀的"学生涉入"理论的进一步完善和发展[①]。乔治·库（George.Kuh）认为学生投入是指学生花费在有关活动（这些活动有利于大学对学生所期待的成果达成）上的时间和精力，以及学校促成学生参加这些活动的所作所为[②]。

该理论认为学生投入应具有双重核心内容：一是学生做了什么？即学生在学习和其他教育活动中投入的时间和努力程度；二是高校做了什么？即高校如何分配资源、组织课程安排、培训教师以及如何提供更多更好的学习实践和服务质量等促进学生主动投入度的提升，促进理想的教育产出和学业收获。

"学生投入"理论不仅强调高等教育人才培养质量的提升取决于学生自身的努力程度，即学生主动投入到有效学习活动中的时间和精力，同时也强调高校要提供环境支持和激励政策引导学生投入到学习活动中去，有效提高学生投入度。

（二）"学生投入"理论的内涵

1. "学生投入"理论体现了学生学习是一个主动投入的过程。学生的主动投

---

① 徐波.高校学生投入：从理论到实践［J］.教育研究，2013（7）：147-154.

② George D. Kuh. What Student Affairs Professionals Need to Know About Student Engagement［J］. Journal of College Student Development，2009，（6）：683-706

入程度是影响学生学习效果的主要因素。学生是学习活动的主导，可以从行为投入、情感投入及认知投入三个维度投入学习，以达成期待的学习效果。学生的发展变化与学习收获主要取决于学生利用学校资源、积极开拓机会和投入的程度。

2.“学生投入”理论体现了学校环境支持和服务水平对学生投入程度的影响。学校环境是影响学生投入的外在关键因素，学校环境给学生提供大量的学习与社交机会，学生能够接触不同思想不同经历的人；学校的政策和实践影响学生校园投入的程度。有研究表明[①]，高校对学生投入的影响很大程度上取决于学生个人利用学校资源在学习、交际、课外活动等方面的情况。

3.“学生投入”理论可以作为学生发展调查研究的理论基础。通过该理论，可以明确学生主动投入的影响因素，进而可以对有效促进学生主动投入的方法措施进行研究。如学校的管理者和教师可以通过优化设计教学环境和运用科学的教学策略提高学生主动投入度[②]。

（三）“学生投入”理论的特点

1. 对学生动机和主动行为的特别关注　“学生投入”理论关注学生行为机制或促进学生投入的过程。学生投入理论认为，学校最珍贵的资源应该是学生的时间，因为学生在某方面发展目标的达成度与学生主动活动的时间和努力有直接关系。“学生投入”理论体现的是学生主体、教师主导的师生关系，教师应少关注自己教的，而多关注学生学的（如学习动机、学习策略、学生主动投入学习过程的程度）。如果教师仅关注课程内容、教学方法而忽视学生的需要和学生特点，那么教学就不会成功[③]。

2. 对学校环境的特别关注　“学生投入”理论认为促进学生投入的最重要的学校因素是学校实行的政策和实践。研究发现，如果学校提供适当的学业挑战、支持性的教师、学习支持、主动且合作学习，那么学生投入程度会更高。如果学校的组织文化和结构为新生提供全面、综合、协调的支持，学生就会认为自己

---

① Pascarella, E.&Terenzini, P. How College Affects Students：A Third Decade of Research［M］. San Francisco：Jossey-Bass，2005：125.

② 徐波.高校学生投入：从理论到实践［J］.教育研究，2013（7）：147-154.

③ 徐波.高校学生投入理论、内涵、特点及应用［J］.高等教育研究，2013（6）：48-54.

是投入的。学校的政策和实践（包括课程设计、出勤、处罚、荣誉课程、教师辅导、学生校园适应和咨询等）会影响学生时间的分配，也影响学生主动投入学习的程度。此外，非学术问题的决策（如硬件设施，宿舍管理规则，娱乐和生活设施的设计，校园兼职机会，课外活动的数量和类型以及参与规则，文化活动的频率、类型、成本，室友分配，资助政策，校内就餐的吸引力等）也明显影响学生时间和精力的分配。

学校所有政策和实践，不管是学术的还是非学术的，均可按促进或减少学生投入的视角进行评估。同样，学校所有教工的工作也可按多大程度上促进了学生的投入来评估。

第二节　学生投入现状与影响因素分析

一、调查问卷的选择及设计

NSSE（National Survey of Student Engagement）即"全国学生学习投入调查"，主要用于测量高校学生学习投入的水平和程度。该量表产生于美国印第安纳大学，后经清华大学与印第安纳大学共同研究汉化，形成"中国大学生学习性投入调查"（NSSE-China）工具。该工具的设计体现了目前国际上主流的以学习者为中心、注重教育过程、强调教育增值（value-added）的评价理念，更关注高等教育的内部机制——大学生作为独立自主的学习者，其学习投入和学习行为与大学教育实践之间的互动，提炼的指标重在了解学生个体的学习态度、学习方式和学习经验，并直接与学生的学习收获相关联，加之其以学习者为中心、以学习过程为重点、以改进学校教育教学为目标的评价模式及理念，为我国业已形成的本科教育外部质量保障体系提供了重要的内部质量评价、问题诊断和改进工具。[1]故本调查采用 NSSE-China 量表，结合被调查的某高校实际情况调整后，形成《某高校学生投入调查量表》。（详见下表）

---

[1] 史静寰，徐冬波等．基于学习过程的本科教育学情调查报告 2009［J］．清华大学教育研究，2011，8（32）：9-23.

某高校学生投入调查量表
（试行）

亲爱的同学，您好！为了了解大学生学习投入的情况和程度，现在校园中做一个调查，请以上学期的学习感受为准填写此调查问卷，希望得到您的支持，谢谢！

一、个人基本信息

1101. 是否校内住宿（　　）（1. 是；2. 不是）

1102. 专业：

1103. 父亲职业（　　）（1. 工人；2. 农民；3. 干部；4. 知识分子；5. 个体经营者；6. 外出打工者）

1104. 母亲职业（　　）（1. 工人；2. 农民；3. 干部；4. 知识分子；5. 个体经营者；6. 外出打工者）

1105. 性别（　　）（1. 男；2. 女）

1106. 年级（　　）（1. 大一；2. 大二；3. 大三；4. 大四）

二、学业投入

\多选项目\ 在本学年，下列每一项活动你参与的频率怎么样？ 1. 从未；2. 有时；3. 经常；4. 很经常					
序号	项目	1	2	3	4
2101	在课堂上提问或者参与班级讨论				
2102	进行课堂陈述				
2103	在论文或者作业上交之前至少有两份或者更多的草稿				
2104	做过一份需要综合观点或者多种来源信息的文章或者计划				
2105	在课堂讨论或者写作作业时包含了多样性视角（不同民族，宗教，性别，政治信仰、国别、年代差异、学术背景差异等）				
2106	没有任何准备或者没有完成作业就加入课堂				
2109	在完成作业或者课堂讨论时借鉴其他科目的思想或者观念并融合				
2138	在课堂上，如果要达到教师的标准和期望，你需要付出比预期要大的努力				

三、主动合作学习

序号	项目	1	2	3	4
在本学年，下列每一项活动你参与的频率怎么样？ 1. 从未；2. 有时；3. 经常；4. 很经常					
2107	在课堂上和其他同学一起完成至少一个项目				
2108	在课堂外和其他同学合作一起完成课堂作业				
2130	辅导或者教授过其他同学				
2131	作为常规课程的一部分参加了社会或者社区实践（例如，服务型学习）				
2132	使用电子媒体（电子邮件、聊天群、互联网、固话手机等）来和老师或者同学讨论或者完成一份作业				
2140	和课堂外的人员（学生、家庭成员、共同工作者等）讨论你阅读或者课程上的观点				
2141	和其他民族的同学有过数次谈话				
2142	和其他国家的同学或者老师有过数次谈话				
2143	和家庭条件与你有着非常大差异（例如家庭收入、父母职业、城乡差异等）的学生有过数次谈话				

四、生师互动

序号	项目	1	2	3	4
在本学年，下列每一项活动你参与的频率怎么样？ 1. 从未；2. 有时；3. 经常；4. 很经常					
2133	和教师用电子邮件进行联系				
2134	和教师讨论过成绩评分或者作业				
2135	和辅导员或者老师谈到过职业规划				
2136	和辅导员或者老师在课堂外讨论过你的阅读或者课程的想法				
2137	从辅导员或者老师那里收到过及时的关于你的生活或者学习表现的书面或者口头的反馈				
2139	和教职员一起参与课程作业以外的活动（协会、学术报告、学生活动等）				

五、课程外拓展性学习

在最近学年中，你完成以下活动的频率是什么？ **1.** 从未；**2.** 有时；**3.** 经常；**4.** 很经常					
序号	项目	1	2	3	4
4101	参加艺术展览、游戏、舞蹈、音乐、戏剧或者其他表演或者活动				
4102	练习或者参加健身运动				
4103	参加提升个人精神修养的活动（如参加学术报告、反省、参加公益活动等）				
4104	检阅个人对于一个话题或者事件观点的长处或者弱点				
4105	通过从他或者她的角度设想他们对某事的看法，尝试更好地理解其他人的观点				
4106	学习了解一些改变你对某些事情或者观点看法的事情				

六、受教育经验丰富度

在你从所学专业之前，哪些事情是你做过或者打算去做的？ **1.** 未考虑过做与不做；**2.** 不准备做；**3.** 计划去做；**4.** 已经做过					
序号	项目	1	2	3	4
4201	实习课或者到公司企业等进行相当于工作的实践活动				
4202	社区服务或者志愿者活动				
4203	加入一个学习社区或者其他的一些正式计划，在这些计划中学生分组共同参加两个或者更多的课程				
4204	加入一个课程或者项目要求外的，和教师一起参与的科学研究项目				
4205	参加区别于教学课程、有利于提高应用水平的外语课程或者培训				
4206	学习驾驶				
4207	学习计算机知识				
4208	在海外学习				
4209	独立学习或者符合个人兴趣和特长的学习				
4210	最终的高级经验（更高等课程、大四毕业设计或者论文、综合资格测试等）				

七、校园环境支持度

序号	项目	1	2	3	4
你所在学院在强调以下问题的程度如何？ 1. 从未；2. 有时；3. 经常；4. 很经常					
6201	在学习和学术工作上花费相当数量的时间				
6202	提供你所需要的帮助来达成你的学术成就				
6203	鼓励不同经济、社会、民族、种族和国家背景的学生交流				
6204	帮助你解决你的非学术任务（工作、家庭等）				
6205	为你提供社交发展的帮助				
6206	参加校园比赛或者活动（特别演讲、文化表演、体育活动等）				
6207	为学术工作提供电脑或者书籍资料				

八、自我报告的教育收获

序号	项目	1	2	3	4
71. 在下列提到方面，你在学校的经历有多少对你知识、技能和个人发展有帮助？ 1. 没有帮助；2. 有时候；3. 比较多；4. 非常多					
知识收获					
7101	获得了广泛的通识教育				
7102	获得了工作或者工作相关的知识和技能				
7112	了解其他国家、民族或者种族背景的人				
技能收获					
7103	能够清楚有效地写作				
7104	能够清楚有效地讲话				
7105	批判和分析地思考				
7106	分析定量问题				
7107	使用计算机和信息技术				
7108	和其他人有效工作				
7110	有效自学				
7113	解决复杂的真实世界的问题				
素养收获					
7109	参与地方或者国家政治活动（如投票选举等）				
7111	了解自我				

续表

71. 在下列提到方面，你在学校的经历有多少对你知识、技能和个人发展有帮助？ 1. 没有帮助；2. 有时候；3. 比较多；4. 非常多					
7114	发展自我价值和道德准则				
7115	为你社区的福利做贡献				
7116	深入地发展个人精神力量				

　　第一部分为个人基本情况，如性别、专业、年级、是否校内住宿、父亲职业、母亲职业。第二部分为学生学业投入调查，共 8 个题目。第三部分为学生主动合作学习调查，共 9 个题目。第四部分为生师互动调查，共 6 个题目。第五部分为学生课外拓展性学习调查，共 6 个题目。第六部分为学生受教育经验丰富度调查，共 10 个题目。第七部分为校园环境支持度调查，共 7 个题目。第八部分为自我报告的教育收获，共 16 个题目，分别从知识收获、技能收获、素养收获三个方面归类。

二、调查的实施

　　本调查采用随机抽样的方法，对某高校同一专业类别的学生进行随机抽样调查。本次调查共发放问卷 200 份，回收 200 份，回收率为 100%，其中有效问卷为 191 份，有效率为 95.5%，样本基本状况，见表 18-2。

表 18-2　样本分布表

样本		人数	百分比
性别	男	83	43.5
	女	108	56.5
年级	大一	97	50.8
	大二	17	8.9
	大三	20	10.5
	大四	57	29.8
是否校内住宿	是	182	95.3
	不是	9	4.7
父亲 职业	工人	53	27.7
	农民	54	28.3

续表

样本		人数	百分比
父亲职业	干部	9	4.7
	知识分子	27	14.1
	个体	39	20.4
	打工	9	4.7
母亲职业	工人	56	29.3
	农民	59	30.9
	干部	4	2.1
	知识分子	32	16.8
	个体	29	15.2
	打工	11	5.8
	合计	191	100.0

三、调查数据分析

（一）数据整理及统计分析方法

1.数据整理方法 采用 Epidata3.0 软件建立数据库，实行两人两次录入，对录入结果进行一致性比较，录入结果校对无误后锁定数据库。

2.统计分析方法 计量资料采用均数 ± 标准差表示，两组间计量资料的比较采用两独立样本 t 检验，多组间计量资料比较采用单因素方差分析，组间两两比较采用 LSD 法；计数资料采用构成比描述，$P<0.05$ 为差异具有统计学意义。

（二）学生投入总体描述分析及各维度的具体分析

本问卷在学业投入、主动合作学习、生师互动、校园环境支持度、课外拓展性学习、受教育经验丰富度六个维度的题目分析中采用李克特4级正向计分法，因而2.5分为理论上的中等强度观测值。除受教育经验丰富度以外，其他各维度的题目选项均为：1.从未；2.有时候；3.比较多；4.非常多。每题的平均分与理论均值进行比较，可以观测学生的得分程度。学生投入总体情况表（表18-3）

中显示，生师互动、校园环境支持度、课外拓展学习及受教育经验丰富度四个维度的变异系数比学业投入、主动合作学习两个维度的大，说明被调查同学在生师互动、校园环境支持度、课外拓展学习及受教育经验丰富度四个维度的投入存在比较大的个体差异，也说明该高校的学生投入不均衡，只注重学业投入和主动合作学习两个维度的投入，对学生投入的认识并不清晰，认为其他方面的投入可能会对专业学习产生副作用。

表 18-3 学生投入总体情况表

维度	均值	标准差	变异系数
学业投入	34.6126	5.63417	0.16
主动合作学习	21.0890	3.87263	0.18
生师互动	11.9424	3.77413	0.32
校园环境支持度	17.2827	3.72102	0.22
课外拓展学习	14.7277	3.20841	0.22
受教育经验丰富度	27.2199	6.04577	0.22
总体学习投入水平	126.8743	20.40162	0.16

（三）各维度的具体分析

1. 学业投入分析 该维度共包含课前准备、课堂表现、课后作业三个方面的 8 个题目，对这 8 个题目的均值进行比较分析所得结果，如表 18-4。

表 18-4 学业投入分析

题目	均值	标准差
在课堂上提问或者参与班级讨论	2.330	.7888
进行课堂陈述	2.131	.6559
在论文或者作业交上之前至少有两份或者更多的草稿	2.147	.8823
做过一份需要综合观点或者多种来源信息的文章或者计划	2.147	.8332
在课堂讨论或者写作业时包含了多样性视角（民族、性别、信仰、国别、年代差异等）	2.115	.8126
没有任何准备或者没有完成作业就加入课堂	1.702	.7469
在完成作业或者课堂讨论时借鉴其他科目的思想或者观点并融合	2.555	.6927
在课堂上，如果要达到教师的标准和期望，你需要付出比预期要大的努力	2.545	.7447

　　从分析结果可以看出，学生学业投入维度的整体水平不高，只有两个题目的得分刚刚高于 2.5，其他均在 2.5 以下，学生的课堂投入度处于中等水平以下。"课堂提问或参与讨论"方面稍好于对课后作业的重视程度，也可以看出学生思维比较传统和保守，不善于多元化思考问题。

　　学生课堂投入度高于课外投入度，究其原因在课堂上有教师的引导和提醒，教师可以使用各种教学策略帮助学生投入，使学生积极地参与到课堂中，而课前准备和课后作业缺少了教师的指导，学生没有掌握全面的学习策略，不会独立学习，投入度降低。因此，教师除了要教授学生专业知识以外，还应该注重传授学习方法和策略，使学生能够在课下安排好学习活动。

　　2. 主动合作学习分析　该维度共包含课堂合作和课后合作两个方面的 9 个题目，对这 9 个题目的均值进行比较分析所得结果，如表 18-5。

表 18-5　主动合作学习分析

题目	均值	标准差
在课堂上和其他同学一起完成至少一个项目	2.539	.7088
在课堂上和其他同学一起完成课堂作业	2.571	.7567
辅导或者教授过其他同学	2.141	.7369
作为常规课程的一部分参加了社会或者社区实践（如服务性学习）	2.047	.8162
使用电子媒体（E-mail、电话、聊天群等）来和老师或者同学讨论或完成作业	2.791	.7596
和课堂外的人员（学生、家庭成员、共同工作者等）讨论你阅读或课程上的观点	2.529	.7384
和其他民族的同学有过数次谈话	2.325	.9344
和其他国家的同学或老师有过数次谈话	1.712	.7649
和家庭条件与你非常大的学生有过数次谈话	2.435	.8427

　　从分析结果可以看出，有 4 个题目的均值超过 2.5，其中两项为课堂合作学习，这说明教师设计的课堂环境利于同学之间合作交流，让学生成为课堂的主体。均值最高的一项是"使用网络媒介与老师或同学沟通"，得分为 2.79，说明学生善于充分利用网络学习平台，这样不仅可以提高老师和学生的时间效率，还可以消除时间和空间的障碍。得分相对较低的是"参加社会或社区实践"，为 2.047，这可能与课程安排或专业特点有一定关系。其次，"辅导或教授过其他同学"，得分为 2.141，这可能与当代大学生喜欢独立思考问题，遇到问题更喜欢求助网络或图书资料等其他途径解决。得分最低的是"和其他国家的学生或老师谈

话数次"仅仅为 1.712，这可能与学校的整体环境有关系，如该校留学生或外教老师资源不多，而且能够近距离接触的机会相对较少，学生自然这方面的经历就会少一些。

3. 生师互动分析　该维度共包含学生和专业老师、学生和辅导员两个方面的 6 个题目，对这 6 个题目的均值进行比较分析所得结果如表 18-6。

表 18-6　生师互动分析

题目	均值	标准差
和教师用电子邮件进行联系	2.188	.8560
和教师讨论成绩评分或者作业	1.990	.8644
和辅导员或者老师谈到过职业规划	1.780	.7635
和辅导员或者老师在课堂外讨论过你的阅读或者课程的想法	1.942	.8220
从辅导员或者老师那里收到过及时的关于你的生活或者学习表现的书面或者口头的反馈	2.042	.7936
和教职员一起参与课程作业以外的活动（协会、学术报告、学生活动等）	2.000	.9119

从数据结果可以看出生师互动维度的各题目均未超出理论均值 2.5，而且普遍偏低，说明该校的生师互动水平很低，师生之间缺乏各方面的交流和沟通，仅有的沟通交流可能只限于课堂上。从数据状态还可以分析出学生和专业教师之间的沟通稍多于与辅导员之间的沟通，这可能源于学习的需要，部分作业的提交和专业问题的讨论必须要与专业教师互动。而辅导面对的学生往往是 1：200 以上，除了日常工作的繁杂，还有很多个别学生的种种问题要处理，无法兼顾到每一个学生的思想动态，大部分同学一个学期只能见到 1 至 2 次。

探究生师互动水平偏低的根本原因就是生师比例不协调，专业教师教学、科研任务的双重压力使得教师没有过多的时间和精力与学生互动，往往出现学生想与教师交流而教师没有时间的现象。

4. 校园环境支持度分析　该维度共包含学校软、硬环境两个方面的 7 个题目，对这 7 个题目的均值进行比较分析所得结果如表 18-7。

表 18-7　校园环境支持分析

题目	均值	标准差
在学习和学术工作上花费相当数量的时间	2.665	.7129
提供你所需要的帮助来达成你的学术成就	2.445	.6616

续表

题目	均值	标准差
鼓励不同经济、社会、民族、种族和国家背景的学生交流	2.309	.8669
帮助你解决你的非学术任务（工作、家庭等）	2.194	.8008
为你提供社交发展的帮助	2.283	.7971
参加校园比赛或者活动（特别演讲、文化表演、体育活动等）	2.707	.7663
为学术工作提供电脑或者书籍资料	2.681	.8569

从分析结果可以看出，各题目的均值均在 2.0 以上，其中三项超过了理论均值 2.5，学生对校园环境支持度比较满意。得分最高的是"参加校园比赛或者活动"说明学校为学生创造了良好的人文环境，使同学们有机会参与到校园的各类活动中。得分次之的是"为学术工作提供电脑或者书籍资料"说明学校高度重视学生学术活动并投入资金支持。得分第三的是"在学习和学术工作上花费相当数量的时间"说明学校拥有良好的学风环境，学校注重学风建设，使学生有一个浓厚的学术氛围和学习动力。因此可以得出良好的校园环境支持对学生投入至关重要，是学生投入的基础和保障。

5. 课外拓展性学习分析　该维度共包含精神拓展和技能拓展两方面的 6 个题目，对这 6 个题目的均值进行比较分析所得结果如表 18-8。

表 18-8　课外拓展性学习分析

题目	均值	标准差
参加艺术展览、游戏、舞蹈、音乐、戏剧或者其他表演或者活动	2.241	.8173
练习或者参加健身运动	2.545	.7792
参加提升个人精神修养的活动（如参加学术报告、反省、参加公益活动等）	2.293	.7312
检阅个人对于一个话题或者事件观点的长处或者弱点	2.398	.8759
通过从他或者她的角度设想他们对某事的看法，尝试更好地理解其他人的观点	2.607	.7382
学习了解一些改变你对某些事情或者观点看法的事情	2.644	.7671

通过数据结果可以看出该维度整体得分较高，其中三项超出理论均值 2.5，另三项也都接近 2.5，总体水平较学业投入和主动合作学习要高。其中得分最高的为"学习了解一些改变你对某些事情或者观点看法的事情"，为 2.644，说明当代大学生注重沟通技巧的习得，注重自身人际关系能力的提升。"尝试更好地理

解其他人的观点"得分为 2.607，该项说明学生能够站在对方的角度思考问题，而并非社会上对 90 后自私自利，以个人为中心的片面评价。"练习或者参加健身运动"得分为 2.545，说明学生注重身体能力的拓展，深知拥有健康的体魄是学习好、工作好的基础，可能也与学校的专业特色有一定的关系。

从该维度的调查结果可以看出，学生注重自身的全面发展，对课外拓展性的学习投入度高。虽说课外拓展性学习是学生投入的一个重要方面，但是要保证学生各维度的投入均衡，学校应该正确引导学生投入程度和角度，使学生能够全面发展的同时也能均衡发展。

6. 受教育经验度分析 该维度是对除学校专业教育之外的其他受教育经验情况的测量，共 10 个题目。题目选项分别是：1. 未考虑过做与不做；2. 不准备做；3. 计划去做；4. 已经做过。同样采用 4 级正向计分法，对这 10 个题目的均值进行比较分析所得结果如表 18-9。

表 18-9 受教育经验度分析

题目	均值	标准差
实习课或者到公司企业等进行相当于工作的实践活动	2.712	.8620
社区服务或者志愿者活动	3.052	.9610
加入一个学习社区或者其他的一些正式计划，在这些计划中学生分组共同参加两个或者更多的课程	2.576	1.0017
加入一个课程或者项目要求外的，和教师一起参与的科学研究项目	2.560	.9488
参加区别于教学课程、有利于提高应用水平外语课程或者培训	2.571	.9701
学习驾驶	2.853	.9174
学习计算机知识	2.932	.8889
在海外学习	2.079	.8392
独立学习或者符合个人兴趣和特长的学习	3.173	.8313
最终的高级经验（更高等课程、大四毕业设计或者论文、综合资格测试等）	2.712	2.9246

从数据结果可以显而易见地得出，该维度的投入水平也不高，只有 2 项的得分超过 3.0，即计划去做，其他 8 项均在 2.0 ～ 3.0 之间，即处于不准备去做和计划去做之间的状态。得分最高的是"独立学习或者符合个人兴趣和特长的学习"，为 3.173，一方面说明学生在这方面有所欠缺，另一方面学生意识到该项的重要性。"社区服务或者志愿者活动"得分为 3.052，表明学生愿意参加志愿奉献

活动，增强自己的社会责任感，为将来走向社会和工作岗位做好准备。其他 8 项得分偏低的原因可能源于专业学习的压力过大，课程安排过多，无暇顾及其他过多的教育领域，同时也受学校提供机会的多少和个人的精力能力等因素的影响。

（四）教育收获分析

本问卷对教育收获的分析依然采用李克特 4 级正向计分法，2.5 分为理论上的中等强度观测值。每题的题目选项均为：1. 没有帮助；2. 有时候；3. 比较多；4. 非常多。每题的平均分与理论均值进行比较，可以观测学生的得分程度。教育收获同样从知识收获、技能收获、素养收获三个维度进行分析，教育收获总体分析见表 18-10。

表 18-10　教育收获总体分析

维度	均值	标准差	变异系数
知识收获	7.6492	1.77630	0.23
技能收获	22.6178	4.50094	0.20
素养收获	12.2723	2.87443	0.23

从数据分析结果可以看出，技能收获的变异系数小于知识收获和素养收获，说明学生之间在技能方面的收获差异比较小，学生之间的收获水平相当。学生的知识收获和素养收获存在一定的差异。

1. 知识收获分析　该维度共有 3 个题目，对这 3 个题目的均值进行比较分析所得结果，如表 18-11。

表 18-11　知识收获分析

题目	均值	标准差
获得了广泛的通识教育	2.660	.7287
获得了工作或者工作相关的知识和技能	2.775	.7723
了解其他国家、民族或者种族背景的人	2.215	.8529

通过数据分析结果可以看出，学生的知识收获水平一般，对通识知识的收获和专业知识的收获都超过理论均值水平，但低于 3.0，说明学生的学习能力和教

师的教学能力及学校管理能力相对有效，学生基本完成了大学阶段理论知识的学习任务，学校也完成部分解惑的育人任务。

2. 技能收获分析　该维度共有 8 个题目，对这 8 个题目的均值进行比较分析所得结果，如表 18–12。

表 18–12　技能收获分析

题目	均值	标准差
能够清楚有效地写作	2.476	.7457
能够清楚有效地讲话	2.560	.7293
批判和分析地思考	2.812	.7004
分析定量问题	2.492	.7530
使用计算机和信息技术	2.372	.7131
和其他人有效工作	2.712	.7440
有效自学	2.743	.7342
解决复杂的真实世界的问题	2.236	.8221

分析结果告诉我们学生最大的技能收获依次是：能够批判和分析地思考、有效自学，以及和其他人有效工作，说明学生在思考能力、学习能力和团队合作能力方面收获最大，但均未超过 3.0。这三项能力也是学生走向社会或继续深造学习的必备技能。因此可以说明学校完成了部分授业的育人任务，同时也提醒学校应合理安排相关课程和组织相关活动，完善学生培养机制体系，注重学生其他各项能力的提升，培养优质学生。

3. 素养收获分析　该维度共有 5 个题目，对这 5 个题目的均值进行比较分析所得结果，如表 18–13。

表 18–13　素养收获分析

题目	均值	标准差
参与地方或者国家政治活动（如投票选举等）	1.838	.8207
了解自我	2.728	.7741
发展自我价值和道德准则	2.801	.7414
为你社区的福利做贡献	2.314	.8740
深入地发展个人精神力量	2.592	.7952

观察数据结果可以得出：发展自我价值和道德准则、了解自我、深入地发展个人精神力量是学生素养收获方面得分较高的项目，说明高等教育能够有效地干预学生的自我发展和内在发展，提高学生的精神境界和内涵素养。高校应注重学生素养的提高，培养合格健康的大学生，完成传道的育人任务。

（五）学生投入的个体差异性分析

个体因素指的是人口学变量，如性别、年级、生源地、学科专业等个人特征及人格特征如自我效能感、自主性、成就目标等。HSSSE 2006 年的调查研究结果显示[1]：在学生投入的认知、行为与情感三个维度上，女孩比男孩具有更多的投入。学生所在的年级越高，其在三个维度上的学生投入水平就越高。经济水平较低的学生更可能表现出较低水平的学生投入。

本研究通过个体因素（性别、年级、是否校内住宿、父亲职业、母亲职业）与学生投入的各维度的差异分析，最后得出如下结论：

1.性别对学生投入各维度的影响 在学业投入、主动合作学习、生师互动、课外拓展学习、受教育经验丰富度五个维度无统计学差异，在校园环境支持度有统计学差异，其中男生对校园环境支持度的认可高于女生，见表18-14。

表 18-14 不同性别间学生投入各维度间差异表

维度	性别	N	均值	标准差	F值	P值
学业投入	男	83	34.8313	6.09642	.225	.639
	女	108	34.4444	5.27440		
主动合作学习	男	83	21.3855	4.22487	.139	.355
	女	108	20.8611	3.58204		
生师互动	男	83	12.3735	3.91592	.444	.167
	女	108	11.6111	3.64508		
校园环境支持度	男	83	18.0000	3.93545	.058	.019
	女	108	16.7315	3.46574		
课外拓展学习	男	83	15.0843	3.27669	.562	.179
	女	108	14.4537	3.14266		

① Voices of Students on Engagement：A Report on the2006 High School Survey of Student Engagement EthanYazzie-Mintz，Project Director，High School Survey of StudentEngagement，1-12.

续表

维度	性别	N	均值	标准差	F 值	P 值
受教育经验丰富度	男	83	27.1446	6.79694	.268	.880
	女	108	27.2778	5.43067		
总体学习投入水平	男	83	128.8193	22.54759	.081	.249
	女	108	125.3796	18.55516		

2. 年级对学生投入各维度的影响　在主动合作学习、课外拓展学习、校园支持度、受教育经验丰富度四个维度无统计学差异，而年级对学业投入和生师互动有统计学差异。通过两两比较可以看出，大二与其他年级之间有差异，大二学生在学业投入和生师互动两个维度的分数均高于其他年级，大一、大三、大四年级之间无统计学差异，见表 18-15、表 18-16。

表 18-15　年级对学生投入各维度的影响

		N	均值	标准差	极小值	极大值	F	显著性
学业投入	1.0	97	33.9381	4.83652	25.00	51.00	4.079	.008
	2.0	17	38.9412	7.24975	21.00	45.00		
	3.0	20	34.0000	5.73080	22.00	45.00		
	4.0	57	34.6842	5.90145	21.00	50.00		
主动合作学习	1.0	97	20.9175	3.70155	15.00	36.00	.695	.556
	2.0	17	21.8235	3.66120	14.00	28.00		
	3.0	20	20.3000	4.26861	10.00	27.00		
	4.0	57	21.4386	4.10147	14.00	31.00		
生师互动	1.0	97	11.3093	3.23510	7.00	24.00	9.387	.000
	2.0	17	16.2353	3.84918	7.00	20.00		
	3.0	20	11.9000	4.38778	6.00	20.00		
	4.0	57	11.7544	3.64633	6.00	24.00		
校园环境支持度	1.0	97	17.6289	3.51876	9.00	28.00	1.679	.173
	2.0	17	18.3529	4.38664	10.00	23.00		
	3.0	20	16.9500	3.51650	10.00	23.00		
	4.0	57	16.4912	3.85043	9.00	27.00		

续表

		N	均值	标准差	极小值	极大值	F	显著性
课外拓展学习	1.0	97	15.0103	3.10072	9.00	24.00	1.412	.241
	2.0	17	15.5882	4.21395	8.00	19.00		
	3.0	20	14.1500	3.03098	9.00	19.00		
	4.0	57	14.1930	3.07895	8.00	24.00		
受教育经验丰富度	1.0	97	27.6907	6.22221	11.00	60.00	.497	.685
	2.0	17	27.1176	5.21874	16.00	33.00		
	3.0	20	26.1000	5.49545	18.00	34.00		
	4.0	57	26.8421	6.21573	13.00	36.00		
总体学习投入水平	1.0	97	126.4948	17.74831	94.00	202.00	2.039	.110
	2.0	17	138.0588	27.45103	76.00	163.00		
	3.0	20	123.4000	21.99856	82.00	161.00		
	4.0	57	125.4035	21.16505	86.00	168.00		

表 18-16　多重比较

因变量	（I）年级	（J）年级	均值差（I-J）	标准误	显著性	95% 置信区间 下限	上限
学业投入	1.0	2.0	-5.00303*	1.44665	.001	-7.8569	-2.1492
		3.0	-.06186	1.35118	.964	-2.7274	2.6037
		4.0	-.74607	.91824	.418	-2.5575	1.0654
	2.0	1.0	5.00303*	1.44665	.001	2.1492	7.8569
		3.0	4.94118*	1.81503	.007	1.3606	8.5217
		4.0	4.25697*	1.52046	.006	1.2575	7.2564
	3.0	1.0	.06186	1.35118	.964	-2.6037	2.7274
		2.0	-4.94118*	1.81503	.007	-8.5217	-1.3606
		4.0	-.68421	1.42993	.633	-3.5051	2.1367
	4.0	1.0	.74607	.91824	.418	-1.0654	2.5575
		2.0	-4.25697*	1.52046	.006	-7.2564	-1.2575
		3.0	.68421	1.42993	.633	-2.1367	3.5051

续表

因变量	（I）年级	（J）年级	均值差（I-J）	标准误	显著性	95% 置信区间	
						下限	上限
主动合作学习	1.0	2.0	−.90600	1.02069	.376	−2.9196	1.1075
		3.0	.61753	.95333	.518	−1.2631	2.4982
		4.0	−.52107	.64787	.422	−1.7992	.7570
	2.0	1.0	.90600	1.02069	.376	−1.1075	2.9196
		3.0	1.52353	1.28060	.236	−1.0028	4.0498
		4.0	.38493	1.07277	.720	−1.7314	2.5012
	3.0	1.0	−.61753	.95333	.518	−2.4982	1.2631
		2.0	−1.52353	1.28060	.236	−4.0498	1.0028
		4.0	−1.13860	1.00890	.261	−3.1289	.8517
	4.0	1.0	.52107	.64787	.422	−.7570	1.7992
		2.0	−.38493	1.07277	.720	−2.5012	1.7314
		3.0	1.13860	1.00890	.261	−.8517	3.1289
生师互动	1.0	2.0	−4.92602*	.93251	.000	−6.7656	−3.0864
		3.0	−.59072	.87097	.498	−2.3089	1.1275
		4.0	−.44511	.59190	.453	−1.6128	.7226
	2.0	1.0	4.92602*	.93251	.000	3.0864	6.7656
		3.0	4.33529*	1.16996	.000	2.0273	6.6433
		4.0	4.48091*	.98009	.000	2.5475	6.4144
	3.0	1.0	.59072	.87097	.498	−1.1275	2.3089
		2.0	−4.33529*	1.16996	.000	−6.6433	−2.0273
		4.0	.14561	.92173	.875	−1.6727	1.9639
	4.0	1.0	.44511	.59190	.453	−.7226	1.6128
		2.0	−4.48091*	.98009	.000	−6.4144	−2.5475
		3.0	−.14561	.92173	.875	−1.9639	1.6727
校园环境支持度	1.0	2.0	−.72408	.97317	.458	−2.6439	1.1957
		3.0	.67887	.90894	.456	−1.1142	2.4720
		4.0	1.13764	.61771	.067	−.0809	2.3562

续表

因变量	（I）年级	（J）年级	均值差（I–J）	标准误	显著性	95% 置信区间 下限	95% 置信区间 上限
	2.0	1.0	.72408	.97317	.458	−1.1957	2.6439
		3.0	1.40294	1.22097	.252	−1.0057	3.8116
		4.0	1.86171	1.02282	.070	−.1560	3.8795
校园环境支持度	3.0	1.0	−.67887	.90894	.456	−2.4720	1.1142
		2.0	−1.40294	1.22097	.252	−3.8116	1.0057
		4.0	.45877	.96192	.634	−1.4388	2.3564
	4.0	1.0	−1.13764	.61771	.067	−2.3562	.0809
		2.0	−1.86171	1.02282	.070	−3.8795	.1560
		3.0	−.45877	.96192	.634	−2.3564	1.4388
	1.0	2.0	−.57793	.84086	.493	−2.2367	1.0809
		3.0	.86031	.78537	.275	−.6890	2.4096
		4.0	.81733	.53373	.127	−.2356	1.8702
	2.0	1.0	.57793	.84086	.493	−1.0809	2.2367
		3.0	1.43824	1.05498	.174	−.6430	3.5194
		4.0	1.39525	.88377	.116	−.3482	3.1387
课外拓展学习	3.0	1.0	−.86031	.78537	.275	−2.4096	.6890
		2.0	−1.43824	1.05498	.174	−3.5194	.6430
		4.0	−.04298	.83114	.959	−1.6826	1.5966
	4.0	1.0	−.81733	.53373	.127	−1.8702	.2356
		2.0	−1.39525	.88377	.116	−3.1387	.3482
		3.0	.04298	.83114	.959	−1.5966	1.6826
	1.0	2.0	.57307	1.59598	.720	−2.5754	3.7215
		3.0	1.59072	1.49065	.287	−1.3499	4.5314
受教育经验丰富度		4.0	.84862	1.01303	.403	−1.1498	2.8470
	2.0	1.0	−.57307	1.59598	.720	−3.7215	2.5754
		3.0	1.01765	2.00238	.612	−2.9325	4.9678
		4.0	.27554	1.67741	.870	−3.0335	3.5846

续表

因变量	（I）年级	（J）年级	均值差（I-J）	标准误	显著性	95% 置信区间 下限	上限
受教育经验丰富度	3.0	1.0	-1.59072	1.49065	.287	-4.5314	1.3499
		2.0	-1.01765	2.00238	.612	-4.9678	2.9325
		4.0	-.74211	1.57753	.639	-3.8541	2.3699
	4.0	1.0	-.84862	1.01303	.403	-2.8470	1.1498
		2.0	-.27554	1.67741	.870	-3.5846	3.0335
		3.0	.74211	1.57753	.639	-2.3699	3.8541
总体学习投入水平	1.0	2.0	-11.56398*	5.32075	.031	-22.0604	-1.0676
		3.0	3.09485	4.96961	.534	-6.7089	12.8986
		4.0	1.09134	3.37728	.747	-5.5711	7.7538
	2.0	1.0	11.56398*	5.32075	.031	1.0676	22.0604
		3.0	14.65882*	6.67562	.029	1.4896	27.8280
		4.0	12.65531*	5.59222	.025	1.6234	23.6873
	3.0	1.0	-3.09485	4.96961	.534	-12.8986	6.7089
		2.0	-14.65882*	6.67562	.029	-27.8280	-1.4896
		4.0	-2.00351	5.25924	.704	-12.3786	8.3716
	4.0	1.0	-1.09134	3.37728	.747	7.7538	5.5711
		2.0	-12.65531*	5.59222	.025	-23.6873	-1.6234
		3.0	2.00351	5.25924	.704	-8.3716	12.3786

*. 均值差的显著性水平为 0.05。

3. 是否校内住宿对学生投入各维度的影响 在学业投入、主动合作学习、生师互动、课外拓展学习、校园支持度、受教育经验丰富度六个维度无统计学差异，见表18-17。

表18-17 是否校内住宿对学生投入各维度的影响

维度	类别	N	均值	标准差	极小值	极大值	F值	P值
学业投入	是	182	34.7143	5.72343	21.00	51.00	.051	.263
	否	9	32.5556	2.78887	29.00	37.00		
主动合作学习	是	182	21.1099	3.89489	10.00	36.00	.959	.738
	否	9	20.6667	3.57071	15.00	25.00		

维度	类别	N	均值	标准差	极小值	极大值	F 值	P 值
生师互动	是	182	11.9670	3.80593	6.00	24.00	.507	.686
	否	9	11.4444	3.20590	6.00	15.00		
校园环境支持度	是	182	17.2857	3.73363	9.00	28.00	.712	.960
	否	9	17.2222	3.66667	13.00	21.00		
课外拓展学习	是	182	14.7912	3.23659	8.00	24.00	.188	.220
	否	9	13.4444	2.35112	10.00	18.00		
受教育经验丰富度	是	182	27.2308	6.08790	11.00	60.00	.657	.911
	否	9	27.0000	5.43139	18.00	35.00		
总体学习投入水平	是	182	127.0989	20.64408	76.00	202.00	.227	.495
	否	9	122.3333	14.79020	98.00	144.00		

4. 父亲职业对学生投入各维度的影响   在学业投入、主动合作学习、生师互动、课外拓展学习、校园支持度、受教育经验丰富度六个维度无统计学差异，见表 18-18。

表 18-18   父亲职业对学生投入各维度的影响

		N	均值	标准差	极小值	极大值	F	显著性
学业投入	工人	53	34.0566	7.16674	21.00	51.00	1.103	.360
	农民	54	34.0926	4.70355	25.00	47.00		
	干部	9	35.4444	3.90868	30.00	44.00		
	知识分子	27	36.4074	4.97887	30.00	49.00		
	个体经营者	39	34.1538	5.19888	22.00	45.00		
	外出打工者	9	36.7778	5.23874	31.00	45.00		
主动合作学习	工人	53	20.7358	4.31077	14.00	36.00	1.221	.301
	农民	54	21.0556	3.53108	15.00	31.00		
	干部	9	23.6667	4.03113	19.00	33.00		
	知识分子	27	21.5556	4.12621	12.00	28.00		
	个体经营者	39	20.5128	3.76879	10.00	29.00		
	外出打工者	9	21.8889	1.53659	19.00	24.00		

		N	均值	标准差	极小值	极大值	F	显著性
生师互动	工人	53	13.0943	4.39958	7.00	24.00	1.620	.157
	农民	54	11.5556	3.37397	6.00	19.00		
	干部	9	12.0000	3.08221	8.00	18.00		
	知识分子	27	11.8148	3.36311	7.00	20.00		
	个体经营者	39	11.0000	3.78362	6.00	19.00		
	外出打工者	9	11.8889	2.93447	8.00	15.00		
校园环境支持度	工人	53	17.0566	4.20355	9.00	28.00	.747	.589
	农民	54	16.8519	3.83336	11.00	26.00		
	干部	9	17.4444	3.46811	12.00	23.00		
	知识分子	27	17.3704	3.23619	10.00	22.00		
	个体经营者	39	17.6410	3.50554	9.00	23.00		
	外出打工者	9	19.2222	2.38630	16.00	22.00		
课外拓展学习	工人	53	14.7170	3.73331	8.00	24.00	1.581	.167
	农民	54	13.8889	2.87912	9.00	20.00		
	干部	9	15.5556	2.69774	12.00	21.00		
	知识分子	27	15.8519	2.97041	10.00	24.00		
	个体经营者	39	14.8462	3.18333	9.00	20.00		
	外出打工者	9	15.1111	2.20479	13.00	19.00		
受教育经验丰富度	工人	53	26.6981	5.78321	14.00	39.00	1.771	.121
	农民	54	25.7222	7.12269	13.00	60.00		
	干部	9	30.2222	4.52155	22.00	38.00		
	知识分子	27	28.8148	5.90982	11.00	36.00		
	个体经营者	39	27.9487	5.06769	14.00	35.00		
	外出打工者	9	28.3333	4.35890	21.00	34.00		
总体学习投入水平	工人	53	126.3585	25.04772	76.00	202.00	1.109	.357
	农民	54	123.1667	18.86571	91.00	171.00		
	干部	9	134.3333	18.43231	116.00	177.00		

		N	均值	标准差	极小值	极大值	F	显著性
总体学习 投入水平	知识分子	27	131.8148	16.60407	93.00	164.00		
	个体经营者	39	126.1026	19.40808	82.00	162.00	1.109	.357
	外出打工者	9	133.2222	11.69164	114.00	148.00		

5. 母亲职业对学生投入各维度的影响　在主动合作学习、课外拓展学习、校园支持度、受教育经验丰富度四个维度无统计学差异，生师互动有统计学差异，通过两两比较结果看，母亲职业为工人的分数高于其他职业，见表 18-19、18-20。

表 18-19　母亲职业对生师互动的差异表

		N	均值	标准差	极小值	极大值	F	显著性
学业投入	工人	56	35.3750	6.90076	21.00	51.00		
	农民	59	34.0508	5.19092	21.00	47.00		
	干部	4	35.0000	2.30940	33.00	37.00	.427	.830
	知识分子	32	34.9688	4.06785	25.00	48.00		
	个体经营者	29	34.1034	5.43366	22.00	49.00		
	外出打工者	11	33.9091	6.51851	26.00	45.00		
主动合作 学习	工人	56	21.1607	4.10665	14.00	36.00		
	农民	59	20.6780	3.45633	15.00	31.00		
	干部	4	23.5000	3.69685	20.00	28.00	.492	.782
	知识分子	32	21.0625	3.61839	12.00	27.00		
	个体经营者	29	21.4483	4.73276	10.00	33.00		
	外出打工者	11	21.1818	3.42982	17.00	29.00		
生师互动	工人	56	13.6964	4.45959	7.00	24.00		
	农民	59	11.4746	3.42081	6.00	20.00		
	干部	4	12.5000	1.91485	10.00	14.00	3.944	.002
	知识分子	32	11.0000	2.81700	6.00	17.00		
	个体经营者	29	10.8276	3.38135	6.00	18.00		
	外出打工者	11	11.0000	3.09839	7.00	15.00		

续表

		N	均值	标准差	极小值	极大值	F	显著性
校园环境支持度	工人	56	17.5000	4.30222	9.00	28.00	.296	.915
	农民	59	16.8136	3.71147	11.00	26.00		
	干部	4	17.7500	2.50000	15.00	21.00		
	知识分子	32	17.4688	3.44528	10.00	23.00		
	个体经营者	29	17.3448	3.35171	9.00	23.00		
	外出打工者	11	17.8182	3.02715	13.00	22.00		
课外拓展学习	工人	56	14.9821	3.65559	8.00	24.00	1.899	.097
	农民	59	13.8475	2.79663	9.00	20.00		
	干部	4	13.5000	2.64575	11.00	17.00		
	知识分子	32	15.7813	2.67285	10.00	24.00		
	个体经营者	29	14.7931	3.21136	9.00	21.00		
	外出打工者	11	15.3636	3.74894	11.00	23.00		
受教育经验丰富度	工人	56	26.7500	5.77219	14.00	39.00	1.150	.336
	农民	59	26.3390	6.94712	13.00	60.00		
	干部	4	28.0000	5.29150	21.00	33.00		
	知识分子	32	28.0938	5.70998	11.00	35.00		
	个体经营者	29	29.2069	5.08766	19.00	38.00		
	外出打工者	11	26.2727	5.33087	16.00	34.00		
总体学习投入水平	工人	56	129.4643	24.97633	76.00	202.00	.632	.675
	农民	59	123.2034	18.98164	91.00	171.00		
	干部	4	130.2500	15.32699	116.00	144.00		
	知识分子	32	128.3750	14.03395	93.00	159.00		
	个体经营者	29	127.7241	20.73282	82.00	177.00		
	外出打工者	11	125.5455	19.23727	100.00	150.00		

表 18-20　多重比较

因变量	(I) 母亲职业	(J) 目前职业	均值差 (I-J)	标准误	显著性	95% 置信区间 下限	上限
学业投入	工人	农民	1.32415	1.05915	.213	-.7654	3.4137
		干部	.37500	2.93820	.899	-5.4217	6.1717

因变量	(I) 母亲职业	(J) 目前职业	均值差 (I-J)	标准误	显著性	95% 置信区间 下限	上限
学业投入	工人	知识分子	.40625	1.25806	.747	−2.0757	2.8882
		个体经营者	1.27155	1.29881	.329	−1.2908	3.8339
		外出打工者	1.46591	1.87231	.435	−2.2279	5.1597
		工人	−1.32415	1.05915	.213	−3.4137	.7654
		干部	−.94915	2.93322	.747	−6.7360	4.8377
	农民	知识分子	−.91790	1.24638	.462	−3.3768	1.5410
		个体经营者	−.05260	1.28750	.967	−2.5927	2.4875
		外出打工者	.14176	1.86447	.939	−3.5366	3.8201
		工人	−.37500	2.93820	.899	−6.1717	5.4217
		农民	.94915	2.93322	.747	−4.8377	6.7360
	干部	知识分子	.03125	3.01076	.992	−5.9086	5.9711
		个体经营者	.89655	3.02801	.767	−5.0773	6.8704
		外出打工者	1.09091	3.31474	.742	−5.4486	7.6305
		工人	−.40625	1.25806	.747	−2.8882	2.0757
		农民	.91790	1.24638	.462	−1.5410	3.3768
	知识分子	干部	−.03125	3.01076	.992	−5.9711	5.9086
		个体经营者	.86530	1.45553	.553	−2.0063	3.7369
		外出打工者	1.05966	1.98423	.594	−2.8550	4.9743
		工人	−1.27155	1.29881	.329	−3.8339	1.2908
		农民	.05260	1.28750	.967	−2.4875	2.5927
	个体经营者	干部	−.89655	3.02801	.767	−6.8704	5.0773
		知识分子	−.86530	1.45553	.553	−3.7369	2.0063
		外出打工者	.19436	2.01032	.923	−3.7717	4.1605
		工人	−1.46591	1.87231	.435	−5.1597	2.2279
		农民	−.14176	1.86447	.939	−3.8201	3.5366
	外出打工者	干部	−1.09091	3.31474	.742	−7.6305	5.4486
		知识分子	−1.05966	1.98423	.594	−4.9743	2.8550
		个体经营者	−.19436	2.01032	.923	−4.1605	3.7717

续表

因变量	(I) 母亲职业	(J) 目前职业	均值差 (I−J)	标准误	显著性	95% 置信区间 下限	95% 置信区间 上限
	工人	农民	.48275	.72738	.508	−.9523	1.9178
		干部	−2.33929	2.01782	.248	−6.3202	1.6416
		知识分子	.09821	.86398	.910	−1.6063	1.8027
		个体经营者	−.28756	.89196	.748	−2.0473	1.4722
		外出打工者	−.02110	1.28581	.987	−2.5578	2.5156
	农民	工人	−.48275	.72738	.508	−1.9178	.9523
		干部	−2.82203	2.01440	.163	−6.7962	1.1521
		知识分子	−.38453	.85595	.654	−2.0732	1.3042
		个体经营者	−.77031	.88419	.385	−2.5147	.9741
		外出打工者	−.50385	1.28044	.694	−3.0300	2.0223
	干部	工人	2.33929	2.01782	.248	−1.6416	6.3202
		农民	2.82203	2.01440	.163	−1.1521	6.7962
主动合作学习		知识分子	2.43750	2.06765	.240	−1.6417	6.5167
		个体经营者	2.05172	2.07950	.325	−2.0509	6.1543
		外出打工者	2.31818	2.27641	.310	−2.1729	6.8092
	知识分子	工人	−.09821	.86398	.910	−1.8027	1.6063
		农民	.38453	.85595	.654	−1.3042	2.0732
		干部	−2.43750	2.06765	.240	−6.5167	1.6417
		个体经营者	−.38578	.99959	.700	−2.3578	1.5863
		外出打工者	−.11932	1.36268	.930	−2.8077	2.5691
	个体经营者	工人	.28756	.89196	.748	−1.4722	2.0473
		农民	.77031	.88419	.385	−.9741	2.5147
		干部	−2.05172	2.07950	.325	−6.1543	2.0509
		知识分子	.38578	.99959	.700	−1.5863	2.3578
		外出打工者	.26646	1.38059	.847	−2.4573	2.9902
	外出打工者	工人	.02110	1.28581	.987	−2.5156	2.5578
		农民	.50385	1.28044	.694	−2.0223	3.0300
		干部	−2.31818	2.27641	.310	−6.8092	2.1729
		知识分子	.11932	1.36268	.930	−2.5691	2.8077
		个体经营者	−.26646	1.38059	.847	−2.9902	2.4573

续表

因变量	(I) 母亲职业	(J) 目前职业	均值差 (I−J)	标准误	显著性	95% 置信区间 下限	上限
	工人	农民	2.22185*	.67833	.001	.8836	3.5601
		干部	1.19643	1.88177	.526	−2.5161	4.9089
		知识分子	2.69643*	.80573	.001	1.1068	4.2860
		个体经营者	2.86884*	.83182	.001	1.2278	4.5099
		外出打工者	2.69643*	1.19912	.026	.3307	5.0621
	农民	工人	−2.22185*	.67833	.001	−3.5601	−.8836
		干部	−1.02542	1.87858	.586	−4.7316	2.6808
		知识分子	.47458	.79824	.553	−1.1003	2.0494
		个体经营者	.64699	.82458	.434	−.9798	2.2738
		外出打工者	.47458	1.19410	.692	−1.8812	2.8304
	干部	工人	−1.19643	1.88177	.526	−4.9089	2.5161
		农民	1.02542	1.87858	.586	−2.6808	4.7316
		知识分子	1.50000	1.92824	.438	−2.3042	5.3042
		个体经营者	1.67241	1.93929	.390	−2.1536	5.4984
		外出打工者	1.50000	2.12292	.481	−2.6882	5.6882
生师互动	知识分子	工人	−2.69643*	.80573	.001	−4.2860	−1.1068
		农民	−.47458	.79824	.553	−2.0494	1.1003
		干部	−1.50000	1.92824	.438	−5.3042	2.3042
		个体经营者	.17241	.93219	.853	−1.6667	2.0115
		外出打工者	.00000	1.27080	1.000	−2.5071	2.5071
	个体经营者	工人	−2.86884*	.83182	.001	−4.5099	−1.2278
		农民	−.64699	.82458	.434	−2.2738	.9798
		干部	−1.67241	1.93929	.390	−5.4984	2.1536
		知识分子	−.17241	.93219	.853	−2.0115	1.6667
		外出打工者	−.17241	1.28751	.894	−2.7125	2.3677
	外出打工者	工人	−2.69643*	1.19912	.026	−5.0621	−.3307
		农民	−.47458	1.19410	.692	−2.8304	1.8812
		干部	−1.50000	2.12292	.481	−5.6882	2.6882
		知识分子	.00000	1.27080	1.000	−2.5071	2.5071
		个体经营者	.17241	1.28751	.894	−2.3677	2.7125

续表

因变量	(I) 母亲职业	(J) 目前职业	均值差 (I–J)	标准误	显著性	95% 置信区间	
						下限	上限
校园环境支持度	工人	农民	.68644	.70073	.329	−.6960	2.0689
		干部	−.25000	1.94390	.898	−4.0851	3.5851
		知识分子	.03125	.83233	.970	−1.6108	1.6733
		个体经营者	.15517	.85929	.857	−1.5401	1.8504
		外出打工者	−.31818	1.23871	.798	−2.7620	2.1256
	农民	工人	−.68644	.70073	.329	−2.0689	.6960
		干部	−.93644	1.94060	.630	−4.7650	2.8921
		知识分子	−.65519	.82460	.428	−2.2820	.9716
		个体经营者	−.53127	.85180	.534	−2.2118	1.1492
		外出打工者	−1.00462	1.23353	.416	−3.4382	1.4290
	干部	工人	.25000	1.94390	.898	−3.5851	4.0851
		农民	.93644	1.94060	.630	−2.8921	4.7650
		知识分子	.28125	1.99191	.888	−3.6485	4.2110
		个体经营者	.40517	2.00332	.840	−3.5471	4.3575
		外出打工者	−.06818	2.19302	.975	−4.3947	4.2584
	知识分子	工人	−.03125	.83233	.970	−1.6733	1.6108
		农民	.65519	.82460	.428	−.9716	2.2820
		干部	−.28125	1.99191	.888	−4.2110	3.6485
		个体经营者	.12392	.96297	.898	−1.7759	2.0237
		外出打工者	−.34943	1.31276	.790	−2.9393	2.2405
	个体经营者	工人	−.15517	.85929	.857	−1.8504	1.5401
		农民	.53127	.85180	.534	−1.1492	2.2118
		干部	−.40517	2.00332	.840	−4.3575	3.5471
		知识分子	−.12392	.96297	.898	−2.0237	1.7759
		外出打工者	−.47335	1.33002	.722	−3.0973	2.1506
	外出打工者	工人	.31818	1.23871	.798	−2.1256	2.7620
		农民	1.00462	1.23353	.416	−1.4290	3.4382
		干部	.06818	2.19302	.975	−4.2584	4.3947
		知识分子	.34943	1.31276	.790	−2.2405	2.9393
		个体经营者	.47335	1.33002	.722	−2.1506	3.0973

续表

因变量	(I) 母亲职业	(J) 目前职业	均值差(I–J)	标准误	显著性	95% 置信区间	
						下限	上限
课外拓展学习	工人	农民	1.13469	.59162	.057	−.0325	2.3019
		干部	1.48214	1.64122	.368	−1.7558	4.7201
		知识分子	−.79911	.70273	.257	−2.1855	.5873
		个体经营者	.18904	.72549	.795	−1.2423	1.6203
		外出打工者	−.38149	1.04583	.716	−2.4448	1.6818
	农民	工人	−1.13469	.59162	.057	−2.3019	.0325
		干部	.34746	1.63844	.832	−2.8850	3.5799
		知识分子	−1.93379*	.69620	.006	−3.3073	−.5603
		个体经营者	−.94565	.71917	.190	−2.3645	.4732
		外出打工者	−1.51618	1.04146	.147	−3.5708	.5385
	干部	工人	−1.48214	1.64122	.368	−4.7201	1.7558
		农民	−.34746	1.63844	.832	−3.5799	2.8850
		知识分子	−2.28125	1.68175	.177	−5.5991	1.0366
		个体经营者	−1.29310	1.69139	.446	−4.6300	2.0438
		外出打工者	−1.86364	1.85155	.315	−5.5165	1.7892
	知识分子	工人	.79911	.70273	.257	−.5873	2.1855
		农民	1.93379*	.69620	.006	.5603	3.3073
		干部	2.28125	1.68175	.177	−1.0366	5.5991
		个体经营者	.98815	.81303	.226	−.6159	2.5921
		外出打工者	.41761	1.10835	.707	−1.7690	2.6042
	个体经营者	工人	−.18904	.72549	.795	−1.6203	1.2423
		农民	.94565	.71917	.190	−.4732	2.3645
		干部	1.29310	1.69139	.446	−2.0438	4.6300
		知识分子	−.98815	.81303	.226	−2.5921	.6159
		外出打工者	−.57053	1.12292	.612	−2.7859	1.6448
	外出打工者	工人	.38149	1.04583	.716	−1.6818	2.4448
		农民	1.51618	1.04146	.147	−.5385	3.5708
		干部	1.86364	1.85155	.315	−1.7892	5.5165
		知识分子	−.41761	1.10835	.707	−2.6042	1.7690
		个体经营者	.57053	1.12292	.612	−1.6448	2.7859

续表

因变量	(I) 母亲职业	(J) 目前职业	均值差 (I-J)	标准误	显著性	95% 置信区间	
						下限	上限
受教育经验丰富度	工人	农民	.41102	1.12570	.715	-1.8098	2.6319
		干部	-1.25000	3.12282	.689	-7.4109	4.9109
		知识分子	-1.34375	1.33711	.316	-3.9817	1.2942
		个体经营者	-2.45690	1.38042	.077	-5.1803	.2665
		外出打工者	.47727	1.98995	.811	-3.4486	4.4032
	农民	工人	-.41102	1.12570	.715	-2.6319	1.8098
		干部	-1.66102	3.11752	.595	-7.8115	4.4894
		知识分子	-1.75477	1.32469	.187	-4.3682	.8587
		个体经营者	-2.86791*	1.36840	.037	-5.5676	-.1682
		外出打工者	.06626	1.98163	.973	-3.8432	3.9757
	干部	工人	1.25000	3.12282	.689	-4.9109	7.4109
		农民	1.66102	3.11752	.595	-4.4894	7.8115
		知识分子	-.09375	3.19994	.977	-6.4068	6.2193
		个体经营者	-1.20690	3.21827	.708	-7.5561	5.1423
		外出打工者	1.72727	3.52301	.625	-5.2232	8.6777
	知识分子	工人	1.34375	1.33711	.316	-1.2942	3.9817
		农民	1.75477	1.32469	.187	-.8587	4.3682
		干部	.09375	3.19994	.977	-6.2193	6.4068
		个体经营者	-1.11315	1.54698	.473	-4.1651	1.9389
		外出打工者	1.82102	2.10891	.389	-2.3396	5.9816
	个体经营者	工人	2.45690	1.38042	.077	-.2665	5.1803
		农民	2.86791*	1.36840	.037	.1682	5.5676
		干部	1.20690	3.21827	.708	-5.1423	7.5561
		知识分子	1.11315	1.54698	.473	-1.9389	4.1651
		外出打工者	2.93417	2.13663	.171	-1.2811	7.1495
	外出打工者	工人	-.47727	1.98995	.811	-4.4032	3.4486
		农民	-.06626	1.98163	.973	-3.9757	3.8432
		干部	-1.72727	3.52301	.625	-8.6777	5.2232
		知识分子	-1.82102	2.10891	.389	-5.9816	2.3396
		个体经营者	-2.93417	2.13663	.171	-7.1495	1.2811

续表

因变量	(I) 母亲职业	(J) 目前职业	均值差 (I-J)	标准误	显著性	95% 置信区间 下限	上限
		农民	6.26090	3.82477	.103	-1.2849	13.8067
		干部	-.78571	10.61030	.941	-21.7185	20.1470
	工人	知识分子	1.08929	4.54306	.811	-7.8736	10.0522
		个体经营者	1.74015	4.69021	.711	-7.5130	10.9933
		外出打工者	3.91883	6.76119	.563	-9.4201	17.2578
		工人	-6.26090	3.82477	.103	-13.8067	1.2849
		干部	-7.04661	10.59231	.507	-27.9439	13.8506
	农民	知识分子	-5.17161	4.50086	.252	-14.0512	3.7080
		个体经营者	-4.52075	4.64935	.332	-13.6933	4.6518
		外出打工者	-2.34206	6.73291	.728	-15.6252	10.9411
		工人	.78571	10.61030	.941	-20.1470	21.7185
		农民	7.04661	10.59231	.507	-13.8506	27.9439
	干部	知识分子	1.87500	10.87233	.863	-19.5747	23.3247
		个体经营者	2.52586	10.93463	.818	-19.0467	24.0985
总体学习 投入水平		外出打工者	4.70455	11.97004	.695	-18.9108	28.3199
		工人	-1.08929	4.54306	.811	-10.0522	7.8736
		农民	5.17161	4.50086	.252	-3.7080	14.0512
	知识分子	干部	-1.87500	10.87233	.863	-23.3247	19.5747
		个体经营者	.65086	5.25614	.902	-9.7188	11.0205
		外出打工者	2.82955	7.16538	.693	-11.3068	16.9659
		工人	-1.74015	4.69021	.711	-10.9933	7.5130
		农民	4.52075	4.64935	.332	-4.6518	13.6933
	个体经营者	干部	-2.52586	10.93463	.818	-24.0985	19.0467
		知识分子	-.65086	5.25614	.902	-11.0205	9.7188
		外出打工者	2.17868	7.25957	.764	-12.1435	16.5009
		工人	-3.91883	6.76119	.563	-17.2578	9.4201
		农民	2.34206	6.73291	.728	-10.9411	15.6252
	外出打工者	干部	-4.70455	11.97004	.695	-28.3199	18.9108
		知识分子	-2.82955	7.16538	.693	-16.9659	11.3068
		外出打工者	-2.17868	7.25957	.764	-16.5009	12.1435

*. 均值差的显著性水平为 0.05。

四、结论

本研究采用调查问卷的形式对某高校的学生投入度进行调查，从学生投入的六个维度和学生自评教育收获的三个方面进行了描述统计分析，探讨了个体因素对学生投入的差异性表现，具有科学性，分析结论如下。

1. 学生投入水平整体偏低，各维度的投入水平不高且有不均衡的现象。其中学业投入、主动合作学习和生师互动三个维度处于较低水平，应引起学校管理人员和教师的高度重视，采取一定措施加强这些维度的学生投入引导。

2. 学生自评的教育收获总体水平不高。学生收获除了与教师、学校的支持程度相关外，与学生自身投入度也有一定的因果关系。低水平的教育收获验证了低水平的学生投入，与上一结论的表现一致。

3. 个体因素对学生投入存在差异性。数据显示，性别在学业投入、主动合作学习、生师互动、课外拓展学习、受教育经验丰富度五个维度无统计学差异，在校园环境支持度有统计学差异，其中男生对校园环境支持度的认可高于女生；年级在主动合作学习、课外拓展学习、校园支持度、受教育经验丰富度四个维度无统计学差异，而在学业投入和生师互动两个维度有统计学差异。通过两两比较可以看出，大二与其他年级之间有差异，大二学生在学业投入和生师互动两个维度的分数均高于其他年级，大一、大三、大四年级之间无统计学差异；母亲职业在主动合作学习、课外拓展学习、校园支持度、受教育经验丰富度四个维度无统计学差异，在生师互动维度有统计学差异。通过两两比较结果看，母亲职业为工人的分数高于其他职业；是否校内住宿和父亲职业在学业投入、主动合作学习、生师互动、课外拓展学习、校园支持度、受教育经验丰富度六个维度无统计学差异。

通过以上结论的归纳，本调查研究能够对高校改善课程、完善管理制度、改善学生投入现状、提高教学质量提供一定的科学依据。

第三节　如何有效促进学生主动投入

学生投入是达成课堂教学设计，实现课堂教学目标的基础和保障。根据影响学生投入的因素以及学生主动投入学习的维度，有针对性地提出有效促进学生主动投入的策略和方法，避免消极学习投入行为的发生，进而实现有效学习和有效教学。

一、明确学生主动投入学习的维度

（一）情感投入

情感投入指学生对课堂学习的情绪反应，包含兴趣、厌倦、快乐、悲伤和焦虑等[①]。

积极的情感投入表现为学习动力充足、目标明确，课堂上饱满的情绪，对课堂教学高度重视和积极参与，对知识有很高的求知欲望；具有良好的学习态度，对学习具有浓厚的兴趣，能够快乐地投入学习，会独立思考，能够从学习中体验到成就感。学生的情感变化丰富，在不同的课堂教学环节中会有不同的情感表现，如思考问题时会有高度凝神的情感表现，正确回答老师提问时会有快乐兴奋感流露。积极的情感投入会提高学生主动投入的水平，提高课堂学习效率。

消极的情感投入表现为学生没有学习动力，没有学习目标，课堂上学生情感表现变化不大，注意力不集中、目光没有焦点，思想涣散、茫然翻书、情绪低落，学习状态不佳，对老师的提问表情木然等，这种情感投入的学习效果往往不理想。

（二）行为投入

行为投入是指学生在参与课堂学习过程中的一系列行为表现。

积极的行为投入表现为遵守学校课堂的各项管理规定，没有逃学和课堂捣乱等不良现象；上课过程中专心听课，认真笔记，积极配合老师的教学行为；能够主动地发现学习问题、思考问题并通过问题将学科知识体系重新建构；尝试用新思路和新方法积极回答教师提出的问题，对其他同学提出的观点产生质疑并主动讨论交流，进行合作学习；能够综合分析不同来源的信息解决课堂中某一个知识点的问题，对老师的讲解会产生质疑并积极主动地与老师沟通交流；能有效地把教师的"教"与自身的"学"相结合，能够取得较好的主动投入学习的效果；在

---

① SKINNERE.A.，BELMONTM.J.Motivationin the classroom：Reciprocal effect of teacher behavior and student engagement across the school year［J］.Journal of Educational Psychology，1993（85）：575.

课堂教学过程学生通过自身的主动探索来实现课堂的教学目标。

消极的学习行为投入表现为无视学校规定、课堂规范等，对教师的教学行为没有主动反馈，课堂学习任务属于被动接受或应付，课堂上随便说话、随意走动，没有自觉主动的行为显现。

（三）认知投入

认知投入主要是指学生在课堂学习的过程中所使用的不同的学习策略和自我监控策略[①]。

积极的认知投入表现为能够根据自身特点选择合适的学习策略，能够规律性地自我反思和自我评价学习效果，总结和矫正优化学习方法使其更适合自己。注重学习方法的研究，能够全面了解、客观评价、科学借鉴他人的学习方法。善于对学习方法的成败从学习策略的角度进行归因。对学习目标、学习活动、学习结果的情况具有较强的自我监控和自我管理能力。能够适时地调整学习策略和学习方法。积极的认知投入能够使学生高度投入学习。

消极的认知投入表现为不善于使用学习策略，对学习效果不会做自我诊断和反馈，不能反思和评价自己的学习方法，不会矫正自身的学习策略。对待学习方法的成败总是从不可变的因素进行归因。没有较强的自我监控和自我管理能力。消极的认知投入不会取得较好的学习效果。

二、有效促进学生主动投入的建议

（一）情感投入促进：强化学生的主体意识

学生是学习质量的责任承担者，培养学生的主体意识，才能发挥学生的主体能动作用。高等教育应注重学生学习态度和兴趣的养成，良好学习习惯的培养以及学生自主学习能力和自我评价能力的提高。

1. 学生该怎么做

（1）从自我内部动机出发，端正学习态度，积极投入到学习中。学习态度是影响学生主动投入学习的重要内在因素，学习态度具有帮助学生明确学习目标、

---

① 许育辉. 引导学生投入学习过程研究［D］. 福建师范大学，2010：27.

促进学习动力的功能，使学生养成良好的学习习惯，端正学习行为，进而让学生主动投入学习。学习态度表现在学生对上课的态度、对教师的态度、对学校环境的态度及对学习成绩的态度等，是对整个学习过程和效果的影响。具有积极学习态度的学生具有浓厚的学习兴趣，明确的学习目标，能够快乐主动地投入学习；而具有消极学习态度的学生对学习失去兴趣和信心，有厌学情绪，不能主动投入学习。学生要树立积极的学习态度，发挥主观能动性，以饱满的热情对待所学的专业，引导自己的学习兴趣，才能获得较高的学习投入度。

（2）树立学习目标引导自我前行。大学生需要树立长期目标和短期目标，两者相互作用共同引导大学生主动投入学习。目标具有导向和激励的作用，有目标行动才能积极主动、稳定有效。没有长期目标，学生缺乏内源性动力，学习活动容易受外界因素干扰而波动起伏，缺乏持久性；没有短期目标，学生就会好高骛远，不利于学习积极性和主动性的发挥。大学生的思想政治教育应该注重引导学生树立远大的理想和目标，充分发挥目标的激励作用，推动学生积极投入学习。

2. 教师该怎么做

（1）营造学生主体发展环境。教师应注意自身角色的定位，要树立民主平等、为学生服务的思想。开展民主化教学，能够消除学生对课堂教学的紧张感，自然放松地投入课堂学习而不是以往被动听课的状态。教师可以再适当的时候暴露自己的"弱点"，一方面可以改善学习气氛，另一方面可消除学生对老师的神秘感。老师还可以走下讲台深入到学生中间，或者坐到学生位子上与学生互换角色，给学生宽松平等的学习环境。

（2）培养学生参与意识。积极引导鼓励学生参与课堂教学互动和校园学术科技活动，对于增强学生的主体性和创新能力都具有深远的意义。课堂教学互动要提倡机会均等，平等对待。教师不能把机会留给成绩好的同学而忽视成绩差的同学，应鼓励不同意见的提出，使同学们不会有因为说错而感到尴尬的失败感，成功的自信和满足能逐步提高学生课堂参与度，增强主体意识，自然会对所学内容感兴趣，投入更多的时间和精力去探究。校园学术科技活动对专业学习起到知识延伸和学业挑战的作用。学校应组织多层次多渠道的学术评比或竞赛活动，科研能力强，学术水平高的老师可结合自己的学科和研究领域指导学生作专题研究，鼓励学生积极发表论文，参加科技创新竞赛等。这种以评促学、以赛促学的方式能够唤起学生的参与意识，而且能够对所学专业有更加深入的了解，有利于学生学习投入。

3. 学校该怎么做

（1）建立健全完善的学分制管理制度。学分制以因材施教为原则，以竞争机制和激励机制为动力，充分发挥学生学习的积极性、主动性和创造性。其中，完善的选课制度是实行学分制度的前提，学校应提供丰富的课程资源，扩大学生的选择范围，为学生选课提供充分的课程信息支持和网络环境保证，引导学生正确、顺利地选择自己所需的课程，使学生自主地构筑专业知识体系。

（2）扩大学生参与教学管理的辐射性和功能性。学生参与教学管理不仅可以提高学生主体性，实现自我管理，教学管理部门还能够及时获得关于教学活动各个环节的动态反馈信息，使教学管理工作变得更为主动。扩大学生参与教学管理的辐射性和功能性可以学生社团的形式开展，以班级为单位选派一到两名学生担任教学助理，逐级选拔成立各级的"教学助理委员会"，校级教学助理委员会由在学生中有一定影响力的同学组成，这样能更好地发挥教学助理委员会的功能。学生助理可以通过该组织了解学校重大教学决策，反馈教学信息，讨论解决教学问题，对政策或制度的制定提出意见或建议等。

（二）行为投入促进：明确教师课堂教学的有效引导手段

课堂教学要从学生实际情况出发，尊重学生的学习愿望和实际需求，建立多元的教学体系，根据不同层次的培养目标，确定教学内容、教学要求、教学方法和评价方法等，更大程度地让学生发挥自主权和主动权，促进和帮助学生主动投入学习。

1. 分明学生特点　课堂教学是面对学生群体的教学活动，学生数量从几十人到上百人，教师要实现把知识传授给学生，引导学生主动投入到课堂教学中，有效促进教学目标必须要首先了解学生的学习兴趣、思维特点、接受能力和学习习惯等[①]。教师应该在课堂之外多层面、全方位的了解被授学生群体的特点，了解学生在学习本门课程中遇到的困惑，了解学生对本课程的兴趣程度，然后分明概括，总结共性，兼顾个性，针对学生在课堂学习过程中可能表现出来的学习行为

---

① 杨义元．谈如何搞好课堂教学［J］．湖南税务高等专科学校学报，2011（4）：59–60.

和学习反映，改进教学方法，调整教学内容和教学进度，拟订相应的教学措施和教学策略，以保证引导学生主动投入学习，较顺利地掌握所学知识，真正达到高效课堂的设计目标。

例如：对于知识能力水平高的学生，教师应有意对其设置认知上的冲突，围绕课堂教学内容让学生面对问题，以问题驱动的方式激发学生主动投入学习的愿望。教师可采用启发式、发现式、注入式等教学方法[1]。在这个过程中学生会不断地获得成就感，更大地激发求知欲望，逐步形成一种感知心智活动的良性循环，进而培养出独立探索、勇于开拓进取的精神和相应的自学能力[2]。对于知识能力水平低的学生，教师在课堂教学过程中可采用讲授法、演示法、实验法等结合学生的亲身经历和体验进行讲解，保证和尊重学生的主体地位，引导学生积极思考，主动参与教学过程。

2. 分层学习任务　学生在课堂上的学习投入状态，与课堂学习任务的类型有关。教师对学生的引导应根据不同层面的学习任务选择不同的教学策略和方法，提高学生的主动投入程度。教师在课堂教学中可以将知识嵌入至不同层次的学习任务中，再结合与之相适应教学策略和方法，以任务驱动的方式将教学内容的讲授转移到学生的"学"上来。学生完成任务的实质是学会了隐藏在任务中的相关知识和技能，不同层面的学习任务从不同的角度引导学生主动探索和应用知识，增加了学生主动投入学习的动力。

根据课堂所授知识点的性质可将学习任务设计为列举型、比较型、创造型、合作型以及实践型。根据对学生掌握知识程度的要求可将学习任务设计为巩固旧知识型和掌握新知识型。以上各个层面的学习任务的设计在教师采取了正确的教学策略和方法的前提下都可以从不同的角度引导学生主动投入。如比较型学习任务要求学生要具备细致的观察能力和缜密的思维能力；创造型学习任务要求学生具备丰富的想象力和创造性的思维能力；合作型学习任务要求学生具备团队合作、协调统筹的能力；实践型学习任务要求学生具备理论指导实践的能力以及正向的情感态度和价值观；巩固旧知识型学习任务要求学生具有热情饱满的学习情绪；掌握新知识型学习任务要求学生具有探究精神和求知欲望。学习任务驱动的

---

① 唐少清. 基于学生特点的教学模式探索［J］. 中国大学教学，2010（9）：20–22.

② 董新法. 适应高职学生特点的教学方法探索［J］. 黄河水利职业技术学院学报，2011（7）：67–69.

课堂教学可以有效提升学生主动投入程度，实现课堂教学目标。

3. 分类教学内容　教学内容广义上是指教师与学生互动的过程中传递的有效信息，一般包括课程标准、教材和课程等，狭义上它是指在具体的课堂教学活动过程中需要学生掌握的内容，包括知识和技能、思想和观点、习惯和行为等，也可以说是师生对课程内容、教材内容与教学实际的综合加工[①]。按照教学内容的层次分可分为重点知识、难点知识和疑点知识；按照教学内容的性质可分为理论知识和操作知识；按照教学内容的掌握要求可以分为了解、知道、理解、记忆、会用等知识类别。不同类别的课堂教学内容应采取不同的教学方法和策略，有效引导学生投入学习过程。

教学难点可采用讲授法、谈话法、演绎法、案例法、讨论法等多种教学方法的结合，从不同的角度激发学生的求知欲望和学习兴趣，引导学生主动投入课堂；知道、了解的教学内容可选择讲授法和阅读法等进行直观教学，学生可以及时反馈教学结果；要求理解、会用的教学内容可采用讲授法、探究法、迁移法等启发式教学策略，发现教学法引导学生自我发现问题、自我解决问题的能力，有效引导学生主动投入。教师教学方法和教学策略的设计要以掌握教学内容、投入课堂教学活动为宗旨。

（三）认知投入促进：掌握有意义学习的策略

学习的本质并不是知识的传输和学生简单被动地接受，而是学生有意图的、积极的、自觉的、建构的过程。美国著名教育心理学家梅耶提出"有意义学习"的概念。有意义学习是指学生能对学习负责，能自我控制，选定学习目标并进行自我评价；对学习充满热情，愿意持续学习；知道如何转化知识并创造性地解决实际问题；善于协作学习或工作。学生掌握了有意义学习的策略，即掌握了主动投入学习的认知投入方法。

1. 学生该怎么做　学生要提升在学习中的自我应对能力，促进有意义学习，在学习过程能够主动激活认知加工过程，即合理选择信息、组织信息结构和整合新信息与旧信息。在学习过程中，学生要有意识地进行自我反省和自我评价，及

---

① 张金明. 浅析不同的教学内容应当采用不同的教学方法［J］. 佳木斯教育学院报 .2013（7）: 320–321.

时发现自己在学习中的错误和不足，并正确归因加以改进，不断探索新的学习策略，提调高学习效率。

2.教师该怎么做 教师应转变以往的教学观念，改变填鸭式、灌输式的教学形式，提倡情境性、探究式的教学，使课堂真正以学生为中心，实现从"重教"到"重学""重授"到"重导"的转变。

（1）提高个人素养，转变教学观念。教师不仅要注重专业能力、教学能力和教学水平提高，还应该注重教学魅力，亲和力和感染力的提升。教师的课堂教学应有针对性地向学生传授治学之道，介绍学习方法，指导学生自我发现、自我探索，培养学生独立思考能力和形成自学掌握新知识的习惯；引导他们查阅资料或工具书，使学生掌握基本的研究和学习方法，以及综合运用所学知识解决实际问题的能力。课堂教学要切实从学生角度出发，尊重学生的学习愿望和实际需求，更大程度地让学生发挥自主权和主动权，培养学生学习能力。

（2）深刻认识影响教学过程的总体因素。梅耶认为影响教学过程的总体因素（表18-21）包括六个方面，分别为教学操控、学习者特点、学习情境、学习过程、学习结果和绩效表现。教师应把握好每一个教学环节，并深刻认识每一个教学环节的影响因素，使教师的"教"与学生的"学"真正统一起来。

表 18-21 影响教学过程的总体因素

教学环节	影响因素
1. 教学操控	环境事件的序列，包括教学材料的内容及组织方式，教师的行为等。包括教什么、如何教，取决于教师和课程特征
2. 学生特点	学生现有的知识水平和学生记忆系统的特质
3. 学习情境	学习的社会和文化背景，包括课堂与学校的社会结构
4. 学习过程	学习活动中学生内在的认知过程，如学生如何基于已有知识选择、组织和整合新的信息
5. 学习结果	学生知识或记忆系统的认知变化，包括新获得的知识、程序和策略
6. 绩效表现	学生的绩效，如对新学习任务的保持和迁移

（3）采取促进学生有意义学习的教学方式（表18-22）。教师要从促进选择、促进组织、促进整合三个方面采取针对性的教学策略和方法对学生进行引导，促进学生有意义学习的养成。

表 18–22　促进学生有意义学习的教学方式

学习 / 加工方式	目的与方式 / 方法
1. 促进选择	鼓励学生在听课或自学中能关注最相关的信息。可以在文本教材中使用标题、空白、画线、箭头、重复、斜体、黑体、字体字号差别、图标等；陈述教学目标；插入提问等
2. 促进组织	使学生将新信息组织成内在一致的表征。可以运用纲要、标题、连接词等表明课文的内在逻辑体系，关键要凸显课文的结构。学生常常不能识别文本中的常见结构，如比较或对照（两个项目之间的关系）、分类（层次网络）、举例（某一主题各个部分或特征）、概况（有证据支持的一般论点）以及因果关系（因果关系中的事件链）等。如果文本结构不良或者有结构但学生无法识别时，学生就可能将其看成是无甚关联的学习。纲要、标题和连接词的结合有助于学生把握文本结构，建立内在一致的心理表征
3. 促进整合	帮助学生激活和运用原有知识、激活和协调多样表征。可以运用先行组织者、配有说明的插图、动画、样例和提问等促进知识的整合

3. 学校该怎么做　教育以学为本，围绕教学开展的一切活动都是为学而设置；学才是教的目的，教的核心，教的价值体现。

（1）优化课程结构，使学生保持良好的期望。课程是高等教育教学目标实现的基本保证。课程优化要以人为本，立足于学生全面发展，注重培养学生的创新能力，培养学生的自主学习能力。合理安排课程时间和课程顺序，使相关课程紧密衔接，满足学生的学习需要。

首先，课程的难易程度要设置合理。学生学习是一个循序渐进的过程，如果课程开始就设置过难，学生就会失去学习的动力，选择逃避或者消极应对的方式，丧失学好此课程的期望，更不会主动投入学习。因此课程应采取先易后难的设置模式，使学习保持足够的学习动力，对学好该课程保持良好的期望。

其次，课程设置要增加课程的内在价值和实用价值。课程内容对学生是否具有吸引力以及该课程的重要性均会对学生的主动投入产生影响。因此，在课程体系的设置应该注重提高课程的趣味性，增强其内在的吸引力；加强课程与现实工作、学习、生活的联系；加强课程之间的联系，提高课程的相对价值。

最后，课程设置要增强学生的感知价值。学完一门课程后，影响学生继续学习与该课程相关知识的重要因素是课程内容对学生的价值。学生感知到价值越高，对与该课程相关的知识就越感兴趣，就越容易主动投入学习。因此，提高学生对课程知识的感知价值，就能更大程度的提高学生主动投入相关知识的学习。

（2）改变学习效果评价方式，注重形成性评价。学习效果评价对学生主动投入学习具有一定的导向作用。当前考评学生学习效果的主要方式是按照期末考试成绩和平时成绩的不同比例组合而成，其中期末考试所占比重更大。这种考评方式使学生过于看重期末考试成绩，出现为了应付考试而考前突击学习的行为，甚至在考试中有不诚信考试的情况发生，不利于学生主动投入学习和学习质量的提高。

形成性评价可以有效遏制考前突击的不良学习习惯，使学生养成平时勤奋认真、主动投入学习的好习惯。形成性评价是在课程实施的过程中对学生的学习进行评价的方式，采取目标与过程并重的价值取向，对学习的动机效果、过程以及与学习密切相关的非智力因素进行全面的评价。可以对学生的学习质量水平做出判断，肯定成绩，找出问题；促进学生对学习的过程进行积极的反思，从而更好地把握学习方式方法；理解和掌握评价的方法，作为与终身学习相呼应的一个方面，实现终身的可持续发展。这种评价方式能够真正促进学生的主动投入和发展。

（3）制订学生投入战略规划。高校应结合自己的办学特色出台一系列的学生投入战略规划，联合学校的学生管理部门制订具体的项目规划。如策划"学生投入战略"提出学生投入目标、方法和途径；制定学生投入管理规定，明确学校的职责和学生的权益，使学生全面地了解学校为学生投入所做的各种制度和具体措施；成立"学生投入反馈中心"，负责收集学生的意见并反馈给相关工作人员并协同工作人员提供可行的解决办法，再将学校对问题的答复反馈给同学们，使学校可以全面地了解学生投入的动态并及时提出解决方案。

（4）提升学校的环境支持水平。

首先，学校的硬件环境支持是学生投入的基本保障。丰富的图书馆资源、发达的校园网建设、优雅的学生就餐环境、舒适的住宿条件、幽静的学习场所都是保证学生投入的基本条件，使学生没有后顾之忧，全身心投入学习。学校应保证基本设施建设的完整性和适用性，为学生学习创造良好的硬件环境。

其次，学校的软件环境支持是学生投入的有力支撑。一方面，学生与教师，与教学管理人员，与同学之间的和谐关系能有效促进学生投入。高校教职员工应提高工作管理水平、增强服务意识，同学之间团结互助；另一方面，学校应注重对学生奖励机制和人文关怀政策的制定和实施。如可以联合企业实行多元化的评优评学和困难生资助制度，扩大奖励和资助面积。如在传统节日（中秋节、元宵节）向学生发放月饼、元宵等对学生表示节日的慰问。学生对学校的信任和由此产生的归属感可以激发学生的学习动力，有效投入学习。

最后，学校的人文环境支持是学生投入的助推器。高校丰富多彩的校园文化生活应围绕如何促进学生投入积极开展。如励志讲坛、名人讲座、学生事迹报告、优秀毕业生发展情况报告等专场报告会能够感化学生的心灵，正视自己的学习任务，系统规划自己的学业生涯；如学术竞赛、创新创业比赛、参与课题研究等能够激发学生的求知欲望，加深对专业学习的理解，锻炼自身发现问题、解决问题的能力；如公益奉献类活动可增强学生的社会服务意识和实践动手能力，帮助学生反省自身的理论不足，从而进一步促进学生投入学习。

第四节　学生的认识

张燕伟（2014级针灸推拿学专业）

（一）"学生投入"理论的重要性

"学生投入"理论是以"学生投入"为视角，研究学生收获和成就的一系列高等教育理论。它的主要观点就是学生主动投入到有利于自己学业发展的客观时间、努力程度、精神高度与学生的正向发展、成长收获、学业成果呈正相关关系。中医的学习有别于其他学科的学习，它特别强调学生的背诵、知识储备、中医思维和临床技能。不论是背诵还是知识储备都需要投入较长的时间去学习，而中医思维的形成和临床技能的熟练还需要投入个人的精神力量和形体行动。

结合中医学学习特点和学生投入理论的观点能够看出学生投入理论不仅可以激励中医院校学生对学好中医的信心、端正学生们的学习和生活态度，它还可以在理论层面帮助中医学生提高学习的效率。因此中医院校学生了解和认识学生投入理论对于大学期间的学习极其重要。

（二）学生、教师、学校在践行"学生投入"理论中的角色

"学生投入"理论体系当中包含三个重要成分，它们分别是学生、教师和学校。学生投入理论体系在其发展过程中分别有"任务的时间性"理论、"努力质量"理论、"以学生为中心"理论、"学生涉入"理论、"本科教育良好实践七项原则""学生投入"等理论的提出。在上述理论中"任务的时间性"理论和"努力质量"理论的执行者是学生，"以学生为中心"理论的执行者是教师，"学生涉入"理论和"本科教育良好实践七项原则"理论的执行者是学生和教师，"学生投入"理论的执行者是学生和高校。在现实的高等教育中对学生学业成果影响最大的莫过于学生本人，其次才是教师，最后才是学校。而且在学习中医过程中特别强调的是个人的努力和付出，然后才是教师的指导和学校的环境的影响。因此根据上述分析和现实状况可以得出在实践"学生投入"理论中学生是主体、教师是主导、学校是辅助这一结论。

（三）学生是践行"学生投入"理论的主体

在"学生投入"理论体系中主要从三个维度为学生实践"学生投入"理论提出了可行性的方法。这三个维度分别是情感投入、行为投入和认知投入。情感投入是指用浓厚的兴趣、积极的态度和乐观的精神来对待学业和生活活动。对于我们中医院校的学生来讲最重要就是要尽早培养起对中医的信任、学中医的兴趣和学好中医的信心，只有对中医学习的情感投入达到了一定程度，学生们才能在课上认真听老师的讲解、在课下努力背诵经典、在诊室细心地观察和记录。因此只有内心有对中医的执着，才能在中医这条大路上渐渐前行。行为投入是指在课上和课下的积极的行为表现和努力的时间。行为投入是学业结果的直接反映，因此作为中医学生如果在课上用心听讲，课下广泛阅读书籍、用功背诵经典、跟师学习，那么自己的学习成果也会在不知不觉中显现出来。认知投入是指在学习过程中要学会对自己学业成果进行总结、评价以及改善学习方法和自我控制。不管什么学习方法总比没有方法强，有学习方法还要学会不断改进，或者借鉴他人的好的学习方法。中医的学习大的方法只有一个那就是先死记硬背，后灵活运用。

但是在死记硬背的背后也有因人而异、因科目而异。如中药学习除了背诵汤头歌诀外还可以画表格帮助记忆，经络的穴位记忆可以进行联想记忆等。学生是实践学生投入的主体，情感投入、行为投入和认知投入是践行学生投入的不二法门。

（四）教师是促进学生践行"学生投入"理论的主导

教师是学生的引路人，是促进学生践行"学生投入"理论的主导力量。教师在促进"学生投入"主要从课堂上直接有效地促进"学生投入"和课下间接地引导促进"学生投入"。因为中医的学习有不同于其他学科之处，这就要求中医科目的教师要根据中医科目学习的特点设计教学方式和内容安排。在课堂上老师应该以学生为中心，尽量增加师生之间和学生与学生之间的互动，其次要将理论和临床有机地结合（病案分析是最能吸引学生、锻炼学生的方式），这是课上直接促进"学生投入"不可或缺的两点。在课下老师可以给学生提供具有研究性质、开拓思维的题目让学生进行写作，在此过程中学生能够扩展思维并能够学习查阅文献和锻炼写作能力。这是课下间接促进"学生投入"的有效方法。

（五）学校是促进学生践行"学生投入"理论的辅助

学校所有的政策和活动不管是学术的还是非学术的，都应该按促进或减少"学生投入"时间的角度进行评估。现今学校应该从优化课程结构和客观增加学生晚上休息时间来促进"学生投入"时间。优化课程结构要根据不同的专业、不同的年级、不同的科目进行，在教学中发现不合理的课程结构就应该及时改进。如临床实训课以前安排在大学四年级发现不利于学生们对知识的及时回顾和扎实掌握，现在临床实训课已从大学二年级开始分阶段进行上课，还有实行中医四部经典进阶考试也非常有利于促进"学生投入"。现在很多院校晚上宿舍不停电，又因为当今的时代科技发展迅速的条件，几乎每个学生都有自己的手机和电脑，这样非常容易使学生熬夜玩游戏，不能保证晚上的睡眠，进而导致学生投入时间的减少。因此学校应该实行晚间断电的政策客观促进学生投入时间的增加。

（六）结语

"学生投入"这一教育概念对于提高高等教育质量和水平有着重要的战略意义。"学生投入"的教育理念应该普及到每个高校、每个教师和每个学生，而且应该使其明白学生为主体、教师为主导和学校为辅助是"学生投入"教育理念的核心内涵。

刘佳蕊（2012级中医学专业美容方向）

自2001年起，全国高校毕业生人数逐渐增加，到2015年已经达到749万人。近几年本科毕业生人数连创新高，就业压力增大，从而催生了"考研大军"，2016年考研报考人数为177万人，比2015年增长7%。面对严峻的就业形势以及巨大的升学压力，如何充分利用大学本科的时间，把握一切学习专业知识、提升综合素质的机会，实现产出大于投入的良好结果，成了师生最为关注的话题。近年来学校不断完善学分制管理制度，提高学生关于教学管理的参与度，开展一系列课堂设计改革，这些举措都为学生投入提供了良好的客观条件，但最为关键的仍是学生自身是否能够发挥主观能动性。

学生主动投入具体可以分为两个方面。

一是课堂上的主动投入，主要表现为对课堂内容有着浓厚的兴趣，专心听讲，积极参与教学互动，主动发现问题，提出问题并解决问题，将老师传授的内容运用自己的思维方式加以总结，注入到自己的知识体系中。课堂上的主动投入不仅可以使学生高效地汲取课堂内容，对老师来说也是推进课程进展，营造课堂主动性氛围的有力推动剂。如何促进学生在课堂上的投入度呢？首先要明确方向，树立目标。用发展的眼光来看待自己所学的专业，开阔眼界，着眼于社会、国家乃至世界，从而树立短期目标或长期目标，有了目标便有了动力，这也是主动投入的良好开端。其次应着力培养学习兴趣。善于利用学校搭建的各种资源，图书馆的万卷藏书、电子阅览室的期刊文献、实验室的试剂仪器，都是我们初步了解、深入研究、进而认识世界的良师益友。最后应学会与老师进行沟通与交流。遇到无法解决的问题时，主动寻求老师的帮助，老师们拥有较强的科研能力，较高的学术水平，也许在一次不经意的对话中就可以为学生们开启了一扇新世界的大门。当然，寻求帮助并不意味着一味地"索要"，而是在学生现阶段掌握的解决问题方法无法攻克难题时，再去主动请教老师，这其中包含了发现问题，解决问题的思考过程，这一过程也是学生主动投入的重要阶段。在中医药事业蓬勃发展的时代背景下，中医学子肩负着传承中医药事业的重大责任。中医学是多学科相互渗透的产物，具有独特的理论体系、丰富的临床经验和科学的思维方法。针对中医学的学科属性，学生主动投入学习、认真钻研成了弘扬中医药事业的先决条件和有力保障。

二是课堂外的主动投入，如学术性比赛、创新型比赛、公益奉献类活动、校园艺体类活动、社团活动及学生会活动等。学生根据自己的具体情况（兴趣、特长、目标），选择不同的课外实践活动，不仅在活动本身中获取了自信心，也在活动过程中感受到主动性带给学生们的进步与改变。如学术类比赛在夯实专业基础的同时可以提升学生运用知识的能力、科研能力以及学术水平；创新型比赛促进学生创新性思维的建立，提高了创新实践能力以及团队合作意识；公益奉献类活动增强了学生的社会责任感，帮助学生树立正确的世界观、人生观、价值观；校园艺体类活动丰富了学生的课余生活，展现学生别样的风采；社团及学生会活动锻炼了学生的沟通能力、组织能力，提升了个人执行力。这些活动也是学校对学生分类管理，分类培养的体现，让不同类型的学生在不同层面上获益匪浅。在四年的大学生活中，我除了完成课堂学习任务外，在课外活动中也投入了大量的时间与精力，积极参与课题的申报，在全国"天堰杯"中医药创意设计大赛中拔得头筹。从创意灵感的闪现到课题成功立项，再到项目顺利结题，课题组成员严格按照进度执行，成员们共同讨论具体实施步骤，共同解决遇到的种种困难，共同感受其中的酸甜苦辣。这一年多的时间里，我们也从指导老师及诸多帮助过我们的前辈身上学习到了严谨的治学态度、科学的创新思维以及对待工作高度的责任感。对于我们中医学生来说每一次参与课题的过程都是一次宝贵的体验，不仅让我们在项目实施的过程中学习了科研思路与方法，也让我们充分体会到以"学生为中心"这种理念带给我们的惊喜与满足，从而大大地提高了学生们今后主动投入学习的动力，从而形成正向的良性循环。

课堂上与课堂外的主动投入是相辅相成，不可分割的，学校和老师在课堂设计、教学改革上所做的努力，可以为学生提供促进主动投入学习的策略，但并不能完全实现"以学生为中心"的教育理念，更需要学生自身完成"被动"向"主动"的转变。作为一名中医学生来看，主动投入学习对中医药的传承有着至关重要的作用，只有变"要我学"为"我要学"才可将中医药文化发扬光大，才可使中医药文化真正成为中国的一张名片，走出中国，走向世界。

第十九章　国外趋势

——了解进展，启示与借鉴

教学设计是 20 世纪 60 年代以后逐步形成和发展起来的一门应用学科，是教育技术学领域中一个很重要的分支。20 世纪 70 年代末到 80 年代初，认识心理学的研究成果促使教学系统设计的理论和方法得到进一步的发展。20 世纪 90 年代，认识论、学习心理学和教学设计的整合，以及计算机网络技术的应用，使得国际教学设计领域发生了引人注目的变化。因此，了解教学设计的发展历程及发展趋势，对于教师了解教学设计理论与发展趋势，推进我国教学设计工作具有一定的指导与借鉴意义。

第一节　教学设计发展的历史沿革

教学设计的发展经历了几十年的时间，回顾、了解教学设计发展的历史沿革，可以为拓展教学设计的研究发展的领域提供更广阔的思路。

一、教学设计的由来

与其他专业学科一样，教学设计经历了漫长的前科学发展历程。与教学设计相关的理论源头可以追溯到古希腊的哲学家亚里士多德、苏格拉底和柏拉图。13 世纪著名经院哲学家圣·托马斯·阿奎那对他们有关学习与记忆的认知基础的论述加以拓展，通过自由意志来论述对教义的理解。约翰·洛克提出，几乎所有的理性推理和知识都必须经由经验而获得，并由此提升了亚里士多德等有关人的初始智力空白状态的主张①。之后，美国哲学家、教育家杜威提出了教学哲学的若干宗旨，其目的在于发扬"强调学习与行动的联姻，而不是事实的机械背诵才是学习发生的最佳时机"。20世纪20年代，行为主义观在教育心理学领域中的影响日益突出。桑代克的联结论表述了行为主义心理学最原始的刺激－反应（S–R）模型。随后，在其他形式的行为主义理论中，强化都是决定学习的首要因素。20世纪20年代以后，霍尔提出了行为主义的新版本：刺激－有机体－反应（S–O–R）模型，强调学习者的原始动力、激励动机、意志因素，以及原有的训练等作为介入性变量对行为的重要影响。这些前人的思考构成了教学设计研究的思想源头。

二、教学设计的早期发展及理论形成

教学设计诞生于美国。最初提出教学设计构想的是杜威，他开启了实用主义教学思想，倡导把教学研究建立在人文科学的基础上。他提出建立一门"桥梁科学"的设想，试图将科学理论和教学实践连接起来，建立一套与教学活动相关的知识体系以实现教学过程的优化设计②。

第二次世界大战的爆发，大批富有经验的教育心理学家（包括Robert Merril，Robert Gagne，Leslie Briggs等）被征集去指导服役和工厂工人的培训相关的教材的研究及开发、对人员的选拔，以及使用行为主义的技术开发教学资源。战争结束后，他们取得了大量研究成果，并开发出包括分析、设计和评估程序在内的创新式的教学系统，促使了以追求效率性和可操作性为目标的教学设计概念的产生。

美国教育心理学家、行为主义学习理论的代表人物斯金纳提出了建立在操作性条件反射基础上的学习强化理论和程序教学法，不仅强化了学生的学习行为，还提高了教学的效率。以该理论为基础建立的一系列学习原则和开发程序教材的系统方法，对教学设计理论模式的发展具有重要的影响。

这一时期，奥苏伯尔的渐进分化思想，布鲁纳（J.Bruner）依学生成绩而逐渐提高学习复杂性的思想，马克勒（S.Markle）和墨（J.W.Mrooe）等运用教学理

---

① 罗伯特.D.坦尼森，等.教学设计的国际观.第一册，理论·研究·模型［M］.北京：教育科学出版社，2005：2.

② 邱婧玲.教学设计理论体系综述［J］.河西学院学报，2008，5（24）：100–104.

论促进概念获得的思想，以及系统论科学等在教育领域中的应用，都对教学设计的发展做出了一定的贡献，极大地促进了人们对教学设计的认识，及其基本理论的形成。

20世纪60年代末，认知主义心理学逐渐取代行为主义心理学，为教学设计提供了新的理论基础。关于知识生成的研究结论被广泛应用到教学设计中，不仅丰富了教学设计的理论体系，还使得教学设计的内涵和理论不断完善与扩充。加涅把自己的教学设计与认知理论相结合，将学习结果分为五大类。梅瑞尔也提出教学设计的成分呈现理论。1965年加涅的《学习的条件》的出版标志着教学设计作为一门学科正式诞生。它是一门理论与实践相结合的应用型学科，以系统方法为指导，以教学设计的理论、实践和技术为研究对象，以教学设计结果的最优化为目标。

三、教学设计理论的发展

教学设计理论体系的建立和发展主要取决于学习心理学的发展和社会的需求两方面的因素。心理学的诞生和教育测量学的出现，为教学研究注入了现代科学的元素，使现代教学研究建立在实验科学、实证科学的基础上，打破了长期以来的哲学思辨和直觉感悟的思维模式。在心理学研究领域，加涅（R.M.Gagne）、斯金纳（B.F.Skinner）、奥苏贝尔（D.Ausubel）和布鲁纳（J.S.Bruner）等人发挥了非常重要的作用，他们是教学设计这门学科的真正创始人。

20世纪60年代末70年代初，系统的教学设计活动在美国全面展开，并取得了良好的效果。教学设计经历了理论与实践的检验后，以其独特的理论知识和结构成为一门独立的学科体系。

20世纪80年代，教学设计研究者开始尝试将各类教学设计理论如赖格卢特提出的精加工理论、藤尼森的概念教学理论等整合成一个行之有效的总体模式。在20世纪90年代，建构主义对教学设计理论的发展产生了较大的影响。这一时期形成了多种教学设计模式，学习者与教学媒体、教学情境的结合是教学设计发展的一个重要特征。教学设计成为教育技术学科领域中的主要研究方向，成为师资培训的主要内容，加速了教育教学的改革步伐。

四、基于 ADDIE 的教学设计模型

荷兰土温特大学戴克斯特拉教授指出，教学设计与教育技术密切相关。任何教学设计问题的解决方案都可以被概括在一个设计模型中。

20 世纪 60 年代，行为主义心理学家在教学设计领域占主导地位，如何识别、设计目标成为开发程序教材的教学设计人员亟须解决的问题。Robert Mager 撰写的《如何为程序教学准备目标》[①]与 1956 年布鲁姆出版的《教育目标分类》[②]，推动了有关行为主义目标的研究与普及。这一时期，标准参照运动（The Criterion-Referenced Testing Movement）与形成性评价的兴起也是教学设计过程中两个受到重视的因素。与此同时，加涅的学习结果的分类、9 大教学实践的提出，以及智慧技能的层级分析，都对教学设计模型的形成做出了卓越贡献[③]。20 世纪 60 年代，教学媒介进入了计算机时代，帕特里克·萨皮斯在斯坦福大学开展了对计算机辅助教学的最初调研。萨皮斯通过对课程进行系统分析开发了计算机辅助教学，以便向学习者提供反馈、分析、反应跟踪，即整合为 PLATO（Programmed Logic for Automatic Teaching Operations）系统——一种基于计算机的教育系统。随着计算机技术变得更加强大，具有更普遍的适用性，以及在学习心理学领域中行为主义向认知主义的转向，20 世纪 80 年代，教学设计人员将注意力由计算机辅助教学转向了基于计算机的教学（CBI），基于计算机的教学开始占据教学设计领域。

20 世纪 60 年代，系统方法的引入，不仅清晰地表达了教学设计的组成成分，而且教学设计作为一个确定的研究领域得以形成。同时，专业人员积极投身于教学技术科学发展的急迫需求也突显出来。20 世纪 70 年代，对教学设计的兴趣开始从军事部门、学士领域进入商业和工业领域，许多组织都开始意识到利用教学设计改进培训质量的价值。在国际上，如韩利比里亚的格斗看到了可以从应用教学设计解决自己国家的教学问题中获益。这就导致教学设计模型的数量激

---

① Mager，R，F.Preparing Objectives for Programmed Instruction.Belmont，CA：Fearon，1962：2937-2942.

② Bloom，B.S.Engelhart，M.D.，Furst，E.J.，Hill，W.H.，&Krathwohl，D.R..taxonomy of Educational Objectives：The classification of educational goals.Handbook 1：Cognitive Domain.NewYork：David McKay，1956：1085-1091.

③ Gagne，R.M.，Briggs，L.J.，& Wager，W.W.（1992）.Principles of Instructional Design（4th ed.）New York：Holt，1992：389.

增，而且，要求教学设计模型在其早期开发与应用的基础上更为现代化。正是由于 20 世纪 60 年代的探索与尝试，在教学设计的研究领域中，形成了运用系统方法构建教学设计模型的尝试。

（一）第一代教学设计理论模型（ID1）

新行为主义是由早期行为主义发展而来，它注重动物和人的外显行为的变化。以斯金纳为代表的操作性条件反射学说成为早期教学设计的学习理论基础。斯金纳认为，心理学是描述行为即反应与刺激关系的一门科学。人的行为反应分为应答性行为（由已知刺激引起）和操作性行为（操作性条件反射不是由可识别的刺激引起的，而是由有机体本身发出的）。人类的行为主要是由操作性条件反射构成的。对操作性条件反射的研究是通向行为科学的最好途径。此外，他还提出了强化理论，认为强化在学习活动中起着极为重要的作用[1]。根据这一理论，斯金纳提出的小步子教学、程序教学和机器教学对早期的教学设计理论的发展产生了很大的影响。

第一代教学设计（ID1）的代表模型有迪克－凯瑞模型（Dick and Carey modle）（如图 19-1 所示）和肯普模型（Kemp modle）（图 19-2）。

行为主义学习理论与教学设计直接相关的假设与原理主要有以下几个方面[2]：

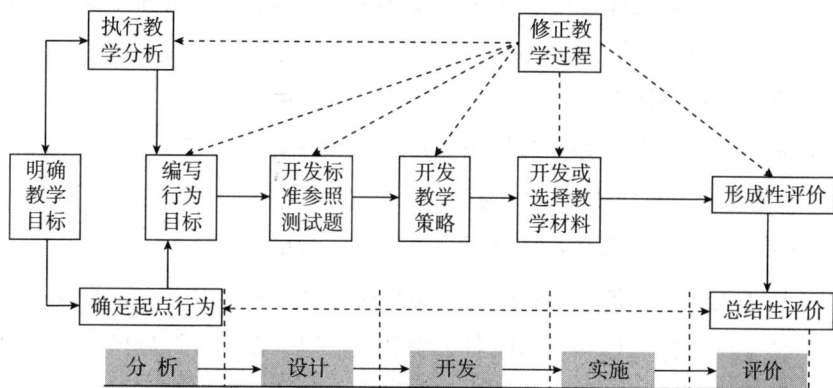

图 19-1 迪克－凯瑞模型（Dick and Carey modle）

---

① 吴式颖，任钟印．外国教育思想通史·第十卷［M］．长沙：湖南教育出版社，2002：7-8．

② Peggy A.Ertmer，TimotthyJ.Newby 著，盛群力译．行为主义、认知主义和建构主义（上）——从教学设计的视角比较其关键特征［J］．电化教育研究，2004（3）：37．

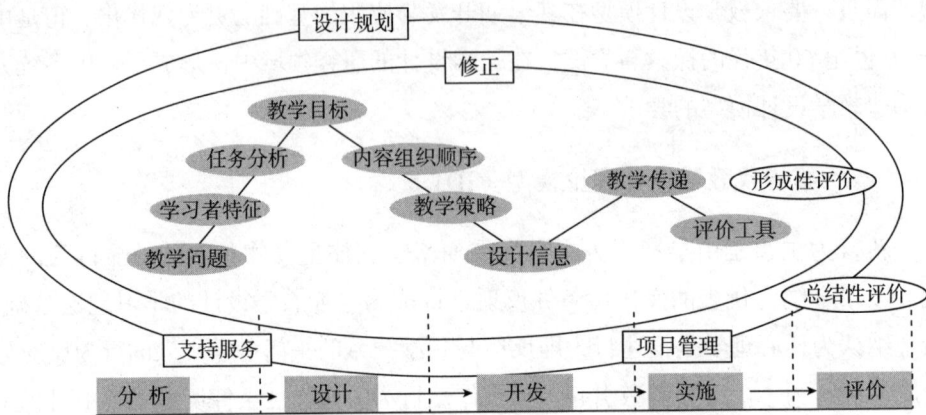

图 19-2　肯普模型（Kemp modle）

1. 强调确定可观察的和可测量的学习结果（行为目标、任务分析和标准参照评估）。

2. 预先对学习者做出评估以确定教学应该从哪里开始（学习者分析）。

3. 在进入更高层次的学习水平或业绩能力之前，先要掌握前面的东西（教学呈现内容的排序，掌握学习）。

4. 运用强化影响业绩（实际奖赏，形成性反馈）。

5. 运用线索、塑造和练习以确保形成刺激与反应之间的强有力联系（从简单到复杂的练习序列，运用提示）。

ID1 的教学策略注重建立与增强刺激与反应之间的联结，包括运用教学提示、练习和强化。这些策略比较适合这些类型的学习：辨别（回忆事实）、概括（下定义、举例说明和理解概念）、建立联系（应用性外推）和连锁（自动完成某一特定程序）[①]；不适合高层次技能及复杂认知过程的学习。

由于行为主义学习理论只强调外部刺激而完全忽视学习者内部心理过程的作用，具有明显的机械论色彩，因而对于较复杂认知过程的解释显得无能为力。随着认知主义学习理论的发展，单纯建立在行为主义学习理论基础上的教学设计逐渐受到批评。

---

① PeggyA.Ertmer，TimotthyJ.Newby 著，盛群力译.行为主义、认知主义和建构主义（上）——从教学设计的视角比较其关键特征［J］.电化教育研究，2004（3）：37.

（二）第二代教学设计理论模型（ID2）

到了 20 世纪 60 年代末以及整个 70 年代，认知主义学习理论逐渐代替行为主义，成为教学设计理论的指导思想。第二代教学设计理论的主要标志则是以认知学习理论作为其理论基础。具有代表性的认知理论有加涅的"联结－认知"学习理论、布鲁纳的发现学习理论、奥苏贝尔的有意义接受学习理论等。加涅对教学设计理论的建立做了开创性的工作，他的教学设计思想比较丰富，其核心思想是"为学习设计教学"，主张既要重视外部刺激条件与外在的反应行为；又要重视内部心理过程的作用，即学习的发生要同时依赖外部条件和内部条件，教学的目的就是合理安排适当的外部条件，以支持、激发促进学习的内部条件，这就需要对教学进行整体设计，以达到更理想的学习效果。布鲁纳和奥苏贝尔等从认知角度出发所进行的有关学习与教学的研究成果开始受到教学设计研究者的重视，并成为影响教学设计研究与开发的重要理论依据。

第二代教学设计（ID2）代表模型有史密斯－雷根模型（Smith–Ragan modle），如图 19-3 所示[①]。

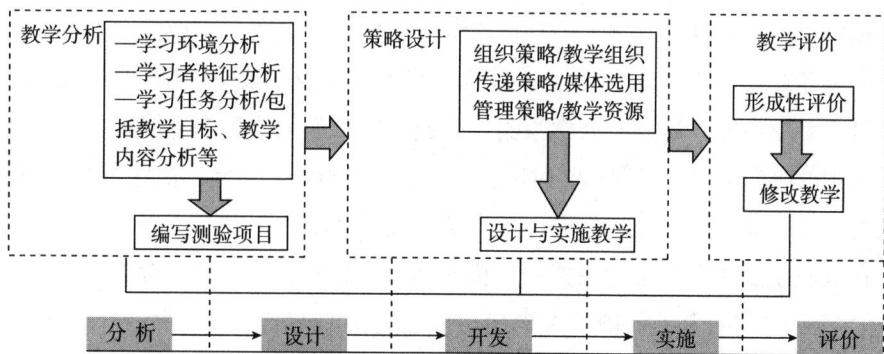

图 19-3　史密斯－雷根模型（Smith–Ragan modle）

认知主义学习理论与教学设计直接相关的假设与原理主要有以下几个方面[②]：

1.强调学习者主动参与学习过程（学习者控制、元认知训练，如自我规划、自我监控调节等）。

---

① 钟志贤.大学教学模式革新：教学设计视域［M］.北京：教育科学出版社，2008：120.

② PeggyA.Ertmer，TimotthyJ.Newby 著，盛群力译.行为主义、认知主义和建构主义（下）——从教学设计的视角比较其关键特征［J］.电化教育研究，2004（4）：28.

2.运用层级分析以确定和图示学习任务的先决条件关系（认知任务分析程序）。

3.强调信息的结构化、组织和排序，以促进最优的信息加工（运用认知策略，诸如划线、小结、综合和先行组织者等）。

4.允许和鼓励学习者对先前习得的材料做出联系（回忆先决技能、运用相关例证、类比）。

由于强调心理结构，认知主义理论通常被认为比行为主义理论更适宜于解释较为复杂的信息方式（推理、问题解决、信息加工）[①]。ID2理论适合高层次技能及复杂认知过程的学习。

（三）第三代教学设计理论模型（ID3）

以教为主的教学设计（ID1、ID2），通常也称传统教学设计。建构主义学习理论、教学理念和教学模式兴起并逐渐成熟，传统教学设计的客观主义假设受到了建构主义的挑战，基于建构主义的以学为主的全新教学设计理论也在逐渐形成和发展。

建构主义学习理论提出一系列以学为中心的教学策略，包括自主学习策略和协作学习策略。比较成熟的自主学习策略有支架式教学策略、抛锚式教学策略、随机进入教学策略、启发式教学策略、自我反馈教学策略和基于探索式学习策略等；常用的协作学习策略有课堂讨论、角色扮演、竞争、协同、伙伴等[②]。这些理论的提出为构建建构主义教学设计奠定了坚实的基础。

在吸收了史密斯－雷根模式中的模块划分的思想，同时充分考虑了以学为主的教学特点的基础上，国内学者提出了以学为中心的教学设计模式，如图19-4所示[③]。

建构主义与教学设计直接相关的假设与原理主要有以下几个方面[④]：

1.强调确认将要学习，以及后续运用的技能的情境（要学习的东西抛锚于有

[①] PeggyA.Ertmer，TimotthyJ.Newby 著，盛群力译.行为主义、认知主义和建构主义（下）——从教学设计的视角比较其关键特征［J］.电化教育研究，2004（4）：27.

[②] 何克抗，郑永柏，谢幼如.教学系统设计［M］.北京：北京师范大学出版社，2002：164-168.

[③] 何克抗，林君芬，张文兰.教学系统设计［M］.北京：高等教育出版社，2006：22.

[④] PeggyA.Ertmer，TimotthyJ.Newby 著，盛群力译.行为主义、认知主义和建构主义（下）——从教学设计的视角比较其关键特征［J］.电化教育研究，2004（4）：29.

意义的情境中）。

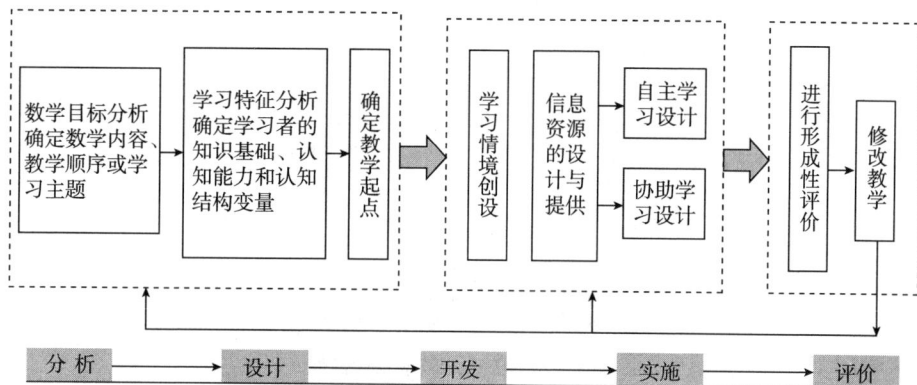

图 19-4 以学为中心的教学设计模型

2. 强调学习者控制和操纵信息的能力（积极运用所学到的东西）。

3. 用多种不同的方式来呈现信息（在不同的时间、用不同的情境、为了不同的目的和从不同视角重温内容）。

4. 鼓励学习者运用问题解决技能来超越给定的信息（培养模式识别技能、呈现表征问题的不同方式）。

5. 重在对知识与技能的迁移进行评估（呈现与最初教学条件不同的问题与情境）。

建构主义教学设计（ID3）把学习者看作学习过程的积极参与者和信息加工者，强调学习者是认知过程的主体，是意义的主动建构者，学习者要对信息做出独特的理解，从而有利于创造型人才的培养。但是 ID3 忽视了教师的主导作用，不利于系统知识的传授和掌握，因此，对学习者的学习能力和水平有较高的要求。

通过分析比较可以得出，以上三代教学设计模型都是基于 ADDIE[①]（如图 19-5）教学设计模型而衍生的。基于 ADDIE 的模型包括分析（Analyze）、设计（Design）、开发（Development）、实施（Implementation）与评价（Evaluation）5 个阶段。

1. 分析（确定学习内容） 分析包括需求评价、明确问题、目标分析、行为能力分析、目标人群分析、媒体选择、任务分析和成本分析。

---

① 钟志贤. 大学教学模式革新：教学设计视域［M］. 北京：教育科学出版社，2008：119.

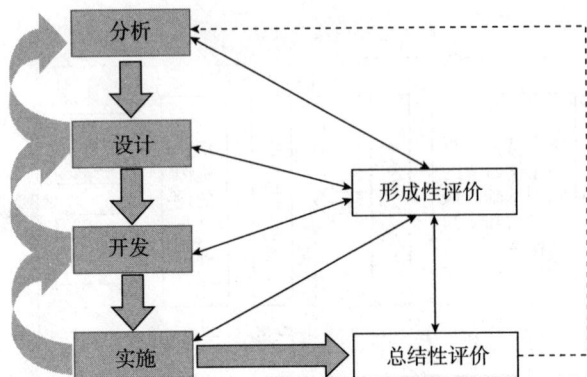

图 19-5　ADDIE 教学设计模型

2. 设计（具体阐述如何学习）　设计包括编写教学目标、设计测试项目、面设计、序列设计、课的设计、学习者控制和确定资源等。

3. 开发（开发教学材料）　开发包括通过程序员、绘图艺术家、作家，以及学科内容专家的共同合作将设计蓝图具体化并产生一个工作模型，然后通过对工作模型的形成性评价，以及在开发过程中对评价反馈结果的整合，最终产生一个完整的学习程序。

4. 实施（具体实施教学项目）　实施包括把完成了的程序交付学习者，通过教师培训、实验等得出学生的反馈意见和相关数据等。

5. 评价（决定教学的适当性）　评价包括记录时间、解释测试结果、跟踪调查、修改等，为进一步完善模型提出修改建议。

第二节　教学设计研究进展及发展趋势

在多学科的影响下，教学设计研究取得两方面的发展，一是认识论、学习心理学和教学设计的整合；二是随着互联网信息技术在教育领域的广泛应用，教学设计理论和实践的发展已经和现代教育技术、学习理论的进展紧密地联系在了一起。当前的教学设计研究不仅在教学实践中表现出了强劲的发展势头和强大的生命力，而且教学设计研究内容广泛深入到了教学的各个方面。教学设计的发展也体现在世界各国教育教学改革的各个方面。

一、教学设计研究进展

（一）关注学习共同体的构建与应用研究

越来越多的研究者关注建构主义学习理论与情境认知理论的研究，因此，以建构性、情境性学习为切入点的学习共同体研究逐渐也成为研究热点[①]。

信息技术的发展为网络学习共同体的构建创造了条件。网络学习的共同体也可称为虚拟的学习者组织。通过互联网技术平台，学习者的学习不受时间和地域的限制，学习者之间的交流更加便利。如何使用不断出现的信息技术工具去建构方便高效、充满活力的网络学习共同体，如何发挥学习共同体的作用，是需要教学设计研究人员深入研究的问题。

（二）关注学习资源与环境的设计研究

建构主义学习观强调知识是由学习者主动建构的，学习者是学习的主体，教师则是帮助者和指导者。为了帮助学习者的知识建构，利用网络技术和各种多媒体技术设计丰富多彩的学习资源和生动形象的学习情境就显得非常重要。因此，网络学习资源与环境的设计与开发成为当前的研究热点。大量的教学课件、网络课程、专题学习网站、电子图书、网络学术会议、远程教育资源库，以及视听点播资料等相继问世。如学堂在线、网易公开课、中国大学慕课等网络学习资源已经被大家广泛应用。除此之外，研究者们在积极探索游戏的教育价值。

（三）教学模式与策略设计的研究

网络及网络资源的出现迅速改变着人们的学习内容和学习方式。在这种形势下，如何变革传统的教学方式以适应这个时代的发展，成为当务之急，诸多研究者倾注于信息化教学模式与策略的研究探索，希望用最优的教学模式和最有效的教学策略实现最佳的教学效果，培养出具有创新精神和实践能力的人才。经过研究者们的实验探索，各种教学模式不断涌现，如"基于网络资源利用的情境探究模式""基于专题学习网站的个别化自主学习模式""基于因特网的校际远程协作模式""基于问题的学习模式"及"基于项目的学习模式"等，针对不同的学习

[①] 谢幼如.教学设计的研究热点与发展趋势［J］.电化教育研究，2011，2（6）：16-19.

者和学习内容，教师可以选择不同的教学模式。此外，还有众多研究者在实践基础上提出了促进教学的多种策略。

（四）教学评价方法与评价工具的研究

当前的学习理论强调知识的表征、组织和处理的方法，关注学习者意义建构的过程和方法。另外，人才评价标准也由看重知识变成侧重学习者的思维与能力。那么，教学评估也需要把推动学生进步的其他更复杂的方面包含进来。因此，教学评价方法与评价工具的研究成了教学设计领域的一个热点问题。作为对当前教学评价需求的回应，发展性评价、真实性评价、复杂性评价与情境性评价等多种评价方法被相继提出。本着以学生为中心、促进学生全面发展的理念，新的研究成果有如下特点：在评价内容上，教学评价不仅评价教学结果，还对学生的学习过程做出合理的价值判断；在评价功能上，教学评价能给学生以鼓励，能够准确衡量学生在知识上的达标程度，还能够发现学生在思维及实践能力方面的成绩。如基于概念图工具、Weblog、Wikipedia、电子学档等信息技术工具的教学评价得到了广泛应用。这些成果充分体现了研究者们在教学评价研究中做出的艰辛努力。

（五）新兴学习形式的设计研究

除了学校教育，教学设计也被广泛应用于企业培训领域及移动学习中。由于知识更新的加速，在学校课堂中学到的知识不能满足于终身发展，因此参加工作的人们就需要再学习。企业需要通过组织员工学习来使他们掌握最新的知识与技能，以便更好地为企业服务。为了实现预期的培训效果，针对企业培训的教学设计也成为研究者们的研究课题，研究内容涉及培训内容的设计研究、资源的设计研究，以及学习共同体的设计研究等多个方面。

二、教学设计发展趋势

自20世纪80年代末90年代初以来，各种相关理论和信息技术的发展深刻地影响了教学设计研究的发展趋势。

（一）处于变革中的教学设计

雷泽（R.Reiser）认为，20世纪90年代期间，绩效技术、建构主义、电子绩效支持系统（EPSS）、快速原型开发（Rapid prototyping）、基于互联网的远程学习和知识管理等六大方面不同领域的发展对教学设计的研究与实践产生了深刻的影响①。兰德和哈纳芬（S.Land&M.Hannafin）的研究指出，20世纪90年代以来，认识论的变化产生了各种创造性的学习环境：以学习者为中心，提供互动的、鼓励性的、能满足个人独特学习兴趣和需求的环境。这种环境的目的在于支持个人在真实活动中进行意义协商，技术在其中的角色是支持实验、操作和观念产生的工具。这种学习环境或隐含，或明确地体现了建构主义认识论的主张，如基于问题的学习、抛锚式教学、认知学徒制、交互式教学、基于目标的情节场景、基于项目的学习、建构主义学习环境和开放学习环境等②。学习环境的创设成为教学设计研究与实践变革的主要动力。

2000年，我国学者张华指出教学设计发展的三大预测：①理念层面，建构主义认识论正在取代客观主义认识论而成为教学领域的基本观念；②技术层面，信息技术的迅猛发展正在引起教学领域的深刻变革；③基础层面，教学设计的研究开始置于多学科的基础之上，而不再是教育心理学的应用学科③。我国台湾相关的研究指出，近年来由于相关理论的持续研究与发展，例如混沌理论、建构主义、情境认知和全面品质管理、社会学习理论、学习共同体等理论对于宏观的教学设计有相当程度的影响，而微观的教学设计则更加注重学习者控制、合作学习、基于问题项目的学习、主题探究等教学策略与方法的探究④。

我国学者高文也指出，在20世纪的最后十几年中，由于以信息技术为核心的高新技术的迅猛发展，以及认知神经科学领域有关人的高级认知功能机制研究成果的积累，传统的认识论、学习理论、心理学理论都面临着巨大而深刻的挑战。这一切都必然会影响教学设计研究的理念和实践⑤。通过种种纷繁激荡的变革力量，我们可以预测教学设计研究的发展趋势。

---

① Reiser, R..A History of Instructional Design［M］.ETR&D，62-64.
② D. 乔纳森.学习环境的理论基础［M］.上海：华东师范大学出版社，2002：1-2.
③ 张华.教学设计研究：百年回顾与前瞻［J］.教育科学，2000（4）：15-29.
④ 教育技术［EB/OL］.http：//edtech.ntu.edu.tw/epaper/901101/index.htm/3/18/2003.
⑤ 高文.教学设计研究——SanneDijkstra 访谈［J］.全球教育展望，2001（1）：7-13.

（二）教学设计发展趋势

1. 教学理念倾向于建构主义　雷泽指出，在整个 20 世纪 90 年代，建构主义关于学习和教学的观点，极大地影响了教学设计理论与实践研究的思路与行动。例如，建构主义强调在教学中要注意设计"真实的"学习任务，以便反映现实世界（情境）中的复杂性，在这种学习任务情境中，学习者能够运用他们现时所学的技能解决问题。这种观点不仅极大地影响了教学设计研究与实践，而且影响了教学设计本身的教学方法。尽管有人认为，"传统的"教学设计实践与建构主义原则是相对立的，但是近年来，许多学者阐述了如何运用建构主义原则来提高教学设计实践水平，阐述了建构主义学习理论支持教学设计实践的可能性、实效性和发展前景。建构主义思想在教学领域日益得到普及和发展。建构主义的教学原则与以往的教学原则不同，它要求学习者：①解决复杂的和现实的问题；②在解决这些问题的过程中，要求学习者协同作业；③从多元视角／观点出发，考察、思考／检视这些问题；④对学习的过程具有主人翁感，能主动地学习，而不是像传统教学过程中的被动接受者那样，充当知识灌输的容器；⑤意识到他们在知识建构过程中[①]。建构主义教学理念对教学设计的意义至少有七个方面：①教学设计的理念由教学活动设计转向学习活动设计；②教学设计由分科、分单元教授转向学科整合的整体性的知识导向；③强调情境学习的重要性，结合学习者经验以利于学习解决实际问题；④强调学习者主动参与式的学习；⑤教师或教学系统的角色由知识的传授者，转变为学习的促进者；⑥鼓励小组合作的学习模式；⑦强调学习的过程，尊重学习者学习成果的差异性[②]。

基于建构主义的教学设计，挑战和颠覆了以客观主义认识论为基础的传统教学设计。它对教学设计发展的影响是根本性的。

2. 注重学习环境设计　客观主义倾向的教学设计重心，在于分析学习内容和学习者、编写教学目标和制定一系列操作程序等方面。而建构主义的教学理念更加看重理解和学会使用一些信息解决真实世界（real-world）问题的能力。为此，教学的方式不是由教师灌输知识，而是由学习者本身自己来决定学习方向。学习是情境的，与活动的脉络息息相关。因此，教师在确定学习的主题之后，教学的

---

① 钟志贤. 论教学设计的发展走势［J］. 外国教育研究，2005（5）：66.

② 高文. 教学设计研究——SanneDijkstra 访谈［J］. 全球教育展望，2001（1）：7–13.

流程与学习细节是从活动当中引发出来的，无法预先决定，教学设计的重心转向"学习环境设计"（learning environment design），并强调学习环境的真实性与互动性[①]。

迪也克斯特拉指出，建构主义认识论和心理学的复苏与发展，引发了教学设计的假设、模式和原则的改变，传统的教学系统设计模式受到了批评。这一切力促教学设计者去开发"建构主义学习环境"。这种学习环境的特征是：①知识的获得应通过对知识客体的积极建构；②学习应置于相关和真实的情境之中；③应提出相异的解释及多种可能的意义；④通过运用各种不同的情境将错误概念降至最低限度；⑤应将来自教师和同伴的反馈，以及学生之间的合作培育作为社会过程的学习[②]。

倡导学习环境设计的主要人物乔纳森认为，为了促进学习者有意义的学习，特别是有目的的知识建构，应当给学习者创设恰当的学习环境。教学设计的主要工作就是设计学习环境。这种学习环境具有如下特征：①提供对现实的多元表征；②避免过分简化的教学，应表现真实世界的本质复杂性；③重视知识的建构，而不是知识的复制；④呈现真实性的任务，亦即提倡情境化的教学而不是抽象化的教学；⑤提供真实世界的、基于案例的学习情境，而不是预先决定的教学顺序；⑥重视培养学习者的反思性实践；⑦重视情境和内容特定的知识建构活动；⑧强调通过社会协商的方式支持协作性的知识建构，而不是竞争的方式[③]。

创设这样有利于激发学习者动机和促进知识建构的学习环境，离不开技术的支持，当前研究者们也正在积极运用各种信息技术来建构适应学习者需要的学习环境[④]。主要有以下途径[⑤]：

（1）通过使用录像、演示、模拟和具体的数据，实践科学家进行因特网连接，把真实世界的问题带入课堂。

（2）提供"脚手架"支持，以扩大学习者的学习能力，帮助学生思考理解的

---

① 钟志贤. 论教学设计的发展走势［J］. 外国教育研究，2005（5）：67.

② 甄晓兰，曾志华. 建构教学理念的兴起与应用［EB/OL］. http：//paper.ntl.isst.edu.tw/6/19/2003.

③ Jonassen, D.. Thingking Technology（Toward a Constructivist Design Model）［J］. Educational Technology, 1994, 34（4）：34-37.

④ 谢幼如. 教学设计的研究热点和发展趋势［J］. 电化教育研究，2011（2）：16-19.

⑤ 约翰·D. 布兰斯福德等. 程可拉，等译. 人是如何学习的［M］. 上海：华东师范大学出版社，2014：271.

路径。"脚手架"允许学习者参与复杂的认知活动，例如，科学直观性学习和基于模型的学习。如果没有技术支持，这是很难或者不可能做到的。

（3）学习者有更多的机会获得来自软件、导师、教师和同伴的反馈；反思他们自己的学习过程；接受循序渐进的指导，提高其学习和推理水平。

（4）创建本地的和全球的包括教师、管理者、学生、家长和其他有兴趣的学习者的内在共同体。

（5）扩大教师学习的机会。

这些信息技术产品就是开发者和教学设计者为营造良好的网络学习环境而开发的。

3. 重视以学习者为中心　教学设计越来越注重"以学习者为中心"的理论研究与实践研究。其研究内容主要包括理解、基于问题的学习、学习者共同体、高阶思维技能、教学设计理论的多样性及差异性研究、操作技能和情感领域等七大理论类型[①]。

为理解而教，强调对知识的深度理解而不是死记硬背；强调运用信息资源进行思考和行动的能力而不是去情境化的知识；强调高阶思维技能的学习而不是基本事实性知识的获得。基于问题的学习，主张把学习置于解决某个复杂问题的情境中，学习者是问题求解者，认为这种学习环境对培养学习者掌握解决劣构问题的复杂的探究技能和推理技能特别有效。学习共同体强调知识建构的社会属性，主张将学习者置于真实的学习情境，认为通过群体学习／工作，学习者不仅能获得基本技能和基本知识，更可以掌握学习过程中的策略与管理。高阶思维技能研究，关注的是高阶思维技能的发展，认为高阶思维技能是指解决劣构问题的能力、远迁移能力、发散思维能力等，并且把自主学习能力／自我调节能力看作是高阶思维技能培养的重心。多样性／差异性理论强调了新兴教学理论多样化的必然性。操作技能领域强调了身体运动技能是人类经验的重要组成部分。情感领域关注的焦点是如何有效促进学习者的人格、情感、态度、社会性和心灵的发展。

综观起来，"以学习者为中心"的教学设计研究模型，其目的是：①学习者对某个学习任务能持续不断地努力，以获取高标准的学业成绩，最大限度地开发

① Reigeluth, C. &Squire, K.. Emerging Work on the New Paradigm of Instructional Theories［J］. Educational Technology, 1998, 38（7-8）：41-47.

自我潜质；②学习者对学习更有主动性和责任感；③学习者可以选择多种可行的学习方法；④学习者既能进行小组（协作）学习，又能进行个体学习；⑤学习任务和学习方法的设计对学习者更有吸引力；⑥教师的角色更像"旁边的指导者"，而不仅仅是"讲坛上的圣人"；⑦设计良好的学习资源和学习伙伴，更能起到"教学"的作用；⑧先进的技术是学习过程中的一个有机组成部分。

4. 注重新媒体、新技术与教育内容的整合　教学设计的发展与媒体技术息息相关，新技术、新媒体影响了教学涉及的内容和方法，而媒体技术的改进也要依靠教学设计这一充满创造性和艺术性的过程。

教学设计的研究关注技术可能给教学带来的革新景象，关注技术对教与学支持的可能性、应用策略、方法和途径。在今天信息技术迅猛发展的时代背景下，教学设计的这种关注更为密切[1]。一些最有魅力的技术应用拓展了可以呈现的问题的本质和可以被评估的认知过程。通过利用多媒体、交互性和对刺激呈现的控制而丰富任务环境，使认知进行大范围的研究具有可行性。新技术提供的新能力包括了直接跟踪和支撑问题解决技能、把学习者解决难题的行动过程化、建模和模拟复杂推理任务等。新技术也使得对概念组织和学生知识结构的其他方面进行数据收集，以及他们参与讨论小组项目的表征成为可能。

以建构主义为设计理念的教学设计模式十分注重现代教育技术的作用，比较成功的案例有：香克的基于目标的剧情设计，布兰斯福德的抛锚式教学设计和麦里恩伯尔的四要素教学设计，以及戴克斯特拉的基于问题的教学设计等。

除此之外，技术的另一个显著贡献就是设计能够解释复杂的基于课堂的形成性评价的系统[2]。基于技术的系统被设计出来，通过记录学习者响应的关键特征、分析正确推理和不正确推理的模式、为学生和教师提供迅速的信息反馈等办法，来支持个别化教学。

5. 注重新的评估理念和方法　教学设计越来越呈现出把课程、教学、实施和评估进行总体规划的趋势。需求分析、信息和方法的结构分析、个体差异的分析、社会文化差异的分析成为评估的重要内容；信息技术成为评估的主要工具。认知、观察和解释，这三个元素必须清晰地联系在一起并被设计成一个相关的整体。评估需要超越对局部技能和离散的知识点的关注，而要把推动学生进步的更

---

① 钟志贤.论教学设计的发展走势［J］.外国教育研究，2005，（5）：66–71.
② 任友群.技术支撑的教与学及其理论基础［M］.上海：上海教育出版社，2007：36.

复杂的方面包含进来[1]，具体主要包括以下几个方面：对元认知的评估、对实践和反馈的评估、对境脉与迁移的评估、对社会文化大环境的评估[2]。

（1）对元认知的评估：并不是所有的孩子都用相同的方法学习并通过同样的途径提升能力。认知的最重要方面之一是元认知——对自己思维的反思和导向过程。元认知对有效的思维和问题解决十分重要，是特殊知识与技能领域中专家的特点之一。专家利用元认知策略监控问题解决过程中理解并执行自我更正。这样，评估应该力求判明个体是否具有好的元认知技能。

（2）对实践和反馈的评估：实践和反馈是技能和专家级知识发展的重要方面。评估最重要的作用之一是在教学和学习过程中为学生提供及时和信息量丰富的反馈，这样，我们对一项技能的练习和随后的掌握将有效和便捷。

（3）对境脉与迁移的评估：知识及其意义有着赖以生存的境脉，正是由于境脉的存在，使得知识的产生、应用和发展有着相对刚性的方式，也使得知识的迁移总是有效。迁移依靠的是发展出对何时运用所学知识的清晰的理解。学术成就的评估需要认真思考知识和技能，这些知识和技能对理解和回答各问题或解决一个疑难是必需的，还包括了其所呈现的境脉和一项评估任务或评估情形是否起到了测试近迁移、远迁移或零迁移的作用。

（4）对社会文化大环境的评估：社会是最大的境脉。人类所学习到的东西，大部分都是借助语言和与其他人的互动得来的。因而，知识经常植根于特定的社会和文化境脉中，其中也有课堂境脉，它包含着对某种特定练习意义的理解，如提问和回答。评估需要检验学生交往（交流）练习中的参与方式是否适合于相应的知识技能领域，他们从练习中理解到了什么，他们如何使用适合于该领域的工具。

6. 注重绩效理念与绩效技术的引入　今后的学习越来越离不开网络，网络教学不同于传统教学的重要方面之一就是其在软硬件方面的资金投入。高投入理所应当地要有高产出，但现实的很多情况并非如此，动用大量人力、物力、财力建设的校园网络系统和教学软件并没有得到充分利用或显著提高学习效果的问题依然困扰着众多教育工作者。

---

[1] 张西宁.教学设计理论与教学实践脱节的思考与对策研究［D］.第四军医大学，2007：18.

[2] 罗伯特.D.坦尼森，等.教学设计的国际观.第一册，理论·研究·模型［M］.北京：教育科学出版社，2005：8.

绩效技术是一种整体性、系统化问题解决的工具、手段、程序和方法。它对教学设计的启示在于对综合性解决方案的制订、对组织总体目标的认识与评估，以及对个体、团体和组织的绩效关注。这就要求教学设计的研究者超越现有的思维框架，站在更宏观的角度上进行教学设计，并更多地关注教学以外的因素对学生学习结果的影响，关注非教学性手段方法的干预设计，并始终以组织的整体目标为导向，寻求各种投入与产出之间的最高比值[①]。

第三节　国外教学设计对我们的启示

我国的教学设计研究虽然取得了一定的成果，但是还处于不成熟阶段，与国外教学设计研究相比较，在研究领域、研究视角和研究范畴等方面还有一定程度的拓展空间。通过认识我国教学设计研究目前存在的问题，分析国外教学设计研究对我国高等教育课堂教学设计的启示，可以提高我国高等教育课堂教学设计的有效性。

一、我国教学设计研究目前存在的问题

第一，研究内容单一。教学设计引入我国以后，取得了一定的研究成果。但从总体上来看，我国对教学设计的研究仍处于引进和介绍状态，研究出的本土成果不够系统化。目前已有研究成果主要集中于本体论研究，主要为综述性的总结和反思类研究；实践方面的成果主要集中于课堂教学设计，而且形式基本雷同，并无针对性。另外，国内的教学设计在应用范围推广的研究上尚处于空白，如在绩效设计以及企业培训等方面的应用还未涉及。

第二，理论本土化不足。当前我国教学设计研究在一定程度上是基于借鉴国外研究成果的，研究缺乏创新意识和创新精神，缺乏对我国传统文化及社会需要的深度反思和结合，并未形成具有中国特色的理论体系以满足我国社会的现实需要，从而使得这些研究成果在我国实际应用中出现了很多问题。如理论反映的是西方教育观念、学习理论、教学模式，提倡学生的创造性和科学精神的培养；而我国的教育在千百年形成的儒家教育观念、学习理论的指导下，以应试教育为

---

① 谢幼如.教学设计的研究热点和发展趋势［J］.电化教育研究，2011（2）：16–19.

主，强调学生对知识的掌握。这就必然造成教学设计的理论与我国教学实践的不符①。

第三，教学设计理论与实践脱节。长期以来，教学设计都被作为一种连接教学理论与教学实践的桥梁性学科，在教育领域内扮演着极其重要的角色。但是当前，我国教学设计的理论与实践方面仍存在着严重脱节的情况。多数教师忽视了教学设计理论的本质及其心理学基础，只注重经验与理论的可操作性，忽略了实践操作中的需要。一旦有新的教学设计模式被提出，教师们纷纷效仿。教师们只顾使用各种名目繁多的教学设计模式，但是，这些从复杂的教学系统中所抽象提取出来的线性的、简化的教学设计模式，难以在教学实践中对真实复杂的教学过程进行有效的指导。一方面，这容易致使教师对教学设计模式产生机械性理解，在实践中对这些模式盲目照搬，从而忽视教学过程的复杂性、动态性及不确定性；另一方面，眼花缭乱的教学设计模式，由于教师的无所适从或盲从，从而使本应充满创造性的、生动有趣的教学过程变成缺乏生机和活力的、按部就班的机械性操作程序。除此之外，专业研究人员与一线应用教师缺乏交流与沟通，这也致使教师在将教学设计理论应用到实践中时出现不少困难②。

第四，程序化的操作模式只提供了教学设计流程，难以解决具体的教学问题。教学设计的模式主要有三大类，即认知取向的教学设计模式，如布鲁纳的教学设计模式、奥苏贝尔的教学设计模式、加涅的教学设计模式、德国的范例教学设计、如赞可夫的发展性教学设计模式；行为取向的教学设计模式，如斯金纳的程序教学模式；人格取向的教学设计模式，如罗杰斯的"非指导性教学"模式等③。在实施课堂教学时，教学过程都与这些预期的模式设计有很大差异。教师在讲课过程中，会经常不自觉地，有时甚至被迫部分地或完全放弃了原设计方案，而凭自己的经验和当时的情境来进行教学。那是因为教学设计模式只注重线性的操作程序、突出循序渐进、按部就班，认为只要合理有序、精细严密地运用系统方法，对教学目标、学习内容、学习者进行分析，用具体、详细、可观察的行为术语来描述教学目标或学习目标，然后在此基础上选择相应的教学媒体和教学策

① 张志英.对我国当前的教学设计理论与实践的思考［J］.2007（3）：73–75.
② 陈姗.国内外教学设计研究的可视化比较分析［D］.河南师范大学，2013：86.
③ 乌美娜.教学设计［M］.北京：高等教育出版社，1999：28.

略，并依据总的教学目标和具体的学习目标进行形成性和总结性评价①。目前，我们只是注重了在一个静态的教学情境的基础上来展开教学设计，而教学系统本身是一个复杂性系统，具有混沌特性。对其中的各个因素我们是无法完全控制的，这些因素可能带来的影响也是不可预测的。在用设计好的教案实施教学的时候，教学情景的动态性、复杂性及混沌性使得设计周密、精细的教案变得流于形式，对于教学中随时可能出现的各种难以预期的教学问题显得无能为力②。

第五，不能及时反映教学系统外部环境的变化。教学设计理论体系应是开放的、灵活的，能够深刻和贴切地反映社会系统变化及技术进步所提出的实际需求，能够及时吸收和整合相关学科的理论研究成果，不断发展和完善自身的理论体系。而我国当前的教学设计理论还停留在对教学设计过程模式的不同形式的构建和局部要素的改变中，不能及时反映教学系统外部环境的变化，不能有机地整合相关学科理论研究的成果，特别是学习与认知发展心理学的研究成果来不断发展和完善自身的理论体系。当前我国的教学设计大多只是基于对提高教学效果、完成特定的教学目标的考虑，着眼点在于教学系统本身的改进，重点设计如何教，而很少将教学系统与外部环境相联系，与社会发展需要、学生学会生存、学会关心等脱节。因此，教学设计研究的当务之急是构建能够解决教学实践中的具体问题，能够有效促进学生学习和发展，并能整合相关学科研究成果的开放的、更加灵活的教学设计理论体系③。

第六，与教学设计要求相配套的教学环境建设不足。由于我国国情、教学环境还不够理想，不论是媒体还是学习支持服务等方面，都不能满足教师在教学实践中按教学设计的需要进行选择，从而使许多富有创造性的设计不能真正实施④。

二、国外教学设计研究对我国高等教育课堂教学设计的启示

（一）加强教学设计理论与实践的本土化研究

教学设计自 20 世纪 80 年代初传入我国，深刻影响着教育领域的各个方面。

---

① 冯义东.教学设计理论应用中存在的问题与对策［J］.开封教育学院学报，2015（4）：192.

② 张志英.对我国当前的教学设计理论与实践的思考［J］.2007（3）：73-75.

③ 张志英.对我国当前的教学设计理论与实践的思考［J］.山西师范大学学报（自然科学版），2007（3）：73-75.

④ 冯义东.教学设计理论应用中存在的问题与对策［J］.开封教育学院学报，2015（4）：191-192.

我们应从实际出发，着力探寻本土化的教学设计理论与实践。在这个过程中，需要每一个教育工作者的努力，教学设计的理论研究者与工作在第一线的教师们应加强合作，从理论与实践两方面去共同促进我国的教学设计的研究，以达到两者的有效结合。

（二）注重教学设计的非线性和灵活性

面对不断动态生成的教学过程，我们应从传统的线型设计（关注"教师怎样教"的设计）转到新理念下的框架设计（关注"学生怎样学"的设计），即从"以教定学"转到"以学定教"。在具体的教学设计上，要充分考虑教学过程的特性，最终的教学设计应是与教学过程相适应的——具有非线性和灵活性。即它更多地关注课堂生成的新情景（问题）、新内容、新方法、新过程，更多关注学生在课堂中个性化的生命活动[①]。

（三）加强教师的教学设计培训

教学设计的优劣直接影响课堂教学活动的质量，教师的个人因素对教学设计有着重大的影响，应着重从以下几个方面来提高教师的教学设计能力。

1.端正教学设计的观念

（1）明确教学设计是工具而不是目的：教学设计是为了优化教学、服务教学，使教与学取得最佳的效果。然而，当前一些教师还是把教学设计当作目的，认为把一两次的教学设计弄好了就可将其用于各种课堂。事实上，教学过程是一个复杂的过程，每一次教学，我们都要有针对性地进行设计和调整。

（2）正确认识教学设计模式：当前，由于教学设计实践应用还没有与理论很好地结合，因此，教学设计模式扮演着教学设计理论与实践之间的桥梁角色。教学设计模式的引入确实提高了教学效率，但模式是再现现实的一种理论性的简化形式，很多细节被简化，而实践中这些细节可能对设计教学有很大的影响。教学系统的不确定性、复杂性、变迁性也使模式在应用时变得僵化。另外，模式运用对教师的设计观和能力提出了相应的要求，缺乏科学和艺术的理念也会成为设计教学的束缚和羁绊。

---

① 高淮微.浅析当前我国教学设计理论与实践的分离［J］.现代远程教育研究，2006（6）：14—17.

因此，设计者应认识到模式的积极作用，从成功的教学模式中建构自己的教学设计思想，在自己的教学情境中创造性地运用。同时要努力避免模式的副作用，总结设计经验，培养对教学问题的洞察力，形成自己的设计风格。

2. 提高教师的教学设计能力　教师的教学设计能力直接决定了教学设计的效用。就我国的现状而言，教师的教学设计能力是比较薄弱的一个环节。

（1）根据实际情况，设计合适的课堂教学：教学策略的选择是教学设计理论的核心内容。针对不同的内容，策略的选择是不一样的。同时要充分考虑学习者的特点、学习需要、学习目标的要求等与教学过程相关的因素，并综合各方面因素预设最佳的教学设计。

（2）通过实践提高教师的教学设计能力：教师教学设计能力的提高，应基于对千变万化的教学系统设计的不断实践。对每一次教学设计的实践都必须深刻反思和总结，从反思中领悟设计的本质和规律，从而提高自身的教学设计能力。

（3）不断探讨，提高教师的研究水平：教师应结合实际的教学活动，将教学设计方法应用到教学过程中，在实践中研究，在研究中发现问题，加强自身的研究能力，进行相关的实证研究和论文的撰写等，不断提高自身的研究水平，使自己成为研究型教师[①]。

---

① 高淮微.浅析当前我国教学设计理论与实践的分离［J］.现代远程教育研究，2006（6）：14-17.